MORGEN-GLANTZ

Zeitschrift
der
Christian Knorr von Rosenroth-Gesellschaft

27 (2017)

Christian Knorr von Rosenroth-Gesellschaft e.V.

MORGEN-GLANTZ

Zeitschrift
der
Christian Knorr von Rosenroth-Gesellschaft

Im Auftrag der Christian Knorr von Rosenroth-Gesellschaft
herausgegeben von

Rosmarie Zeller

27 (2017)

Peter Lang
Bern • Bruxelles • Frankfurt am Main •
New York • Oxford • Warszawa • Wien

Satz und Layout: Johannes Hartmann, Stadtarchiv Sulzbach-Rosenberg

„MORGEN-GLANTZ“. Zeitschrift der Christian Knorr von Rosenroth-Gesellschaft erscheint einmal im Jahr.
Mitglieder der Gesellschaft erhalten die Zeitschrift kostenlos.

Korrespondenz, die die Zeitschrift betrifft, ist an die Adresse der Herausgeberin zu richten:
Frau Prof. Dr. Rosmarie Zeller, Universität Basel, Deutsches Seminar, Nadelberg 4, CH – 4051 Basel
e-mail: Rosmarie.Zeller@unibas.ch

Korrespondenz, die die Gesellschaft betrifft, ist an folgende Adresse zu richten:
Knorr von Rosenroth-Gesellschaft
Postfach 1254, D - 92230 Sulzbach-Rosenberg
Paket: Luitpoldplatz 25, 92237 Sulzbach-Rosenberg
Tel.: 09661 / 87768-21
Fax: 09661 / 87768-20
e-mail: info@knorr-von-rosenroth.de
Internet: www.su-ro.city/freizeit-und-gaeste/kultur/kultur-und-tradition/

Publikationen zur Besprechung sind an die Geschäftsstelle oder an die Herausgeberin zu richten. Eine Verpflichtung zur Besprechung oder Rücksendung besteht nicht.

Titelbild:
Johann Baptist van Helmont (links) und sein Sohn Franciscus Mercurius
Germanisches Nationalmuseum Nürnberg, P 2690

ISBN: 978-3-0343-3065-7 br.
ISBN: 978-3-0343-3066-4 eBook
ISSN: 0942-0924 br.
ISSN: 2235-6568 eBook

Inhalt

Akten der 26. Tagung

Miszellen und Rezensionen

Vater und Sohn Helmont: Alchemie, Kabbala, Seelenwanderung

Akten der 26. Tagung der
Christian Knorr von Rosenroth-Gesellschaft

herausgegeben von

Gerold Necker und Rosmarie Zeller

Gerold Necker, Rosmarie Zeller

Einleitung – Vater und Sohn Helmont

Die Werke des Paracelsisten und Naturforschers Johann Baptista van Helmont (1579-1644)[1] und die seines Sohnes Franciscus Mercurius van Helmont (1614-1698) sind auf mannigfache Weise miteinander verbunden. Sarah Hutton zeigt in ihrem Buch über Anne Conway, bei der Helmont zwischen 1671 und 1679 mit kurzen Unterbrechungen lebte, inwiefern der Sohn die naturphilosophischen Ansichten des Vaters übernimmt und wie diese wiederum Anne Conways philosophische Konzepte beeinflussen.[2] Während der ältere Helmont bereits seit längerem das Interesse der Wissenschaftsgeschichte gefunden hat,[3] steht der jüngere Helmont trotz den Forschungen von Allison P. Coudert und insbesondere Sarah Hutton[4] immer noch im Schatten von Christian Knorr von Rosenroth. Die Bedeutung von Franciscus Mercurius van Helmont (1614-1699) für

1 Die Schreibung des Namens des Vaters wir verschieden gehandhabt. Auf dem Titelblatt des *Ortus medicinæ* heisst er: Iohann Baptista van Helmont, auf dem Titelblatt der *Artzney-Kunst*: Johann Baptista van Helmont. Ich werde ihn nach dem deutschen Titelblatt: Johann Baptista van Helmont nennen.

2 Sarah Hutton: Anne Conway. A woman philosopher. Cambridge 2004, S. 140-155. Sie bemerkt: „Together, Jan Baptiste van Helmont and his son Francis Mercury were by far the most important of the many medical and natural philosophers whose chemical and biological theory forms the background to Lady Conway's treatise [The Principles of the most Ancient and Modern Philosophy]." (ebda, S. 140).

3 Walter Pagel: Joan Baptista van Helmont. Reformer of Science and Medicine. Cambridge 2001 ([1]1982). (Urspr.: Johann Baptist Van Helmont. Einführung in die Philosophische Medizin des Barock. Berlin 1930.) Antonio Clericuzio: Elements, principles, and corpuscles. A study of atomism and chemistry in the seventeenth century. Dordrecht, Boston 2000 (Archives internationales d'histoire des idées / International archives of the history of ideas, 171). Guido Giglioni: Immaginazione e malattia. Saggio su Jan Baptiste van Helmont. Milano 2000 (Filosofia e scienza nel Cinquecento e nel Seicento. Studi, 53). Allen G.Debus: Chemistry and medical debate. Van Helmont to Boerhaave. Canton 2001.

4 Sarah Hutton: Conway (wie Anm. 2) stellt ausführlich die Diskussionen um die Kabbala, die zwischen Franciscus Mercurius van Helmont, Anne Conway und Georges Keith in Ragley geführt wurden dar.

den Hof von Sulzbach unter Pfalzgraf Christian August ist trotz der Monographie von Allison P. Coudert und der Darstellung von Klaus Jaitner noch immer nicht in vollem Umfang erkannt, insbesondere sein Einfluss auf Christian Knorr von Rosenroth wird wahrscheinlich unterschätzt.[5] Es war daher Zeit, endlich einmal auch Vater und Sohn van Helmont eine Tagung der Christian Knorr von Rosenroth-Gesellschaft zu widmen.

Erst durch Franciscus Mercurius van Helmont wurden die medizinischen Schriften des Vaters – abgesehen von einigen früher veröffentlichten Traktaten – der Öffentlichkeit zugänglich gemacht. 1648 wurde der *Ortus medicinae* publiziert. Das Titelblatt des *Ortus medicinae*, welches den älteren und den jüngeren Helmont nebeneinander zeigt, ist durchaus symptomatisch für die Wichtigkeit des jüngeren für die Verbreitung der Schriften des älteren. In einer Vorrede an den Leser erklärt er, dass er in einer Art Vision den Auftrag erhalten habe, die hinterlassenen Papiere seines Vaters zu publizieren.[6] Helmont veranlasste Christian Knorr von Rosenroth nicht nur den *Ortus medicinae* zu übersetzen, sondern auch gewisse Stellen zu kommentieren und die niederländische Fassung, den *Dageraad* (Morgenröte) einzubeziehen, so dass die *Artzney-Kunst* stellenweise den Anschein einer historisch-kritischen Ausgabe hat.[7]

Helmont ist „der samlende Freund" des *Neuen Helicon*, was neben anderen Gründen[8] durch ein Detail belegt wird: in der niederländischen Ausgabe der *Paradoxale Discoursen* wird nämlich nach der Vorrede an den Leser *Een Philosophis Gesang* von Adam Boreel abgedruckt mit

5 Allison P. Coudert: The impact of the Kabbalah in the seventeenth century. The life and thought of Francis Mercury van Helmont (1614-1698). Leiden [etc.] 1999 (Brill's series in Jewish studies, vol. 9). Klaus Jaitner: Der Pfalz-Sulzbacher Hof in der europäischen Ideengeschichte des 17. Jahrhunderts. In: Wolfenbütteler Beiträge 8, 1988, S. 273-404. Manfred Finke: Sulzbach im 17. Jahrhundert. Zur Kulturgeschichte einer süddeutschen Residenz. Regensburg 1998. Zur Rolle Helmonts am Hof von Sulzbach siehe: Rosmarie Zeller: Die Rolle des Franciscus Mercurius van Helmont bei der Ansiedlung der Juden in Sulzbach. In: Morgen-Glantz 25, 2015, S. 383-399.

6 Siehe dazu unten die Beiträge von Sietske Fransen und Rosmarie Zeller.

7 Auf dem Titelblatt heisst es: „Anitzo auf Beyrahten dessen Herrn Sohnes / HERRN H. Francisci Mercurii Freyherrn van Helmont In die Hochdeutsche Sprache übersetzet."

8 Siehe dazu Nachwort in der Ausgabe: Christian Knorr von Rosenroth: Neuer Helicon mit seinen Neun Musen. Hg. von Rosmarie Zeller und Wolfgang Hirschmann. Beeskow 2016.

dem Hinweis „'s Welk hy voor deesen den Autheur gegeven heeft".[9] Dieses Gedicht wird im *Helicon* als Aria 70 mit dem Titel „Aufmunterung Zur Göttlichen Vollkommenheit aus dem Holländischen" abgedruckt. Das heißt, Helmont muss auch als Lieferant von Liedern aus dem Niederländischen gesehen werden.[10] Man kann sich sogar fragen, ob die höchst umstrittene „Hecatombe oder Hundert Lob-Sprüche" (Aria Nr. 59) nicht auch auf ihn zurückgeht, weil sich in ihr die lurianischen Konzepte der Schöpfung und der Seele finden.[11] Aus einem Brief von Moses Germanus (Johann Peter Späth) geht hervor, dass Helmont ihm das Gedicht „*explici*ret und Marginalia dabeÿ *dictir*et" habe.[12] Wenn Helmont tatsächlich der „samlende Freund" ist, wären ihm auch der Aufbau und die Auswahl der Gedichte im *Helicon* zuzuschreiben.[13]

Wahrscheinlich sollte man auch Helmonts Anteil an dem, was man das Sulzbacher Projekt nennen könnte, nämlich in endzeitlicher Perspek-

---

9 Franciscus Mercurius van Helmont: Paradoxale Discoursen of te ongemeene Meeningen van de groote end kleyne Wereld. En deseelfs Vereeniging in alle Natuurlijke en Boven natuurlijke Saken, en Speciaal van de Wederkeering der Menschelijke Zielen. Uit het Engels vertaalt door C. K. Amsterdam 1693. Das Gedicht befindet sich nicht in der englischen und deutschen Ausgabe dieses Textes.

10 Es gibt im *Helicon* noch ein zweites Lied aus dem Niederländischen (Aria Nr. XX), dessen Verfasser bis heute nicht ermittelt wurde.

11 Zu diesem Konzept vgl. den Beitrag von Patrick Koch in diesem Band, Anm. 51.

12 Brief von Moses Germanus (Johann Peter Späth) an Franciscus Mercurius van Helmont. (Handschrift der Staats- und Universitätsbibliothek Hamburg, Signatur: Sup. ep. 4° 26, fol. 154r-166v), hier fol. 157v. Siehe Rosmarie Zeller: Eine kabbalistische Ausdeutung der Hecatombe Oder Hundert Lob-Sprüche von Christian Knorr von Rosenroth. In: Morgen-Glantz 23, 2013, S. 329-354, Auszüge aus dem Brief sind abgedruckt S. 346f.

13 Dass das Konzept des *Neuen Helicon* durchaus auch Helmonts Konzept entspricht, zeigt eine Widmung des niederländischen Verlegers Christoph Le Blon in seiner Ausgabe der Pseudo-Taulerschen Schriften (D. Johan Taulers Nachfolgung deß Armen Lebens Christi : In zwey Theil abgetheilet: Deren der Erste/ sagt viel unterschied der wahren Armuth: Der ander lehret/ wie man sol kommen zu einem vollkommenen armen Leben. Zum erstenmahl/ Im Jahr 1621 [...] nachgetruckt. Nun aber [...] in dieser Format getruckt. Frankfurt 1656): Er wisse, dass F. M. Helmont „gefallen trägt zu den Büchern / so von der Armuth / Demuth vnd wahren Gottseligkeit handeln [...]. In dem ich befunden / daß Er sich keiner Mühe oder Kosten dauren lasset / seinem Nächsten ohn ansehen der Person / oder auch eigenes gesuch / zu dienen / vnd mit ihme in der Liebe / Sanfft- vnd Demut zu handeln." Er wisse zwar, dass Helmont „des eytelen Rühmens ein harter Feind" sei, aber die Wahrheit zwinge ihn so zu reden. „Ich sage / daß selbige Tugenden wol die vornemste Staffelen uff dem nächsten Weg zur vollkommenen Gelegenheit seyn / davon viel alte Christenliebende Heilige Männer geschrieben [...]." (Vorrede unpag.)

tive möglichst viel Wahrheit und Wissen zu sammeln, nicht unterschätzen.[14] So schreibt er in *Paradoxal Discoursen*, er wolle die Wahrheit, die so lange vor den meisten Menschen in Europa verborgen gewesen sei, offenbaren.[15]

Knorr von Rosenroth sagt im Vorwort des Übersetzers zur *Artzney-Kunst* explizit, dass er keine medizinischen Kenntnisse habe, so dürften sich – er war ja in Leipzig ausgebildeter Jurist – auch seine Kenntnisse der Naturphilosophie und des Paracelsismus in Grenzen gehalten haben, während Helmont solche Kenntnisse schon von seinem Vater her besaß und im Ruf stand, schwere Krankheiten heilen zu können.[16] Wahrscheinlich müssen daher auch die Ergänzungen in der Übersetzung von Johann Baptist Della Portas *Magia naturalis* mindestens teilweise auf Helmont zurückgeführt werden.[17] Dasselbe gilt wohl auch für die Übersetzung und Bearbeitung von Thomas Browns *Pseudoxia empidemica,* die noch kaum untersucht ist. Auffällig ist, dass alle diese Schriften ab 1680 herauskommen, d.h. ab dem Zeitpunkt, da Helmont nach dem Tod Anne Conways Ragley wieder verlassen hat.

---

14 Siehe dazu: Rosmarie Zeller: Naturmagie, Kabbala, Millennium: das Sulzbacher Projekt um Christian Knorr von Rosenroth und der Cambridger Platoniker Henry More. In: Morgen-Glantz 11, S. 13-75.

15 „op dat waarheid, die so langen tyd bewaarts voor het meerendeel van de menschen in Europa vreemd en verborgen geweest ist. openbaar, en bet beste bevorderet mach worden. (Paradoxale Discoursen, wie Anm. 9). In der deutschen Ausgabe Paradoxal Discourse […] Hamburg 1691 fehlt diese Vorrede.

16 Helmont soll am Hof von Innsbruck Anna von Medici, der Gattin Erzherzog Ferdinand Karls von Österreich dazu verhelfen, Kinder zu bekommen. Mit Anne Conway kam er wegen ihres Kopfwehs, das er heilen sollte, in Kontakt. In den Hartlieb Papers (https://www.hrionline.ac.uk/hartlib/) sieht man, dass man ihn bei der Zubereitung von Medizin aus der Artzney-Kunst seines Vaters um Rat fragte bzw. ihn darum bat, die Geheimnisse seines Vaters zu offenbaren (z. B. 31/8/1B).

17 Die Diskussion um Descartes Theorie von den Teilchen und andere Diskussion spielen auch eine grosse Rolle in den von F. M. Helmont, Henry More und Anne Conway geführten Diskussionen auf Ragley, ebenso das Interesse an den Metamorphosen. Zu F. M. Helmonts Theorie der Verwandlungsfähigkeit aller Körper vgl. Sarah Hutton: Anne Conway. A Woman Philosopher. Cambridge 2004, S. 150). Zu diesem Problem siehe Rosmarie Zeller: Knorrs Übersetzung und Bearbeitung von Della Portas Magia naturalis im Kontext des Cambridger Neuplatonismus und der Zuwendung zur Empirie. In: Morgen-Glantz 18, 2008, S. 72, 79); in diesem Aufsatz kommt aber der Anteil Helmonts wohl noch nicht ausreichend zur Geltung. Abgesehen vom (natur-)philosophischen Hintergrund dieser Theorie könnten bei Helmont auch kabbalistische Assoziationen vorliegen, die einen Zusammenhang zur Seelenwanderungslehre herstellen, siehe den Aufsatz von Gerold Necker in diesem Band.

Die Publikationstätigkeit des jüngeren Helmont ist offensichtlich von der gleichen Motivation beseelt, die schon seinen Vater angetrieben hat, nämlich die „Wahrheit" an den Tag zu bringen. So schreibt er in *Paradoxale Discoursen*, er wolle die Wahrheit, die so lange vor den meisten Menschen in Europa verborgen gewesen sei, offenbaren.[18]

Der Schatten Knorr von Rosenroths. Das Problem der Autorschaft

Zu der Unterschätzung des jüngeren Helmont gehört auch, dass seine Schriften tendenziell anderen zugeschrieben werden, wobei die meisten Autoren und Autorinnen folgendem Zirkelschluss erliegen: Helmont wurde von seinem Vater ausgebildet, er kann weder richtig Deutsch noch Latein und auch nicht Hebräisch.[19] Knorr von Rosenroth ist ein gebildeter Mann, der alle diese Sprachen beherrscht, folglich kann nur Knorr von Rosenroth oder irgendjemand anderes der Verfasser der Helmont zugeschriebenen Schriften sein. Schließlich suggeriert auch die Sammelbezeichnung „Helmontiana", dass die Autorschaft wegen Helmonts angeblichem Unvermögen bei manchen Werken zweifelhaft sein soll. In der Tat gibt es Zeugnisse über Helmonts Schwierigkeiten sich klar auszudrücken,[20] aber andererseits hat er sich in England ausgiebig über schwierigste philosophische Fragen mit Anne Conway, Henry More und Georges Keith unterhalten, ob auf Latein, Französisch oder Englisch wissen wir nicht; wir wissen aber, dass aus diesen Unterhaltungen meh-

---

18 „op dat waarheid, die so langen tyd bewaarts voor het meerendeel van de menschen in Europa vreemd en verborgen geweest ist. openbaar, en bet beste bevorderet mach worden." (Paradoxale Discoursen, wie Anm. 9)

19 Vgl. dagegen den Beitrag von Sietske Fransen in diesem Band. Sie hebt hervor, dass der jüngere Helmont: Niederländisch, Deutsch, Italienisch, Französisch und Latein konnte, auch wenn er Latein offenbar nicht verständlich sprechen konnte. Es ist auch anzunehmen, dass Helmont etwas Englisch verstand, nachdem er sich so lange in England aufgehalten hat und auch schon vor dem Aufenthalt in Ragley Beziehungen zu England hatte und dort offensichtlich auch die Übersetzung der Werke seines Vaters betrieben hat.

20 Siehe den Brief von Henry More an Anne Conway, vom 13. Oktober 1670. In: The Conway Letters: The Correspondence of Anne, Viscountess Conway, Henry More and Their Friends: 1642-1684. Hg. von Marjorie Hope Nicolson und Sarah Hutton. Oxford 1992, S. 323.

rere Schriften hervorgegangen sind. Wir wissen auch, dass Helmont die Boethius-Übersetzung auf Wunsch des Pfalzgrafen Christian August begonnen hat, bevor er Knorr gekannt hat.[21] Bereits 1666, vor Knorrs Anwesenheit in Sulzbach, erschien die bisher nicht untersuchte Übersetzung des *Lycurgus* von Pisani.[22]

Eine Zusammenarbeit zwischen Knorr und dem jüngeren Helmont ist erst sicher belegt mit dem Druck der Boethius-Übersetzung und der Übersetzung des *Natur-Alphabets* im Jahre 1667. Helmont hat Knorr kontaktiert, damit er die Verse in der Boethius-Übersetzung übersetzt. Selbstverständlich kann man bei den fehlenden Quellen nicht ausschließen, dass sie sich bereits 1666 oder noch früher gekannt haben, aber belegt werden kann dies nicht, und deshalb ist Vorsicht geboten bei solchen Zuschreibungen.[23] Es muss in diesem Zusammenhang auch einmal deutlich festgestellt werden, dass wir keinerlei Hinweise dafür haben, dass Knorr, bevor er mit Helmont zusammentraf, sich für die Kabbala interessierte. Wir wissen aus einem Brief Knorrs an Gottlieb Spitzel, dass er in Leipzig mit Freunden ein Collegium Glottologicum eingerichtet hatte, das dem Studium der Judaica und der orientalischen Sprachen dienen sollte („ad exercitium studii Rabbinici et linguarum orientalum“).[24] Helmont hingegen interessierte sich offensichtlich schon vor Knorrs Ankunft in Sulzbach für die Kabbala, wurde ihm doch von der Inquisition vorgeworfen, dass er sich zwar als Katholik ausgebe, dass er dies aber nur tue, um sich unter den Schutz der Fürsten zu begeben, dass er aber genauso unter Juden lebe, so dass öffentlich bekannt gewesen sei, er sei

21 Literatur als Mittel zur Glückseligkeit. Die Sulzbacher Übersetzung von Boethius' „Trost der Philosophie“ und ihr Kontext. In: Literatur und praktische Vernunft. Hrsg. von Frieder von Ammon, Cornelia Rémi, Gideon Stiening. Berlin, Boston 2016, S. 173-190.

22 Ottavio Pisani: Der italienische Lycurgus. Gesetze und Ordnungen Durch und nach welchen die Rechte und Schleunige Gerechtigkeit verfügt wird Ohne Advocaten, Procuratorn […] / Italienisch zusammengetragen Durch Octavium Pisani. Sulzbach 1666. In der von Helmont gezeichneten Widmungsvorrede an die Tochter des Pfalzgrafen, Hedwig Maria Augusta, schreibt Helmont, dass die Schrift „durch meinen fleiß / erinnern und befördern aus seinem Italienischen original ins Teutsche und Latein […] und zum offentlichen truck gebracht worden.“ (Zuschrifft, unpag.)

23 Die Bestallungsurkunde ist vom 14. Juli 1668 datiert. Siehe Finke (wie Anm. 5), S. 157. Coudert (wie Anm. 5, S. 58) betrachtet die Pisani-Übersetzung ebenfalls als ein Gemeinschaftswerk von Knorr und Helmont, ohne jedoch zu erklären, wie das möglich ist und die Behauptung zu belegen.

24 Siehe den Abdruck des Briefes in: Morgen-Glantz 23, 2013, S. 315, bzw. 323

beschnitten.[25] Er habe die Auffassung geäußert, die heiligen Schriften seien nicht korrekt übersetzt. Deswegen sei es nötig, Hebräisch zu lernen. Er selbst sei fähig, diese korrekt aus dem Hebräischen zu übersetzen, denn er kenne diese Sprache gut.[26] Auch die Tatsache, dass Christian August jeden Tag zwei Stunden Hebräisch-Studien betreibe, soll Helmonts Einfluss zuzuschreiben sein.[27]

Selbst Allison Coudert unterschätzt den jüngeren Helmont, wenn sie meint, Helmont habe bis zur Ankunft Knorrs nichts geschrieben, „except a short preface to his father's collected works."[28] Doch neben dem kurzen Vorwort enthält die Ausgabe des *Ortus medicinae* und dessen englische Übersetzung *Oriatrike* einen „Amico Lectori" betitelten Text, der nichts weniger als eine Abhandlung zur Schöpfung in dialogischer Form, wie sie Helmont auch später bevorzugt, darstellt.

Es ist typisch für die Werke des jüngeren Helmont, dass sie ihm beinahe alle abgesprochen werden. So meint Sheila Spector, die offenbar von einer communis opinio ausgeht, dass Leibniz der „Ghostwriter" von Helmonts letztem Werk war, *Quaedam præmeditatæ & consideræ* Cogitationes super Quatuor priora Capita Libri primi Moysis *Genesis nominati* (Amsterdam 1697).[29] Dem schließt sich Schmidt-Biggemann an, der als Beleg den spanischen Leibniz-Forscher Orio de Miguel zitiert, der aber lediglich schreibt „que Leibniz fue su redactor material,"[30] ein Redaktor ist aber etwas anderes als ein Verfasser.[31] Eine ausführlichere Argumentation findet sich bei Coudert, allerdings ist die Bezeichnung „Ghostwriter" in diesem Fall eine Zuspitzung, die sich in der Sekundär-

25 Coudert: Helmont (wie Anm. 5), S. 48 und S. 356f. Coudert druckt die Akten der Inquisition ab.

26 Coudert : Helmont (wie Anm. 5), S. 356f.

27 Schmidt-Biggemanns Darstellung, dass Helmont erst durch Knorr mit der Kabbala näher bekannt wurde, ist daher in Frage zu stellen, bzw. die Annahme liegt nahe, dass es umgekehrt war. (Wilhelm Schmidt-Biggemann: Geschichte der christlichen Kabbala. Band 3: 1660-1850. Stuttgart-Bad Cannstatt 2013, S.8.)

28 Coudert: Helmont (wie Anm. 5), S. 58.

29 Francis Mercury van Helmont's Sketch of Christian Kabbalism. Translated and edited by Sheila A. Spector. Leiden, Boston 2012 (Aries Book Series. Texts and Studies in Western Esotericism, 15). S. 12.

30 Schmidt-Biggemann: Kabbala (wie Anm. 28), S. 15. Bei der Literaturangabe setzt er kurzerhand Leibniz als Verfasser ein.

31 Niemand spricht in diesem Zusammenhang davon, dass Leibniz seinen Monadenbegriff vom älteren Helmont übernommen hat. Siehe Coudert: Helmont (wie Anm. 5), S. 316.

literatur verselbständigt hat; Leibniz schreibt nur, dass er dem Material seines Freundes auch eigene Gedanken hinzugefügt habe.[32]

Bei der Schrift *Adumbratio christiana* sind die Meinungen immerhin geteilt: Schmidt-Biggemann bezeichnet Knorr als Verfasser,[33] während Allison P. Coudert, Sheila A. Spector und Sarah Hutton die Autorschaft Helmont zuschreiben, wobei letztere Belege dafür bringt.[34] Obwohl Schmidt-Biggemann den Helmont-Forscherinnen vorwirft, keine Belege für Helmonts Verfasserschaft zu liefern, liefert er umgekehrt auch keine für Knorrs Verfasserschaft. Als einziges Argument gilt ihm, dass der Text in das Konzept Knorrs passe, die Juden mit der christlichen Interpretation jüdischer Texte zum Christentum zu bekehren, was für sich genommen ebenfalls nur eine Hypothese ist – die man kritisch hinterfragen kann[35] – und die sich auf die gleiche Weise auch von Helmonts Konzept behaupten ließe. Sheila Spector bemerkt allerdings mit Recht, dass Helmont wahrscheinlich nicht geglaubt habe, dass er mit Zitaten aus dem Neuen Testament Juden bekehren könne, und dass einiges darauf hinweise, dass *Seder olam* vielmehr dazu diene, Christen zu Kabbala hinzuführen.[36] Das *Natur-Alphabet* zeugt ebenfalls von Helmonts Interesse am Hebräischen als der Ursprache und an der Kabbala, die er für die ursprüngliche Religion hielt, die Adam von Gott gegeben wurde. Aus den *Conway Letters* wissen wir, dass Helmont sich in Ragley ausführlich mit Fragen der Hölle, der Sünde und der ewigen Verdammnis auseinandersetzte, während wir keinerlei Hinweise dafür haben, dass diese Fragen Knorr über die Massen beschäftigten.[37]

---

32 Das Zitat findet sich bei Coudert: Helmont (wie Anm. 5), S. 312.

33 Schmidt-Biggemann: Kabbala (wie Anm. 28), S. 141.

34 Spector: Helmont's Sketch (wie Anm. 30). Hutton: Conway (wie Anm. 2, S. 204) schreibt, dass *Two Hundred Queries [...] Concerning the Doctrine of the Revolution of Human Souls [...]*, *A Cabbalistic Dialogue* und die *Adumbratio kabbalae christianae* im Zusammenhang mit den Diskussionen in Ragley entstanden seien. Sie weist darauf hin, dass die *Adumbratio kabbalae* im Vorwort der lateinischen Version der *Two Hundred Queries* (*CC problemata*) welche zusammen mit den *Opuscula philosophica* von Conway gedruckt wurden, explizit genannt wird zusammen mit dem in der *Kabbala denudata* abgedruckten Traktat Lurias *De revolutione animarum*. Sie betont auch die Nähe der *Two Hundred Queries* zu *Seder Olam* und den *Paradoxal Discourses* (ebda, S. 206.).

35 Siehe den Beitrag von Yossi Chajes in diesem Band.

36 Spector: Helmont's Sketch (wie Anm. 30), S. 19.

37 The Conway Letters (wie Anm. 38).

Es soll keineswegs bestritten werden, dass sich Helmont anderer Personen bediente, die seine Gedanken, die er offenbar nicht immer sehr klar vorgetragen hat, aufgeschrieben haben,[38] aber von da zu behaupten, dass er „skrupellos darin gewesen zu sein scheint, die Intellektuellen in seiner Umgebung auszunutzen", wie es Schmidt-Biggemann tut,[39] grenzt an Verleumdung, insbesondere da alle Intellektuellen, die mit Helmont zu tun hatten, nicht nur seine Liebenswürdigkeit hervorheben,[40] sondern auch betonen, wie interessant es sei, mit ihm zu diskutieren, sonst hätte er wohl kaum sieben Jahre in Ragley verbringen können.

Helmont selbst weist darauf hin, dass er Hilfe beim Abfassen seiner Gedanken benötigte. So schreibt er in seinen *Aanmerkingen [...] over den Mens, en desselfs Sietkens*: Viele hätten ihn nicht recht verstanden wegen der Dunkelheit seines Ausdrucks.[41] In der niederländischen Vorre-

---

38 Siehe dazu auch Sarah Hutton: „Van Helmont published no single comprehensive account of his ideas. Instead he published his thoughts piecemeal, usually with the aid of admirers and followers. Some if this books consist of records of their discussions with him which they published with his permission. One result of this is that writings are sometimes attributed to others whose contributions to them were in effect no more than that of amanuensis." (Anne Conway [wie Anm. 2], S. 148). Typisch in diesem Zusammenhang auch der Eintrag eines Bibliothekars im Exemplar der *Zweyhundert mit gebührender Bescheidenheit vorgestellte Fragen Betreffend die Lehre vond er Wider-Kehr der menschlichen Seelen* in der Staatsbibliothek zu Berlin, der anmerkte, der Texte stamme nicht von Helmont, sondern von Knorr von Rosenroth (http://digital.staatsbibliothek-berlin.de/werkansicht?PPN=PPN669156434&PHYSID=PHYS_0001&DMDID)

39 Schmidt-Biggemann: Kabbala (wie Anm. 26), S.16.

40 „Whose phancy yett certainly is strong enough in all conscience, but he has a hearte so good, so kind, so officious, so plaine and simple, and so desirous of the publick good, that the consideration of that in conjunction with something els, putt me into such a passion of joy and benignity, that I could not for my life keep my eyes from letting down teares, that morning in the parlour upon my converse with Mr. Helmont." (The Conway Letters, wie Anm. 38, S. 329 (Brief Nr. 204) Leibniz macht gegenüber Thomas Burnet eine ähnliche Bemerkung, „Il a des opinions bien extraordinaires; avec tout cela je trouve qu'il a de très bon sentimens pour la paratique, et il seroit ravi de contribuer au bien général; en quoi il est entiérement de mon humeur." (zit. nach Conway Letters ebda.) Zu erwähnen wäre auch seine Freundschaft mit Elisabeth von der Pfalz, Äbtissin von Herford, und Sophie von der Pfalz, spätere Herzogin von Braunschweig-Lüneburg.

41 „dat i kniet gewoon zynde te schryven, myne meeninge moest vorstellen door de pen van anderen, en dat feer winige my kunnen verstaan, soo om de duysterheid van myne expression." (Aanmerkungen van Franciscus Mercurius van Helmont over den Mens en desselfs siektens [...] Het eerste Deel. Amsterdam 1692, Aan den Leser, unpag.)

de zu den *Paradoxale Discoursen* schreibt er, er wolle noch weitere seiner Gedanken, welche den Menschen und die Wiederkehr der Seele betreffen, publizieren „als ik maar eenen schrijver sal vinden, die my sal konnen verstaan."[42]

Eine dieser Personen, welche Texte von Helmont redigierte, war Paulus Buchius.[43] In der Vorrede zu *De verduisterte waarheid* schreibt Buchius, er habe lange nach der Wahrheit gesucht. Alles sei ihm unsicher erschienen, da habe er Helmont getroffen, der ihm über Medizin, Philosophie und Theologie solche Sachen erklärt habe, die er vorher nie gehört habe und die ihm ganz fremd vorgekommen seien. Helmont habe ihm auch Gedanken der alten Philosophen und der gelehrten Juden mitgeteilt. Er selbst habe dann unter Helmonts Anleitung Schriften von Boethius, Paracelsus, Ficino, Luria und Menasse ben Israel gelesen.

In den Sloane Manuskripts in der British Library finden sich weitere biographische, medizinische und naturphilosophische Ausführungen Helmonts, die von Daniel Foot drei Jahre nach Anne Conways Tod (1682) aufgezeichnet wurden.[44] Sogar sozio-ökonomische Überlegungen zur Verbesserung der sichtbaren Verelendung großer Bevölkerungsteile sind darunter.[45] Diese authentischen Zeugnisse, die als solche vor allem durch Helmonts eigenwillige medizinische Auffassungen zu identifizieren sind,[46] zeigen ihn als originellen Denker mit Sinn fürs Praktische. Auch sein Sprachgebrauch kann hier genauer in den Blick genommen werden. Helmonts Hang zu metaphysischer Metaphorik und emotionaler Intensität mag ein Stilmerkmal seiner Ausdrucksweise sein, das sich vielleicht grundsätzlich in den Helmontiana nachweisen lässt; in verdichteter Form findet man sie in einer frühen, Anne Conway gewidmeten lateinischen Hymne, die ein klassisch stilisiertes Loblied (wieder in der

42 Francisci Mercurii van Helmonts Paradoxale Discoursen (wie Anm. 9) Vooreden Aan den Leser, unpag. Die Schrift ist dann unter dem Titel *Overr den Mens, en desselfs Sietkens* (Amsterdam 1692) erschienen.

43 Zu Buchius und den speziellen Problemen zur Verfasserschaft von *The Divine Being and ist attributes* siehe unten den Beitrag von Patrick Koch.

44 British Library, MS Sloane 530, siehe Hutton: Conway (wie Anm. 2), S. 144 und 149f., sowie Allison P. Coudert: John Locke and Francis Mercury van Helmont. In: James E. Force und David S. Katz (Hg.): Everything Connects: In Conference with Richard H. Popkin. Essays in His Honor. Leiden 1999, S. 91.

45 Vgl. Coudert: John Locke (wie Anm. 45), S. 89.

46 Vgl. Grace B. Sherren: Philalgia in Warwickshire: F. M. Van Helmont's Anatomy of Pain Applied to Lady Anne Conway. In: Studies in the Renaissance 5 (1958), S. 196-206.

für Helmont typischen Dialogform) auf die segensreiche Wirkung physischer Schmerzen singt. Charakteristisch für Helmont sind Sätze wie „möge es mir erlaubt sein, von den Mysterien zu sprechen, die die Welt nicht erkennen kann,“[47] oder „dann ersteht ein neues Leben für den Menschen, das der heilige Atem Gottes (aura Dei) erzeugt, und das direkt neben mir schreitet, mir im Bild meiner göttlichen Form ganz gleich.“[48]

Es würde einige offene Fragen beantwortet, wenn man wüsste, ob und wie Helmont während seiner Anwesenheit auf Ragley Hall im engen Freundeskreis eine Art spirituelle Werkstatt zur kreativen Redaktion von Schriften, auch eigener, ins Leben gerufen hat, sozusagen als Pendant zum Sulzbacher Projekt. Immerhin sprechen die Ergebnisse dieses mutmaßlichen Workshops für sich, wenn man die Schriften – von denen einige im vorliegenden Band analysiert werden – unvoreingenommen liest. Helmonts Denkanstöße und überraschende Harmonisierungen unterschiedlicher Traditionen gaben dem Kreis der Cambridger Platoniker jedenfalls ein ähnlich exotisches Flair wie es die italienische Renaissance durch Giovanni Pico della Mirandola erhielt. Ähnlich wie bei diesem war es die jüdische kabbalistische Tradition, die mit ihrem mystischen Gottesbild und ihrer unorthodoxen Seelenlehre eine anhaltende und stimulierende Faszination ausübte.

Man darf die Wirkung von Vater und Sohn Helmont durchaus eine europäische nennen, sie spannte den Bogen von Italien über Pfalz-Sulzbach bis England. In diesem Sinne lässt sich auch Sarah Huttons Fazit verallgemeinern: Anne Conway „was indebted to both father and son for her knowledge of Helmontian life science.”[49] Hutton unterstreicht, dass die Schriften des jüngeren Helmont in toto „a broadly consistent natural philosophy elaborated in conjunction with an equal consistent set of metaphysical and religious convictions” repräsentieren.[50]

---

47 „Sit mihi fas arcana loqui pandere mundus / Non valet“, ebd., S. 203 (obwohl das auch ein Topos seit der Antike ist; naheliegend wäre hier z.B. der Vergleich mit dem Proömium von Augustinus’ Schrift *De ordine*).

48 „Tunc oritur nova vita homini quam sancta regignit / Aura Die, mecum et qua passibus ambulat aequis / Meque refert totum divae sub imagine formae“, ebd., S. 204.

49 Hutton, ebda, S. 143.

50 Hutton, ebda S. 144.

Der Beitrag der Tagung

Die Tagung hatte zum Ziel, sowohl die medizinisch-naturphilosophischen Schriften des Vaters wie die kabbalistischen Schriften des Sohnes zu beleuchten. Das *Natur-Alphabet*, die Boethius-Übersetzung und die Beziehung des jüngeren Helmont zu Leibniz, die schon relativ gut erforscht sind, wurden nicht berücksichtigt. Trotz Couderts Darstellung der kabbalistischen Interessen des jüngeren Helmont fehlt es an der konkreten Analyse einzelner Traktate, die im vorliegenden Band nun vorgelegt werden. Die Kabbala war für den jüngeren Helmont, der ausserordentlich aktiv war in der Diskussion philosophisch-theologischer Probleme,[51] eine frische Quelle, um theologische Probleme zu lösen, die auch Henry More und Anne Conway beschäftigten. Es ging dabei einerseits um die Fragen der Schöpfung, um die Frage nach der Güte Gottes, nach der Gottesebenbildlichkeit des Menschen und wie sie zu erreichen sei, und andererseits immer wieder auch um die Endzeit und die Wiederherstellung aller Dinge am Ende der Zeiten. Es zeigt sich, dass die Lurianische Kabbala auf diese Fragen Antworten bereit hält. Patrick Koch geht anhand der Schrift *The Diving Being and its attributes* zunächst in exemplarischer Weise auf das Verfasserproblem ein und vergleicht die englische Übersetzung mit der niederländischen Version sowie mit Buckers revidierter Fassung. Mit Textvergleichen und Hinweisen aus Buckers Nachwort führt er dem Leser vor Augen, wie verzahnt die Frage der Autorschaft mit der Veröffentlichungsgeschichte ist. Auch zentrale theologische Themen werden untersucht: Buchius' und Helmonts Konzeption der Seele, die Wiederherstellung des prälapsarischen Zustandes und das Paradies werden im Kontext der Interpretation des ersten Kapitels aus dem Buch Genesis diskutiert, wobei auch kabbalistische Originalquellen zum Vergleich herangezogen werden. Koch analysiert dabei insbesondere die Vorstellung des „Urmenschen" (*Adam Qadmon*), die in der christlichen Kabbala naturgemäß eine besondere Rolle spielt, und kommt zu interessanten Schlussfolgerungen in Bezug auf die Unterschiede zu anderen Helmontiana, wie *Adumbratio Kabbalae Christianae.* Schließlich zieht Koch noch eine methodische Inspiration durch eine als spezifisch lurianisch bewertete Hermeneutik des biblischen Narrativs in Betracht.

51 Helmont: Paradoxale Discoursen (wie Anm. 9) Vooreden Aan den Leser, unpag.

A Cabbalistical Dialogue, eine Schrift, die in Auseinandersetzung mit Henry Mores Konzeption einer Schöpfung ex nihilo entstanden ist, beschäftigt sich teilweise mit denselben Fragen. Elke Morlok identifiziert die Verfasserschaft von Helmont, spürt im Anschluss an Allison Coudert den kabbalistischen Motiven nach und untersucht in der nur in der englischen Edition enthaltenen Ergänzung *A Paraphrastical Exposition of the First Chapter of Genesis* die Adaption lurianischer Lehren. Durch einen Vergleich mit den in der *Kabbala Denudata* vorgestellten kabbalistischen Lehren kann Morlok Besonderheiten der Schrift *A Cabbalistical Dialogue* herausarbeiten, von der sie vermutet, dass sie für eine andere, geschultere Leserschaft konzipiert worden sei.

Auch in der von Gerold Necker untersuchten, Helmont zugeschriebenen Schrift *Seder Olam Sive Ordo Seculorum* spielt der Heilsplan eine grundlegende Rolle. Necker zeigt, dass den auf den ersten Blick befremdlichen Berechnungen der Endzeit populäre Chronographien in Kombination mit der kabbalistischen *shmittot*-Lehre zugrundeliegen. Diskutiert wird dabei auch die Frage, in welcher Form und über welche Kanäle diese gerade nicht in der lurianischen Kabbala verankerte Lehre wohl von Italien aus den Weg nach Nordeuropa gefunden hat.

Yossi Chajes rundet die kabbalistische Hälfte der Tagung mit einer tiefgreifenden Analyse des in der *Kabbala Denudata* verwendeten Bildmaterials einschließlich der hebräischen Beschreibungen ab. Zum ersten Mal werden die Texte der *Kabbala Denudata* gemeinsam mit der Visualisierung lurianischer Sefirot-Lehren analysiert und die Entwicklungsgeschichte dieser Graphiken nachgezeichnet. Erstaunlich ist dabei der aktive Anteil an der Ausführung durch Knorr von Rosenroth selbst, der damit ähnlich innovative und kreative Wege beschritt wie sein Freund van Helmont in der Edition des Naturalphabets. Chajes gelingt der Nachweis, dass die Diagramme der *Kabbala Denudata* einerseits mit dem 1648 gedruckten Werk *Emeq ha-Melekh* korrespondieren, andererseits in ihrer graphischen Gestalt auch für später entstandene „Sefirot-Bäume" im jüdischen Kontext Vorbildcharakter hatten.

Der Beitrag von Saverio Campanini, der nicht auf der Tagung vorgestellt werden konnte, untersucht mit einem philologischen und ideengeschichtlichen Ansatz die sowohl in rabbinischer als auch kabbalistischer Literatur verbreitete Vorstellung vom „Tod durch Kuss", worunter ein Zeichen von Gottes besonderer Liebe für exemplarisch Gerechte verstanden wird, die sich beim Sterben offenbart. Der medizinischen Umdeutung bei Johann Baptista van Helmont kommt eine Schlüsselstellung im christlichen Adaptionsprozess dieses Konzepts zu.

Der zweite Teil der Tagung befasste sich dann im Einzelnen mit den Publikationen des älteren Helmont. Die Beiträge von Sietske Fransen und Rosmarie Zeller untersuchen die Rolle des jüngeren Helmont bei der Publikation der Schriften seines Vaters. Auf medizinische Probleme im engeren Sinn und auf die Rezeption J. B. van Helmonts gehen Guido Giglioni und Antonio Clericuzio ein. Giglioni weist nach, welche Rolle die Einbildungskraft, die von Helmont als magnetische Kraft konzipiert wurde, bei der Fortpflanzung des Menschen spielt. Clericuzio untersucht anhand der Diskussion um den Aderlass die bisher nicht aufgearbeitete Rezeption des Helmontschen Krankheitskonzeptes und seiner auf Paracelsus beruhenden Heilmittel durch Ärzte in Italien. Die Alchemie als grundlegendes Verfahren in der helmontischen Medizin spielt ebenfalls eine Rolle in Joachim Polemanns Verteidigungsschrift *Novum Lumen Medicum*, welche zugleich von der Rezeption des *Ortus medicinae* zeugt, die in England allerdings lebendiger war als in Deutschland, so ist es kein Zufall, dass Polemann mit dem Hartlib-Kreis in England in Verbindung stand, der sich auch für den jüngeren Helmont und sein Schicksal interessierte.[52]

Die Beiträge stellen den älteren und den jüngeren Helmont in ihren ideengeschichtlichen Kontext und legen Zeugnis ab von einer alternativen Strömung, die der sogenannten mechanistischen Philosophie eine andere Art von Philosophie entgegen hielt, die Naturwissenschaft – beide Helmonts legten Wert auf Experimente – Naturphilosophie und Religion zusammenbrachte.[53]

Anmerkung zur Transkription des Hebräischen:
In diesem Band werden die vereinfachten Regeln aus Morgen-Glantz 16 (2006), S. 15 übernommen, nur mit der ergänzenden Unterscheidung von „kh“ für den Buchstaben *Kaf* bei weicher Aussprache (ohne Dagesch), wie dt. „ch“ (z.B. in *melekh*, „König“).

---

52 So nahm man im Hartlieb-Kreis Helmonts Verhaftung wahr (Hartlieb Papers wie Anm. 16).

53 Siehe Allen G. Debus: Chemistry, Alchemy and the New Philosophy, 1550-1770: Studies in the History of Science and Medicine. London 1987, S.48, vgl. auch S. 250.

Gerold Necker

Kabbalistische Perspektiven der apokalyptischen Chronologie *Seder Olam Sive Ordo Seculorum* (1693)

ABSTRACT: Among the so-called Helmontiana the anonymously published *Seder Olam sive Ordo Seculorum* (1693) is an exceptional work. It combines apocalyptic elements, which correspond to the extensive eschatological literature written in England in the 17th century, with a historiographical interest, that was popularized in these times by editions and translations of the old rabbinical treatise *Seder Olam Rabba*. In addition to an analysis of these aspects and a discussion of the authorship as well as the underlying goals within the circle of the Cambridge Platonists at Ragley Hall, the question of possible kabbalistic sources will be focused, in particular with regard to the theory of *shmittot*-cycles. Assuming Christian amalgamations of this theory, some medieval traces or reverberations of kabbalistic views will be connected to *Seder Olam sive Ordo Seculorum*.

Das Geburtsjahr von Franciscus Mercurius van Helmont, der am 20. Oktober 1614[1] auf den lateinischen Namen des griechischen Götterboten Hermes getauft wurde, war eine Zeitenwende. Frances Yates fand jedenfalls genau hier eine heimliche Zäsur, deren Folgen sich erst sehr viel später bemerkbar machen sollten: 1614 markiert das Ende der Renaissance, weil der französische Protestant Isaac Casaubon in seiner letzten, 1614 in London veröffentlichten philologischen Studie den pseudepigraphischen Charakter der hermetischen Schriften nachwies und damit die

1 Zur Taufeintragung mit Geburtsdatum vgl. Allison Coudert: The Impact of the Kabbalah in the Seventeenth Century. The Life and Thought of Francis Mercury van Helmont (1614-1698). Leiden 1999, S. 1 mit Anm. 1. Es müsste nach dem im Geburtsort Vilvoorde bei Brüssel gültigen gregorianischen Kalender eigentlich ein Montag gewesen sein, an dem Franciscus Mercurius van Helmont den Taufnamen Mercurius erhielt; laut dem in England noch gültigen julianischen Kalender fiel der 20. Oktober auf einen Donnerstag. Tatsächlich ist aber davon auszugehen, dass die Abfolge der Wochentage auch nach der Kalenderreform beibehalten wurde, weshalb man darauf schließen kann, dass der zu Mercurius passende Mittwoch sein Geburtstag (19.10.1614) war.

Zeugnisse uralter Weisheit in Elaborate des synkretistischen Zeitgeistes der Spätantike verwandelte.[2] Doch wie Yates selbst exemplarisch gezeigt hat, wurden okkulte Traditionen mit universellem Anspruch weiterhin gepflegt und speziell alchemistisches Wissen stand hoch im Kurs.[3] Franciscus Mercurius, der diese Kunst bei seinem Vater Jean-Baptiste van Helmont erlernte, war ein typischer Vertreter seiner Zeit, die statt mit der Entlarvung einer alten anonymen Sammelschrift besser durch die Verbreitung einer neuen zu charakterisieren ist: Ebenfalls im Jahr 1614 wurde die *Fama Fraternitatis* publiziert, eine Anthologie mit der fiktiven Lebensgeschichte des Klosterbruders Christian Rosenkreuz, in dem später der legendäre Gründungsvater der Rosenkreuzer gesehen wurde. Esoterische Gemeinschaften etablierten sich, und reisefreudige Gelehrte suchten grenzüberschreitend nach einem Austausch von Ideen. Auch Franciscus Mercurius van Helmont wird gern entweder mit seinen eigenen Worten als „wandernder Eremit“[4] oder leichthin als „scholar gypsy“ charakterisiert.[5] Seinen wechselnden Aufenthalten in England, den Niederlanden und Sulzbach verdankt sich ein Corpus von Schriften, die inzwischen unter der Sammelbezeichnung Helmontiana auch ihm zugeschriebene Werke erfassen. Dazu gehört das 1693 auf Latein und ein Jahr später in der englischen Übersetzung von Dr. John Clark erschienene *Seder Olam sive Ordo seculorum, Historica enarratio doctrinae*. Der barocke englische Titel enthält schon fast eine Inhaltsangabe: „The Order, Series, or Succession of all the Ages, Periods, and Times of the Whole World, Theologically, Philosophically, and Chronologically Explicated and Stated, also the Hypothesis of the Pre-existency and Revolution of Humane Souls, Together with the Thousend Years Reign of Christ on the

---

2 Vgl. Frances Yates: Giordano Bruno and the Hermetic Tradition. Chicago 1964, S. 398f.

3 Vgl. Frances Yates: Die okkulte Philosophie im Elisabethanischen Zeitalter. Amsterdam 1991, S. 96.

4 In der Überschrift seiner Vorrede zu den medizinischen Schriften seines Vaters Jan Baptista, die van Helmont unter dem Titel *Ortus Medicinae* (Amsterdam 1652) herausgab, bezeichnet sich van Helmont als „eremita peregrinans“. Vgl. dazu den Beitrag von Rosemarie Zeller.

5 Stuart Brown: F.M. Van Helmont: His Philosophical Connections and the Reception of His Later Cabbalistic Philosophy. In: Studies in the Seventeenth-Century European Philosophy. Hg. von Michael A. Stewart. Oxford 1997, S. 97; Elieen O’Neill: Disappearing Ink: Early Modern Women Philosophers and their Fate in History. In: Philosophy in a Feminist Voice: Critiques and Reconstructions. Hg. von Janet A. Kourany. Princeton 1997, S. 23.

Earth, probably evinced, and delive'd in an Historical Enarration thereof, according to the Holy Scriptures."

1. Zum Charakter der Schrift

Das nicht sehr umfangreiche Buch – das lateinische Original hat lediglich 108 Seiten (im Duodezformat) – ist etwas verwirrend strukturiert: ein erster Komplex enthält 101 Paragraphen, die bis zur Prophezeiung der messianischen Zeit reichen: „Therefore the year 1777, from the Nativity of Christ, end the reign of the *Antichrist*, and the four Monarchies, and all the Kingdoms of the World, and from that very year, begins the reign of Christ, and of the Saints over the whole Earth."[6] Diesen Ereignissen geht eine allgemeine Bekehrung voraus, zuerst aller Heiden, danach der Juden, die schließlich in ihr Land zurückkehren dürfen: „30 years from the year 1702 unto the year 1732, have respect to the Conversion of the Gentiles, then 45 years from the year 1742 unto 1777, do in a special manner respect the Restoration, Conversion, and return of the *Jews* into their own Country".[7] Nach den ersten 101 Paragraphen beginnt im *Seder Olam* eine neue Zählung von 119 Paragraphen, die eine Periodisierung kirchengeschichtlich relevanter Ereignisse nach einer Darstellung der messianischen Zukunft mit biblischer Beweisführung zur leiblichen Auferstehung und Seelenwanderung in eigener Untergliederung behandeln. Anhand der Thronwagenvision in Ezechiel 1 und 10 wird ein Zyklus von 12 Seelenwanderungen innerhalb von vier Jahrtausenden erklärt; damit erhalten alle Sünder die Möglichkeit zur Buße und die Chance, von der Botschaft des Evangeliums zu profitieren, insbesondere die lange ungläubig gebliebenen Juden, die zu jenen 144 000 Auserwählten gehören werden, deren Auferstehung laut der Offenbarung des Johannes schon kurz vor Anbruch der messianischen Zeit beginnt.[8]

6 Seder Olam sive Ordo seculorum [SO]§ 98; die Zitate folgen – wenn nicht anders angegeben – der englischen Ausgabe, London 1694, hier S. 53.

7 Ebd. §100, S. 53f. Man mag es als Kuriosität oder Ironie der Geschichte betrachten, dass sich diese Prophezeiung zumindest teilweise erfüllt hat: 1777 kam es unter der Führung von Rabbi Menachem Mendel von Vitebsk tatsächlich zu einer großen, offensichtlich messianisch motivierten Auswanderung von 300 osteuropäischen Chassidim nach Galiläa, aber konvertiert sind sie dort natürlich nicht.

8 SO §§63f. (II. Zählung), S. 81; vgl. Offenbarung 7,4; 14,1-5.

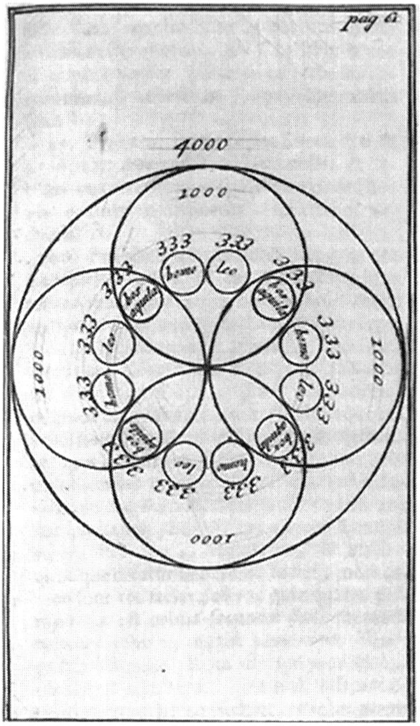

Abb. 1: *Seder Olam sive Ordo Secularum* (Martin-Luther-Universität Halle-Wittenberg), S. 62 (lateinische Ausgabe): Illustration zu den Thronwagenrädern und vier Gesichtern nach Ezechiel 1 in §46 (Zählung im II. Teil), mit Erklärung in §§79f. (II), S. 81f. Dargestellt werden 12 Wanderungen in 4000 Jahren mit drei Inkarnationen für jedes Millenium.

Es werden 12000 aus jedem Stamm Israels sein, obwohl sie aus nicht-jüdischen Völkern kommen, denn in Wahrheit waren sie alle in einem früheren Leben Juden, die von jüdischen Eltern geboren wurden, haben also eine jüdische Seele. Nach den 119 Paragraphen folgen noch fünf Erklärungen, die von der apokalyptischen Zahl 666 als Schlüssel für das Zeitintervall von 333 Jahren ausgehen, die zwischen den Siegelöffnungen und Trompeten- oder Posaunenklängen liegen und zur Berechnung des Endes dienen. Das zweite apokalyptische Tier in der Johannes-Offenbarung, zu dem diese Zahl gehört, musste im Jahre 1036 „aus der Erde aufsteigen" (Offenbarung 13,11): das war die Zeit von Papst Gregor dem VII., der seine Macht über diejenige des Kaisers stellte. 666 Jahre später, ab 1702, sollte dann der Niedergang des *Antichrist* erfolgen.

Es überrascht nicht, dass im Jahre 1693 eine Schrift mit so akuter Naherwartung veröffentlicht wurde. Auch nach der Restauration gab es millenaristische Konventikel und Aktivisten der Fifth-Monarchy-Bewegung, die ihre Selbstbezeichnung aus Daniel 2 ableitete und den baldigen

Anbruch des messianischen Reichs erwartete.[9] Apokalyptisch inspirierte Literatur hatte im ganzen 17. Jahrhundert Hochkonjunktur in England. Unter den vielen Publikationen fällt *Seder Olam sive ordo seculorum* jedoch bereits durch seinen Titel auf. Die doppelte Implikation der hebräischen Wendung *Seder Olam*, Ordnung der Welt sowie ewige Ordnung, wird im vollständigen lateinischen Titel genauso wie in der englischen Übersetzung einseitig auf eine historische Abfolge festgelegt. Trotzdem erwartet den Leser zuerst eine Einführung in die himmlische Hierarchie, die mit der Einheit Gottes und seines Willens beginnt. Konsequenterweise ist er ein notwendig weise und gut handelnder Schöpfer mit unbeschränkter Kreativität, was die (kontinuierliche) Erschaffung unendlich vieler Welten einschließt. Die Vermittlung zu den Geschöpfen ist Aufgabe des Gottessohnes, wobei die Bezeichnung „himmlischer Adam" für Christus bereits die Bekanntschaft mit den kabbalistischen zehn *Sefirot*, den Manifestationen in der Gestalt des *Adam Qadmon*, verrät.[10] Noch deutlicher wird der Verfasser bei der Beschreibung von vier Welten, wenn er die vier hebräischen Begriffe für Emanation, Schöpfung, Formung und Herstellung übernimmt:

> Therefore those Hebrew Doctors do rightly and truly teach [...] that those four Worlds [...] do exist, to wit, the *Aziluthick*, which is of Christ, the *Briatick*, which is of Souls, the *Jeziratick*, which is of Angels, not yet consummated, and the *Asiatick*, which is of Men, cloathed with an external Body. But as the *Aziluthick*, as it is the noblest of all, so it is the greatest, and but only one; altho' the *Hebrews* distinguish it into ten Emanation; the distinction of which Emanation, nevertheless is only modal and not essential. But the *Briatick*, *Jeziratick*, and *Asiatick* Worlds, as to their number and multitude, in respect of us, are infinite and innumerable, because (as I have said before) God is continually a Creator [...] from these new created Worlds, other new Jetziratick and Asiatick Worlds arise, and therefore 'twas truly said of *Solomon*, we cannot search out the beginning nor the end of God's work [...][11]

---

9 Vgl. Warren Johnston: Revelation Restored: The Apocalypse in Later Seventeenth-century England. Woodbridge 2011, S. 228-230; die auch in die apokalyptische Berechnung von SO einbezogenen 1260 Jahre (Offenbarung 11,3; vgl. SO §90, S. 49 und §95, S. 53; §110 [II], S. 119, dort allerdings als 1260 Tage) spielen eine prominente Rolle bei der Datierung des Endes der päpstlichen Herrschaft in der zweiten Hälfte des 17. Jahrhunderts, an das sich eine Übergangszeit bis zum endgültigen Sieg über das apokalyptische Tier im Jahre 1730 oder 1735 anschließen sollte, wie z.B. in den 1692 und 1699 erschienenen anonymen Schriften *An Enquiry Into the Vision of the Slaying and Rising of the Witnesses und The Mysteries of God finished.*

10 SO §11, S. 7 (lat. Version S. 4): „Ens autem hoc medium inter DEUM & creaturas est Christus, Adamus ille caelestis."

11 SO §44, S. 18f.

Das Zitat zu König Salomo stammt aus Kohelet 3,11; dieser Vers wird in der Midrasch-Tradition zum einen mit dem Wortspiel zwischen „der Welt“ (*ha-olam*) und „Verbergen“ (*he'lem*) assoziiert, woraus sich ein Hinweis auf die verborgene „obere“ Welt ergab,[12] zum anderen mit der (im Mittelalter verbreiteten) Aggada, dass Gott Welten erschaffen und wieder zerstört habe, bevor die gegenwärtige Welt Gestalt annahm.[13] Innerhalb des Vier Welten-Schemas werden dann die gängigen drei hebräischen Bezeichnungen aus der mittelalterlichen Seelenlehre den drei unteren Welten zugeordnet, eine Kombination, die in der kabbalistischen Literatur ab dem 14. Jahrhundert nachweisbar ist, z. B. im „Traktat der Emanation" (*Massekhet Atzilut*), der nach dem Zitat einer Tradition über vergangene, von Gott erschaffene und wieder zerstörte Welten folgende Einteilung bietet:[14] die „Welt der Schöpfung“ befindet sich unterhalb der Lichtwelt der Sefirot bzw. „Welt der Emanation“ und enthält die Seelen (*neshamot*) der Gerechten und den „Thron der Herrlichkeit“ für *Akatriel*, darunter ist die „Welt der Formung“ mit den vier Thronträgern, die in Ezechiel 1 geschildert werden, sowie die zehn Engelklassen mit *Metatron* und die menschlichen Geist-Seelen (*ruchot*), als vierte Welt enthält die „Welt der Herstellung“ schließlich die menschlichen Seelen (*nefashot*) und *Sandalfon* mit der Engelklasse *Ofanim*, die sich der Gebete annehmen und gegen die Truppen der Teufelsgestalt Samael kämpfen. Aus dieser Hierarchie ergab sich dann die standardisierte Entsprechung zu den drei Seelenkräften – von denen die jeweils tiefere als „Kleid“ der höheren fungiert[15] – wie sie auch im *Seder Olam* vorgenommen wird (allerdings ohne dabei die komplexeren Strukturen zu berücksichtigen, die in der lurianischen Kabbala ab Ende des 16. Jahrhunderts üblich geworden sind):

---

12 Vgl. Gershom Scholem: Das Buch Bahir. Darmstadt 1980, S. 10f.

13 Vgl. Kohelet Rabba zu Kohelet 3,11 und Genesis Rabba 3:7 sowie Midrasch Tehillim 90:13 (974 Welten wurden zerstört). Solche Traditionen finden sich sowohl in der Literatur der deutschen Frommen (*Ḥaside Aschkenas*) als auch im Zohar, z.B. 1:22a; 1:262b; 2:111a; 2:176b (Daniel Matt verweist dazu auch auf Origenes, De Principiis, 3:5:3, vgl. The Zohar: Pritzker Edition, übersetzt von Daniel C. Matt, Stanford 2009, Bd. 5, S. 546).

14 Vgl. Adolph Jellinek (Hg.): Auswahl kabbalistischer Mystik. Erstes Heft. Leipzig 1853, S. 2-4 (hebr. Teil); Ausgangszitat ist dort Jesaja 43,7 (ebd. S. 2), die zerstörten Welten werden wie in Zohar 2:111a mit Sprüche 20,21 eingeleitet. Die unterste Welt ist allerdings nicht einfach mit der materiellen Welt identisch.

15 Hebr. *levush*, vgl. z. B. Shabtai Sheftel Horowitz: Sefer Shefa Tal. Hanau 1612, fol. 26b.

> Men born into this World ... are not immediately created, neither in respect of Soul nor Body; the external or outward Body, with the Life thereof, is that which belongs to this World of Fabrication; but the Soul which is called *Neshama*, pertains to the World of Creation. Lastly, the Spirit pertains to the World of Formation, which possesseth the middle place between the Soul and outward Body, and this Spirit by the *Hebrews* is called *Ruach*, but the Life and Spirits of the external Body are termed by the same *Nephesh*; *Neshama* of the World of Creation, *Ruach* of the World of Formation, and *Nephesh*, of the World of Fabrication; moreover *Nephesh* is the Cloathing or Vehicle of *τõ Ruach*, and the *Ruach* is the Vehicle of *τõ Neshama*.[16]

Als Beleg für die Herkunft des Menschen aus diesen drei Welten wird der kabbalistische *locus classicus* Jesaja 43,7 mit den drei Verben „schaffen, formen, herstellen" zitiert und bestätigt: „consequently, according to these words of Scripture, the *Hebrews* call the World of Creation *Briah*, The World of Formation *Jezirah*, and the World of Fabrication *Asiah*, which three Hebrew words are expressly to be met with in the place of Scripture above cited."[17] Die vier Welten werden nach oben immer subtiler und nähren mit ihrem Licht jeweils die unteren, wobei die höchste, göttliche Welt die unteren „wie eine Mutter ihren Nachwuchs" umschließt.[18]

Die Schlussfolgerung für die Seelenlehre liegt nun nahe: „From what has been said, it evidently appears, that humane Souls did pre-exist before they came into this gross and Earthly Bodies".[19] Der Grund für den Fall der Seelen aus ihrem ursprünglich rein geistigen Bezirk wird aber nur kurz erwähnt: „But as for this *Asiatick* World, this hath its rise and Original from the *Jetziratick* World, by reason of some great falls (lat.: *propter magnum aliquem lapsum*) of the Souls contained therein for

---

16 SO §41, S. 16f.

17 SO §42, S. 17.

18 SO §45, S. 19: „The Azluthick Wordl, not only penetrates and pervades the three inferiour Worlds, by the transfusion of its essential and vital Rays, but also most intrinsically comprehends and embraces it in its Bosom, as a Mother doth her Offspring (lat.: S. 16: ...sed sinu quoque suo ut mater prolem, quam intime competitur)". Der Vergleich der „Welt der Emanation" mit einer „Mutter", die ihre Kinder hütet, findet sich – ebenfalls im Kontext der Vier-Welten-Lehre, der drei Seelenbezeichnungen und der Neuschöpfung von Welten – in Tiqqune Zohar, fol. 23a.

19 SO §46, S. 19. Der anonyme Autor stellt sich damit in einer brisanten Debatte hinter eine Position, die auch Henry More in seiner Abhandlung The Immortality of the Soul (1659) vertrat; vgl. Gerold Necker und Rosmarie Zeller: Die Präexistenz der Seelen. Eine interreligiöse Debatte im 17. Jahrhundert. Morgen-Glantz 24 (2014), S. 9-14, sowie Sarah Hutton: Henry More, Knorr von Rosenroth und die Präexistenz der Seele. Morgen-Glantz 24 (2014), S. 69-86.

transgressing the Law of God: And if these Souls had never fell, this *Asiatick* World, which is the World of Fabrication, had never existed."[20] Dass die irdische Qualität der „Welt der Herstellung“ bzw. ihre grob-materielle Existenz eine Folge des Sündenfalls des ersten Menschen war, der alle künftigen Seelen in sich enthielt, ist in der lurianischen Kabbala mehr oder weniger Gemeingut geworden;[21] Einzelheiten, die mögliche Quellen des *Seder Olam* offenbarten, werden leider nicht mitgeteilt. Die Folgen dieses Falls der Seelen beschäftigen den Verfasser im ganzen weiteren Verlauf seiner Chronologie, die von einer Seelenwanderung innerhalb eines Zeitraums von 7000 Jahren ausgeht, der sich siebenmal im Erneuerungsprozess der Welt der Herstellung wiederholt, um insgesamt dem biblischen Modell der Jobeljahre zu entsprechen. Solche Vorstellungen, vor allem die letztere, auf die im Folgenden noch genauer eingegangen wird, sind natürlich nicht auf innovative Bibelexegese zurückzuführen – der Autor betont ja selbst, dass er die Ansichten der „Hebräer“ kenne.

2. Zur Frage der Autorschaft

Die Frage des Verhältnisses des *Seder Olam* zur Kabbala im engeren und zur jüdischen Tradition im weiteren Sinne wird ambivalent diskutiert. In der spärlichen Forschungsliteratur wird *Seder Olam* nämlich entweder als dezidiert kabbalistischer Traktat gehandelt, dem nur die Maske der Chronologie genommen werden müsse,[22] oder aber als spekulativer Text,

---

20 SO §47, S. 20.

21 Vgl. Isaiah Tishby: The Doctrine of Evil and the Kelippah in Lurianic Kabbalism. Jerusalem 1960, S. 101-105 [Hebr.].

22 So Matt Goldish: Judaism in the Theology of Sir Isaac Newton. Dordrecht 1998, S. 29-30: „Seder Olam [...], which, though it masquerades as chronology, is really a kabbalistic tract.“; Goldish zählt also *Seder Olam* – leider ohne Angabe von Gründen – in gleicher Weise wie die Kabbala Denudata zu den drei kabbalistischen Werken, die sich in Isaac Newtons Bibliothek befanden; als dritte von Newton benutzte Quelle, die kabbalistische Besprechungen enthalte, nennt Goldish L'Histoire des Juif von Jacques Basnage (Kapitel III:10-28), in der zweiten Auflage (1713) und in englischer Übersetzung (1708). Mir scheint allerdings, dass Newtons Interesse am chronographischen Charakter des *Seder Olam* größer war als an dessen kabbalistischen Reminiszenzen, die sich kaum als kabbalistische Einführung eignen und auch keine systematische Darstellung bieten.

der zwar „kabbalistische Schöpfungswelten“ kenne, aber ansonsten voller „origenistische(r) Topoi“ stecke,[23] hauptsächlich apokalyptische Apokatastasis und Palingenesie, also die Lehre von der Rückkehr aller Dinge zu Gott, die den Aufstieg der Seelen über den Weg der Wiederverkörperung einschließt. Solche allgemeinen Feststellungen helfen bei der Frage der Autorschaft des *Seder Olam*, die nach wie vor ungeklärt ist, nicht weiter. Stimmig ist immerhin die Argumentation von Philip Almond:[24] einerseits sind Ähnlichkeiten mit van Helmonts Stil zu erkennen, außerdem war er wohl auch der Auftraggeber für die Übersetzung des *Seder Olam* ins Englische; andererseits gab wohl van Helmont selbst in seiner Korrespondenz mit Leibniz einen ihm bekannten, doch namentlich nicht genannten „Doctor“ als Autor an.[25] Auch der siebzehnseitige Appendix zum *Seder Olam*, der in der englischen Übersetzung auf den ebenfalls als Bonus-Material beigegebenen Kommentar zur Johannes-Apokalypse folgt, offenbare mit seiner versuchsweisen Synchronisation zu den *Two hundred Queries concerning the Revolution of Human Souls* zwar van Helmont als Verfasser dieser Anmerkungen, zeige aber ebenso deutlich, dass bei *Seder Olam* aus anderen Quellen geschöpft wurde.[26] Die Entstehungszeit wird man wohl mit Sarah Hutton in der Periode stimulierender Zusammenkünfte auf Lady Anne Conways Landsitz Ragley Hall vermuten, bei denen neben dem eigenwilligen Quäker George Keith (1638/1639–1716), der ab 1675 für William Penn eintraf,[27] vor allem auch Helmonts gleichaltriger englischer Freund, Lady Conways Mentor Henry More (1614-1687), zugegen war.[28] Ihre Debatten in den 70er Jahren des 17. Jahrhunderts – van Helmont war ab 1670/71 als Arzt bis zum

---

23 So Wilhelm Schmidt-Biggemann: Geschichte der christlichen Kabbala. Bd. 3 1660-1850. Stuttgart-Bad Cannstatt 2013, S. 32; S. 33 wird noch der Hinweis gegeben, dass Seder Olam „mit einigen kabbalistischen Topoi ausgestattet“ sei, was aber nicht weiter erläutert wird (abgesehen davon, dass aus der „azilutische[n] Welt ... zehn Sefirot emanieren“, S. 35; das wird allerdings nicht gesagt – im zitierten Text [§44] heisst es nur, dass diese Welt aus zehn Sefirot besteht bzw. zehn Sefirot darin differenziert werden, obwohl sie eigentlich eine Einheit bilden).

24 Philip C. Almond: Heaven and Hell in Enlightenment England. Cambridge 1994, S. 19f.

25 Zur diesbezüglichen Korrespondenz von Leibniz vgl. auch unten Anm. 61.

26 Ebd., S. 20.

27 Vgl. Anne Conway: The Principles of the Most Ancient and Modern Philosophy. Hg. und übersetzt von Allison Coudert und Taylor Corse. Cambrigde 1996, S. XXIV (introduction).

28 Vgl. Sarah Hutton: Anne Conway. A Woman Philosopher. Cambridge 2004, S. 150; 206 und 212-214.

Tod von Anne Conway (1631-1679) in Ragley Hall – förderten offenbar ein gemeinsames sachliches und sprachliches Verständnis, das sowohl in Conways *Principles of the Most Ancient and Modern Philosophy* als auch in den Helmontiana dieser Zeit seine Spuren hinterließ.[29] Tatsächlich beginnt *Seder Olam* mit einem wohlbekannten Vorbehalt gegenüber der Trinität, die besser nur nach dem Wortlaut der Heiligen Schrift selbst behandelt werden solle und nicht als dogmatische Lehre von „*Three Persons*", eine Bezeichnung, die manche für „skandalös" hielten. Anne Conway stellte zu Beginn ihrer *Principles* ähnliche Überlegungen an: „How the Trinity could be conceived in God according to Scripture so that Jews, Turks, or other people would not be offended".[30] In *Seder Olam* wird wie bei Conway Gott als „most free" und „necessary agent" bezeichnet,[31] der Heilige Geist mit Gottes Willen identifiziert, für Christus das (ewige) „Wort" verwendet und seine Mittlerfunktion mit der Bezeichnung „himmlischer Adam" erklärt.[32] Anders als *Seder Olam* misst Conway, die sowohl auf die Berechnung der Weltzeit mit 6000 Jahren zu sprechen kommt, als auch die Multiplikation auf 600 000 Jahre oder eine hypothetische „other number as great as possible, which can in no way be conceived of", solchen Angaben keine Bedeutung zu.[33] Sie stimmt andererseits mit dem *Seder Olam* darin überein, dass es wirklich unendliche und unzählbare „Ages of Worlds" gebe, „and not only in regard of things to come, but in regard of things past".[34] Für auffällig hält Sarah Hutton auch die Hinweise in *Seder Olam* (§§32f.), die mit van Helmonts persönlichen Bemerkungen zu einer vollständig von Leben und Geist durchdrungenen Welt korrespondieren;[35] alle Geschöpfe (einschließlich der scheinbar unbelebten Materie) stehen nicht nur mit einander in Beziehung, sondern können alle Metamorphosen durchlaufen. Möglicherweise hat bei dieser van Helmont und *Seder Olam* verbinden-

29 Ebd., S. 213: „The first part of Seder Olam thus reads like a paraphrase of Anne Conway's Principles." Es ist nicht ganz klar, welche Paragraphen Hutton im Blick hat.

30 Conway: Principles (wie Anm. 27), S. 12 (als Zusammenfassung der Abschnitte 6 und 7, in denen dieser Gedanke ausgeführt wird).

31 Ebd. S. 16.

32 Ebd. S. 23: „The ancient Kabbalists … call [Christ] celestial Adam, or the first man Adam Kadmon". Vgl. auch die Hinweise bei Verena Olejniczak Lobsien: Skeptische Phantasie. Eine andere Geschichte der frühneuzeitlichen Literatur. München 1999, S. 302.

33 Conway: Principles (wie Anm. 27), S. 12.

34 SO §54, S. 22; vgl. Conway: Principles (wie Anm. 27), S. 12f.

35 Vgl. Hutton: Conway (wie Anm. 28), S. 150.

den Vorstellung auch eine Entwicklung der Seelenwanderungslehre Pate gestanden, die in der kabbalistischen Literatur ab dem 14. Jahrhundert zu finden ist.[36]

Seder Olam zeichnet sich aber neben solchen Parallelen noch durch strukturelle Eigenheiten aus, wie etwa die zweigeteilte Paragraphenzählung, die eine Komposition nahelegen, oder Richtigstellungen bzw. Erläuterungen in den Anmerkungen und Apendici, die auf van Helmonts redaktionellen Beitrag verweisen;[37] außerdem fallen einige inhaltliche Besonderheiten auf, speziell bei den Bezügen zur jüdischen Tradition, wie die bereits genannte kabbalistische Vier-Welten-Lehre.

3. Die chronographische Tradition

Zunächst legt ein formales Gestaltungsprinzip der *Historica enarratio doctrinae,* wie *Seder Olam* im Untertitel heißt, den Vergleich mit einem alten rabbinischen Werk nahe, das ebenfalls *Seder Olam*, und im Unterschied zum späteren *Seder Olam Zutta* auch *Seder Olam Rabba* genannt wurde. Es ist die älteste hebräische Chronographie, wahrscheinlich aus dem 3. Jahrhundert, und reicht von der Genesis bis zum Bar Kochba-Aufstand.[38] Auf sie geht ab dem Mittelalter die Berechnung der jüdischen Kalenderjahre mit dem Beginn der Weltschöpfung zurück. Tatsächlich stand diese kleine, populäre Schrift Pate für eine ganze literarische Gattung, die sich an die Kalenderberechnung anschloss, und wurde nach dem Erstdruck Mantua 1514 – sowie zwei weiteren Editionen in Konstantinopel 1517 und Venedig 1545 – auch ins Lateinische übersetzt, zuerst in Basel 1580 und dann in Amsterdam 1693, zeitgleich mit dem Druck des *Seder Olam sive Ordo seculorum*, das ein Jahr später auf Englisch in London erschien – genau einhundert Jahre nach Hugh Broughtons Chronographie *A seder olam, that is: order of the worlde: or yeeres*

36 Vgl. Gerold Necker: „Die ganze Seele des Hauses Jakob" – Universalismus und Exklusivität kabbalistischer Seelenwanderungslehren in der Frühen Neuzeit. Morgen-Glantz 24 (2014), S. 25, Anm. 42. Siehe auch die Einleitung zu diesem Band, Anm. 17.

37 In der Edition der englischen Fassung von Don Karr sind solche Hinweise als Fußnoten eingearbeitet (http://www.digital-brilliance.com/kab/karr/VanHelmont/, aufgerufen am 7.1.17).

38 Vgl. Chaim Milikowsky: Seder Olam. Critical Edition, Commentary, and Introduction. Jerusalem 2013, Bd. 1, S. 116-147.

from the fall to the restoring (London 1594). Die Berechnung der Weltzeit auf biblischer Grundlage war also auch bei christlichen Gelehrten in Mode gekommen, einer der erfolgreichsten war der Erzbischof James Ussher, der in seinen 1650 erschienenen *Annales veteris testamenti a prima mundi origine deducti* die Schöpfung auf das Jahr 4004 vor Christi Geburt ansetzte. Die Differenz von etwa vier Jahren für die Festlegung von Christi Geburt und den Beginn der christlichen Kalenderzählung wird vom anonymen Autor unseres *Seder Olam sive Ordo seculorum* immerhin erwähnt, aber für unsicher gehalten.[39] Nach seiner eigenen Berechnung – die hier beispielhaft für den Umgang mit der chronographischen Tradition stehen soll – wurde die Welt nämlich 3996½ Jahre vor Christi Tod und Auferstehung erschaffen. Wie kommt es zu diesem merkwürdigen Datum?

Die erste Periode, von Adam bis zur Sintflut, beträgt 1656 Jahre, wenn die Angaben in Genesis 5 zusammengerechnet werden, darin stimmen lateinisches und hebräisches *Seder Olam* überein. Aber abgesehen von einigen weiteren gemeinsamen biblischen Angaben, z.B. dass Abraham bei Isaaks Geburt 100 Jahre alt war, fällt nur noch die kurze Dauer der Zweiten Tempelzeit ins Auge: für beide Werke ist die Prophetie in Daniel 9 (24-27) ausschlaggebend – 70 Jahrwochen mal sieben ergeben 490 Jahre; im hebräischen *Seder Olam* ist dies der Zeitraum von der Zerstörung des Ersten bis zur Zerstörung des Zweiten Tempels, während *Seder Olam sive Ordo seculorum* für die babylonische Gefangenschaft noch weitere 70 Jahre addiert, die Prophetie also mit der Rückkehr beginnen und dann nicht mit der Tempelzerstörung, sondern mit der Passionsgeschichte enden lässt. Die zeitgenössische Geschichtsschreibung stünde dazu im Widerspruch, heißt es im lateinischen *Seder Olam*, weil man heidnische Daten einbeziehe, statt sich an die Heilige Schrift zu halten, und so würde die Zweite Tempelzeit fälschlich verlängert.[40] Gerade an dieser Stelle wird die symbolische Zeitstruktur des *Seder Olam sive ordo seculorum* besonders deutlich; der Autor begnügt sich nicht mit der Daniel-Prophetie, sondern deutet Christi Tod am Ende der 560 Jahre als typologische Entsprechung zum 14. Lebensjahr von Abrahams Sohn Ismael, als dieser Isaak zu verfolgen begann, wie im Galaterbrief – und übrigens auch in der jüdischen Tradition – der Vers Genesis 21,9 ausge-

39 SO §99, S. 53.

40 SO §88, S. 48 (lat. S. 40): 560 Jahre vom Exilsende bis Christi Tod.

legt wird. Die kreative Rechenleistung, die zu diesem Ergebnis führt, geht von Abrahams Lebensdauer von 175 Jahren aus, die sich zu seinem hundertsten Lebensjahr, als Isaak geboren wurde, genauso verhalte wie die Zahl 7000 zu 4000.[41] Da Isaak mit Christus identifiziert wird, kommt es auch zu der überraschenden Entsprechung von Ismael mit Israel: „This Ishmael mystically signifies the Jews themselves, who mocked and persecuted Christ";[42] und so wie Ismael mit seiner Mutter von Abraham vertrieben wurde, sei 14 Generationen später mit Christi Tod und Auferstehung das alte Gesetz aus Gottes Haus vertrieben worden. Die rund 900 Jahre von der Sinai-Offenbarung bis zur Babylonischen Gefangenschaft würden deshalb als „the Age of Hagar" bezeichnet. Nach 70 Exiljahren und den 7x70 Jahrwochen aus Daniel wiederholt sich die Geschichte, die „Judeos Ismaeliticos" verfolgen Jesus, und der Höhepunkt der Daniel-Prophezeiung, die von der Mitte der letzten Jahrwoche spricht, findet die Erfüllung im Kreuzestod, so dass eine halbe „Woche", d.h. 3½ Jahre, von 560 abgezogen werden müssen; und damit ergibt sich, wenn man nach der Sintflut noch künstlich die Zeugung des nicht in Genesis 11, aber in Lukas 3 genannten Kenan berücksichtigt, für die Auferstehung Christi laut Weltzeitberechnung das Jahr 3996½.

4. Die apokalyptische *Shmittot*-Lehre

Selbstverständlich darf bei *Seder Olam sive Ordo seculorum* eine jüdische Tradition vorausgesetzt werden, die im 17. Jahrhundert auch im christlichen Umfeld ein Allgemeinplatz war: dass nämlich die gesamte Dauer der Welt entsprechend den Schöpfungstagen 6000 Jahre umfasst und mit dem siebten Jahrtausend ihre messianische Zeit erreicht. Die jüdischen Quellen dieser schon im Mittelalter geläufigen Vorstellung, die im Talmud (Traktat Sanhedrin 97a) damit begründet wird, dass nach Psalm 90,4 tausend Jahre für Gott wie ein Tag sind, waren hinlänglich bekannt. Auch die sich daran anschließende Einteilung in 2000 Jahre *Tohu* (d.h. Chaos), dann 2000 Jahre Tora und 2000 Jahre messianische Zeit wurde im Christentum gern rezipiert, wobei letztere natürlich auf

41 4000 x 175:100=7000.
42 SO §86, S. 40f.

„die Kirche des Neuen Bundes“ bezogen wurde, wie etwa bei Philipp Melanchthon, der dieses talmudische Diktum als „Kabbala“ bezeichnet und das Wort dann erklärt als „eine durch die Hand weitergereichte Lehre, sozusagen Empfang“.[43] Tatsächlich haben aber Kabbalisten wie Nachmanides solche kryptischen Notizen in der rabbinischen Aggada nicht nur auf die Erwartung der messianischen Erlösung hin ausgelegt, sondern mit einer Weltenzyklen-Theorie verbunden.[44] In ihrer klassischen Ausprägung wiederholt sich der Ablauf der 7000 Jahre siebenmal. Dann – entsprechend dem biblischen Jobeljahr, das nach Lev 25 mit dem Widderhornklang die Restitution des Landbesitzes und die Freilassung der Sklaven einleitet – mündet der Zyklus in das fünfzigtausendste Jahr, das die Welt in ihren Urzustand und zu Gott bzw. in die dritte Sefira *Bina* („Einsicht“) zurückführt, die in der kabbalistischen Literatur mit den sog. „50 Pforten der Weisheit“ und mit „Umkehr“ bzw. „Buße“ (*teshuva*) assoziiert wird, in diesem Fall aber auch ganz wörtlich als „Rückkehr“ aufgefasst wird. Die sieben unteren Sefirot innerhalb des kabbalistischen Gottesbildes entsprechen in dieser Theorie den sieben Schabbatjahr-Zyklen (*shmittot*), die vom Charakter der jeweiligen Sefira dominiert werden. Meist wurde die Herrschaft der fünften Sefira, die das strenge Gericht repräsentiert, mit dem gegenwärtigen Zustand der Welt in Verbindung gebracht. Der vorhergehende Zyklus unter dem Einfluss der Sefira *Chesed*, Liebe, musste dagegen eine Art Goldenes Zeitalter gewesen sein, genauso wie die folgende Ära der Sefira *Tiferet*, die göttliches Erbarmen und Harmonie verheißt. Um 1300 wurde diese Theorie kosmischer Weltenzyklen mit der neuen kabbalistischen Idee einer Hierarchie von vier Welten kombiniert.[45] Aber während letztere bald zum kabbalistischen Grundverständnis gehörte, wurde die kosmische *Shmittot*-Lehre von Moshe Cordovero und Isaak Luria in der zweiten Hälfte des 16. Jahr-

43 Corpus Reformatorum, Halle (Saale)/Braunschweig 1856, Neudruck New York/London/Frankfurt a.M. 1963, Bd. 24, S. 31.

44 Zur Verbindung mit der *Shmittot*-Lehre vgl. Nachmanides' Kommentar zu Gen 2,3. Zur messianischen Erwartung vgl. auch Zohar 1:116b-117a; 119a. Zu einem möglichen islamischen Hintergrund dieser Lehren vgl. Ehud Krinis: Cyclical Time in the Ismāʿīlī Circle of Ikhwān al-ṣafāʾ (Tenth Century) and in Early Jewish Kabbalists Circles (Thirteenth and Fourteenth Centuries). Studia Islamica 111 (2016), S. 20-108. Einen umfassenden Überblick gibt Moshe Idel: The Kabbalah in Byzantium. Preliminary Remarks. In: Jews in Byzantium. Dialectics of Minority and Majority Cultures. Hg. von Robert Bonfil et al. Leiden 2012, S. 209-232.

45 So zuerst bei Isaak von Akko s.u.

hunderts abgelehnt und – abgesehen von wenigen Ausnahmen – marginalisiert. Auf diesem Hintergrund wurde die Synthese der beiden kosmischen Theorien zu Raum und Zeit auch im *Sefer Emeq ha-Melekh* („Tal des Königs") verworfen,[46] zumal sich der Verfasser Naftali Herz Bacharach auch als Sprachrohr der Kabbala aus Zfat (Safed) stilisierte. Sein Buch gehört zu den ersten gedruckten Schriften, die lurianische Lehren enthielten; es erschien 1648 in Amsterdam, eine zweite Auflage folgte im messianischen Jahr der sabbatianischen Bewegung, 1666. Auch bei Christian Knorr von Rosenroth fand es große Beachtung: er inkorporierte einige Teile in seine *Kabbala Denudata* und schickte Mitte der 70er Jahre ein hebräisches Manuskript (!) des *Emeq ha-Melekh* an seinen Freund Henry More, der sich allerdings über das schwer zu entziffernde Hebräisch beklagte und offensichtlich nicht viel damit anfangen konnte – es gebe zu viele Abkürzungen, schrieb er Knorr, außerdem könne er die Schrift kaum entziffern, weil sie zu klein sei;[47] More war damals um die 60 Jahre alt. Ungeachtet solcher Schwierigkeiten ist es durchaus möglich, dass der Kreis von Ragley Hall unter anderem auf der Grundlage dieses Manuskripts auch das Thema *Shmittot* diskutierte, da diese Lehre sich nicht mit der lurianischen Kabbala vertrug, mit der sich auch Henry More nicht anfreunden wollte. In der sechsten Pforte des *Emeq ha-Melekh* heißt es:

> Einige Kabbalisten sind in die Irre geraten, sie schrieben nämlich, dass es vor dieser Welt eine andere gab, die zum Mysterium der *shmitta Chesed* (Liebe) gehörte, und dass die jetzige Welt die zweite ist, sie besteht im Mysterium der *shmitta Pachad* (d.h. Furcht oder Schrecken). So erneuert der erhabene Gott Welten bis sieben *shmittot*-Zyklen erfüllt sind [...] Sie haben sich die Meinung zurechtgelegt, dass der Heilige, er sei gepriesen, sieben Mal Welten neu erschafft, und für unsere gegenwärtige Welt gelte das Mysterium der *shmitta* des Schreckens. Aber das entspricht nicht den Worten unseres Lehrers und Meisters Isaak Luria.[48]

Die Kritik, die Naftali Bacharach hier anklingen lässt, richtet sich gegen eine bis ins 16. Jahrhundert recht populäre Strömung, die unterschiedliche Interpretationen zur Theorie der Weltenzyklen entwickelte. Das be-

---

46 Emeq ha-Melekh. Jerusalem 2003, Bd. 1, S. 236f.

47 Vgl. Sarah Hutton: From Christian Kabalism to Kabalistic Quakerism: the Kabalistic Dialogues of Anne Conway, Henry More and George Keith. In: Wilhelm Schmidt-Biggemann (Hg.): Christliche Kabbalah. Ostfildern 2003, S. 201.

48 Emeq ha-Melekh. Jerusalem 2003, Bd. 1, S. 237.

kannteste Werk dazu, das „Buch der Gestalt", *Sefer ha-Temuna*, wurde in den 30er Jahren des 14. Jahrhunderts im byzantinischen Raum verfasst.[49] Der Titel ist doppeldeutig, er bezieht sich sowohl auf die Gestalt der Buchstaben, die ausgelegt werden, als auch auf die göttliche Gestalt der zehn Sefirot, speziell auf die unteren sieben, die über die jeweiligen kosmischen Zeitalter regieren, wobei der gegenwärtige Zustand der Welt damit erklärt wird, dass wir uns in der *shmitta Pachad*, d.h. im Zeitalter von Furcht und Schrecken mit restriktiven Tora-Vorschriften befinden.

Im Gegensatz dazu kann es bei möglichen Anklängen an die *shmittot*-Lehre im *Seder Olam* eigentlich nur um den letzten als aktuell relevanten Zyklus vor der Weltenära des Jobeljahres gehen, denn die biblische Geschichte bestätigt laut *Seder Olam* diese Einordnung mit den symbolischen 42 Stationen der Wüstenwanderung des Volkes Israel, die für 42000 Jahre stehen, bis Joshua das Volk nach der Beschneidung bei Gilgal, was auch „Rad" (Jes 28,28) oder „Revolution" bedeute (und damit sowohl auf die vier Räder der Ezechiel-Vision, die im *Seder Olam* ebenfalls „Gilgal" genannt werden, als auch auf die Seelenwanderung anspielt),[50] ins Land Israel brachte.[51] Außerdem gibt es im *Seder Olam* noch folgende merkwürdige Berechnung: „If one day with the Lord be as a thousand years, by the same reason one year (i.e.) 365 days will be as 365000 years, which Period of 365000 years seems to be some vast Age, comprehending about 52142 Worlds within which space and time, whatsoever is of humane kind on Earth, will doubtless be converted unto God."[52] Das wird dann mit der Größenangabe des himmlischen Jerusalem aus der Johannes-Offenbarung kombiniert; der Ort der Seligen wird also etwa 52 mal größer sein als unsere Welt. Alle Seelen werden nach 365000 Jahren, was sieben Zyklen mit je 52142 Wochen oder Welten entspricht, erlöst werden.

Auch für diese Spezifikationen – wenn man von der neutestamentlichen Bezugsstelle absieht – gibt es Vergleichbares in der kabbalistischen Literatur schon rund 400 Jahre vor dem *Seder Olam*: die Endzweiterwartung, die mit dem Bevorstehen des kosmischen Jobeljahres verbunden

---

49 Vgl. Moshe Idel: The Kabbalah in Byzantium. Preliminary Remarks. In: Jews in Byzantium. Dialectics of Minority and Majority Cultures. Hg. von Robert Bonfil et al. Leiden 2012, S. 682.

50 Vgl. SO §46 (II), S. 73.

51 Vgl. SO §74, S. 30; vgl. Josua 4,19-5,12.

52 SO §64, S. 25.

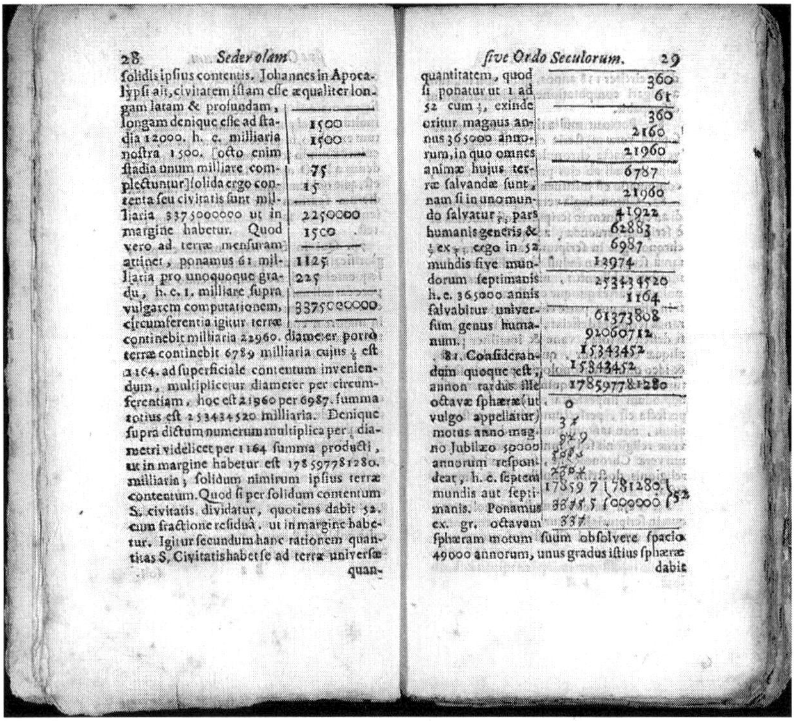
28 Seder olam
ſolidis ipſius contentis. Johannes in Apocalypſi ait, civitatem iſtam eſſe æqualiter longam latam & profundam, longam denique eſſe ad ſtadia 12000. h. e. milliaria noſtra 1500. [octo enim ſtadia unum milliare complectuntur] ſolida ergo contenta ſeu civitatis ſunt milliaria 3375000000 ut in margine habetur. Quod vero ad terræ menſuram attinet, ponamus 61 milliaria pro unoquoque gradu, h. e. 1. milliare ſupra vulgarem computationem, circumferentia igitur terræ continebit milliaria 21960. diameter porrò terræ continebit 6789 milliaria cujus ⅙ eſt 1164. ad ſuperficiale contentum inveniendum, multiplicetur diameter per circumferentiam, hoc eſt 21960 per 6987. ſumma totius eſt 153434520 milliaria. Denique ſupra dictum numerum multiplica per ⅙ diametri videlicet per 1164 ſumma producti, ut in margine habetur eſt 178597781280. milliaria; ſolidum nimirum ipſius terræ contentum. Quod ſi per ſolidum contentum S. civitatis dividatur, quotiens dabit 52. cum fractione reſiduâ. ut in margine habetur. Igitur ſecundum hanc rationem quantitas S. Civitatis habet ſe ad terræ univerſæ quan-

1500
1500
75
15
2250000
1500
1125
225
3375000000

ſive Ordo Seculorum. 29
quantitatem, quod ſi ponatur ut 1 ad 52 cum ⅓, exinde oritur magnus annus 365000 annorum, in quo omnes animæ hujus terræ ſalvandæ ſunt, nam ſi in uno mundo ſalvatur ⅐ pars humanis generis & ⅐ ex ⅐, ergo in 52 mundis ſive mundorum ſeptimanis h. e. 365000 annis ſalvabitur univerſum genus humanum.

81. Conſiderandum quoque eſt, annon tardus ille octavæ ſphæræ (ut vulgo appellatur) motus anno magno Jubilæo 50000 annorum reſpondeat, h. e. ſeptem mundis aut ſeptimanis. Ponamus ex. gr. octavam ſphæram motum ſuum abſolvere ſpacio 49000 annorum, unus gradus iſtius ſphæræ dabit

360
61
360
2160
21960
6787
21960
41922
62883
6987
13974
153434520
1164
61373808
92060712
15343452
15343452
178597781280

Abb. 2: *Seder Olam sive ordo seculorum*, §80 (Berechnung des Volumens der Erde, das 52 mal größer ist als das Volumen des kubischen himmlischen Jerusalem mit einer Länge von 12000 Stadien = 1500 Meilen) sowie §81 (die Bewegung der achten Sphäre korrespondiert mit den 49000 Jahren der 7 Weltwochen).

ist, findet sich z.B. in Joseph Angelets *Livnat ha-Sapir* („Saphirplatte“), wonach die Welt schon 42000 Jahre existiert und die gegenwärtige *shmitta* die letzte zu durchlaufende Weltenära vor Beginn des Jobeljahres ist.[53] Die andere Angabe, dass man die Endzeit mit einem göttlichen Jahr berechnen müsse, welches insgesamt 365000 Jahre dauere, da ein Tag vor Gott wie tausend Jahre sind, findet sich etwas genauer in dem nur handschriftlich erhaltenen *Otzar Chajjm* („Schatzhaus des Lebens“) des Isaak von Akko,[54] der als erster Kabbalist auch die hebräischen Termini

53 Vgl. Joseph Angelet: Livnat ha-Sapir. Jerusalem 1913, fol. 1b-1c; 4d-5a und die Schlussbemerkung fol. 103c.

54 Vgl. MS Moskau Günzburg 775, fol. 83a; (fehlerhafte Angaben wurden im Manuskript von zweiter Hand verbessert): „Wisse, dass ein Tag des Heiligen, er sei

für die vier Welten mit ihrem Akronym ABJA einführte.[55] Allerdings multipliziert er zur Berechnung der Weltzeit die Zahl der irdischen Jahre, die „ein Jahr vor Gott“ dauert, mit den 49000 Jahren, was dann in der Tat eine Größe ergibt, „which can in no way be conceived of“.[56]

5. Christliche Amalgamierungen

Die im Zusammenhang der Autorschaft wichtige Frage, ob es sich bei den Anklängen an das Vier-Welten-Schema und *shmittot*-Lehre im *Seder Olam sive ordo seculorum* tatsächlich um kabbalistische Konzepte handelt, kann zwar mit Blick auf die Quellen positiv beantwortet werden, aber nur insofern, als sie aus ihrem ursprünglichen Kontext gelöst, christlich umgedeutet und simplifiziert wurden. Speziell bei diesen kabbalistischen Themen sind die Adaptions- und Veränderungsprozesse nur teilweise rekonstruierbar, etwa mit Hilfe der Erklärung des Jobeljahres mit *Bina*-Symbolik und Origenes-Bezug in Egidio da Viterbos Traktat *Scechina* sowie seine Übersetzung des ersten Kapitels aus dem *Sefer ha-Temuna* (die *shmittot*-Lehre aus dem dritten Kapitel wurde allerdings nicht berücksichtigt) unter dem Titel *Libellus de Litteris Hebraicis*.[57] Lateini-

---

gepriesen, tausend Jahren bei uns entspricht, wie es heißt: *Tausend Jahre sind in deinen Augen wie ein Tag* (Psalm 90,4). Und unser Jahr hat 365 Tage und ¼ Tag. Daher dauert das obere Jahr dreihunderttausend und fünf(und sechzig)tausend Jahre und zweihundertfünfzig Jahre bei uns. Und zwei Jahre oben entsprechen siebenhunderttausend und fünfundzwanzigtausend Jahren und fünfhundert Jahren bei uns [die Korrektur am Rand erklärt, dass es 30 statt 25 heißen muss, d.h. 730500 Jahre]. Von hier aus multipliziere immer weiter bis zu den neunundvierzigtausend Jahren, jedes Jahr mit 365 Tagen und ¼ Tag, und jeder Tag oben entspricht tausend Jahre bei uns, wie es heißt: *Gott allein wird hoch erhaben sein an jenem Tag* (Jesaja 2,11).“

55 Vgl. Gershom Scholem: Le-cheqer qabalat R’ Itshaq ben Ja’aqov ha-kohen. Tarbiz 3 (1932) S. 59.

56 Conway: Principles (wie Anm. 27), S. 12. Aryeh Kaplan vergleicht das Ergebnis der auf diese Weise berechneten vergangenen Weltzeit (d.h. 42000 multipliziert mit einem göttlichen Jahr ergibt rund 15 Milliarden Jahre) mit der modernen Berechnung zur Entstehung des Universums und erkennt dabei eine auffallend ähnliche Größenangabe (s. The Age of the Universe. A Torah-True Perspective. http://www.lulu.com/sumseq, aufgerufen am 6.1.17).

57 Vgl. François Secret: Egidio da Viterbo. Scechina e libellus de litteris Hebraicis. Rom 1959, Bd. 1, S. 12f. (Einleitung) sowie 23-33 (Edition des Libellus De Litteris Hebraicis).

sche Paraphrasen zum *Sefer ha-Temuna* finden sich auch in den *Loci communes* der *Kabbala Denudata*, außerdem wurde dort das Vier-Welten-Schema mit seinen hebräischen Termini *atzilut*, *brij'a*, *jetzira*, *asija* unter ihrem gängigen Akronym אבי״ע aufgenommen.[58] Eine Vermutung, über welche Kanäle die kosmische *shmittot*-Lehre nach England gekommen sein kann, ergibt sich aus Francesco Giorgis (Zorzi) Aufzählung der ihm bekannten Kabbalisten und anonymen Schriften in seinem voluminösen Werk *De harmonia mundi*, das nach Frances Yates überaus großen Einfluss im elisabethanischen England hinterlassen hat und möglicherweise auch eine Quelle der Rosenkreuzer war.[59] Aber nicht das eigene Weltensystem dieses christlichen Kabbalisten ist in diesem Kontext von Interesse, sondern die Tatsache, dass Giorgi das „Buch der Gestalt" kannte, und vielleicht auch Isaak von Akkos *Otzar Chajjim*: Zu den zahlreichen hebräischen Werken mit unsicherer Autorenzuschreibung, die ihm vorlagen, zählen, wie er schreibt, „Sepher Temunot" (sic) sowie „Thesaurus vitarum".[60] Die Verbindungen zwischen den Seemächten England und Venedig im 16. Jahrhundert könnten auch einen ersten Zugang zu jener kabbalistischen Strömung ermöglicht haben, in der die Theorie der Weltenzyklen interpretiert wurde. Im *Seder Olam* ist diese Lehre jedenfalls das auffälligste Unterscheidungsmerkmal zur zeitgenössischen apokalyptischen Literatur, wie man ohne weiteres bei einer anderen Bearbeitung des eschatologisch verstandenen Motivs vom Jobeljahr erkennen kann: in der 1688 erschienen Schrift *The Jews Jubilee*,[61] sammelt der anonyme Verfasser vielfältige biblische Belege, um Leser jüdischer Herkunft (in England wohl aus Converso-Familien), zu der ohnehin im göttlichen Zeitplan bald vorgesehenen Konversion zu bewe-

58 Vgl. Christian Knorr von Rosenroth (Hg.): Kabbala Denudata. Sulzbach 1677, Bd. 1, S. 12. Mit den Hinweisen auf *Sefer ha-Temuna* beginnen jeweils die Erklärungen der hebräischen Buchstaben, die die loci communes gliedern.

59 Vgl. Yates: Okkulte Philosophie (wie Anm. 3), S. 36, 41, 191, 195.

60 De harmonia mundi, Paris 1545, (Cantici primi, tonus secundus, cap. VII) fol. 31a.

61 The Jews Jubilee, Or, The Conjunction and Resurrection of the Drybones of the Whole House of Israel: Which Respects Their Return Home Unto Their Own Land, and Their Thorow and Universal Conversion Unto the Christian Faith. London 1688. Der Anfang benennt das Publikum: „This following Discourse, is the Sum and Substance of a Prophecy, that was presented by the Author to some of the Jews in London, January 20, 1687/8. Namely, to Manuel Navaro Chocolatero, and Francisco Navaro, his Brother, Tocador de Musico; which Nicasso Ramirez a Spaniard, who is a Protestant, can witness I have expatiated much upon in this Discourse."

gen.[62] Aber trotz des (auf Ezechiel 37 anspielenden) Titels gibt es, da in diesem Werk sowieso keine kabbalistischen Bezüge vorhanden sind, auch keinen zur *shmittot*-Lehre. Für *Seder Olam* kann man dagegen festhalten, dass sich Kabbala und christliche Apokalyptik auch kombinieren ließen.

6. Zur Intention des *Seder Olam sive ordo seculorum*

Der anonyme Autor des *Seder Olam sive ordo seculorum* ließ sich von einem ähnlichen Interesse leiten wie andere apokalyptischen Schriften seiner Zeit, aber die biblische Legitimation ist ausgefeilter. Sie gründet auf einer chronographischen Tradition, die zur Popularität des hebräischen *Seder Olam* in der frühen Neuzeit passt. Das Judentum bekommt in dieser apokalyptischen Zeitrechnung eine – aus christlicher Sicht – nicht ganz unvorteilhafte Sonderrolle: nach der Bekehrung am Ende der Zeiten steht die Rückkehr ins Land Israel an, und es werden jüdische Seelen sein, die zuerst die proto-messianische Ära erreichen. Aus theologischer Sicht ist nicht nur die umstrittene Präexistenz der Seelen, sondern vor allem die Seelenwanderungslehre bemerkenswert, aber beides war im Kreis von Ragley Hall offenbar selbstverständlich, um dem Höllenfeuer seine alternativlose Ewigkeit zu nehmen. Auch die Einigung auf ein Gottesbild, dass zwar die drei Personen der Trinität übergeht, aber mit *Adam Qadmon* als Christus ein gewagtes Mythologem übernimmt, scheint zumindest zwischen Anne Conway und van Helmont *common sense* gewesen zu sein. Redaktionelle Eingriffe und Angleichungen an Helmonts Anschauungen sind im *Seder Olam* deutlich sichtbar, möglicherweise gab es zwischen dem Autor, der ja ein befreundeter Medizinr-Kollege gewesen sein soll, wie bei anderen Helmontiana eine enge Verbindung zu Helmont. Zentrale Vorstellungen aus dem *Seder Olam* vertrat Helmont immerhin lange vor dessen Veröffentlichung, wie aus

62 Die Einbindung des Themas „Jobeljahre“ in *Seder Olam sive ordo seculorum* scheint ebenfalls ganz dem Zeitgeist verpflichtet gewesen zu sein, d.h. dem Thema Konversion, aber nicht nur im Sinne eines einfachen Religionswechsels (zu dem es spätestens am Ende der Zeiten kommt), sondern in der lateinischen Bedeutung von conversio, „Umwälzung“, „Umwandlung“ oder „Revolution“, die als Seelenwanderung gedeutet werden kann, sowie in der kabbalistischen Symbolik der dritten Sefira *Bina*, die auf die „Umkehr“ oder eben „Rückkehr“ zu Gott hinweist.

der Korrespondenz von Lady Masham (1659-1708), Ralph Cudworths Tochter, mit John Locke hervorgeht. Sie bedauert, dass ihr Glaube an Helmonts Idee eines Wiederverkörperungsprozesses, der einem Zyklus von tausend Jahren unterliege und Weltenären umfasse, zu schwach sei, um daraus Trost zu schöpfen.[63]

Die kabbalistischen Themen, die im *Seder Olam* anklingen, sind jedoch nicht repräsentativ für die in der *Kabbala Denudata* getroffene Auswahl; die *shmittot*-Lehre steht sogar im Widerspruch dazu. Allerdings blieben bei deren Einbettung in eine apokalyptische Chronologie, wie sie in *Seder Olam* vorliegt, auch kaum originäre Elemente erhalten. Trotzdem lässt der anonyme Autor erkennen, dass er sich die kabbalistischen Vorstellungen von vier hierarchisch angeordneten Welten, einem beseelten Kosmos und zyklischer Schöpfung prinzipiell unendlicher Welten zu eigen gemacht hat, auch auf Kosten einer unter damaligen Gelehrtenkreisen (einschließlich derjenigen, die von Origenes beeinflusst waren) eigentlich gängigen Anerkennung des kopernikanischen Weltbilds. Gottfried Wilhelm Leibniz zumindest zeigt sich bei seiner Beurteilung des *Seder Olam* erstaunt, dass es nicht nur ausgefallene Paradoxien, die gestandene Theologen in Rage bringen könnten, nicht scheute, sondern dass die Kenntnisse des Autors über die Beschaffenheit des Universums nicht dem Wissensstand der Zeit entsprächen.[64] Leibniz bezog sich dabei speziell auf die Notiz im *Seder Olam*, dass „die langsame Bewegung der achten Sphäre" – die im geozentrischen Weltbild noch für den Lauf der Sternbilder zuständig war – durchaus mit einer biblisch fundierten Chronologie und apokalyptischen Erwartung bei der Berechnung des kosmischen Jobeljahres korrespondierte.[65]

Der Schlüssel für die Weltanschauung des *Seder Olam* ist das – in der mystischen Tradition sowieso prominente – Buch Ezechiel: 1) die Thronwagen-Vision wird als Geschichte der Erlösung menschlicher Seelen interpretiert, in die sich der historische Ablauf integrieren lässt; 2) der Ablauf der „Wanderung der Seelen" kann terminologisch (der hebräi-

---

63 Vgl. ihren Brief vom 16. Juni 1684, zitiert bei Allison P. Coudert: John Locke and Francis Mercury van Helmont. In: James E. Force und David S. Katz (Hg.): Everything Connects: In Conference with Richard H. Popkin. Essays in His Honor. Leiden 1999, S. 92.

64 Vgl. Gottfried Wilhelm Leibniz: Sämtliche Schriften und Briefe. Januar – Oktober 1695. Berlin 1982, Bd. 11, Reihe I, S. 20-22 (Entwurf und Brief an Lorenz Hertel vom 6/18 Januar 1695).

65 SO §81 (II), S. 35.

sche terminus technicus *gilgul* wird hier impliziert) über die hebräischen Buchstaben גלגל einerseits als *gilgal* für „Rad" (was mit *galgal* in Ez 10 assoziiert wird) und Heiligung des Volkes Israel durch Beschneidung in Gilgal, die typologisch auf die messianische Zeit hin zu deuten ist,[66] andererseits für *gulgolet* („Schädel") in der neutestamentlichen Bedeutung „Schädelstätte", Golgota, für die Gräber-Welt der Sterblichen, in der Christus Mensch wurde und den Erlösungsprozess zusammen mit der Verkündigung des Evangeliums einleitete; 3) die Ezechiel-Vision des messianischen Tempels (Ez 43) wird in der Offenbarung des Johannes (Offb 21) auf das himmlische Jerusalem übertragen; hier kommt allerdings ein apokalyptischer Determinismus zum Vorschein, der nicht nur von einer vorgegebenen Größe präexistenter Seelen ausgeht, sondern auch durch die genaue Angabe der Anzahl der in jeder „Weltwoche" Erlösten (nämlich ein Zweiundfünfzigstel) das Problem der Willensfreiheit in eine Aporie führt. Leibniz stellte noch eine weitere Grundkonzeption in Frage: wie könne man denn garantieren, dass sich Seelen nicht hartnäckig allen Besserungsversuchen widersetzten, womöglich bei weiteren Möglichkeiten, endlich als guter und gerechter Mensch zu leben, sich nicht zum Besseren bekehren, sondern dem Schlechteren zuwenden würden?[67] Aber diese Logik war dem anonymen Autor fremd. Ihm ge-

66 Dazu passt auch die kabbalistischen Bedeutung der Beschneidung in Gilgal in diesem Kontext, vgl. Zohar 2:23a: „Nur ein Gerechter erbt das Land [Israel], und jeder, der beschnitten ist, wird gerecht genannt, wie es heißt: Und dein Volk, sie alle werden Gerechte sein, werden das Land besitzen auf ewig (Jes 60,21)". Der Gerechte symbolisiert die neunte Sefira *Jesod*, in intimer Nähe zur *Shekhina*, der zehnten Sefira.

67 Vgl. Leibniz: Sämtliche Schriften (wie Anm. 64), I, 11, S.21f. Aus Leibniz' Briefwechsel mit Hertel lässt sich erkennen, dass *Seder Olam* nachgerade zum Tagesgespräch geworden war. Eine Notiz im Verkaufskatalog Bibliotheca Fuhrmanniana, Ersther Teil, Hamm 1838, gibt sogar eine handschriftliche deutsche Übersetzung des *Seder Olam* an, die aus dem Jahre 1660 stammen soll (S. 595, Nr. 50). Leider ist diese Handschrift, die eine frühe Autorschaft van Helmonts eindeutig bestätigen könnte, nicht aufzufinden. Die Übersetzung wurde offenbar von dem 1712 in Torgau verstorbenen Superintendenten Christian D. F. Hoffkuntz angefertigt. Im Gegensatz dazu vermerkt eine weitere deutsche Übersetzung auf dem Titelblatt das Veröffentlichungsjahr (der lateinischen Ausgabe) 1693. Diese Übersetzung gehörte zu der Bibliothek des 1845 gestorbenen Friedrich Wilhelm Riemer (ich danke Herrn Jürgen Dinter, Köln, für diese Auskunft). Für die Rezeptionsgeschichte des *Seder Olam* ist in diesem Zusammenhang auch die im Jahre 1700 in Wittenberg eingereichte Dissertation des Johann Christian Bucke, De anno Ebraeorum Jubilaeo, von Interesse. Bucke war Hoffkuntz' Nachfolger in Torgau und ab 1723 Oberhofprediger in Dresden, vgl. Gustav Ludwig Beißler: Geschichte der Sächsischen Oberhofprediger. Leipzig 1856, S. 131f.

nügte die auf biblische, rechnerische und „prophetische" Weise gewonnene Sicherheit, mit einer präzisen Chronologie (die natürlich auf willkürlichen Auslegungen beruhte) die Hoffnung auf baldige Erlösung zu stärken. Diese Verquickung von vergangener, gegenwärtiger und zukünftiger Geschichte, kabbalistischer Kosmologie und Seelenlehre lässt sich allgemein unter das Phänomen „apokalyptische Mystik" einordnen. Die Motivation zur Niederschrift kann zum Teil durch die dramatischen Ereignisse im England des 17. Jahrhunderts erklärt werden, die geradezu eine apokalyptische Aufbruchsstimmung initiierten. Dazu kommen die aktuellen religiösen Debatten der Zeit, die sich – auch im Judentum – nicht zuletzt um die Frage ewiger Höllenstrafen und die Seelenwanderungslehre drehten. Ein nicht zu unterschätzender Impuls dürfte außerdem von der Veränderung des Weltbilds ausgegangen sein: nach kopernikanischer Wende und Kalenderreform unter Papst Gregor XIII. – gegen die sich die protestantischen Länder unterschiedlich lange sträubten – musste in der Frühen Neuzeit auch die Sensibilisierung für einen biblisch verankerten Zeitablauf zunehmen, der das Ziel des göttlichen Heilsplans deutlich vor Augen hielt; sogar größer – und im *Seder Olam* nachweisbar – mag schließlich der Wunsch gewesen sein, in einem scheinbar unendlich gewordenen Weltraum immer noch Platz für den abhanden gekommenen Himmel zu finden.

Patrick Benjamin Koch

‚Die Attribute der Gottheit' – Die literarische Beziehung zwischen Paulus Buchius und Franciscus Mercurius van Helmont

ABSTRACT: *De verduisterde Waarheid aan het Ligt gebragt* was first published in an English translation in 1693 as *The Divine Being and its Attributes*. The front page refers to the physician Paulus Buchius (born ca. 1657) as the author. It also mentions, however, that its contents is based on the principles of Franciscus Mercurius van Helmont (baptized in 1614, died 1699). As van Helmont's contribution to this, as well as other compositions, is uncertain, scholars introduced the category of Helmontiana – i.e. writings that were co-authored, supported or published by van Helmont.
The purpose of the present article is twofold: Firstly, the comparison of the different versions of the treatise aims at giving insights into the 'literary relationship' between Buchius and van Helmont that have been omitted so far. Secondly, a close analysis of their perception of the biblical creational account in general, and the terms *adam* and 'Garden of Eden' in particular, will show, how Lurianic hermeneutical strategies found their way into the theological-speculative exegesis of Buchius and van Helmont.

1.

Die theologisch-philosophische Abhandlung *The Divine Being and its Attributes* wurde erstmals im Jahr 1693 in London veröffentlicht.[1] In Auftrag gegeben hatte sie der flämische Universalgelehrte und christliche Kabbalist Franciscus Mercurius van Helmont (getauft 1614, gest. 1699). Selbiger ließ den ursprünglich auf Niederländisch verfassten Text von dem Kaufmann und Quäker Benjamin Furly (1636-1714) ins Englische übersetzen.[2] Das Titelblatt nennt wiederum den Mediziner Paulus

1 Paulus Buchius: The Divine Being and its Attributes Demonstrated from the Holy Scriptures and Original Nature of Things According to the Principles of F. B. M of Helmont. Written in Low-Dutch by Paulus Buchius Dr. of Physick, and Translated into English by Philanglus [Benjamin Furly]. London. Printed for the Author, and are to be sold by several Book-Sellers in London and Westminster. London 1693.

2 In einem Brief an John Locke vom 20. Oktober 1699 schreibt Benjamin Furly, dass er *The Divine Being* übersetzt hatte. Siehe John Locke: The Correspondence of John Locke. Hg. von E. S. de Beer. Bd 6. Oxford 1981, Brief 2629, S. 720: „I presume

Buchius (geb. ca. 1657) als Verfasser des Werkes, der es auf der Grundlage von van Helmonts Prinzipien erarbeitete.

Paulus Buchius und Franciscus Mercurius van Helmont lernten sich im Jahre 1691 kennen. Vermutlich begannen sie schon bald darauf an gemeinsamen Projekten zu arbeiten.[3]

Die literarische Kooperation scheint aus verschiedenen Gründen eine von van Helmont bevorzugte Arbeitsweise gewesen zu sein. Bereits im Vorwort der 1692 in Amsterdam publizierten medizinischen Schrift *Aanmerkingen over den mens en desselfs siekten* offenbart er, dass es ihm schwer falle, seine Gedanken zu verschriftlichen.[4] In der im selben Jahr erschienenen lateinischen Übersetzung wird Buchius als Redaktor des Textes angeführt.[5] Außerdem dankt van Helmont im Vorwort seinem Freund, mit dem er sich über menschliches Leiden und Krankheiten eingehend ausgetauscht habe[6] – Angaben, die bemerkenswerterweise in der niederländischen Ausgabe und der 1694 veröffentlichten englischen Übersetzung fehlen.[7]

Diese beiden Beispiele verdeutlichen, wie komplex und oftmals undurchsichtig der kollaborative Arbeitsprozess von Buchius und van Helmont gewesen sein muss. Zumindest suggerieren die unterschiedlichen, und teilweise sogar widersprüchlichen Aussagen in den vorhandenen Quellen eine solche Komplexität. Die Frage nach der Autorschaft von *The Divine Being and its Attributes* ist somit auch eine wiederkehrende in den wenigen Forschungsarbeiten, die sich mit van Helmont befassen. Laut der Ideenhistorikerin Allison Coudert hatte van Helmont *The Divine*

---

the name (i.e Buchius) is not unknown to you ever since you saw his booke, which I translated into and the Baron van Helmont got printed in English [...]".

3 Allison Coudert: The Impact of the Kabbalah in the Seventeenth Century. The Life and Thought of Francis Mercury van Helmont (1614-1698). Leiden/Boston 1999, S. 283.

4 Franciscus Mercurius van Helmont: Aanmerkingen van Franciscus Mercurius van Helmont over den mens en desselfs siektens. Amsterdam 1692. Vorwort ("Aan den Leeser"), S. 2f, 6f (eigene Zählung).

5 Francisci Mercuri Ab Helmont: Observationes Circa Hominem ejusque Morbos Certissimis sanae rationis & experientiae superstructae Per Paulum Buchium Med. Doct. Et è Belgico in Latinum sermonem translatae per Johan. Conrad. Amman Med. Doct. Amsterdam 1692.

6 Ebenda, S. 7f (eigene Zählung).

7 Van Helmont: Aanmerkingen (wie Anm. 4); Franciscus Mercurius Baron of Helmont: The Spirit of Diseases; or, Diseases from the Spirit: Laid open in some Observations Concerning Man, and his Diseases. London 1694. Das Vorwort der niederländischen Ausgabe ist auf den 1. März 1692 datiert, jene in der lateinischen und englischen Übersetzung auf den 20. August 1692.

Being and its Attributes in Kooperation mit Buchius verfasst.[8] Ihr Kollege Stuart Brown betont hingegen van Helmonts „Reputation, sich bei der Herstellung seiner Bücher so sehr auf andere verlassen zu haben, dass der Anspruch, sich als deren Autor auszugeben, zweifelhaft sei“.[9] Er betrachtet daher das Werk lediglich als eine „Systematisierung von van Helmonts Ansichten“.[10] Der Philosophiehistoriker Wilhelm Schmidt-Biggemann vermutet wiederum, dass van Helmont beim Erarbeiten der ihm zugeschriebenen Schriften wahrscheinlich „Spiritus rector bei ihrer Konzeption war“, sie jedoch „nicht zum Abschluss brachte [...] [da] er sich im akademischen Milieu nicht heimisch fühlte und [...] weder sein Latein noch sein Englisch für die Veröffentlichung seiner Texte im Druck zureichte“.[11]

Das Format der literarischen Zusammenarbeit mit Buchius ist kein Einzelfall, denn es zieht sich durch das gesamte ‚Oeuvre‘ van Helmonts.[12] Aufgrund der vielen offenen Fragen über van Helmonts Anteile an Konzeption, Umsetzung und Publikation der ihm zugeschriebenen Werke bezeichnet man diese oftmals als Helmontiana – Schriften, an deren Veröffentlichung van Helmont entweder beteiligt war, die er befürwortete oder an denen er teilweise als Verfasser mitwirkte.[13]

Der vorliegende Beitrag möchte einerseits zeigen, welche Aufschlüsse uns die drei vorliegenden Versionen von *The Divine Being and ist Attributes* über die literarische Beziehung von van Helmont und Buchius geben. Anhand des Vergleichs der unterschiedlichen Textversionen soll dabei veranschaulicht werden, wie die redaktionellen Eingriffe beider Seiten gleichermaßen Anlass und Folge des Zerwürfnisses ihrer Freundschaft reflektieren. In einem größeren, gesellschaftlichen Zusammenhang betrachtet repräsentiert der Konflikt ein frühes Zeugnis der Debatte um geistiges Eigentum und Urheberrecht, der sich im achtzehnten

8 Coudert: Impact of the Kabbalah (wie Anm. 3), S. 283.

9 Stuart Brown: F. M. Helmont: His Philosophical Connections and the Reception of His Later Cabbalistic Philosophy. In: Studies in Seventeenth-Century European Philosophy. Hg. von Michael Alexander Stewart. Oxford 1997, S. 97-116, hier S. 107.

10 Coudert: Impact of the Kabbalah (wie Anm. 3), S. 108.

11 Wilhelm Schmidt-Biggemann: Geschichte der christlichen Kabbala. Band 3: 1660-1850. Stuttgart-Bad Canstatt 2013, S. 11.

12 Für einen guten Überblick über die Veröffentlichungsgeschichte van Helmonts kabbalistisch-philosophischer Schriften siehe Brown: F. M. Helmont (wie Anm. 9), S. 104-108.

13 Ebenda, S. 105.

Jahrhunderts weiter zuspitzen wird. Zum anderen soll am Beispiel der Interpretation des biblischen Schöpfungsnarratives veranschaulicht werden, inwieweit kabbalistisch-hermeneutische Strategien Buchius und van Helmonts Exegese prägten.

2.

Wie bereits eingangs erwähnt wurde das Ergebnis von Buchius und van Helmonts literarischer Koproduktion in einem Zeitraum von zwei Jahren drei Mal publiziert: 1693 unter dem Titel *The Divine Being and its Attributes*;[14] 1694 als *Het Godlyk Weezen en Deszelfs Eygenschappen*;[15] und 1695 die revidierte Fassung *De Verduisterde Waarheid an het Light gebragd.*[16] Einen guten, wenn auch befangenen Einblick in die Editions- und Veröffentlichungsgeschichte gewährt die in der 1695 gedruckten Ausgabe enthaltenen ‚Nachrede' von Buchius. Demzufolge sandte er selbst eine Abschrift des ersten Entwurfs an van Helmont, der diesen ohne sein Einverständnis ins Englische übersetzen ließ und unter dessen Namen in London publizierte. Das niederländische Original des unvollendeten Entwurfs, der als Vorlage der englischen Übersetzung diente, veröffentlichte van Helmont – abermals ohne Buchius' Einverständnis – im folgenden Jahr in Amsterdam.[17] Buchius war vor allem über letztere Publikation erbost, da er zu dieser Zeit Verhandlungen mit seiner Schwie-

---

14 Buchius: Divine Being (wie Anm. 1).

15 Paulus Buchius: Het Godlyk Weezen en Deszelfs Eygenschappen Philosophischer Wyze gedemonstreerd uyt de Heylige Schrifture en de oospronkelyke Natuure der Zaaken. Naar de Gronden van Franciscus Mercurius van Helmont. Amsterdam 1694.

16 Paulus Buchius: De Verduisterde Waarheid an het Light gebragd. En beweesen Soo uit Gods Heilg Woord, also uit den aard en oofpronk der Saaken. Door Paulus Buchius. Amsterdam 1695.

17 Buchius: De Verduisterde Waarheid (wie Anm. 16). Naa-Reede, S. 3f (eigene Zählung): „Maar of schoon alle deese dingen door my te saamen gesteld, en op het papier gebragt waaren, soo is egter myne meeninge gantschelyk niet geweest die soo schielyk in het ligt te geeven, gemerkt dat de saamenstellingen van iets, dat in een afleidinge en aan een schaakeling van saaken bestaat, meerder tyd en naaukeurigheit noodig heeft, als men in deese uit de onbeschaaftheid der style sal kunnen vinden hier aan besteed te syn". Ein weiteres Indiz dafür, dass dem Erstdruck ein unvollendetes Manuskript zu Grunde lag, findet sich am Ende von Buchius: Divine Being (wie Anm. 1), S. 202. In § 117 wird darauf verwiesen, dass im Folgenden der Fall des Menschen und dessen Ursachen verhandelt werden soll. Tatsächlich schreibt Buchius über diese Themen im sechsten Kapitel von *De Verduisterde Waarheid* (wie Anm. 16).

germutter über das Erbe ihres Vermögens führte und er befürchtete, dass sie aufgrund des heiklen Inhalts des Werkes ihre Meinung ändern könne.[18] Dieses Geschehnis führte letztendlich zum Bruch der Freundschaft.[19] In seiner Nachrede distanzierte sich Buchius zudem von den zwei Appendizes über die Theorie menschlicher Seelenwanderungen, die van Helmont der englischen Ausgabe auf Wunsch seines Freundeskreises beigefügt hatte.[20] Als Reaktion auf die bereits zirkulierenden unautorisierten Exemplare entschied sich Buchius, eine revidierte Version zu veröffentlichen.[21]

Betrachtet man die beiden von van Helmont und die von Buchius veröffentlichte Ausgaben genauer, so fallen zuerst die voneinander abweichenden Titel auf. Van Helmonts Wahl – *The Divine Being and its Attributes* beziehungsweise *Het godlyk Weezen en Deszelfs Eygenschappen* – ist identisch mit der Überschrift des ersten Kapitels. Dies mag daher rühren, dass Buchius Entwurf, den er an van Helmont sandte, noch keinen Titel trug und van Helmont die schon vorhandene erste Kapitelüberschrift schlicht umfunktionierte. Es wäre aber auch denkbar, dass Buchius im Jahre 1695 bewusst einen anderen Titel für seine Ausgabe wählte um sich von den vorangegangenen Versionen abzugrenzen.

Buchius selbst nannte seine revidierte Fassung „Die verdunkelte Wahrheit an das Licht gebracht“ – eine Umschreibung, der den Gegen-

18 Der Übersetzer der englischen Ausgabe, Benjamin Furly, schreibt in einem Brief an John Locke vom 31. Juli 1694, dass Buchius über die Veröffentlichung der niederländischen Version sehr erbost war. Er berichtet weiter, dass Buchius versprach, das Werk drucken zu lassen, sobald die Erbschaft geklärt sei, jedoch „[...] with augmentations, and answers to objections, And a second part“. Vgl. auch Coudert: Impact of the Kabbalah (wie Anm. 3), S. 283; Schmidt-Biggemann: Geschichte der christlichen Kabbala (wie Anm. 11), S. 13.

19 Benjamin Furly spricht von „[...] such a breach betwixt them, that they never after would see or speak with each other“ (in Locke: Correspondence [wie Anm. 2]. Bd 6, Brief 2629, S. 720).

20 Franciscus Mercurius van Helmont: An Appendix of Several Questions with their Answers Concerning the Hypothesis of the Revolution of Humane Souls. S. 203-226; Ders.: Certain Queries, to be yet added, S. 227-240. In Buchius: Divine Being (wie Anm. 1). Im Vorwort des ersten Appendix schreibt van Helmont: „was the request of his [i.e. van Helmont's] Friends (after that they had read the said translation) that he would be willing to add thereunto an Appendix, which should yet more illustrate the Doctrine of the Revolution of Humane Souls: To which desire of theirs he yielded, and (as you here see) he hath caused it to be done in haste [...]" (Buchius: Divine Being [wie Anm. 1], S. 203f).

21 Buchius: Verduisterde Waarheid (wie Anm. 16). Naa-Reede, S. 3f (eigene Zählung).

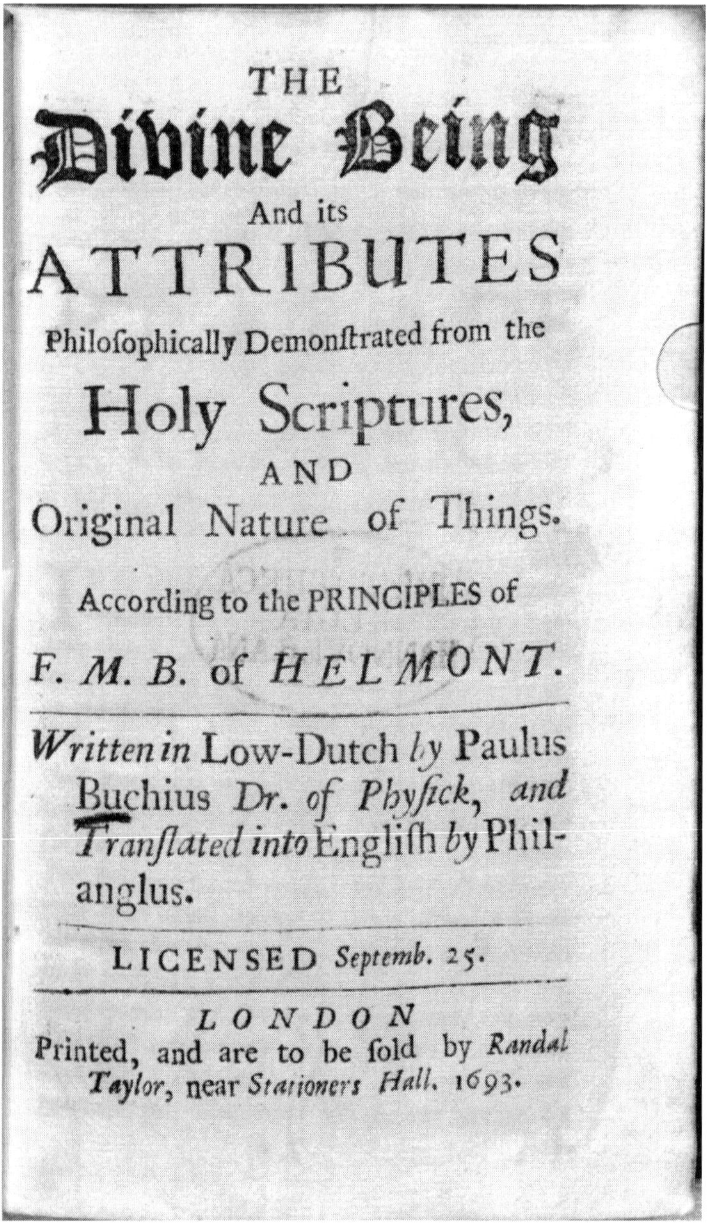
THE
Divine Being
And its
ATTRIBUTES
Philoſophically Demonſtrated from the
Holy Scriptures,
AND
Original Nature of Things.
According to the PRINCIPLES of
F. M. B. of *HELMONT.*

Written in Low-Dutch *by* Paulus
Buchius *Dr. of Phyſick, and
Tranſlated into* Engliſh *by* Phil-
anglus.

LICENSED *Septemb.* 25.

LONDON
Printed, and are to be ſold by *Randal
Taylor*, near *Stationers Hall*. 1693.

Abb. 1: Titelblatt von Paulus Buchius: The Divine Being and its Attributes. London 1693. Quelle: Gottfried Wilhelm Leibniz Bibliothek – Niedersächsische Landesbibliothek, Hannover, Sign. P-A 240.

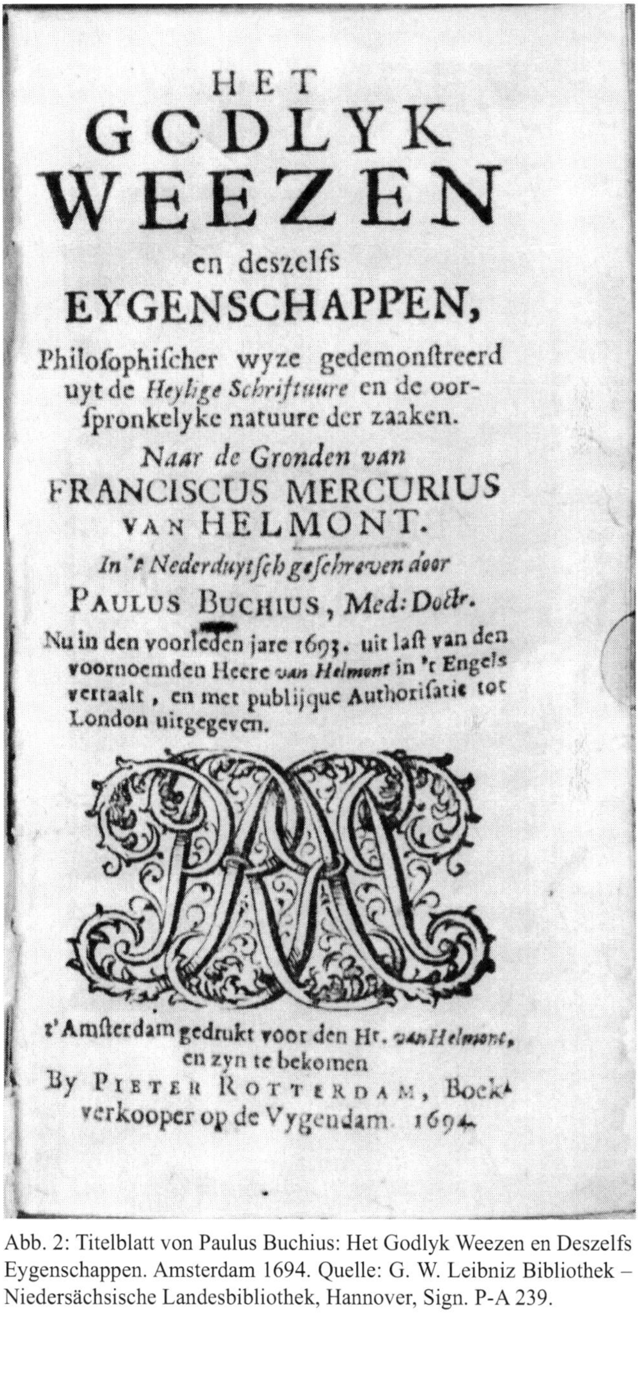
HET
GODLYK
WEEZEN
en deszelfs
EYGENSCHAPPEN,
Philosophischer wyze gedemonstreerd uyt de *Heylige Schriftuure* en de oorspronkelyke natuure der zaaken.
Naar de Gronden van
FRANCISCUS MERCURIUS
VAN HELMONT.
In 't Nederduytsch geschreven door
PAULUS BUCHIUS, *Med: Doctr.*
Nu in den voorleden jare 1693. uit last van den voornoemden Heere *van Helmont* in 't Engels vertaalt, en met publijque Authorisatie tot London uitgegeven.
t'Amsterdam gedrukt voor den Hr. *van Helmont*, en zyn te bekomen
By PIETER ROTTERDAM, Boekverkooper op de Vygendam. 1694.

Abb. 2: Titelblatt von Paulus Buchius: Het Godlyk Weezen en Deszelfs Eygenschappen. Amsterdam 1694. Quelle: G. W. Leibniz Bibliothek – Niedersächsische Landesbibliothek, Hannover, Sign. P-A 239.

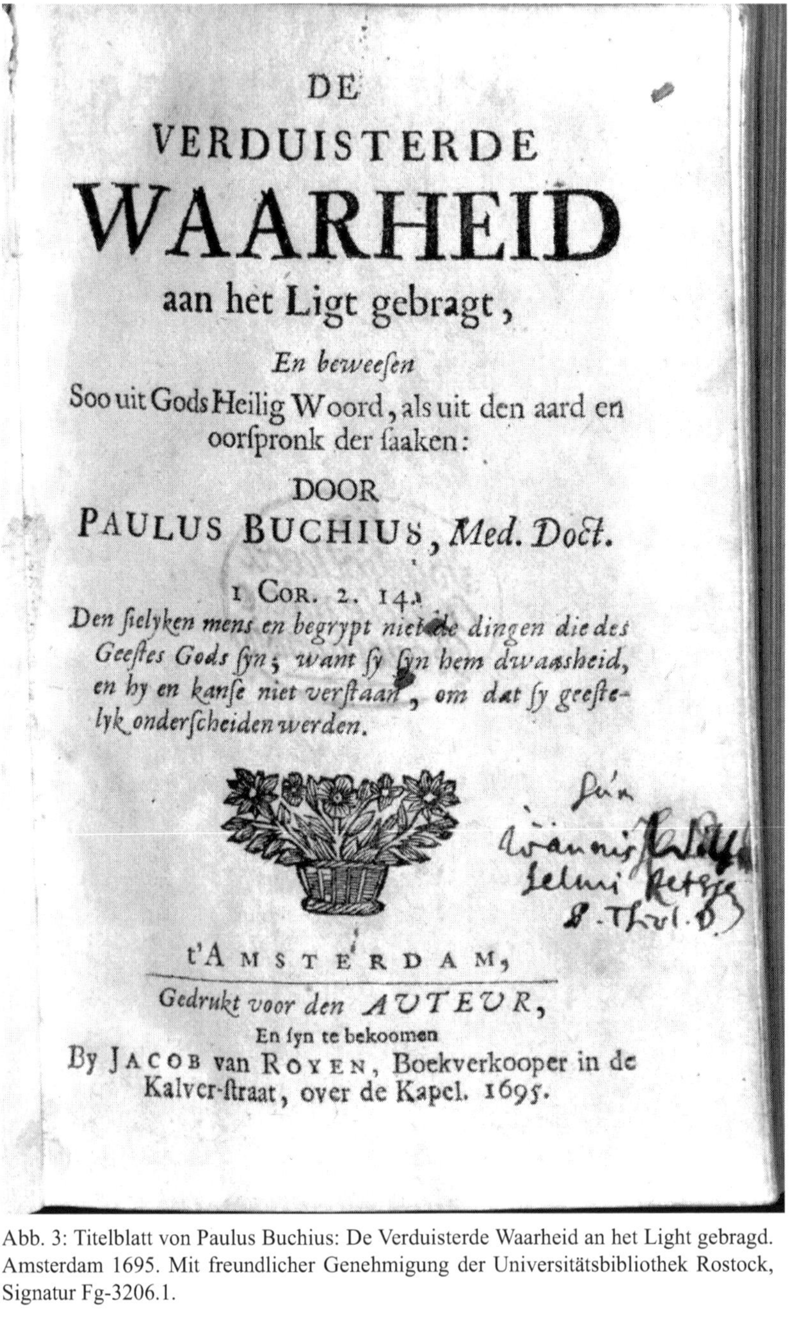
DE
VERDUISTERDE
WAARHEID
aan het Ligt gebragt,
En beweeſen
Soo uit Gods Heilig Woord, als uit den aard en
oorſpronk der ſaaken:
DOOR
PAULUS BUCHIUS, *Med. Doct.*
1 COR. 2. 14.
*Den ſielyken mens en begrypt niet de dingen die des
Geeſtes Gods ſyn; want ſy ſyn hem dwaasheid,
en hy en kanſe niet verſtaan, om dat ſy geeſte-
lyk onderſcheiden werden.*
t'AMSTERDAM,
Gedrukt voor den AUTEUR,
En ſyn te bekoomen
By JACOB van ROYEN, Boekverkooper in de
Kalver-ſtraat, over de Kapel. 1695.

Abb. 3: Titelblatt von Paulus Buchius: De Verduisterde Waarheid an het Light gebragd. Amsterdam 1695. Mit freundlicher Genehmigung der Universitätsbibliothek Rostock, Signatur Fg-3206.1.

stand des Textes trefflicher wiedergibt. Schon im Vorwort beschreibt der Autor die Pflicht eines jeden Suchenden, sich durch unterschiedliche Methoden und permanente Anstrengungen der Wahrheit zu nähern.[22] Die Umsetzung einer solchen Strategie führte den Autor zu der Erkenntnis, dass Theologie und Philosophie sich nur scheinbar widersprächen, in Wahrheit jedoch aus ein und derselben Quelle stammen, dem Einen, beziehungsweise dem göttlichen Wesen.[23] In seiner Nachrede erläutert Buchius weiter, dass diese von ihm dargestellten Wahrheiten nicht unbekannt, sondern lediglich in Vergessenheit geraten seien. Die Wahl des Buchtitels verweist somit auf den Prozess des Aufdeckens, oder des Ins Gedächtnis Rufens eines abhanden gekommenen Wissens.[24]

Das Zerwürfnis zwischen Buchius und van Helmont lässt sich deutlich an den jeweiligen Titelblättern ablesen. Die Publikationen von 1693 und 1694 erwähnen, dass van Helmonts Prinzipien die Grundlage von *The Divine Being and ist Attributes* bilden. In der Version von 1695 wurde dieser Verweis von Buchius entfernt. Entsprechende redaktionelle Eingriffe finden sich in den Vorworten.[25] So wird van Helmont in der Erstveröffentlichung noch in den höchsten Tönen gewürdigt, in *De Verduisterde Waarheid an het Light gebragd* sucht man Huldigungen dieser Art jedoch vergeblich wie der folgende synoptische Vergleich zeigt:

---

22 Buchius: Divine Being (wie Anm. 1). Preface to the Reader, S. 1 (eigene Zählung).

23 Ebenda. Preface to the Reader S. 4 (eigene Zählung). Die gleiche Aussage findet sich im Vorwort von van Helmont: Spirit of Diseases (wie Anm. 7). Preface to the Reader, S. 3f (eigene Zählung): „Indeed when we attentively consider, that all the Beings of the Universe do so amicably and harmoniously co-operate, and that all ist parts do so fitly conspire to the conservation and perfection ot the whole, as that it does plainly appear to be but one onely Creature made up of several Members, we shall be forced to acknowledge that all things proceed from the same Principles; because things that derive their original from discording Principles, have an aversion for each other, and can never be united“.

24 Diesem Titel ähnliche Aussagen finden sich häufig in esoterisch-spekulativer Literatur. Siehe beispielsweise Knorr von Rosenroths *Dissertatio*, in der die Präexistenz der Seelen "[...] erstmalig aus der Dunkelheit ans Licht gebracht" werden (Christian Knorr von Rosenroth: Dissertatio signularis De Existentia animarum. Hg. von Erna Handschnur. In: Morgen-Glantz 19 [2009], S. 453-504, hier 454f).

25 Die Daten der Vorworte weichen voneinander ab. In der Ausgabe von1695 (Buchius: Verduisterde Waarheid [wie Anm. 16], S. 14 [eigene Zählung]) wird es auf den 12. Februar 1693 datiert; in den Ausgaben von 1693 (Ders.: Divine Being [wie Anm. 1], S. 11 [eigene Zählung]) und 1694 (Ders.: Het Godlyk Weezen [wie Anm. 15], S. 22 [eigene Zählung]) ist der 23. März 1693 angegeben.

Divine Being	*Het Godlyk Weezen*	*Verduisterde Waarheid*
[...] when I began to be acquainted, and to have familiar Conversation with the Right Honourable, the Baron F. M. Van Helmont, &c. a Gentleman whose worth I am not capable of describing, and to whom it would be a lessening (for me so very far below his Honourable state and Dignity) to attempt to sound forth his praise, the Emperour and Roman Empire having done it already, not by Word of Mouth, but by Writing: Only this I shall say, that he has been to me an Example, not only in Doctrine but also in life, and whose actions I have found to agree with his Words, a thing that in these times can with truth be said of few.	[...] gelyk ik sulks hebbe ondervonden by die gelegentheid, dat ik kennisse, en gemeensamen ommegang hebbe gekregen met den Hoog: Ed. Heer de Baron van Helmont &c&c. een Heer, wiens waarhigheid ik onbequaam ben op te halen, en die her tot een kleinagting zoude strekken, van iemand, die zeer verre inder sijn Hoog: Ed: Staat, en waarhidigheid is geroemt te werden, te meer terwyl den Keisser, en het Roomsche Ryk sijn Hoog Edelheids lof en waar by geschrift, betuigt hebben; alleen dat zal ik maar zeggen, dar sijn Hoog Edele: my een voorbeeld en inleet en in leven geweest is, en wiens doen ik hebbe gevonden met sijn woorden overeen re komen, het geen van weinige met waarheidkan werden nu ter tyd gesegt.	[...] gelky ik sulks hebbe ondervonden by die geleegenheid, dat ik kennisse, en gemeensaamen ommegang hebbe gekreegen met den Heer van Helmont,
This Gentleman then brought often forth things both in Theology and Philosophy, which I had never before heard, yea, which seem'd very strange unto me, and that so much the more, because I heard it by piece meals, now one piece, and then another, which I knew not how to joyn together.	Desen Heer dan bragt my dikwils zoodanige zaken mondeling, zo in Theologie, Medicynen, en Philosophie, te voren, dewelke noit by my waren gehoort, ja zeer vreemd my scheenen, te meer, om dat ik nu, en dan een gedeelte hoorde, dewelke ik niet en sist te zamen te voegen:	... die my soodaanige saaken mondeling, soo in Medicynen, Philosophe, als ook somtyds in Theologie te voorbragt, die nooit by my waren gehoord, ja seer vreemd my scheenen; te meer, om dat ik nui en dan se selve stuks wyse hoorde, dewelke ik niet en wist te saamen te voegen:
[Buchius: Divine Being (wie Anm. 1). Preface to the Reader, S. 7f (eigene Zählung).]	[Buchius: Het Godlyk Weezen (wie Anm. 15), S. 16f.]	[Buchius: De Verduisterde Waarheid (wie Anm. 16). Voor Reede, S. 9f (eigene Zählung).]

Trotz Buchius späterem Vorwurf, van Helmont habe einen unvollständigen Entwurf seiner Schrift in Druck gegeben, weist *The Divine Being and its Attributes* (1693) bereits eine sorgfältig ausgearbeitete Struktur auf, die dem Leser eine kohärente Argumentationsführung über das Wesen der Gottheit und der menschlichen Schöpfung vermittelt. Auffällig ist, dass die ersten fünf Kapitel der drei Versionen fast deckungsgleich, und die Anzahl der Paragraphen sogar identisch sind. Dies zeigt also, dass Buchius die ursprüngliche Gliederung in der revidierten Fassung weiterhin beibehält (wie die Übersichtstabelle im Anhang veranschaulicht).

Auch inhaltlich finden sich in den ersten fünf Kapiteln keine substantiellen Änderungen, sondern minimale, wenngleich aussagekräftige Modifikationen des Textes. Gemeint sind hier Abweichungen der Querverweise auf die medizinische Schrift und Ko-Produktion van Helmonts und Buchius – die *Aanmerkingen over den mens en desselfs siekten*. Die neutralen und in der ersten Person Singular formulierten Referenzen finden sich in allen drei Textversionen.[26] Interessanterweise tauchen die in der ersten Person Plural wiedergegebenen Formulierungen,[27] sowie jene, die explizit van Helmonts Namen nennen jedoch nur in der englischen Erstfassung auf.[28] Wenn man davon ausgeht, dass *Het Godlyk Weezen* nicht nur als Vorlage für die englische Übersetzung von *The Divine Being and ist Attributes* diente, sondern auch dem Wortlaut des niederländischen Entwurfs des Buchius entspricht, dann handelt es sich hierbei mit ziemlicher Sicherheit um einen redaktionellen Eingriff van Helmonts oder des Übersetzers Benjamin Furly. Gleichzeitig zeigen die Abweichungen, dass sich Buchius nicht lediglich als Redaktor begriff, sondern seine Mitautorschaft an den *Aanmerkingen over den mens en desselfs siekten* beanspruchte (beziehungsweise durch die Verwendung der ersten Person Singular zum Ausdruck brachte) – eine Position, die ihm van Hel-

---

26 Neutrale Verweise finden sich beispielsweise in § 27 (Buchius: Divine Being [wie Anm. 1], S. 48f; Ders.: Het Godlyk Weezen [wie Anm.15], S. S. 82; Ders.: Verduisterde Waarheid [wie Anm. 16], S. 55f). Die Verwendung der ersten Person Singular taucht beispielsweise in § 83 auf (Ders.: Divine Being [wie Anm. 1], S. 148; Ders.: Het Godlyk Weezen [wie Anm. 15], S. 248; Ders.: Verduisterde Waarheid [wie Anm. 16], S. 162).

27 So beispielsweise in Buchius: Divine Being (wie Anm. 1), § 78, S. 127; § 82, S. 147; § 97, S. 168; § 100, S. 172; § 104, S. 178.

28 Ebenda, § 14, S. 12 und 15; § 15, S. 18; § 35, S. 84; § 68, S. 113. In § 78 (S. 119 und S. 128) findet sich gleich zwei Mal die Formulierung „as I have proved in the considerations of B. Van Helmont concerning Man".

mont bereits1692 nicht zuerkannte. Der bedeutendste Unterschied der drei Versionen manifestiert sich zweifelsohne in der Erweiterung von *De verduisterde Waarheid* um ein sechstes Kapitel, dessen Inhalt separat, am Ende des Beitrages eingehender dargestellt wird.[29]

3.

In *The Divine Being* finden sich ausreichend Hinweise, die nahelegen, dass Buchius nicht lediglich als ‚Schreiber' fungierte, sondern ihm eine essentielle Rolle am kreativen Denkprozess zugeschrieben werden sollte. Im Vorwort schreibt er beispielsweise, dass er die ihm anfangs inkohärent erscheinenden Thesen van Helmonts kontemplierte, ordnete und systematisch niederschrieb nachdem er sie in ihrer Gänze erfasst hatte.[30] Die wiederkehrende Verwendung von Einwänden in dialogischer Form sind daher nicht unbedingt nur als stilistisches Mittel zu werten, anhand dessen potentielle Gegenargumente antizipiert und widerlegt werden. Sie könnten genauso gut den von Buchius durchlebten Lern- und Verstehensprozess reflektieren, der ihn schließlich von der Gültigkeit der Prinzipien van Helmonts überzeugte.

Weitaus aufschlussreicher ist jedoch der Hinweis, dass Buchius keineswegs die persönlichen Gespräche mit van Helmont als Textvorlage dienten, sondern das Sinnieren über die *Aanmerkingen over den mens en desselfs siekten*.[31] So schreibt Buchius, dass er ein Jahr darauf verwen-

29 Siehe unten, Abschnitt 5. Zu den weiteren Abweichungen zählt auch die teilweise fehlerhafte Wiedergabe hebräischer Termini. In § 32 gibt die englische Übersetzung 'to be perfect' mit dem hebräischen קלה wieder (Buchius: Divine Being [wie Anm. 1], S. 65), wohingegen die beiden niederländischen Versionen korrekterweise כלה lesen (Ders.: Godlyk Weezen [wie Anm. 15], S. 111; Ders.: Verduisterde Waarheid [wie Anm. 16], S. 74). In § 34 ist der hebräischen Begriff חטאה in *Divine Being* fehlerhaft als חשאה geschrieben (Ebenda, S. 81), in *Godlyk Weezen* (S. 139) und *Verduisterde Waarheid* (S. 90) hingegen korrekt. In § 41 ist der Begriff נפש in *Divine Being* (S. 94) und *Verduisterde Waarheid* (S. 103) korrekt, in *Godlyk Weezen* (S. 158f) fälschlicherweise als נמש buchstabiert.

30 Buchius: Divine Being (wie Anm. 1), Preface the Reader, S. 9 (eigene Zählung).

31 Es kann sein, dass auch Benjamin Furly, in einem auf den 30. Januar / 9. Februar 1694 datierten Brief an John Locke, über die *Aanmerkingen over den mens en desselfs siekten* schreibt. Er erwähnt dort, dass er vom Baron (van Helmont?) sechs (englische?) Kopien eines Werkes erhielt, die ihm ohne die vorliegende niederländische Kopie unverständlich gewesen wäre (siehe John Locke: The Correspondence of John Locke. Hg. von E. S. de Beer. Bd 5. Oxford 1979, Brief 1702, S. 1).

dete, „[...] to comprehend the thoughts of this Gentleman (van Helmont, Anm. d. Verf.), upon Man and his Diseases,[32] and so deduce them to Writing that one thing necessarily follow‘d upon the other.“[33] Eine verblüffend ähnliche Aussage findet sich im Vorwort der englischen Ausgabe der *Aanmerkingen over den mens en desselfs siekten* aus dem Jahre 1694. Dort schreibt van Helmont: „However, I cannot say that my labour herein hath proved altogether fruitless, because it hath procur‘d my some friends, who did not onely clearly apprehend my thoughts, but were also able from my assigned Principles to deduce the truth of things“.[34]

In beiden Passagen ist die Verwendung des Begriffes ‚to deduce‘ von zentraler Bedeutung – also einer Herleitung von Sachzusammenhängen und dem Ziehen von Schlussfolgerungen. Diese frappierende Parallele lässt zudem vermuten, dass sich hinter den von van Helmont erwähnten „Freunden“ vor allem einer – nämlich Buchius – verbirgt. Die Anerkennung van Helmonts, dass Buchius seine Prinzipien ‚weiterdachte‘ und eigenständige Rückschlüsse auf der Grundlage seiner Prinzipen zog, soll van Helmonts intellektuelle Leistung in keiner Weise schmälern. Die Sachlage lässt es ohnehin nicht zu, eine genaue Arbeitsteilung zu rekonstruieren. Was diese Aussagen jedoch in der Tat zum Ausdruck bringen ist eine Art der symbiotischen Arbeitsgemeinschaft zwischen van Helmont und Buchius. Es erscheint daher folgerichtig, den Ansatz von Marjorie Stone und Judith Thompson zu übernehmen und von einer ‚literarischen Beziehung‘ zu sprechen. Dieser Auffassung nach ist nicht nur die Frage nach dem „[...] wer, was und warum geschrieben wurde“ relevant, sondern vielmehr „zu berücksichtigen, wer sich mit wem zusammenschloss und warum“.[35] ‚Textproduktion‘ umfasst dementspre-

32 Der hier angegebene Titel weicht von dem 1694 veröffentlichten *The Spirit of Diseases* (wie Anm. 7) ab, was daran liegen mag, dass *The Divine Being* bereits 1693 in der englischen Fassung publiziert wurde. Im Niederländischen stimmen die Titel jedoch miteinander überein (siehe Anm. 36). Hervorhebung des Verfassers.

33 Buchius: Divine Being (wie Anm. 1), Preface to the Reader, S. 9 (eigene Zählung). Vgl. Ders.: Godlyk Weezen (wie Anm. 15). Voor-Reden, S. 18f (eigene Zählung): „[...] om de gedagten van den Heer van Helmont over den mensch, en des selfs siektens zodanig te beschryven, dat het gevolg van het ander zyn moet“. Vgl auch Buchius: Verduisterde Waarhheid (wie Anm. 16). Voorreede, S. 10f: „[...]om dat Tractaatje (het geen is uitgegeeven onder de naam van de gedagten van de Heer van Helmont oover den mens, en des selfs siektens) soodaanig te beschyven, dat het een een gevolg van het ander syn moest“.

34 Van Helmont: Spirit of Diseases (wie Anm. 7), Vorwort, S. 7 (eigene Zählung).

35 Siehe Marjorie Stone/Judith Thompson: Contexts and Heterotexts: A Theoretical

chend „jegliche Aktivität, die zu einem vollständigen Schriftstück führt",[36] um es mit den Worten Lisa Edes und Andrea Lunsdorfs auszudrücken. Dazu gehören „schriftliche und mündliche Ideensammlungen, Entwürfe, Notizen, organisatorische Planungen, Konzeptionen und Ausformulierungen, sowie Revisionen und redaktionelle Bearbeitungen"[37] von Text. In anderen Worten, auch der Sprechakt ist ein integraler Bestandteil des kollaborativen, kreativen Arbeitsprozesses. Im Umkehrschluss ist der Schreibakt nicht automatisch als höherwertig zu betrachten.

Selbst nach dem schwerwiegenden Zerwürfnis präsentiert Buchius van Helmont als Mentor und Ideengeber in *De Verduisterde Waarheid*;[38] und van Helmont beschreibt Buchius als jemanden, der ihn nicht nur verstanden, sondern seine Prinzipien verinnerlicht hat. Vor diesem Hintergrund scheint es naheliegend, dass *The Divine Being* – und wahrscheinlich auch die *Aanmerkingen over den mens en desselfs siekten* – das Resultat einer fruchtbaren, wenn auch nicht immer harmonischen literarischen Beziehung darstellen.

4.

In einem Brief an John Locke aus dem Jahre 1694 nennt Benjamin Furly die folgenden Themen, die seines Erachtens den Kern von *The Divine Being and its Attributes* bilden:[39] der Beweis von Gottes Unendlichkeit; die Widerlegung der Gleichgültigkeit Gottes gegenüber seiner Schöpfung; die Identifikation von Christus mit dem prälapsarischen Adam; sowie die Thesen, Geist und Materie seien rein modale Differenzkategorien und gerechte Bestrafung eine Manifestation göttlicher Güte.[40]

---

and Historical Introduction. In: Literary Couplings: Writing Couples, Collaborators, and the Construction of Authorship. Madison 2006, S. 5.

36 Lisa S. Ede/Andrea A. Lunsford: Singular Texts/Plural Authors: Perspectives on Collaborative Writing. Carbondale 1990, S. 14.

37 Ebenda.

38 Buchius verfasste die Nachrede nach seinem Zerwürfnis mit van Helmont – am 28. September 1694.

39 Aufgrund der geringen Abweichungen der ersten fünf Kapitel der drei vorliegenden Ausgaben stützt sich die folgende Diskussion auf den englischen Erstdruck aus dem Jahre 1693 (siehe Anm. 1).

40 Locke: Correspondence (wie Anm. 31), Bd 5, S. 135. Zitiert in Coudert: Impact of the Kabbalah (wie Anm. 3), S. 284.

Neben denen von Furly hervorgehobenen Aspekten befasst sich *The Divine Being and its Attributes* allerdings auch eingehend mit Fragen zum Wesen des Menschen, seines Verhältnisses zur Gottheit sowie der Fähigkeit und Notwendigkeit menschlichen Wandels.[41] Die Kenntnis über die göttlichen Attribute liefert demzufolge den Schlüssel zur Erlangung göttlicher Ebenbildlichkeit. Diese Beobachtung bekräftigt Konstantin Burmistrovs These, „daß die christlichen Kabbalisten [...] an der Kabbalah weniger als einem metaphysischen System, sondern vielmehr als einer Lehre über den Menschen, seine Bestimmung und seine Rolle im Prozess der universellen Restitution des *tiqqun ha-olam* interessiert waren“.[42]

Aufgabe des Menschen sei demnach, die Diskrepanz zwischen einem perfekten rein spirituellen Gott – der unveränderlich, voller Güte und Liebe, Weisheit und Gerechtigkeit ist – und den körperlichen und daher potentiell bösartigen und barbarischen Wesen zu überwinden.[43] Die Zusammenführung von körperlichen und geistigen Wesen ist wiederum nur möglich, da sie zwei Modi derselben Substanz darstellen.[44] Sie bilden „keine polaren Gegensätze, sondern existieren als ein Kontinuum“[45] – eine Idee, die schon in Christian Knorr von Rosenroths (1636-1689) *Kabbala Denudata* zu finden ist.[46]

---

41 Diese Themen werden insbesondere im sechsten Kapitel von *De Verduisterde Waarheid* eingehend erläutert, das Furly zum Zeitpunkt des Verfassens seines Briefs aller Wahrscheinlichkeit nach nicht kannte.

42 Konstantin Burmistrov: Pardes Rimmonim und die Kabbala Denudata: Zum Stellenwert von Cordoveros Kabbala in Knorrs Projekt. In: Morgen-Glantz 16 (2006), S. 181-201, hier S. 193.

43 Don Karr: Concerning the Revolution of Humane Souls. Chapter IV of The Paradoxical Discourses, and (partly) published as an Appendix to The Divine Being and its Attributes. url: http://www.digital-brilliance.com/kab/karr/VanHelmont/fmvhP-DDB.pdf (aufgerufen am 8.1.2017), S. 106f.

44 Buchius: Divine Being (wie Anm. 1). S. 127f; Coudert: Impact of the Kabbalah (wie Anm. 3), S. 281.

45 Allison Coudert: Kabbalistic Messianism versus Kabbalistic Enlightenment. In: Milleniarism and Messianism in Early Modern European Culture. Jewish Messianism in the Early Modern World. Hg. von Matt Goldish und R. H. Popkin. Dordrecht 2001. S. 107-124, hier S. 116.

46 Christian Knorr von Rosenroth, Kabbala Denudata. Frankfurt 1684. Bd 2, S. 244 und siehe Elke Morlok: De Revolutionibus Animarum in der Kabbala Denudata und dessen lurianische Vorlage Sefer Hagilgulim von Chajjim Vital (1543-1620). In: Morgen-Glantz 24 (2014), S. 1-18, hier S. 16.

Um das Potential von Umkehr mit der menschlichen Schöpfung assoziieren zu können, unterscheidet Buchius zwischen drei Seinsformen: dem vergangenen Zustand des prälapsarischen, schuldlosen Menschen; dem postlapsarischen Dasein nach dem Fall Adams; und der zukünftigen Restitution des Urzustandes. Dieses diachrone Modell wird in einem weiteren Schritt synchronisiert, sodass die drei Seinsformen mit den drei menschlichen Komponenten ‚Geist', ‚Seele' und ‚Körper' gleichgesetzt werden[47] – eine Dreiteilung, in der sich die trinitarische Einheit Gottes widerspiegelt. Buchius greift somit einerseits die klassisch-jüdische Gliederung der Seele in *nefesh*, *ruach* und *neshamah* auf, modifiziert sie aber bewusst, um das körperliche Element integrieren zu können.[48] Des Weiteren ordnet er die neutestamentlichen griechischen Termini der menschlichen Bestandteile den hebräischen Begriffen zu und subsumiert sie entsprechend, sodass sie ‚Geist', ‚Seele' und ‚Körper' entsprechen. So ergeben sich folgende Analogien:

Geist	Seele	Körper
ruach	*nefesh* (mit Ursprung in neshamah)	*adamah*
pneuma	*psyche* (mit den Unterkategorien *phreen, nous, kardia*)	*sarx*

In einem weiteren Schritt identifiziert Buchius nun den ‚Geist' mit dem ‚Ebenbild Gottes',[49] mit ‚Licht' und letztendlich mit ‚Christus'.[50] Im dritten Kapitel entwickelt er dieses Argument weiter indem er schlussfolgert, dass Christus – und nicht Gott – den Menschen erschaffen haben muss:

47 Buchius: Divine Being (wie Anm. 1), S. 89.

48 Buchius interpretiert, der Etymologie des Begriffs folgend, *neshama* als ‚Atem' – also keinen wirklichen Teil des Menschen, sondern als Ursprung der Seele. Seiner Auffassung nach werden die Begriffe *nefesh* und *neshamah* in der hebräischen Bibel daher oftmals synonym verwendet (Ebenda, S. 94). Zur Dreiteilung der Seele bei Knorr, siehe Rosmarie Zeller: Eine Kabbalistische Ausdeutung der *Hecatombe Oder Hundert Lob-Sprüche* von Christian Knorr von Rosenroth. In: *Morgen-Glantz* 23 (2013), S. 329-354. Es ist bemerkenswert, dass Buchius beziehungsweise van Helmont die Seele in *The Divine Being and its Attributes* nicht in fünf Elemente teilt, wie schon im *Zohar*, in lurianischen Schriften und in Knorrs *Kabbala Denudata*. Siehe hierzu auch Morlok: De Revolutionibus Animarum (wie Anm. 46), S. 15.

49 Buchius: Divine Being (wie Anm. 1), S. 96f.

50 Ebenda, S. 105.

> [...] die Heilige Schrift zeigt uns, dass Christus derjenige ist, der uns erschaffen hat, daher muss er auch das Ebenbild Gottes sein, das der Mensch während seines Zustandes der Aufrichtigkeit und Integrität hatte; und dass Christus das Ebenbild Gottes ist, haben wir schon ausführlich bewiesen.[51]

Das ‚Ebenbild‘ – beziehungsweise der ‚Geist Christi‘ von dem Buchius nun spricht – ist den Menschen durch den Fall Adams abhanden gekommen und muss wieder aktiv erlangt werden, um Körper und Seele zu ‚erleuchten‘.[52] Die Wiederherstellung des prälapsarischen Urzustandes wird hierbei mit der Reparatur einer nicht mehr intakten Maschine verglichen – eine Analogie, die im Zuge der Entwicklung der klassischen Mechanik im siebzehnten Jahrhundert zunehmend an Popularität gewann und auch unter (jüdisch-)kabbalistischen Autoren beliebt war.[53] Zudem verfügen die postlapsarischen Individuen aufgrund des defektiven Zustandes lediglich über ein ‚verdunkeltes Verständnis‘ von Vollkommenheit.[54] Zu Beginn des zweiten Kapitels von *The Divine Being and ist Attributes* werden daher zwei Wege beschrieben durch die der Mensch über den vollkommenen Zustand erlangen kann: erstens, durch direkte göttliche Offenbarung; und zweitens, durch das Studium der Heiligen Schrift.[55] Die Transformation von einer binären Daseinsform hin zu einem trinitarischen Ideal beginnt also mit einem Erkenntnisprozess.

51 Ebenda, S. 116: „[T]he Holy Scripure shews us, that Christ is he which Created us, then he must also needs be that Image of God, which Man had in the state of his uprightness and integrity; and that Christ is that Image of God, we have already proved at large“.

52 Ebenda, S. 106-108. Eine ähnliche Diskussion findet sich in Franciscus Mercurius van Helmont: The Paradoxical Discourses of F. M. Van Helmont Concerning the Macrocosm and Microcosm Or the Greater and Lesser World, and Their Union. London 1685, S. 10. Dort stellt van Helmont die rhetorische Frage: „Now as the senses of man through which this Image or Spiritual Body, and out going Spiritual seed is conveyed into man, cannot be separated from Man, will it not follow from hence, that the received Image, cannot be taken away from Man, before it be duely wrought out according to the property of the fore-going reception or conception?“

53 Buchius: Divine Being (wie Anm. 1), § 61, S. 196f. Zum Stellenwert der Mechanik in der frühen Neuzeit im Allgemeinen, und den Schriften Hayyim Vitals im Besonderen, siehe Roni Weinstein: Kabbalah and Jewish Modernity. Oxford / Portland, Oregon 2016, S. 38f und S. 28-31.

54 Buchius definiert ‚Sünde‘ als Falschausrichtung menschlicher Handlungen beziehungsweise als Missbrauch von Handlungen für einen nicht bestimmten Zweck (Buchius: Divine Being [wie Anm. 1], § 34, S. 81).

55 Ebenda, § 37, S. 89: „[...] either that God should reveal it to Man immediately by his Spirit, or that God should teach him it by means of the Holy Scripture”. Buchius Erläuterungen in *The Divine Being* basieren auf letzterer Methode.

Dieser führt in einem weiteren Schritt dazu, den Körper zu re-spiritualisieren, das heißt den in der materiellen Substanz inhärenten, spirituell-seelischen Anteil zu stärken.[56]

Der Mensch kann sich allerdings nicht gänzlich selbst vervollkommnen. So schreibt Buchius, dass sich der Sünder nur mit Hilfe seines Schöpfers – das heißt von Christus – restituieren kann.[57] Diese manifestiert im Leidensweg Christi, wie Buchius im weiteren Verlauf erläutert:

> Es ist daher eine universelle Wahrheit in der Natur, dass nichts verbessert oder mit einem anderen Ding vereinigt werden kann, um daraus Früchte hervorzubringen, außer durch ein vorangegangenes Leiden, Sterben oder Qualen.[58]

Die Notwendigkeit des Sterbens und Leidens wird hier nicht nur symbolisch als Akt der *imiatio Christi*, noch als stellvertretende Sühnung für die gesamte Christenheit verstanden. Basierend auf dem kabbalistischen Konzept des ‚Urmenschen' oder *adam qadmon*,[59] das im weiteren Verlauf eingehender besprochen wird, behaupten Buchius und van Helmont, der Tod sei über die Menschheit gekommen, „da sie alle in Adam gesündigt haben".[60] Dieser Vorstellung zufolge waren alle Seelen bereits im ersten *adam* gegenwärtig und waren folglich im Sündenfall involviert.[61]

---

56 Ebenda, S. 198. Die Urmasse, aus der Gott den menschlichen Körper schuf, stammt laut Buchius aus dem „spirituell-seelischen Anteil der Erde" (ebenda, S. 194), den er auch als „Blut der Erde" (ebenda, S. 258) beschreibt. Auch hier liegt die Vorstellung zu Grunde, dass Geist und Materie rein modale Differenzkategorien darstellen.

57 Ebenda, § 73, S. 115.

58 Ebenda, S. 109: "It is then a universal truth in Nature, that nothing can be meliorated nor united with another thing, so as to bring forth fruit thereby, except there be a previous suffering, dying or mortification". Vgl. auch Ebenda, § 67, S. 110-112.

59 Siehe auch [Franciscus Mercurius van Helmont]: A Theosophical Epistle From a Learned Gentleman Living Very Remote From London, to One of the Undertakers of These Transactions, Upon the Receiving the First Of Them. In: Theosophical Transactions by the Philadelphian Society (1697), s. 269-293. Dieser anonyme, wahrscheinlich von van Helmont stammende Aufsatz beschreibt die Schöpfung und Beschaffenheit des *adam qadmon* folgendermassen: „From this first Contraction and Conjunction of the Deity with the Humanity in Nature was formed of flowed forth the first Male and Female in one Person, called by the Cabalists *Adam Kadmon omnibus primis prior*, the first *Adam*, or *Principiant* Cause of Causes" (ebenda, S. 274).

60 Buchius: Divine Being (wie Anm. 1), § 78, S. 120f: „And as death is passed upon all men, because they all sinned in Adam".

61 Zur Theorem der messianischen Seele, siehe Jean Pierre Brach: Das Theorem der ‚messianischen Seele' in der christlichen Kabbalah bis zur *Kabbala Denudata*. In Morgen-Glantz, 16 (2006), S. 243-258.

Genauso wie „die Sünde in die Welt kam, und durch die Sünde der Tod [...] so wird auf gleicher Weise die Sühne von einem Menschen durchgeführt, von Jesus Christus, und so wie durch Sünde der Tod, so wird durch Sühne das Leben erlangt”.[62]

Die Aufgabe der Seele zur Wiedererlangung göttlicher Ebenbildlichkeit wird im vierten Kapitel von *The Divine Being and its Attributes* verhandelt. Im sechsten Kapitel von *De verduisterde Waarheid aan het Ligt gebragt* wird es erneut aufgegriffen. Dort finden sich auch die drei einzigen expliziten Referenzen zu Knorr von Rosenroths *Kabbala Denudata*.[63] Sollte sich die Vermutung bestätigen, dass dieser Teil nach dem Zerwürfnis zwischen Buchius und van Helmont entstanden ist, so könnte er wichtige Informationen über Buchius Verständnis von christlich-kabbalistischen Theorien liefern.

5.

Im Zentrum der Diskussion des sechsten Kapitels steht die Bedeutung des Begriffes ‚Garten Eden‘. Der Gegenstand ergibt sich zum einen aus der Signifikanz Edens als Schauplatz des Sündenfalls und zum anderen wegen seiner eschatologischen Konnotation – als Repräsentation des paradiesischen Urzustandes. Buchius behandelt das Thema, indem er die entsprechenden Passagen der Genesis im Kontext soteriologischer und eschatologischer Aussagen des Neuen Testaments liest und sie mit Hilfe

62 Buchius: Divine Being (wie Anm. 1), § 78, S. 120f. Eine ähnliche Aussage findet sich in van Helmont: Paradoxical Discourses (wie Anm. 52), S. 9: „And seeing that Christ himself in this world was to be perfected by suffering, Heb. 2.10. whether there be any other way to perfect these Spiritual Bodies, than by suffering in this world; since no renovation can be brought about without dying, and that all dying is suffering?“ Das Konzept der Vervollkommnung durch Tod ist ein integraler Bestandteil der Seelenwanderungslehre, die in van Helmonts Denken eine zentrale Rolle einnimmt, im Rahmen des vorliegenden Beitrages jedoch nicht besprochen werden kann.

63 In seiner Nachrede von 1695 verweist Buchius explizit auf den geistigen Vater und Namensgeber der lurianischen Kabbalah, Isaak ben Shlomo Luria Ashkenasi (1534-1572) und Menasseh ben Israel (1604-1657), einen *converso*, Kabbalist und Begründer der ersten hebräischen Druckerei Amsterdams (Buchius: De Verduisterde Waarheid [wie Anm. 16]. Naa-Reede, S. 2 (eigene Zählung). Diese Angaben fehlen in *Divine Being and its Attributes* und *Het Godlyk Weezen.*

von christlich-kabbalistischen Ideen erläutert.[64] Er verzichtet dabei sowohl auf die Verwendung kabbalistischer Fachtermini als auch auf komplexe Beschreibungen der göttlichen Welten. Die wenigen Stellen, an denen er explizit Meinungen ‚gelehrter Juden' oder ‚Cabbalisten' anführt, haben fast schon einen apologetischen Ton.

Nichtsdestotrotz weisen seine Hauptthesen deutliche Spuren kabbalistischer Einflüsse auf. Dazu zählt vor allem die Unterscheidung zwischen den Begriffen ‚Adam' und ‚Mensch': ‚Adam' verwendet er, um die Manifestation der rein spirituell gedachten Urgestalt, des primordialen Menschen oder *adam qadmon*, zu beschreiben. Anders als in der *Adumbratio Kabbalae Christianae*[65] oder Knorrs *Kabbala Denudata* – differenziert er jedoch nicht zwischen dem *adam qadmon* als erste Offenbarung des unendlichen Gottes und dem Adam Protoplastes als Ursprung aller menschlicher Seelen.[66] Mit dem Begriff ‚Mensch' bezeichnet er den irdischen *adam*, der dem oberen in seiner Struktur gleicht und somit einen Mikrokosmos darstellt.

In welchem Kontext der Signifikant *adam* als irdischer oder kosmischer Mensch gedacht werden muss, hat weitreichende Auswirkungen auf die möglichen Bedeutungen der Schöpfungsgeschichte, insbesondere das Verhältnis von *adam* zum ‚Garten Eden'. So befasst sich Buchius

64 Zu den Differenzen zwischen der lurianischen Lehre und ihrer christlichen, oftmals verzerrten Ausdeutung bei Knorr und anderen christlichen Kabbalisten, siehe Morlok: De Revolutionibus Animarum (wie Anm. 46), S. 18.

65 Allison Coudert, Gershom Scholem und Sheila A. Spector betrachten Franciscus Mercurius van Helmont als Verfasser der *Adumbratio* (siehe Coudert: Impact of the Kabbalah [wie Anm. 3], S. 109; Gershom Scholem: Kabbalah. Jerusalem 1974, S. 200; Sheila A. Spector (Übs. und Ed.): Francis Mercury Van Helmont's "Sketch of Christian Kabbalism". Leiden/Boston 2012). Schmidt-Biggemann (Geschichte der christlichen Kabbala [wie Anm. 11], S. 141 Anm. 166 und S. 143) betrachtet hingegen Knorr als Autor der *Adumbratio*.

66 Siehe beispielsweise Buchius: Divine Being (wie Anm. 1), § 88, S. 158: „But then it will be asked, where were then all those Souls that were Created together in the Creation, [...]? To which I answer, that they were all in *Adam*, as in their first Parent from whom they afterwards came forth". Vgl. mit Knorr: Kabbala Denudata (wie Anm. 46), Bd II, S. 246; Morlok: De Revolutionibus Animarum (wie Anm. 46), S. 16; Spector: Sketch of Christian Kabbalism (wie Anm. 65), S. 46f, 79, 137; Schmidt-Biggemann: Geschichte der christlichen Kabbala (wie Anm. 11), S. 136f. Zum Abstieg der Seelen in den unteren Garten Eden, siehe *Adumbratio*, chapter 9, § 6 (Spector: Sketch of Christian Kabbalism [wie Anm. 65], S. 138f). Spector übersetzt den Begriff 'Paradiso inferiore' – das Äquivalent zum hebräischen *gan eden ha-tachton* – fälschlicherweise als "interior paradise".

eingehend mit der Frage, ob der in Genesis 2,8 erwähnte ‚Eden‘ auf eine Region oder den Garten verweise, ob diese(r) dem neutestamentlichen ‚Paradies‘ entspräche[67] und ob der ‚Garten (in) Eden‘ beziehungsweise das ‚Paradies‘ mit dem in der Johannesoffenbarung genannten ‚neuen Jerusalem‘ identisch sei.[68] Er kommt zu dem Ergebnis, dass die drei unterschiedlichen Bezeichnungen von ein und demselben Gegenstand sprechen müssen, nämlich einem geistigen Zustand von Vollkommenheit und Herrlichkeit auf Erden.[69]

Buchius gelangt zu dieser Schlussfolgerung, indem er behauptet, dass zu Beginn des zweiten Kapitels der Genesis „vom glorreichen Zustand des ersten Menschen“ – also der ersten Manifestation der unendlichen Gottheit – die Rede ist.[70] In diesem Stadium der Schöpfung kann es weder eine (irdische) Welt noch einen (irdischen) Garten gegeben haben, in den Gott den (irdischen) Menschen hätte setzen können. In *adam* befinden sich zu diesem Zeitpunkt alle Welten, Kreaturen und menschliche Seelen.[71] Folglich muss auch ‚Eden‘ innerhalb *adams* liegen. Die Verse 8-14 der Genesis beschreiben demzufolge, „[...] aus welchen geistlichen Wesen der Adam bestand, und nach welcher Weise sein Körper beschaffen war“.[72] Die von Gott gepflanzten Bäume (Gen. 2, 8-9) und der sich in vier Hauptströme teilende Fluss (Gen. 2, 10-14) sind also nicht im wörtlichen Sinne zu verstehen, sondern symbolisieren die innere Struktur des *adam qadmon*, in dessen Mitte Christus – der Baum des Lebens – platziert wurde.[73]

67 In der Septuaginta wird das hebräische *gan eden* mit als *paradeisos truphes* übersetzt (siehe z.B. LXX, Gen. 3,23); in der Vulgata als *paradisus voluptatis* (Genesis 2,5).

68 Buchius: De Verduisterde Waarheid (wie Anm. 16), S. 231-234 und S. 236f; Offenbarung des Johannes, 21,2.

69 Buchius: De Verduisterde Waarheid (wie Anm. 16), S. 240 und S. 243.

70 Ebenda, S. 267. Siehe auch S. 262, wo Buchius schreibt, dass in Genesis 2 der Zustand des in Genesis 1 geschaffenen Menschen erläutert wird.

71 Ebenda, S. 259 und Buchius: Divine Being (wie Anm. 1), S. 200-202. Zur Präexistenz der Seelen, siehe zum Beispiel Zohar II, fol. 96b (englische Übersetzung in Daniel Matt: The Zohar. Pritzker Edition, Stanfdord, CA 2009. Band 5, S. 16); Isaiah Tishby, The Wisdom of the Zohar: An Anthology of Texts. Übs. von David Goldstein. Oxford/Portland, OR 1989. Band 2, S. 699-703. Vgl. auch mit Morloks wichtigem Verweis auf Knorrs problematische Übersetzung des Begriffes *neshamot adam ha-rishon* aus *Sefer ha-Gilgulim* (Frankfurt 1684, S. 1) als ‚animam Adami protoplastae› in *Kabbala Denudata* (Morlok: De Revolutionibus Animarum [wie Anm. 46], S. 16).

72 Buchius: De Verduisterde Waarheid (wie Anm. 16), S. 284.

73 Ebenda, S. 270; S. 272-275. In der Regel wird Jesus in der christlich-kabbalistischen

Ab Genesis 2,15 werde hingegen die Frage verhandelt, weswegen Gott den irdischen Menschen in diesem glorreichen Zustand erschaffen hat. Die Antwort lautet: um „ihn zu bebauen und zu bewahren“.[74] So wie sich ‚Eden‘ im Inneren des *adam qadmon* befindet, so befindet sich ein ‚innerer Garten‘ im irdischen Menschen, den es zu kultivieren gilt.[75] Buchius, der Mediziner, offeriert nun eine höchst interessante Analogie, in dem er die Beschreibung des oberen *adam qadmon* aus Genesis 2, 10 auf die Anatomie des Menschen überträgt.[76] Der in Eden entspringende Fluss, der sich anschließend in vier Hauptströme teilt, beschreibt demnach die Aorta, die dem Herzen entspringt und von der Blut in die vier Arterien (magna descendens, subclavia dextra, sinistra und carotis) gelangt.[77]

Inmitten des Körpers – im Herzen – lokalisiert Buchius die menschliche Seele, die er mit dem ‚Baum der Erkenntnis des Guten und Bösen‘ identifiziert.[78] Der Mensch verfüge zudem über einen freien Willen, so-

Literatur mit *adam qadmon* identifiziert. Siehe z.B. *Adumbratio Kabbalae Christinae*, Kapitel 1, § 13 (Spector: Sketch of Christian Kabbalism [wie Anm. 65], S. 36f und S. 39-77). Vermutlich handelt es sich bei dem vorliegenden Beispiel um den Versuch, die menschliche Ebenbildlichkeit zu Gott als eine innere, spirituelle zu deuten – was Buchius bereits im dritten Kapitel ausgeführt hat. Möglicherweise könnte man die Platzierung des Baumes des Lebens – inmitten des Gartens – als einen Hinweis auf die sechste Sefirah *Tif'eret* oder *Ze'ir Anpin* verstehen, die beide mit dem Begriff ‚Sohn‘ assoziiert werden. Zu *adam qadmon* in der jüdischen Tradition, siehe Gershom Scholem: Die jüdische Mystik in ihren Hauptströmungen. Frankfurt am Main 1980, S. 291, 307. Zu *adam qadmon* in der lurianischen Kabbalah, siehe Gerold Necker: Einführung in die Lurianische Kabbalah. Frankfurt am Main 2008, S. 53, 118-123.

74 Die Differenzierung zwischen ‚Adam‘ und ‚Mensch‘ begründet sich hier auf dem wiederholenden Inhalt von Genesis 2,8 (‚Und Gott der Herr pflanzte einen Garten in Eden gegen Morgen und *setzte den Menschen hinein*, den er gemacht hatte‘) und Genesis 2,15 (‚Und Gott der Herr *nahm den Menschen und setzte ihn in den Garten Eden*, dass er ihn baute und bewahrte.‘).

75 Buchius: De Verduisterde Waarheid (wie Anm. 16), S. 256, 258. Gottes Anweisung, sich die Erde untertan zu machen (Genesis 1,28) interpretiert Buchius ebenfalls als Kontrolle des Geistes über den Körper (Buchius: Divine Being [wie Anm. 1], S. 194-198).

76 Vgl. mit Buchius: *Divine Being* (wie Anm. 1), S. 6: „For Medicine belongs to Philosophy, and the knowledge of Nature and Philsosophy, if true, includes the knowledge of Medicine“.

77 Buchius: De Verduisterde Waarheid (wie Anm. 16), S. 279.

78 In Analogie zu ‚Gut und Böse‘ spricht Buchius auch von ‚Licht und Finsternis‘ als Gegenpole, die sich in der Seele vereinen (Ebenda, S. 276f und S. 288 und vgl. Genesis 2,9).

dass er seine Seele vervollkommnen kann;[79] er kann sie aber auch „verwahrlosen und verdunkeln lassen".[80] Buchius hat sich hier wohl von der lurianischen Idee inspirieren lassen, die besagt, dass die Möglichkeit der Sünde ein direktes Resultat des Bruchs der Gefäße sei. Das Potential des Bösen ist also in der Schöpfung angelegt, wenngleich es in Gott selbst noch nicht zur Wirkung kommt. Erst durch den Bruch, das heißt einen Prozess der Abspaltung, beginnt das Böse als autonom agierende Kraft in Existenz zu treten.[81] Das Stärken der ‚guten Seite' der Seele führt letzten Endes dazu, sie zu erleuchten und zu reinigen. Sie hilft somit, einerseits die Urform des ersten Menschen wieder herzustellen, andererseits erreicht sie dadurch den Zustand von Unsterblichkeit, wie er am Ende der Offenbarung des Johannes beschrieben wird.[82]

6.

Betrachtet man die expliziten Verweise auf Knorr von Rosenroths *Kabbala Denudata* in *De Verduisterde Waarheid an het Light gebragd* genauer, so fällt auf, dass sie inhaltlich betrachtet nur wenig aufschlussreich sind. Weswegen ausgerechnet der *Tractatus de Anima* angeführt wird – in weiten Teilen eine Übersetzung des ‚Tores der Seele' aus Moshe Cordoveros (1522-1570) *Pardes Rimmonim* – lässt sich kontextuell nicht erschließen. Soll doch argumentiert werden, „dass gelehrte Juden den Garten Eden hier auf der Erde verorten",[83] Cordovero jedoch explizit zwischen einem oberen und einem unteren Garten Eden differenziert, die sich beide in den oberen Welten befinden.[84] Buchius Referenz bezieht

79 Inwiefern sich Buchius Verwendung des ‚freien Willens' hier gegen das christliche Konzept der Erbsünde richtet, kann in diesem Rahmen nicht besprochen werden.

80 Buchius: De Verduisterde Waarheid (wie Anm. 16), S. 286f.

81 Eine ausführliche Diskussion über die Entstehung des Bösen und die These, das die Sünde und somit die Einverleibung des *yetzer ha-ra* – ‚des bösen Triebes' – in den Menschen bereits im Bruch der Gefäße angelegt ist, siehe Shaul Magid: From Theosophy to Midrash. Lurianic Exegesis and the Garden of Eden. In: Association for Jewish Studies Review 22/1 (1997), S. 58-62.

82 Buchius: De Verduisterde Waarheid (wie Anm. 16), S. 289f, und Offenbarung des Johannes, 20-21.

83 Buchius: De Verduisterde Waarheid (wie Anm. 16), S. 243; Christian Knorr von Rosenroth, Kabbala Denudata. Sulzbach 1677, Bd I, 2. Teil (Tractatus de Anima), S. 110f.

84 Moshe Cordovero, Pardes Rimmonim. Jerusalem 2000. Tor 31, Kapitel 2, S. 467f. Siehe auch Cordoveros Diskussion zu den Termini *gan* und *eden*, ebenda, Tor 23,

sich aller Wahrscheinlichkeit auf den aramäischen Begriff *ginta de-'eden de-ar'a* (‚dem irdischen Garten Eden') der in einer von Cordovero zitierten Zohar-Passage auftaucht und den Knorr mit ‚Horto Terrae' übersetzt.[85] Cordoveros Diskussion beschäftigt sich allerdings nicht mit der Lokalisierung der Gärten, sondern mit dem Verbleib der drei Seelenteile *nefesh*, *ruach* und *neshamah* nach dem Ableben des Menschen.[86]

Auch im Kontext der Diskussion des Goldes im Lande Havilah (Genesis 2,11-12) erscheint die Bemerkung, Gottes Wort unterscheide zwischen verschiedenen Sorten von Gold unter Verweis auf den entsprechenden Eintrag in Knorrs *Zohar*-Lexikon, für ein besseres Textverständnis nicht unbedingt erforderlich.[87] Dass diese Referenzen nur im sechsten Kapitel von *De Verduisterde Waarheid an het Light gebragd* vorzufinden sind, könnte ein Indiz für Buchius' Versuch sein, sich gerade hier von van Helmont abzugrenzen, in dem er auf Knorrs Opus Magnum als Quelle seiner christlich-kabbalistischen Kenntnisse verweist. Es wäre aber auch denkbar, dass er seine Verweise auf ‚jüdische Vorstellungen und Bräuche' aus apologetischen Überlegungen wählte, um einer potentiellen Kritik an sensiblen theologischen Aussagen entgegenzuwirken.

Kapitel 3 (S. 309) und Kapitel 16 (S. 363f), wo die Gärten mit unterschiedlichen *Sefirot* identifiziert werden. Zu Cordoveros Einfluss auf Knorr, siehe Burmistrov: Pardes Rimmonim (wie Anm. 42), S. 191-193. Auch in der lurianischen Kabbalah werden beide Gärten Eden konventionell mit den oberen Welten identifiziert: der obere mit der *Sefirah Yesod* in der Welt von *Beriah*, und der untere mit *Malkhut* in *Asiah* (siehe z. B. Magid, From Theosophy to Midrash [wie Anm. 81], S. 66 Anm. 8).

85 Cordovero zitiert hier aus Zohar I, fol. 224b.

86 Laut Cordovero verweilt der unterste Teil der Seele (*nefesh*) nach dem Ableben des Menschen von dieser Welt im Grab, der mittlere Teil (*ruach*) steigt in den unteren Garten Eden auf (der sich in der oberen Welt befindet) und der höchste Teil (*neshama*) kehrt in den oberen Garten Eden zurück (Cordovero: Pardes Rimmonim [wie Anm. 84], S. 467f).

87 Buchius: De Verduisterde Waarheid (wie Anm. 16), S. 281. Buchius verweist lediglich auf die (schon talmudische) Unterscheidung zwischen sieben Arten von Gold. Siehe z.B. pT Yoma 4:4, 41d; bT Yoma, fol. 44b; Shemot Rabbah 35:1. Er verweist auf die Diskussion des hebräischen Terminus von *zahav* in Knorr, Kabbalah Denudata (wie Anm. 83). Bd I, Teil 1, S. 298ff. Unter anderem übersetzt Knorr hier eine Passage aus Zohar II, fol. 148a, in der die dritte Sefirah *Binah* als der Ort des ‚esoterischen' Goldes genannt wird. Für eine deutsche Übersetzung und Diskussion der zoharischen Passage, siehe Gershom Scholem: Alchemie und Kabbala. Frankfurt am Main 1984, S. 34-37. Siehe auch Knorr, Kabbalah Denudata (wie Anm. 83). Bd I, Teil 1, S. 227, wo die fünfte Sefirah *Gevurah* mit Verweis auf Zohar II, fol. 147a als Ursprung des reinen oder ‚esoterischen', vollkommenen Goldes bezeichnet wird.

Die hermeneutische Strategie des Kapitels *Van het Hof Eden of het Paradys* weist hingegen deutliche Züge lurianischer Exegese auf. Buchius Aussage, es sei unter Kabbalisten üblich, in „verblümter Sprache" zu schreiben um den esoterischen Gehalt ihrer Lehren zu verbergen, ist zwar schon in prä-lurianischer Kabbala weit verbreitet. Auch der Hinweis, die Bibel könne nicht nach ihrem reinen Wortsinn verstanden werden, verweist auf ein polysemes Textverständnis, das ein wesentliches Element kabbalistischer Exegese ausmacht.[88] Was an Buchius Deutung jedoch als spezifisch lurianisch verstanden werden kann, hat der Kabbala-Forscher Shaul Magid sehr treffend als Prozess einer De-Symbolisierung des Bibeltextes beschrieben, die es ermöglicht, den Text mit theosophischer Bedeutung zu füllen.[89] Im Unterschied zur ‚midraschischen' Interpretationsweise der klassisch kabbalistischen Literatur wird „[d]as biblische Narrativ [in der lurianischen Exegese] lediglich als eine symbolische Repräsentation der kosmischen Karte verstanden. Der hinter dem Symbol verborgene Kern wird beleuchtet, sobald [...] das Narrativ durch das Prisma des kosmischen Weltbildes gelesen wird".[90] Die Kenntnis des lurianischen Schöpfungsnarrativs wird also zum Schlüssel, um die Bibel in ihrem esoterischen – soll heißen ihrer eigentlichen Bedeutung – zu verstehen. Genau diese Methode macht sich Buchius zu eigen, um seine christologische Lesart der Genesis rechtfertigen zu können, wie am Beispiel der Verortung des Garten Eden im Innern des ersten Menschen klar zu erkennen ist. Ganz im Sinne des Titels seiner Abhandlung

88 Buchius: De Verduisterde Waarheid (wie Anm. 16), S. 261f. Zur hermeneutischen Methode des PaRDe"S, siehe Steven T. Katz: Mysticism and the Interpretation of Sacred Scripture. In: Mysticism and Sacred Scripture. Hg. von Steven T. Katz. Oxford/New York 2000, S. 7-67, hier S. 21f; Moshe Idel: PaRDeS: Some Reflections on Kabbalistic Hermeneutics. In: Death, Ecstasy and Other-Worldly Journeys. Hg. von J. J. Collins und M. Fishbane. Albany, NY 1995, S. 249-268

89 Shaul Magids Versuch, kabbalistische Symbolik im Sinne von Karl Jaspers ‚Chiffren der Transzendenz' zu verstehen, ist für einen christlich-kabbalistischen Kontext durchaus passend (Magid: From Theosophy to Midrash [wie Anm. 84], S. 46f Anm. 26 und S. 58). Andere Erklärungsversuche zur Rolle von Symbolen in der theosophisch-theurgischen Kabbala finden sich in Scholem: Die jüdische Mystik (wie Anm. 76), S. 28-30; Tishby: Wisdom of the Zohar (wie Anm. 74), Band 1, S. 285; Moshe Idel: Kabbalah. New Perspectives. New Haven 1988, S. 200-249. Zur Definition von ‚Symbol' bei Johannes Reuchlin, siehe Moshe Idel: Johannes Reuchlin: Kabbalah, Pythagorean Philosophy and Modern Scholarship. In: Moshe Idel: Representing God. Hg. von Hava Tirosh-Samuelson und Aaron W. Hughes. Leiden/ Boston 2014, S. 123-148, hier S. 137-142.

90 Magid: From Theosophy to Midrash (wie Anm. 84), S. 67.

bringt er somit den ‚wahren und verdunkelten' Gehalt des Textes ans Licht, den er mit Hilfe des lurianischen Schöpfungsmythos ‚erleuchtet'. So ruft Buchius seinen Lesern und Leserinnen immer wieder ins Bewusstsein, dass die Genesis „nicht im eigentlichen Wortsinn, sondern uneigentlich"[91] – also kabbalistsich – verstanden werden müsse.

7.

The Divine Being and its Attributes (London 1693)	Het godlyk weezen en deszelfs eygenschappen (Amsterdam 1694)	De verduisterde Waarheid aan het Ligt gebragt (Amsterdam 1695)
The Preface to the Reader who is a Lover of Truth (11 Seiten).	Voor-Reden Tot den Waarheidlievenden Lezer (22 Seiten)	Voorreede (14 Seiten).
x	x	Naa-Reede (4 Seiten).
I: Of the Divine Being and its Attributes (S. 1-86, § 1-36).	I. Van het Goddelyke Weesen en desselfs eigenschappen (S. 1-146, § 1-36).	I: Van het Weesen Gods of des selfs Eigenschappen (S. 1-95, § 1-36).
II: Of Man, as Considered in the State of Innocence, and Uprightness; as also of the part of which he consists (S. 87-95, § 37-41)	II. Den mensch aangemerkt in den staat der reghtheid, mitsgaders de deelen waar uit bestaat (S. 147-160, § 37-41)	II: Van de Weesentlyke Deelen Waar uit den Volkoomen Mens Bestaat (S. 96-104, § 37-41)
III: Of the image of God, or the Spirit (S. 96-143, § 42-79)	III. Van het Beeld Gods, oft den Geest (S. 161-240, § 42-79)	III: Van het Beeld Gods, Of den Geest (S. 105-157, § 42-79)
IV: Of the Soul of Life of Man (S. 143-165, § 80-93)	IV: Van de ziel, of het leven van den mensch (S: 241-275, § 80-93)	IV: Van de Siel Of het Leeven van den Mensch (S. 158-180, § 80-93)
V: Of the Body and the Principles whereof it doth consist, together with the State of Adam before the Fall (S. 167-202, § 94-117)	V: Van het Lighaam, en des zelfs beginzelen, mitsgaders den staat van Adam voor den val (S. 276-335, § 94-117)	V: Van het Lighaam en selfs Beginselen (S. 181-220, § 94-117)

91 Buchius: De Verduisterde Waarheid (wie Anm. 16), S. 261. Siehe auch S. 223, 225, 230f., 235f., 238, 256f., 266, 271.

x	x	VI: Van het Hof Eden of het Paradys (S. 221-290, § 118-121)
Preface of the Author of the Appendix (S. 203-204).	x	
Appendix I: An Appendix of Several Questions with their Answers Concerning the Hypothesis of the Revolution of Humane Souls by F. M. van Helmont. (S. 205-226)	x	x
Appendix II: Certain Queries, to be yet added (S. 227-240)	x	x
x	x	Blad-Wyser (Index Bibelstellen) (1 Seite)
x	x	Blad-Wyser (Index Inhalt) (9 Seiten)

Elke Morlok

Van Helmonts *Cabbalistical Dialogue* (1682) und seine Überlegungen zur Schöpfung*

ABSTRACT: The article examines van Helmont's *Cabbalistical Dialogue* and additional treatments of creation in other treatises by him. These consitute van Helmont's answer to Henry More and his idea of *creatio ex nihilo*. Van Helmont interweaves motifs of kabbalistic provenance (like the „four worlds") with christological ideas in his Latin version, printed in the KD. However, more extensive use of such kabbalistic paradigms is found in the English addition to the *Dialogue* entitled *Paraphrastical Exposition*, printed together with the English treatise in 1682. In this addition, van Helmont introduces the differentiation between the withdrawal (*tzimtzum*) of God's will before creation, and God's essence, which does not undergo any change. In the subsequent emanation, God first created „spiritual beings," out of which creation proceeded in monadic terms, with the messianic soul being the primordial locus of human souls. In so doing, van Helmont established a harmonious combination of lurianic and christological aspects regarding creation and redemption, which seems to have been intended for a different audience than the readers of the KD.

Van Helmonts Überlegungen zur Schöpfungstheorie wurden im Jahr 1682 in London unter dem Titel *A Cabbalistical Dialogue in Answer to the Opinion of a Learned Doctor in Philosophy, that the World was made of Nothing* gedruckt, nachdem zuvor eine lateinische Version in der *Kabbala Denudata* (KD) mit der Überschrift *Ad Fundamenta Cabbalæ Aëto-Pædo-Melissææ Dialogus. Compilator. Cabbalista Catechumenus* als Bestandteil der Antworten van Helmonts auf Henry Mores *Fundamenta Philosophiæ sive Cabbalæ Aeto-Pædo-Melissææ* 1677 in Sulzbach erschienen war.[1] Es wird ein Dialog zwischen einem Kabbalis-

* Diese Publikation erscheint im Kontext des vom LOEWE-Programm des Hessischen Ministeriums für Wissenschaft und Kunst geförderten Forschungsschwerpunkts „Religiöse Positionierung: Modalitäten und Konstellationen in jüdischen, christlichen und islamischen Kontexten" an der Goethe-Universität Frankfurt am Main und der Justus-Liebig Universität Gießen.

1 Der vollständige englische Titel lautet: *A Cabbalistical Dialogue in Answer to the Opinion of a Learned Doctor in Philosophy, that the World was made of Nothing, as it is contained in the second part of the Cabbala Denudate et Apparatus in lib.*

ten und einem Kompilator vorgestellt, wobei unklar bleibt, um wen es sich bei dem Kompilator handelt.[2] Im Appendix der englischen Ausgabe ist zudem ein Abschnitt unter dem Titel *A Paraphrastical Exposition of the First Chapter of Genesis* zu finden, der im lateinischen *Dialogus* nicht enthalten ist und der ebenfalls eindeutig kabbalistische Motive aufweist.[3]

In den Jahren 1697 und 1698 folgten weitere Schriften zum Thema der Genesis mit *Quædam præmeditatæ & consideratæ Cogitationes super Quattuour priora Capita Libri Primi Moysis, Genesis nominati. Prolatæ a Francisco Mercurio ab Helmont* (Amsterdam 1697)[4] und ein Jahr später eine deutsche Fassung als *Einige Gedancken über Die vier ersten Capitel des Ersten Buchs MOSIS, Genesis genannt, Ans Liecht gegeben von Herrn Baron Francisco Mercurio von Hellmont und Merode.*[5]

Sohar, p. 308 &c. Printed in Latina at Sulsbach [sic] Anno, 1677. To which is subjoined a Rabbinical and Paraphrastical Exposition of Genesis 1. Written in High-Dutch by the Author of the foregoing dialogue, first done into Latin, but now made English, Printed for Benjamin Clarke in George-Yard in Lombard-Street, 1682. Siehe KD I,2, S. 308-312. Auch wenn auf der Titelseite kein Autor genannt wird, ist der Text doch eindeutig Franciscus Mercurius van Helmont zuzuschreiben. In der *Collectanea Chymia* von 1684 findet sich nach S. 154 unter der Rubrik „Books sold by William Cooper" die Titelangabe: Fr. Merc. Van Helmont, his Cabbalistic Dialogue concerning the world's creation, in answer to Dr. Henry More, 1682. Vgl. Allison Coudert: The Impact of the Kabbalah in the Seventeenth Century. The Life and Thought of Francis Mercury van Helmont (1614-1698). Leiden/Boston/Köln 1999, S. 200.

2 In der Forschung wurden u.a. Knorr und More als mögliche Identität vorgeschlagen oder Knorr, der im Namen Mores spricht. Vgl. Robert Crocker: Henry More, 1614-1687. A Biography of the Cambridge Platonist. Dordrecht 2003, S. 187.

3 Im Text des *Dialogue* wird der angehängte Abschnitt noch zusätzlich als „rabbinisch" bezeichnet: „To which is Subjoined a Rabbinical and Paraphrastical Exposition of the First Chapter of Genesis", in Dialogue (wie Anm. 1), S. 1.

4 Herzog August Bibliothek, Wolfenbüttel (Sign. Tc 180), online unter http://diglib.hab.de/drucke/tc-180/start.htm (31.01.2017) verfügbar. Dieses Werk ist, so Sheila Spector, von Leibniz als „Ghostwriter" verfasst worden. Siehe Sheila Spector (Üb./Hg.): Francis Mercury van Helmont's *Sketch of Kabbalism*. Leiden 2012, S. 12. Zur „Koalition der Monaden" im *Dialogue* siehe auch Brian Gibbons: Spirituality and the Occult from the Renaissance. London/New York 2001, S. 22.

5 Auch wenn Wilhelm Schmidt-Biggemann Amsterdam als Druckort angibt (so in: Geschichte der christlichen Kabbala. Band 3: 1660-1850. Stuttgart-Bad Cannstatt 2013, S. 16), ist doch auf dem Buch selbst keine Ortsangabe zu finden.

1. Vater van Helmont

Bereits Franciscus Mercurius' Vater, Johann Baptist van Helmont, hatte sich in der Auseinandersetzung zur Debatte von Paracelsus und seinen Nachfolgern gegen Robert Fludd hinsichtlich der theologischen Schöpfungslehre geäußert und festgestellt, dass laut dem Schöpfungsbericht in Gen 1,2 nur zwei Urelemente vorhanden seien: Wasser und Luft,[6] nicht drei, wie Paracelsus mit seiner *tria primas* behaupte. Die Erde sei nur aus dem Wasser erschaffen und wie die Luft träge bzw. verursache keine Reaktionen.[7] Im Gegensatz zu den paracelsischen Alchemisten benutzt Vater van Helmont keine alchemistischen Analogien zur Darstellung des Schöpfungsprozesses, sondern hält sich eng an den biblischen Text und die traditionellen Interpretationen der Kirchenväter. Gott bleibt stets die alleinige Schöpfungsursache. Van Helmont konzentriert sich auf das Element Wasser, wobei er sich auf eine weit verbreitete (falsche) hebräische Etymologie bezieht, welche einen Zusammenhang zwischen Wasser (*majim*) und Himmel (*shamajim*) herstellt.[8] Diese unterstützt seine kosmologische Vorstellung von der Zentralität des Elements Wasser, die er

6 Ortus Medicinae. Amsterdam 1648. Englische Übersetzung von John Chandler: Oriatrike. London 1662, S. 69, 691. Zur fehlenden Trias siehe ebd., S. 48, 105, 138, 407-409. Sohn van Helmont hat nach dem Tod seines Vaters das Vorwort zu diesem Werk auf Englisch verfasst (in der Ausgabe von 1662) und es wird deutlich, dass er sich bereits 20 Jahre vor dem *Dialogue* intensiv mit der Interpretation der Genesis-Erzählung beschäftigt hat. Dass Gottes unendliche Güte nichts Böses schaffen kann und der Mensch aus Gott geschaffen ist, doch nicht in Ewigkeit mit ihm vereint bleibt, wird in der folgenden Passage veranschaulicht (S. 12, unten, unpaginiert): „Therefore, even as God is the Eternal Good [...] so also, all whatsoever was created, he created Good: The first Man was constituted into Light, and Good, as being created of God; yet not united in Eternal Rest and Glory; but as being created after the Image of God, in a freedom of Will, the which is now become a Property in us [...]". Auch in dieser Vorrede beschreibt van Helmont einen Dialog zwischen einem „weisen Mann" und sich selbst zu Fragen der Genesis und der Gottesebenbildlichkeit des Menschen. Christologische Aussagen im johanneischen Sinne (nach Joh 1,1) mit Christus als präexistenten *Logos*, die Frage nach dem freien Willen, nach der Theodizee, das Verhältnis von Körper, Geist und Seele oder Licht und Dunkelheit / Gut und Böse stehen auch hier im Zentrum der Diskussionen. Aber es sind noch keine eindeutigen Motive aus kabbalistischen Texten erkennbar. Die Licht/Feuer-Metaphorik sticht jedoch ins Auge und erinnert entfernt an den Text aus *Zohar* I,15a. Hierzu sollte aber eine gesonderte Untersuchung vorgenommen werden.

7 Ebd., S. 50, 52, 66.

8 Ebd., S. 130, 132, 637. Zur hebräischen Ableitung des Wortes Himmel (*shamajim*) von Wasser (*majim*), siehe ebd., S. 48, 53, 71.

im biblischen Bericht bestätigt sieht.[9] Schöpfung vollzieht sich als dynamischer Prozess und in ihrer Aktualisierung verwirklicht sich eine neuartige, einmalige Vereinigung von Materie und Form.[10] Besonders auffallend ist van Helmonts Bezeichnung des „Schöpfungsab/urgrundes" als „Quelle" mitten im Erdkern. Er kombiniert so die Urtiefe der Wasser mit der Vorstellung der Erde, wobei das Quellwasser die Urmaterie aller weiteren Körper bildet, die fortlaufend in neuen Schöpfungsakten entstehen.[11] Eine genauere Untersuchung dieser Bezeichnung, vor allem in Hinblick auf Jakob Böhmes „Quellgeister", wäre in diesem Zusammenhang gewiss sehr reizvoll, kann aber an dieser Stelle nicht näher ausgeführt werden.[12] Emerton führt in ihrem Beitrag zu van Helmonts Schöpfungskonzept aus, dass seine Vorstellungen zu den „göttlichen Samen" bzw. den „verborgenen Ursachen (hidden Reasons)"[13] in der Schöpfung, die er auf die Mineralien übertrug, von Augustins *rationes seminales* herrühren. Aus diesem Grund können Mineralien als Urmaterie der Schöpfung erstaunliche Erfolge in der Heilkunst bzw. Medizin erzielen.

---

9 Ebd., S. 48-49. Die biblische Kosmologie fordert laut van Helmont eine Art Urwasser („auncient water"), das in der Schöpfung in den Wasserdampf des Himmels und das flüssige Element der Erde geschieden wird (ebd., S. 74). Helmonts Experiment zum Wachstum des Baumes auf Grundlage der Wasserzufuhr mag von Nicholas von Cusas Ansichten in den *Idiota*, Kap. 4: De staticis experimentis, oder den *Pseudo-Klementinischen Rekognitionen* bzw. *Homilien* beeinflusst worden sein. Siehe zu diesen Fragestellungen Norma E. Emerton: 4. Creation in the Thought of J.B. van Helmont and Robert Fludd. In: Alchemy and Chemistry in the 16th and 17th Centuries. Hg. von Piyo Rattansi und Antonio Clericuzio. Dordrecht 1994, S. 85-101.

10 Siehe Walter Pagels: Jo[hann] Bapt[ist] van Helmont. Einführung in die Philosophische Medizin des Barock. Berlin 1930, S. 26-33, hier S. 27. Zu Gott als Urimpulsgeber, der aus der „Dimension Urzustand" schöpft und aus dem Wasser durch „Licht" oder „Feuer" eine schaffende Energie, „Bild" genannt, hervorbringt, siehe Jochen Büchel: Psychologie der Materie. Würzburg 2005, S. 79-100, hier S. 96.

11 Vgl. Emerton: Creation (wie Anm. 9), S. 94-96.

12 Zu Böhme siehe z.B. Susanne Edel: Individuelle Substanz bei Böhme und Leibniz. Stuttgart 1995, S. 74-78; zu Böhme und kabbalistischen Texten siehe Gerold Necker: „Out of Himself, to Himself": The Kabbalah of Jacob Böhme. In: The World of Jacob Böhme. Hg. von Bo Andersson, Leigh Penman und Andrew Weeks. Leiden 2017 (in Druck). Zur Böhme-Rezeption in Sulzbach siehe Rosmarie Zeller: Böhme-Rezeption am Hof von Christian August von Pfalz-Sulzbach. In: Offenbarung und Episteme. Zur europäischen Wirkung Jakob Böhmes im 17. und 18. Jahrhundert. Hg. von Wilhelm Kühlmann und Friedrich Vollhardt. Berlin/Boston 2012, S. 125-142.

13 Vgl. Otriatrike (wie Anm. 6), S. 156 und 690. Siehe Emerton: Creation (wie Anm. 9), S. 98-99.

2. Sohn van Helmont

Die Frage nach Heilung, oder vielmehr „universeller Erlösung" steht auch im Zentrum der Schöpfungstheorie des Sohnes van Helmont, besonders in der genannten Schrift *A Cabbalistical Dialogue.* Dieser Dialog unternimmt den Versuch, Henry Mores Kritik an der Kabbala als pantheistischer und materialistischer Philosophie zu begegnen.[14] Allison Coudert hat bereits auf die lurianischen Quellen dieser Schrift, wie sie auch bei Lady Conway zu finden sind, hingewiesen.[15] In van Helmonts Entgegnung zu Mores neuplatonisch inspirierter Konzeption einer *creatio ex nihilo*, doch unter gleichzeitiger Anwendung einer Emanationstheorie will van Helmont demonstrieren, dass die Ablehnung einer solchen Vorstellung nicht zwangsläufig zum Pantheismus führen muss. Da Gott gemäß van Helmonts Aussagen nichts schaffen konnte, was im absoluten Gegensatz zu ihm selbst stehe (wie z.B. Tod, Sünde, Schatten oder Dunkelheit, Monster und das Böse),[16] musste Materie zunächst auf „spirituelle Weise" (spiritual nature), als „extrinsical and accidental Modification of a Spiritual Substance"[17] erschaffen werden, und zwar in einem vorübergehenden Zustand der Privation.[18]

Die Frage, die in Bezug auf van Helmonts Dialog zu stellen ist, ist die nach der Bedeutung und Interpretation des Schöpfungsprozesses als *conditio* des „Erlösungsprozesses", des *tiqqun* (Reparation/Wiederherstellung) im lurianischen Sinne und nach der Integration christologischer Aussagen in diesem Vorgang.

Coudert verweist diesbezüglich auf die Trennung zwischen Schöpfer und Schöpfung in van Helmonts Emanationskonzept und auf die Mittlerrolle des *Adam Qadmon* in seiner christologischen Ausdeutung. Sie bezieht sich in ihrer Analyse auch auf die beiden Schriften *Seder Olam* und *Paradoxical Discourses* sowie Conways *Principles of the Most Ancient and Modern Philosophy*.[19]

---

14 Coudert: Impact (wie Anm. 1), S. 200.

15 Ebd.

16 Dialogue (wie Anm. 1), S. 11: Death, Sin, Shadows or Darkness, Monsters and Evils; KD I,2, S. 311: mortem, peccatum, umbram, monstra, malum.

17 Dialogue (wie Anm. 1), S. 4; KD I,2, S. 319.

18 Dialogue (wie Anm. 1), S. 11: as Matter is the privation of a spiritual nature; KD I,2, S. 311: ut materia privatio est naturae spiritualis. Siehe Coudert: Impact (wie Anm. 1), S. 200.

19 Coudert: Impact (wie Anm. 1), S. 201-203. Zu *Seder Olam* siehe den Beitrag von

Conway folge auf Basis der göttlichen Attributenlehre van Helmont darin, dass Gott nichts Konträres zu sich selbst schaffen und jede Kreatur nach dem Guten streben könne, da Gott selbst unendlich und von unendlicher Güte sei.[20] Ein Streben hin zum Bösen sei jedoch nicht möglich, da dies im Gegensatz zu Gott selbst stehe und nicht mit dem natürlichen Streben der Dinge hin zu einer geistigen Existenz vereinbar sei.[21] Auch unterscheidet sie in ihrer Antwort an More deutlich zwischen Gott und seinen Geschöpfen und verweist auf Christus als Mediator. Laut ihrer Aussagen seien drei unterschiedliche Spezies im Universum auszumachen: Gott, Christus und Geschöpfe. Die Relation dieser drei Spezies wird bereits im Schöpfungsprozess festgelegt. Doch sei eine Einheit der Natur der Geschöpfe mit der Natur Christi oder ein Übergang von der Natur Christi zur göttlichen Natur nicht möglich, was auch van Helmonts Meinung im *Dialogue* entspricht.[22] Conway verweist in den 1690 in Amsterdam auf Latein erschienenen *Principia philosophia Antiquissimæ & Recentissimæ* auf die Stellung Christi als ontologische Instanz zwischen Gott und Kreatur.[23] Diese *Principia* bilden die lateinische Vorlage der englischen Version von 1692. Necker hat bereits auf die von Abra-

---

Gerold Necker in diesem Band.

20 Anne Conway: Principles of the Most Ancient and Modern Philosophy. Hg. von Allison Coudert. Cambridge 1996, S. 45. Auf S. 64 definiert Conway das Schöpfungswerk als „very wise and [it] has an intrinsic mechanical wisdom [...]. Nature is not simply an organic body like a clock, which has no vital principle of motion in it; but it is a living body which has life and perception, which are much more exalted than mere mechanism or a mechanical motion". Vgl. Richard H. Popkin: The Spiritualistic Cosmologies of Henry More and Anne Conway. In: Henry More (1614-1687). Tercentenary Studies. Hg. von Sarah Hutton. Dordrecht/Boston/London 1990, S. 97-114. Dieser intrinsische Zusammenhang zwischen mechanistischen und nicht-mechanistischen Vorstellungen von Schöpfung spielt auch in der kabbalistischen Literatur des 17. und 18. Jahrhunderts eine zentrale Rolle. Siehe den Sammelband zur Tagung von Gad Freudenthal und Cristina Cuicu: Jewish Mysticism and Non-Mechanical Philosophies of Nature (in Vorbereitung).

21 Principles (wie Anm. 20), S. 42.

22 Ebd., S. 23 und 65. Vgl. KD I,2, S. 312: cum Deo unio, (licet non unitas); Dialog (wie Anm. 1), S. 16: and a supream Union (though not an Unity). Vgl. Coudert: Impact (wie Anm. 1), S. 203, die auch auf die expliziten Verweise zu Philo von Alexandriens *Logos* bei Conway und van Helmont in diesem Kontext hinweist. Zum „Sohn Gottes" in kabbalistischen Texten und dem Verhältnis zu philonischen Konzeptionen des *Logos* siehe Moshe Idel: *Ben*: Sonship and Jewish Mysticism. New York 2007, S. 35-38; zu Anne Conway, Philo und *Adam Qadmon*, ebd., S. 521.

23 Das englische Original gilt als verloren. Siehe Conway: Principles (wie Anm. 20), S. xxxviii.

ham Herrera gezogene Parallele zwischen *Adam Qadmon* und dem „Sohn Gottes“, deren lateinische Paraphrase sowie auf den Übergang zu Leibniz und Newton aufmerksam gemacht.[24] Newton besaß in seiner Bibliothek sogar ein Exemplar der KD, welches starke Gebrauchsspuren aufwies und somit eine intensive Lektüre derselben vermuten lässt.[25]

Sowohl Knorr (z.B. KD I,2, S. 3-7) als auch van Helmont entwickelten ihre jeweiligen Schöpfungstheorien vor allem in einer emanativen Struktur, in Hinblick auf die Rolle des Nichts und in Form einer dialektischen Auseinandersetzung mit dem ebenfalls kabbalistisch interessierten Neuplatonisten Henry More. Aufgrund dieser Tatsache muss für die Rekonstruktion ihrer Modelle Mores Kritik, soweit sie für das Verständnis von Knorr und van Helmont relevant erscheint, in die Darstellung derselben mit einbezogen werden.[26]

---

24 Gerold Necker: Humanistische Kabbala im Barock. Leben und Werk des Abraham Cohen de Herrera. Berlin/Boston 2011. S. 238-239. Die lateinische Paraphrase von Herreras *Sha'ar ha-Shamajim* (Himmelspforte) ist als *Porta Coelorum* in KD I,2 (S. 1-192) abgedruckt. Auch Scholem hielt eine Übernahme kabbalistischer Metaphern in Leibniz' „Monadologie“ für möglich, wenn nicht sogar der Begriff selbst von Herrera in einem „philosophisch-kabbalistischen Sinn“ benutzt worden sei. Vgl. Gershom Scholem: Abraham Cohen Herrera. Leben, Werk und Wirkung. In: Das Buch שער השמים oder Pforte des Himmels, in welchem die kabbalistischen Lehren philosophisch dargestellt und mit der Platonischen Philosophie verglichen werden von Rabbi Abraham Cohen Herrera, dem Portugiesen. Aus dem Lateinischen übersetzt von Friedrich Häußermann. Mit einer Einleitung von Gershom Scholem. Frankfurt a. M. 1974, S. 59-61.

25 Vgl. Stephen D. Snobelen: „The Mystery of this Restitution of All Things“: Isaac Newton on the Return of the Jews. In: Millenianism and Messianism in Early Modern European Culture. The Millenarian Turn. Hg. von James E. Force und Richard H. Popkin. Dordrecht 2001, S. 95-118, zur Bibliothek siehe ebd., S. 97. Auch Idel diskutiert Newton im Zusammenhang von *Adam Qadmon* und dem Sulzbacher Kreis; Idel: Sonship (wie Anm. 22), S. 521-522. Zum „Sohn Gottes“ in van Helmonts *Paraphrastical Exposition* (S. 21) siehe unten.

26 Knorrs Verständnis der Schöpfung wird vor allem in seinen *Excerpta ex Epistola quadam Compilatoris* [i.e. Knorr], *de utilitate Versionis Libri Sohar* (KD I,2, S. 3-7), in jener Diskussion zwischen More und Knorr zur christliche Interpretation der lurianischen Kabbala, deutlich. Vgl. auch seine Ausführungen zum „ewigen Sein“ Gottes anhand der Flexion des hebräischen Wortes für „Sein“ (*haja*) und dessen Form im vierbuchstabigen Gottesnamen (KD I,2, S. 28, siehe auch KD I,2, S. 30 zur Schöpfung als *creatio continua*; zur Kontraktion bzw. *Compressio et Contractio*, ebd., S. 32-37). Zu Schöpfungstheorien in der frühen Neuzeit siehe Stefan Hessbrüggen-Walter: *Creatio ex nihilo* und *creatio nihili*: Etwas und Nichts im Schöpfungsdenken der frühen Neuzeit. In: Warum ist überhaupt etwas und nicht vielmehr nichts? Wandel und Variationen einer Frage. Hg. von Daniel Schubbe, Jens Lemanski und Rico Hauswald. Hamburg 2013, S. 65-114, bes. S. 90-96 zu Knorr und van

3. *Creatio ex nihilo*?

Die Diskussionen des *Dialogue* starten mit philosophischen Überlegungen zur *creatio ex nihilo* und dem „Diktat der Vernunft“ (dictate of reason). Es wird zunächst die Definition von Schöpfung als Wirkung einer unendlichen Ursache (effection of an infinite efficient), die ein getrenntes Sein hervorbringt, angeführt. Dieses Prinzip könne sowohl auf eine aktive (in der der Schöpfer oder das Schöpfungsprinzip eine aktive Rolle einnimmt) als auch auf eine passive Schöpfung (in der es eine passive Funktion erfüllt) angewandt werden (S. 2). Es folgt die Frage, ob Schöpfung auch relativ (relative) oder mittelbar (mediate) in Bezug auf den Schöpfer sein könne. Für van Helmont ist keine begriffliche Notwendigkeit vorhanden, Schöpfung als Schöpfung aus Nichts aufzufassen. Jede Handlung eines unendlichen Wesens, aus der etwas hervorgeht, das von ihm getrennt werden kann, kann als Schöpfung angesehen werden, ohne dass zuvor ein „Nichts“ existiert haben müsse.[27]

Die Frage, warum der Formalgrund der Schöpfung nicht im Nichts bestehen könne, wird zunächst grammatikalisch beantwortet: in Verbindung mit Geist (Spirit) kann die Präposition „ex“ nicht verwendet werden, sondern es müsse „ab“ heißen. Schöpfung kann nicht aus (ex) etwas hervorgehen, weil durch diese Präposition eine Stoffursache angegeben werde.[28] Ergebnis des Schöpfungsprozesses sei aber nichts Stoffliches, sondern allein Geistiges. Damit wird der von More unterstellte Spiritualismus also bejaht. Schöpfung vollziehe sich „von etwas her“ (ab aliquo). Emanation der Geschöpfe entspricht in dieser Hinsicht nicht dem natürlichen Werden,[29] sondern muss unter spiritualistischen Paradigmen nach dem Muster geistiger Zustände gedacht werden: Wenn ein Engel Gestalt annehme, so geschehe dies nicht auf natürliche, sondern auf „übernatürliche“ Weise, wie dies auch für mentale Zustände und geistige Substan-

---

Helmont. Siehe auch Crocker: Henry More, 1614-1687 (wie Anm. 2), S. 183-190, bes. S. 187-188.

27 KD I,2, S. 308: „[...] novi quendam e postratibus, qui Creationem proprie dictam definit Effectionem Effecientis infiniti, qua constituitur ens separabile.“ Vgl. Hessbrüggen-Walter: *Creatio ex nihilo* (wie Anm. 26), S. 95.

28 KD I,2, S. 309: „Quia particula Ex tantum est characteristica materia; nec proprie ad spiritum pertinet; qui tamen potissimum est creationis proprie dictae subjectum [...].“

29 Daher später der Hinweis auf Gottes freien Willen.

zen gelte.[30] Materie sei in diesem Sinne das Ergebnis der Verbindung (coalitio) mehrerer solcher Geistwesen.[31]

Daher folgen nun sechs Gründe, warum Schöpfung nur als mittelbar und nicht als unmittelbar vorstellbar ist: 1. Der Schöpfer bringt zunächst die geistige Natur ins Sein, 2. Er „versteht und schafft" weiter „willkürlich oder bedingt" (arbitrarily or conditionally), 3. Einige der Geistschöpfungen sinken hinab vom Zustand des Wissens, 4. Geistlose Monaden entstehen, 5. Diese verbinden sich untereinander und Materie entsteht, 6. Aus diesem Stoff geht alle Materie hervor, die besteht (S. 4), ähnlich der Funktion des Wassers bei Vater Helmont.

Sohn Helmont fährt fort: Schöpfung wäre demnach mit dem Schöpfer koexistent, so der Einwand des Kompilators. Doch der Kabbalist führt nun aus, dass Schöpfung zwar mit dem Schöpfer koexistent sein könne, jedoch eine grundsätzliche, qualitative Unterschiedlichkeit zwischen Ursache und Wirkung bestehe. Gott „aktualisiert" andere Wesen (actuate other Beings), doch steht die Pluralität der Schöpfung nicht seiner Einheit (Unity) entgegen, da letztere zwar unmittelbar in Bezug auf das Subjekt, jedoch nicht in Bezug auf das Objekt zu verstehen sei. Aufgrund des untrennbaren Bandes zwischen Ursache und Wirkung innerhalb der Emanationskette müssten demnach die emanierenden Geistwesen gleichfalls ewig sein. Aus der Ewigkeit des göttlichen Geistes folge die Ewigkeit seiner Zustände.[32]

Mores Kritik lautete: alles, was ist, muss aus dem Geist Gottes geschaffen sein. Er sieht die Gefahr des Spiritualismus, wenn die Möglichkeit einer Erschaffung von Materie aus Nichts zugestanden werde.[33] Da-

30 KD I,2, S. 309.

31 Dies erinnert an die Emanationstheorien zur Schöpfung in der arabischen Philosophie des Mittelalters, die auch von jüdischen Autoren stark rezipiert wurde. Vgl. Joel L. Kraemer: The Islamic Context of Medieval Jewish Philosophy. In: The Cambridge Companion to Medieval Jewish Philosophy. Hg. von Daniel H. Frank und Oliver Leaman. Cambridge 2003, S. 38-68; sowie den Beitrag von Sara Pessin: Jewish Neoplatonism: Being above Being and divine Emanation in Solomon ibn Gabirol and Isaac Israeli. Ebd., S. 91-110

32 KD I,2, S. 309: „Sic autem creatura esset Deo coaeterna; et coëxistens. [...] Non aliter ac Soli coëxistere dicitur radius et lux; Menti idea; Enti modus; Dependens, ei a quo dependet: Effectum Effecienti in actu posito; vel silimiter."

33 More: Fundamenta, S. 295-296: „Quamvis quisdam quidem nihil durius aut absurdum videatur quam Creatio alicujus substantiae ex nihilo, considerandum tamen esse, an quicquam magis absurdum esse possit, quam primi hujus Axiomatis Consectaria; Nam ex hoc fonte [...] haec immanissima absurda profluunt. [...] Divinam

rauf antwortet Sohn van Helmont mit einem Vergleich zwischen Schöpfung und „Konservation/Bewahrung" (Creation is very little different from conservation) (S. 6), also einem indirekten Verweis auf eine *creatio continua* nach dem freien Willen des Schöpfers. Die Ordnung der Zeit sei dabei nicht identisch mit der Ordnung der Natur (Ordine naturae; licit non temporis)[34] und die geistige Natur der Dinge würde sich in nur geringem Maße von der des Schöpfers unterscheiden (S. 7). Damit ist jedoch der Einwand Mores der in dieser Konzeption vorausgesetzten Teilbarkeit Gottes noch nicht widerlegt. Van Helmont verweist diesbezüglich auf den Unterscheid zwischen numerischer Identität und Identität der Art nach. Das göttliche Wesen (Divine Essence) sei eine Art „körperlicher Geist" (bodily Spirit) und somit „der Art nach" identisch mit der Schöpfung. Abhängigkeit vom Urheber der Emanation (auctor emanationum) sei dabei nicht gleichzusetzen mit dessen Teilbarkeit.[35]

Im Gegensatz zu antiken Konzeptionen sei die Seele kein Teilchen der göttlichen Luft oder des göttlichen Atems, sondern Gott und sein Atem seien nicht in eins zu setzen bezüglich der Essenz der beiden. Schöpfung sei die „Koalition" der degenerierten Monaden, doch könne etwas Vollkommenes wie Gott nicht etwas Unvollkommenes wie Tod, Sünde, Schatten hervorbringen (S. 10-11). Daher ist Schöpfung als emanative Abfolge von Privationen anzusehen, so wie die Materie die Privation der geistigen Natur der Dinge sei. Andere Konzeptionen widersprächen der Weisheit, Güte und Schönheit Gottes (S. 12) und seien nicht vereinbar mit der Natur der Seele und dem „Königtum des Messias" (Kingdom of the Messiah) (S. 12). Als Konsequenz dieser These der „mediate Creation" würde auch die „neue Schöpfung" nur von und durch (by and through) den Messias erfolgen (S. 13).[36] An dieser Stelle wird der

---

Essentiam in partes posse dividi sive discerpi. [...] Unde manifestum est, Materiam creari posse, quanquam non possit a seipa existere, nec necesse esse ut quicquid est, sit Spiritus [...]." Vgl. Hessbrüggen-Walter: *Creatio ex nihilo* (wie Anm. 26), S. 94.

34 KD I,2, S. 310.

35 KD I,2, S. 312: „Non enim omnis Spiritus est Essentia Divina, [...] identitate numerica, sed tantum specifica vel generica. [...] Et haec, in quantum producta, (non excludunt enim ipsam quoque concurrentem divinitatem,) non a se existunt, sed ab Autore Emanationum; qui solus a se existit [...]. Essentiam autem divinam, [...] dividi posse, non admittimus sed unitatem in ea quam maxime veneramur."

36 Zu Knorrs lurianischen Quellen bezüglich der „Seele des Messias" in der KD siehe Elke Morlok: *De Revolutionibus Animarum* in der *Kabbala Denudata* und dessen lurianische Vorlage *Sefer ha-Gilgulim* von Chajjim Vital (1543-1620). In: Morgen-Glantz 24 (2014), S. 1-18.

enge Zusammenhang der Erlösungskonzeption mit der Schöpfungstheorie van Helmonts deutlich. Und erst hier werden eindeutig kabbalistische Motive, besonders aus den lurianischen Schriften, aufgenommen.

4. Lurianische Elemente

Van Helmonts Ablehnung der *creatio ex nihilo* gestattet es ihm, die lurianischen Schöpfungsvorstellungen zum *tzimtzum*, der Selbstverschränkung Gottes vor dem Schöpfungsanfang,[37] zu umgehen bzw. neu zu interpretieren. Oder aber diese Konzeption ist für ihn nicht relevant, doch ist dies in Hinblick auf seine weiteren Überlegungen, in die lurianische Vorstellungen zur Schöpfung und zum Gottes Wesen aufgenommen werden, eher unwahrscheinlich. Denn bezüglich des Wesens Gottes und der Frage nach dem Ursprung der Seele (S. 14-17) greift er eindeutig auf lurianische Metaphorik zurück. Schöpfung ist für van Helmont nicht Ereignis, sondern vielmehr Verhältnis, das jenseits der Zeit stattfindet.[38] Dies erklärt eventuell das Auslassen der expliziten *tzimtzum*-Metaphorik. Dieses Verhältnis wird dadurch definiert, dass auch Gott nicht als Nichts, sondern als Etwas (ab aliquo) bezeichnet wird, aus dem die Emanation ihren Ausgangspunkt nimmt. Der Emanationsprozess verläuft nach lurianischem Vorbild durch die vier Welten, wobei in Hinblick auf die zuvor geforderte „Trennung“ (separation) zwischen Schöpfer und Geschöpf die „Welt der Trennung“ (*Olam ha-Perud*) gleich zu Beginn der Diskussion nach der Erlösungsfrage (S. 14) hervorgehoben wird. Nach Jes 43,7 besteht diese Welt der Trennung aus den drei unteren Welten *Olam ha-Brij'a* (Welt der Schöpfung), *Olam ha-Jetzira* (Welt der Formung) und der *Olam ha-Asija* (Welt der Herstellung), die erste, oberste Welt, die *Olam ha-Atzilut* (Welt der Emanation) wird bei van Helmont nicht erwähnt.[39] Während bei Knorr in seiner christlichen Interpretation der lurianischen Seelenlehre die kosmogone Bedeutung der messianischen See-

37 Gerold Necker: Einführung in die lurianische Kabbala. Frankfurt a. M./Leipzig 2008, S. 80-130, bes. S. 81-107.

38 Vgl. Hessbrüggen-Walter: *Creatio ex nihilo* (wie Anm. 26), S. 96.

39 Zu den vier Welten siehe Gershom Scholem: Die jüdische Mystik in ihren Hauptströmungen. Frankfurt a. M. [4]1981, S. 298-300. Zum Begriff der Emanation (*Atzilut*), der aus der Übersetzerfamilie der Tibboniden stammt, siehe Necker: Einführung (wie Anm. 37), S. 57.

le als Werkzeug der Schöpfung und Erlösung hervorgehoben wird, geht van Helmont im Dialog stärker auf die Relation von Emanation und Schöpfung bzw. auf die Bewahrung der Einheit des göttlichen Wesens trotz der aus ihr hervorgehenden Emanation und den Ursprung der menschlichen Seelen ein.[40] Doch erst in der angefügten *Paraphrastical Exposition* (S. 28), den weiteren Überlegungen zur Genesis, wird die Funktion der messianischen Seele deutlich, wenn Gott (in van Helmonts Diskussion zu Gen 1,26) zur messianischen Seele sagt: „Lasst uns Menschen machen". Dies interpretiert van Helmont dahingehend, dass die obere menschliche Seele, die der hebräischen *neshama* entspricht,[41] auf eine bestimme Materie, die dazu bestimmt ist, übertragen wird (let us transplace the superior human Soul into a certain Matter destined for it, *in our Image after our likeness*). Gottesebenbildlichkeit ist hier mit Christusebenbildlichkeit gleichzusetzen. Somit steht ähnlich zu Knorrs lateinischen Übertragungen lurianischer Ideen in *De Revolutionibus Animarum* (KD 2,2, S. 244-478) im englischen Zusatz zu van Helmonts Überlegungen zur Genesis, der *Paraphrastical Exposition*, ebenfalls schon zu Beginn des Schöpfungsprozesses die messianische Seele im Zentrum des emanativ gedachten Inkarnations- bzw. Schöpfungsprozesses mit einer soteriologischen Funktion.[42]

5. *Paraphrastical Exposition*

Das Kontinuum zwischen Geist bzw. Seele und Materie, welche zuvor als „coalitio" von Monaden verdeutlicht wurde,[43] wird in der *Exposition* als menschliche „communion betwixt us" bezeichnet. Aus dieser Verbindung (communion) wird etwas „erweckt", was als „Wirkung (effect)" benannt wird: „so also betwixt them and this same subtil Matter let

40 Morlok: *De Revolutionibus Animarum* (wie Anm. 36), S. 17.

41 Zur Seelenteilung in *nefesh*, *ruach*, *neshama* siehe Gershom Scholem: *Gilgul*; Seelenwanderung und Sympathie der Seelen. In: Von der mystischen Gestalt der Gottheit. Frankfurt a.M. ⁴1995, S. 197-247, hier S. 215.

42 Ebd., S. 18.

43 Allison Coudert: Forgotten Ways of Knowing: The Kabbalah, Language, and Science in the Seventeenth Century. In: The Shapes of Knowledge from the Renaissance to the Enlightenment. Hg. von Donald R. Kelley und Richard H. Popkin. Dordrecht 1991, S. 83-99, hier S. 87-88.

somewhat arise, or spring forth, out of which afterwards may follow like effects; […].“ (S. 28). Zu Gen 1,27 schreibt van Helmont, dass Gott den Zustand der Seele in der Schöpfung nach seinem Bild dahingehend verändere, dass Mann und Frau erschaffen würden, als Syzygie – einer Vorstellung, die auch in der kabbalistischen Literatur weite Verbreitung fand:[44]

> *And so Elohim*, or dijudicating divinity, or *God Created*, and changed the state of the Soul that from thence might be made *man*-kind *in his own Image in the Image of God* or *Elohim*, or the dijudicating divinity, *created he him,* or it, *Male* in the fore-part, *and Female* in the hinder-part [...] all and every one of the Souls which do at present exist in the whole Universality of Mankind, he transplaced into a certain subtil Matter, and co-ordained, or put them into an order under the person of *Adam*, the Protoplast, or the first Parent, as a Regiment of Souldiers, under their Colonel, or General. (S. 29)

Gott gibt diesem zweigeschlechtlichen Geschöpf die Fähigkeit der Zuwendung der männlichen und der weiblichen Hälfte zueinander, die zunächst als Vorder- und Rückseite voneinander abgewandt sind, sich dann aber von Angesicht zu Angesicht gegenüberstehen können. Dies impliziert zugleich die Voraussetzung für die Fortpflanzung des Menschengeschlechts und macht diese nun möglich. Bereits im frühkabbalistischen Werk *Sefer Bahir* wird in Anlehnung an Hohelied 6,10 und weitere rabbinische Quellen die Existenz einer Syzygie der göttlichen Kräfte als Bedingung für die Existenz der Schöpfung postuliert.[45] Diese heteroerotische Konstellation wird in der späteren Phase der kabbalistischen Schriften auf das gesamte System der göttlichen Wirk- und Seinsweisen, die Sefirot, übertragen, so dass eine höchst dynamische Konzeption des göttlichen Seins entwickelt werden kann. So liegt auch für van Helmont die Ebenbildlichkeit des menschlichen Geschöpfs in zwei Komponenten begründet: der höheren Seele und der Schöpfung als Mann und Frau,

44 Moshe Idel: Kabbala und Eros. Frankfurt a. M./Leipzig 2009, S. 90-92, 95-175.

45 Gershom Scholem: Ursprung und Anfänge der Kabbala. Berlin/New York ² 2001, S. 134-143. Auch im *Helicon*, im dritten Teil, wird die Gottesebenbildlichkeit thematisiert. In einem Gedicht, das wahrscheinlich von Henry More stammt, muss der Mensch wiedergeboren werden, um an der Gottesebenbildlichkeit Anteil zu haben und zur Erkenntnis der Schöpfung zu gelangen. Dieser Gedanke findet sich ebenfalls bei Böhme, wobei allerdings der explizite Hinweis aus die Zweigeschlechtlichkeit fehlt. Vgl. Zeller: Böhme-Rezeption (wie Anm. 12), S. 133; Sibylle Rusterholz: Jacob Böhme im Licht seiner Gegner und Anhänger. In: Offenbarung und Episteme. Hg. von Wilhelm Kühlmann und Friedrich Vollhardt. Berlin/Boston 2012, S. 18-20.

wobei letzteres eine erotische Konstellation im innergöttlichen Bereich widerspiegelt, anhand derer Gott dem Menschen die Fähigkeit der „Zuwendung“ verliehen hat. Der Impuls zur Schöpfung des Menschen geht von dem „Gespräch“ Gottes mit der präexistenten messianischen Seele aus,[46] in der nach der lurianischen Vorlage alle künftigen Seelen präfiguriert sind. Dieser Impuls führt zu der erwähnten „Einpflanzung“ der höchsten Seele, *neshama*, dem göttlichen Funken, in den künftigen Menschen.[47] Die Beschreibung dieses Vorgangs als „transplace“ zeigt deutlich, dass es sich nicht um eine Neuschöpfung im Sinne einer *creatio ex nihilo*, sondern eben um eine Transposition göttlicher Elemente in Materie handelt. Die menschlichen Seelenfunken befinden sich bei diesem Übergang unter der Herrschaft oder Ordnung (order) des „Adam, the Protoplast“, der als erstes Elternteil oder aber Oberbefehlshaber die menschlichen Seelen generiert und regiert. Exakt dieselbe Bezeichnung des lurianischen *Adam Qadmon* als Christus, der in seiner Funktion als *anima messiae* die prälapsarischen Seelen (des *Adami protoplastae/Adam Qadmon*) in sich verbirgt, findet sich bei Knorr (KD II, S. 244).[48]

6. *Cabbalistical Dialogue*

Im *Dialogue* geht nun das erlösende Handeln, das den *tiqqun* herbeiführt, nicht vom Menschen bzw. dem Kabbalisten wie in den jüdisch-mystischen Konzeptionen aus, sondern vom Messias (S. 13). Die neue Kreatur kann aufgrund der Präexistenz der messianischen Seele, wie später im

---

46 Zur Präexistenz des Messias in der rabbinischen und pseudepigraphischen Literatur im Kontext der johanneischen Theologie (Joh 1,1) siehe Herrmann L. Strack und Paul Billerbeck: Kommentar zum Neuen Testament aus Talmud und Midrasch. Bd. 2. München [10]2009, S. 333-341. Zur messianischen Konzeption des *tiqqun* als Rückführung der Seelen in *Adam Qadmon* in der späten Phase der lurianischen Literatur auf Grundlage von Genesis Rabba 12,6 und die Restitution Adams im messianischen Zeitalter siehe Moshe Idel: Messianic Mystics. New Haven/London1998, S. 171-172; Jehuda Liebes: Two Young Roes of a Doe. The Sermon of Isaac Luria before his Death. In: Lurianic Kabbalah. Hg. von Rachel Elior und Jehuda Liebes. Jerusalem 1994, S. 126 (Hebräisch).

47 Zu dieser lurianischen Konzeption vgl. Necker: Einführung (wie Anm. 37), S. 119-120. Siehe auch Lawrence Fine: Physician of the Soul, Healer of the Cosmos. Isaac Luria and his Kabbalistic Fellowship. Stanford 2003, S. 150-186.

48 Morlok: *De Revolutionibus Animarum* (wie Anm. 36), S. 15-16.

Anhang in der *Paraphrastical Exposition* detailliert ausgeführt wird, in ihrer mittelbaren Natur als „geistig" (spiritual) in der ersten Schöpfung hervorgebracht werden. Dabei kann „Geist" sowohl die „fundamentale" (fundamentally) als auch die formale oder reale (formally/really) Ursache der Schöpfung sein. Jedoch ist Geist nicht mit dem göttlichen Sein (Divine Essence) gleichzusetzen. Wie oben erwähnt bezieht sich hier van Helmont auf den Unterschied zwischen numerischer Identität und der Art nach. Dabei schränkt er die Identität zusätzlich auf eine spezifische (specifical) oder eine generische (generical) ein. Die Einheit des Schöpfers wird anhand der Metapher einer klaren Quelle und darin enthaltenen Steinpartikeln, die sich zusammenschließen und schließlich vom Wasser getrennt werden, veranschaulicht. Auf solche Weise ist auch die stufenweise Trennung der Monaden vom göttlichen Ursprung in den drei unteren Welten vorstellbar. Unendliche Myriaden von Geistern/Seelen (spirits) sind noch vor dem Auftreten des Messias im Schöpfer in vollkommener Harmonie vereinigt (S. 15), so dass Gott „alles in allem" ist. Doch aufgrund ihres eigenen freien Willens kommt es zu Trennungen unter ihnen (secretion and separation made amongst them) und es entstehen unterschiedliche Stufen/Grade des Wissens (degrees of Knowledge) bis hin zum äußersten Element (last extremity), welches die Privation derselben ist. Daher müsse „dieser Tod" (Jes 25,8) danach „verschlungen werden".[49]

Die Unendlichkeit des göttlichen Seins kann nicht auf die materiellen Partikel übertragen werden, jedoch auf den Geist, je nach Wissensstufe und Grad der Vereinigung mit ihm (as to the degree of its Knowledge and Union doth admit). Diese Konzeption zeigt deutliche Spuren der lurianischen Erlösungslehre, dem Aufheben bzw. Aufstieg der göttlichen Funken durch die Welten hindurch je nach Grad des Wissens und der Vereinigung mit höheren Seelenfunken.[50] Doch genau an dieser Stelle, wo van Helmont nun auf den *tiqqun* (Reparation, Wiederherstellung) Bezug nimmt, verneint er die Vorstellung einer göttlichen Selbstverschränkung des Wesens Gottes (nicht seines Willens oder seines Geistes) vor

49 Vgl. hierzu auch die Referenz auf Jes 25,8 bei Knorr in den letzten Teilen des Apparats der KD: „Er wird den Tod verschlingen auf ewig", und der Refrain „FINIS - SOLI DEO GLORIA per CHRISTUM", Ehre sei Gott durch Christus. Siehe dazu den Beitrag von J. H. Chajes in diesem Band, dort Anm. 19.

50 Siehe Scholem: *Gilgul* (wie Anm. 41), S. 229-232, 240. Siehe auch Necker: Einführung (wie Anm. 37), S. 143.

der Schöpfung, indem er hervorhebt: „The *Divine Essence* it self therefore is not constringend, but that which was *Analogous* to it, viz. a *Created Spirit*" (S. 15).[51] Nicht Gott selbst, sondern die „analoge" Schöpfung, der geschaffene Geist, verschränkt sich, denn diese Partikel (Particles), aus denen die materielle Welt besteht, können nicht als „göttliches Sein / Wesen" bezeichnet werden, sondern als von „solcher Natur", die verursacht, konstituiert, hervorgebracht, gemacht, geschaffen und aus dem göttlichen Wesen nach außen gebracht wurde.[52]

Diese Verschränkung der analogen Struktur / des Geistes (constringed) wird als Schlaf oder Tod (nach dem 13. Axiom Mores) bezeichnet und die Erweckung (im 13., 14., und 17. Axiom), die *Secretion* (oder Trennung der Funken) genannt, habe ebenso viele Stufen des Aufstiegs wie der Abstieg. Am unteren Ende der Emanation stehe die letzte Kontradiktion oder Opposition zu Gott im Zustand des Todes (S. 16). Beim Wiederaufstieg zur oberen Vereinigung (supream Union) mit Gott, die jedoch keine Einheit mit ihm darstellt (though not an *Unity*), findet diese nicht mit der „ersten Kraft" der Schöpfung, *brij'a* (Schöpfung, die 2. Welt, die Geister hervorbringt), statt, sondern mit der „zweiten", die alles „formt" (*jetzira*), doch nicht aus Nichts, sondern aus einem präexistenten rohen Subjekt oder einem „privativen" Nichts. Helmont beruft sich hier auf 2. Makk 7,28[53] und definiert jenes Nichts als präexistentes Sein. Durch die beiden folgenden Welten *jetzira* und *asija* könne jene Kraft diese spirituellen „Naturen" durch die Welten hindurch kommunizieren (communicate), die dem Messias nach Jes 65,17-18 nicht eigen seien.

---

51 KD I,2, S. 312: „Non ergo constringitur ipsa (ex Ax 11) divina essentia, sed illud quod eidem analogum fuit, spiritus nempe creatus."

52 „and these *Particles* out of which the *material World* consisteth, cannot be said to be of the *Divine Essence*, but of that *Nature* which was Effected, Constituted, Produced, Made, Created, and brought outwards from the *Divine Essence*." (S. 15-16). Van Helmont nimmt hier nicht direkt die kabbalistische Umdeutung der Schöpfung aus Nichts als Schöpfung aus Gott selbst auf, sondern deutet die Schöpfung aus Gott als die Hervorbringung einer „geistigen Natur", einer Zwischenstufe, die zwar emanativ mit Gott verbunden, doch nicht mit seinem Wesen identisch ist. Zur Bedeutung des „Nichts" in der frühen jüdischen Mystik (*Sefer Jetzira*) und die mittelalterlichen Konzeptionen in den kabbalistischen Strömungen siehe Gershom Scholem: Schöpfung aus Nichts und Selbstverschränkung Gottes. In: Über einige Grundbegriffe des Judentums. Frankfurt a. M. 1970, S. 53-89.

53 „Sieh Himmel und Erde an und halte dir alles vor Augen, was auf dieser Welt lebt und besteht. Das alles hat Gott aus dem Nichts erschaffen und auch uns Menschen hat er auf diese Weise ins Leben gerufen."

Die Abstammung der Seele aus der Welt der Materie werde ihm, van Helmont, zu Unrecht unterstellt. Denn nicht jeder Geist sei bis auf diese niedere Stufe hinabgesunken, sondern viele seien auf einer „Zwischenstufe" (intermediate degree) verblieben, worunter sich auch Seelen befänden (S. 16-17). Diese „Partikel" können keinen Schmerz erleiden.[54]

7. Weitere lurianische Motive in der *Paraphrastical Exposition*

Kabbalistische Motive, die im Dialog nur durch die Nennung der vier Welten, die messianische Seele als *Adam* (*Qadmon*) und den Hinweis, dass keine Selbstverschränkung des göttlichen Seins vor der Schöpfung stattfindet, sondern nur der „mittelbaren/geistigen Natur", angedeutet sind, werden in der *Exposition* in ihren lurianische Konzeptionen sehr viel deutlicher ausgeführt und erläutert.

So wird z.B. die Vorstellung der innergöttlichen Bewegung oder Erschütterung (*ni'anua*) als Impuls zur Schöpfung in der Interpretation von Gen 1,2-3 eingeführt:

> But *the Spirit of God* or *Elohim* indeed, or of the dijudicating, or judging Divinity,[55] that is, the good Spirit moved it self, and distributed its motion, or *moved upon* or in *the* parts, or *face of the Waters*, which encompassed round, or all over the Abyss or Deep [...]. Let the Light appear (or *let there be Light*) that is, let the Spirit of Nature give a most strong motion to the most subtil Matter, *and* the Light did appear (or *there was Light*) from this impressed motion,[56] *viz.* that which the Son of God, by the Soul of the Messiah brought into the Spirit of Nature, and into this most thin, fine Matter. (S. 20)

Die erste Bewegung im göttlichen Sein ist in der lurianischen Kabbala eine innere, punktuelle Bewegung, die erst mit der Emanation der Sefirot

54 Zu diesem zentralen Thema bei More, van Helmont und Conway im Zusammenhang mit Descartes und den Ansichten der Quäker siehe Conway: Principles (wie Anm. 20), S. xvi-xvii; Coudert: Impact (wie Anm. 1), S. 199, 205-207.

55 Zu den „Wurzeln des Gerichts" in Gott selbst in der lurianischen Kabbala siehe Necker: Einführung (wie Anm. 37), S. 81-107; Scholem: Hauptströmungen (wie Anm. 39), S. 285-290. Diese Kräfte des Bösen oder des Gerichts sind es, die durch die erste Bewegung/Erschütterung in Gott aktiviert werden.

56 Die Metapher einer „eingravierten Bewegung" erinnert an den Beginn des *Sefer Jetzira*. Siehe unten.

aus sich heraus tritt und eine neue Realität hervorbringt. *Tzimtzum*, der hier bei van Helmont nicht erwähnt wird, bedeutet in diesem Prozess zunächst ein Willensakt Gottes, der bereits das Ergebnis einer innergöttlichen Selbstentwicklung im *En Sof* manifestiert – vor aller Schöpfung. Diese Dynamik wird laut Israel Saruq, einem der Hauptschüler Lurias, anhand des inneren Vergnügens im *En Sof* an sich selbst (*sha'ashua*)[57] initiiert,[58] das zugleich eine leichtere Erschütterung, *ni'anua* (vergleichbar mit dem Lachen beim Menschen), freisetzt.[59] Aufgrund dieser Erschütterung entsteht Bewegung im *En Sof* und die Kraft des *Din*, der Strenge und des Gerichts, welche ursprünglich in ungeschiedener Einheit mit dessen Gegenpol, der Kraft des überfließenden Erbarmens, *rachamim*, vorhanden war, wird aktiviert. *Din* wird in *En Sof* als Kraft der Begrenzung, der Unterscheidung und des Maßes in Bewegung versetzt[60] und gebiert die Kraft der Größe des Einmeißelns (*koach shi'ur ha-chaqiqa*), ähnlich dem *Sefer Jetzira*:

> [*En Sof*] vergnügt sich – das ist wie Wasser oder Feuer, wenn der Wind hineinbläst, dann wird es aufgewühlt, es flammt auf wie ein Blitz vor unseren Augen und leuchtet und blitzt aus sich heraus und in sich hinein, und diese Erschütterung (*ni'anua*) wird Wonne (*sha'ashua*) genannt, und aus dieser Wonne in sich selbst wurde das Maß der Gravierung (*shi'ur ha-chaqiqa*), die Kraft der Tora (*koach ha-Tora*) geboren.[61]

Der Text Saruqs (*Limmudei Atzilut*, fol. 3a und 21d) wurde von Scholem und anderen diskutiert, die jedoch die sexuelle Metaphorik des Begriffs (*ni'anua*, Erschütterung) als Voraussetzung der Schöpfung der präexistenten Tora nicht vermerkten, sondern als „die Existenzwerdung der

57 Vgl. Moshe Cordovero angezeigt bei Joseph Ben Shlomo: The Mystical Theology of Moshe Cordovero. Jerusalem 1965, S. 60-61 (Hebräisch); zum *malbush* (Kleid/ Gewand) bei Cordovero siehe Sharon Shatil: The Kabbalah of Israel Sarug: A Lurianic-Cordoverian Encounter. In: Review of Rabbinic Judaism 14 (2011), S. 158-187, hier S. 174-184.

58 Israel Saruq: Limmudei Atzilut. Munkacz 1897, fol. 3a.

59 Ebd., fol. 3a, 21d.

60 Vgl. Necker: Lurianische Kabbala (wie Anm. 37), S. 81-107.

61 Saruq: Limmudei Atzilut, fol. 21d (wie Anm. 58). Vgl. Ronit Meroz: An Anonymous Commentary on the Idra Rabba by a Member of the Sarug School. Or: What is the Relationship between Sarug and his Colleagues, and Ergas, Spinoza and Others? In: Jerusalem Studies in Jewish Thought 12 (1997), S. 317 (Hebräisch). Zur Gravur im Midrasch bzw. *Sefer Jetzira* siehe Necker, ebd., S. 102. Dort findet sich auch die hier zitierte deutsche Übersetzung.

sprachlichen Bewegung" deuteten.[62] Doch bereits in *Zohar* II,255a wird in einer provokativen Passage das Gebet als Wonne (*sha'ashua*) in den Seelen als Ergebnis der „Vereinigung der Lippen" bzw. des vorausgehenden Akts dargestellt.[63]

Die oben erwähnte Verbindung von Wonne und Erschütterung findet sich ebenfalls in Bacharachs *Emeq ha-Melekh*. Aus dieser Wonne Gottes an und in sich selbst wird das Maß der Gravierung, die Kraft der Tora, geboren.[64] Da eine paraphrasierende lateinische Übersetzung in der KD vorhanden ist, ist davon auszugehen, dass sowohl Knorr als auch van Helmont mit diesem Text vertraut waren. Auch wenn van Helmont diese erste Bewegung nicht mit Wonne oder sexueller Metaphorik konnotiert, so wird dennoch die Bedeutung derselben innerhalb des Schöpfungsprozesses hervorgehoben und auch der Bezug zur Gravur aus *Sefer Jetzira* hergestellt.

Die zweite zentrale Metapher aus der lurianischen Kabbala findet sich in der *Paraphrastical Exposition* direkt im Anschluss an die oben diskutierte Stelle: das Lichtgewand. Auch hierbei handelt es sich um eine spezifische Variante Israel Saruqs in seiner Darstellung der lurianischen Lehren, wie sie vor allem in seinen Auslegungen *Drush ha-Malbush* vorgestellt wird.

In van Helmonts Überlegungen zu Gen 1,4 ist vom „Lichtgewand der edelsten Geister und Seelen" zu lesen:

> And *Elohim* or *God*, or the dijudicating or judging Divinity, *saw* the Idæa (or measure, or Notion) of the *Light*, viz. not only beheld the extension it self of the most subtil matter, but also that the most Noble of the Spirits and Souls began to cloath themselves with this Light, *which was good*, not only because it was fit to make such Vestments, but for other holy uses and services also. (S. 20)

---

62 Vgl. *Zohar* I,5a; Gershom Scholem: *Kabbalah*. New York 1974, S. 132; ders.: Der Name Gottes und die Sprachtheorie der Kabbala. In: Judaica 3. Frankfurt a.M. 1973, S. 54. Zur sexuellen Verbindung zwischen der lurianischen Gebetskonzeption, Sprache und sexueller Vereinigung in den Schriften Saruqs siehe Jehuda Liebes: *Zaddik Yesod Olam* – A Sabbatian Myth. In: Da'at 1 (1978), S. 105 Anm. 167 (Hebräisch).

63 Vgl. Elliot Wolfson: Circle in the Square. Studies in the Use of Gender in Kabbalistic Symbolism. Albany 1995, S. 190 Anm 175. Siehe auch *Zohar* I,4b und *Zohar* III,67ab, wo das Studium der Tora mit *sha'ashua* und anderen erotischen Metaphern umschrieben wird.

64 Bacharach: *Emeq ha-Melekh*. Israel 2003, S. 119. Vgl. Ronit Meroz: The School of Saruq: New History. In: Shalem 7 (2002), S. 151-193, hier S. 152-169 (Hebräisch). Siehe auch Joseph Delmegido: Ta'alumot Chokhma. Basel (Hanau) 1631, S. 142-144. Dort wird die göttliche Wonne ebenfalls mit der Gravur in Verbindung gebracht.

Or levush (Lichtgewand oder Licht des Gewandes)[65] dient als symbolische Repräsentation von Verhüllung und Offenbarung sowohl beim Schöpfungsvorgang als auch beim exegetischen Prozess – verstanden als Reise zum Paradies des Lichts,[66] in der das Gewand des Lichts zum Vergnügen (*sha'ashua*)[67] des Exegeten wird.[68] Gottes Wort als Schöpfungsenergie und zugleich Urtora emaniert aus *En Sof* als Präfiguration der schriftlichen Tora, als dynamischer Prozess zwischen Enthüllung und Verhüllung des göttlichen Wortes bzw. der göttlichen Geheimnisse, und wird oftmals auch als unterste Sefira, als *Shekhina* oder *Malkhut* bezeichnet.[69] Dabei werden in den klassischen Texten der kabbalistischen Literatur die oberen Emanationsstufen zu den Gewändern der jeweils unter ihnen liegenden. Im exegetischen Vorgang werden sukzessive diese Gewänder entfernt, um zum inneren Kern, der wahren Bedeutung der Tora vorzudringen. Christoph Schulte hat in seiner kürzlich erschienenen Studie über den Begriff *tzimtzum* und dessen Rezeptionsgeschichte bereits auf die besondere Rolle des Lichtgewandes bei Israel Saruq in dessen Darstellung des Schöpfungsprozesses hingewiesen.[70]

---

65 Siehe hierzu die nach wie vor relevante Studie von Gershom Scholem: Der Sinn der Tora in der jüdischen Mystik. In: Zur Kabbala und ihrer Symbolik, Frankfurt a. M. 1992, S. 49-116; Elke Morlok: Rabbi Joseph Gikatilla's Hermeneutics. Tübingen 2011, S. 106-107, 111, 113-120, 182, 207, 298.

66 Zum Paradies in lurianischer Exegese siehe Shaul Magid: From Theosophy to Midrash: Lurianic Exegesis and the Garden of Eden: In: Association for Jewish Studies Review 22,1 (1997), S. 37-75.

67 Vgl. Spr 8,30-31.

68 Vgl. *Zohar* I,72a, 92b, 115b; II,200a und *Zohar Chadash* 28a. Siehe Moshe Idel: On Paradise in Jewish Mysticism. In: The Cradle of Creativity. Hg. von Chemi Ben-Noon. Hod ha-Sharon 2004, S. 638. Eine ausführliche Studie zum Thema wurde von Avishai Bar-Asher: Concepts and Imageries of Paradise in 13th Century Kabbalah. PhD Thesis Hebrew University. Jerusalem 2015 (Hebräisch) vorgelegt.

69 So auch bei Joseph Gikatilla (1248-ca.1325) gleich zu Beginn seiner Erläuterungen der göttlichen Namen der untersten Sefira *Malkhut* als Verhüllung und Offenbarung derselben. Gikatilla: Sha'are Ora. Bd. 1. Hg. Von Joseph Ben-Shlomo. Jerusalem 1996, S. 53–54. Vgl. Elliot Wolfson: Rending the Veil: Concealment and Secrecy in the History of Religions. New York 1999; ders.: Circumcision, Secrecy and the Veiling of the Veil. In: The Covenant of Circumcision. New Perspectives on an Ancient Rite. Hg. von Elizabeth Wyner Mark. Hanover 2003, S. 58-70; ders.: Gazing Beneath the Veil: Apocalyptic Envisioning the End. In: Reinterpreting Revelation and Tradition. Jews and Christians in Conversation. Hg. von John T. Pawlikowski und Chajjim Goren Perelmuter. Franklin 2000, S. 77-103.

70 Christoph Schulte: Zimzum. Gott und Weltursprung. Berlin 2014, S. 86-97.

Die Rekonstruktion des biblischen Urtextes im Rahmen spezifisch mystischer Exegese wurde in der Forschung häufig mit Derridas Dekonstruktionismus in Zusammenhang gebracht,[71] doch interessiert an dieser Stelle speziell die Funktion des *levush* (Gewand) in Bezug auf die oberen Geister und Seelen.[72]

Da laut der lurianischen Lehre die Seelen so unterschiedlich sind, benötigen sie eine Entität, die diese Dissonanz überwindet. Dieser feine, himmlische Körper, der normalerweise jenseits der menschliche Wahrnehmung liegt, wird von den Kabbalisten als jene individuelle Dimension interpretiert, welche jedes Individuum besitzt. Die Gottebenbildlichkeit *tzelem* wird dabei als Gewand der Seele betrachtet, in das sich die Seele kleidet, wenn sie in die unteren Welten hinabsteigt.[73] Nach dem Tod legt sie dieses Gewand wieder ab. Das hebräische Wortspiel zwischen *tzelem* (Abbild) und *tzel* (Schatten) verleitete viele Kabbalisten zu der Annahme, dass der Schatten eines Menschen eine physische Projektion seines himmlischen, inneren Bildes sei. So schreibt auch Chajjim Vital, dass der himmlische Körper eines Gerechten im Geheimnis des Abbildes (*tzelem*) liege, das von denjenigen wahrgenommen wird, die eine reine Vision haben.[74] Mit dem Verweis van Helmonts auf Tod und Schatten als Gegenpol zum

71 Elliot Wolfson: Assaulting the Borders. Kabbalistic Traces in the Margins of Derrida. In: Journal of the American Academy of Religion 70,3 (2002), S. 475-514; Moshe Idel: Jacques Derrida und die Kabbala. In: „Judentümer". Fragen für Jacques Derrida. Hg. von Joseph Cohen und Raphael Zagury-Orly. Hamburg 2006, S. 161-193.

72 Zum Gewand der Tora bei Nachmanides und den folgenden Generationen von Mystikern siehe Elliot Wolfson: The Secret of the Garment in Nahmanides. In: Da'at 24 (1990), S. xxv-xlix; Dorit Cohen-Alloro: The Secret of the Garment in the Zohar. Jerusalem 1987 (Hebräisch); sowie Avishai Bar-Asher: Kabbalistic Interpretations of the Secret of the Garment in the 16th Century. In: Da'at 76 (2014), S. 191-213 (Hebräisch). Siehe im letztgenannten Beitrag vor allem das Textbeispiel aus Cordoveros *Or Yaqar* (Bd. 11, Jerusalem 1981, S. 12), wo die Transformation des Mystikers als Anlegen des körperlichen Gewandes ebenfalls im Zusammenhang der Seelenlehre diskutiert wird; ebd., S. 202. Zur Konzeption des Gewandes im *Zohar* siehe Pinchas Giller: Reading the Zohar. The Sacred Text of the Kabbalah. New York 2001, S. 53-54.

73 Zum Gewand der Seele, das auch in der rabbinischen Literatur der Mensch bei der Geburt erhält, siehe Fine: Physician of the Soul (wie Anm. 47), S. 197.

74 Vital: Sefer ha-Gilgulim. Przemysl 1875, Kap. 69. Vgl. Fine: Physician of the Soul (wie Anm. 47), S. 95-96. Siehe Necker: Einführung (wie Anm. 37), S. 120 und 202f Anm. 248, zu den fünf Seelenteilen, die sich in ein Gewand (*tzelem*) kleiden, das aus 613 Gliedern, also der Anzahl der Ge- und Verbote besteht. Diese Glieder werden bei der Seelenwanderung restituiert.

göttlichen Dasein, das ein derartiges Sein nicht aus sich selbst hervorgebracht haben kann, wird eventuell dieses hebräische Wortspiel aufgenommen.

Jede Seele besitzt zwangsläufig ein Gewand, ohne das sie nicht in die Welt entlassen wird.[75] Dieses Gewand übernimmt die Mittlerposition zwischen Körper und Seele.

Eine weitere Traditionslinie, die von Lurias Lehrer, Moshe Cordovero (1522-1570) herrührt,[76] deutet *tzimtzum* selbst als Verhüllung des göttlichen Lichts in der Schöpfung, als Offenbarung in der Verhüllung.[77] Bei Cordovero wird diese „Verhüllung des starken Lichts in ein Gewand" zudem mit der Sonne assoziiert, die sich in ihrer Verhüllung oder Abschirmung erst offenbart:

> Wenn das starke Licht verborgen und in ein Gewand gehüllt ist, wird es offenbar. Das Licht wird verborgen, in Wahrheit aber offenbar. Wenn es nicht verborgen würde, würde es nicht offenbar. So ähnlich, wie wenn man in die blendende Sonne schauen wollte. Die Sonne, die blendet, ist verborgen, weil der Mensch wegen ihrer enormen Helligkeit nichts sehen kann. Aber wenn er sie verbirgt und durch Abschirmungen hindurch anschaut, gelingt es ihm, sie mit seinem Auge zu sehen, ohne dass sie ihm schadet. So verhält es sich auch mit der Emanation: Durch Verbergen und Verhüllen wird sie offenbar.[78]

Van Helmont nimmt zentrale Ideen Cordoveros auf und scheint somit in seinem Dialog an dieser Stelle unterschiedliche Traditionen der lurianischen und vorlurianischen Lehre zu kombinieren. Er verbindet sie zudem mit seinen christlichen Konzeptionen des *Adam*, sowohl im schöpfungstheologischen als auch im soteriologischen Kontext, um seinem Leser ein harmonisches Gesamtkonzept vor Augen zu führen. Dabei werden Elemente der lurianischen Seelenlehre, *tzimtzum*-Vorstellung und der *tiqqun*-Konzeption zu einer neuen Interpretation von Gen 1,26-27 vereint, die dennoch das christliche Erlösungshandeln nicht als überflüssig erweist, sondern als bereits in der Schöpfung präfiguriert deutet.

---

75 Fine: Physician of the Soul (wie Anm. 47), S. 308. Siehe auch ebd., S. 437 Anm. 16 zu *Zohar* II,96b-97b zu Ex 21,10.

76 Necker: Einführung (wie Anm. 37), S. 88.

77 Zu den rabbinischen Vorstellungen des „Leibrockes" Gottes seit der Schöpfung, siehe Necker: Einführung (wie Anm. 37), S. 104.

78 Pardes Rimmonim. Pforte 5. Abschnitt 4. Jerusalem 1962, fol. 25d. Siehe Necker: ebd.

Fazit

Kabbalistische Motive, die im *Dialogue* lediglich anhand der vier Welten und der implizierten Schöpfungstheorie angedeutet werden, werden im Anhang in der *Paraphrastical Exposition* viel stärker auf der Grundlage lurianischer Lehren ausgeführt.

Wie sein Vater hält sich auch Franciscus Mercurius eng an den biblischen Text, interpretiert diesen jedoch nicht auf der Grundlage patristischer Schriften oder alchemistischer Ideen, sondern lässt neben philosophischen Gedanken auch zentrale Konzeptionen der lurianischen Kabbala als Antwort auf Mores Überlegungen zur *creatio ex nihilo* einfließen. Er nimmt wie sein Vater die innere Dynamik der Schöpfung in der Frage nach dem göttlichen Impuls wieder auf und auch der Gedanke der Heilung, hier als Erlösung, wird thematisiert, doch nun in einen lurianisch-christologischen Diskurs eingebunden. Wie auch in anderen Fällen sind hier die expliziten und näher ausgeführten Bezüge zum Gedankengut der lurianischen Lehren nicht in den Texten zu finden, die in den lateinischen Übersetzungen in die KD Eingang fanden, sondern viel eher in den englischen Ergänzungen zu jenen Teilen oder selbständigen Versionen, die nicht in der KD zu finden sind. Über den Grund für diese Entwicklung kann nur spekuliert werden.

Eventuell sollte in der KD mehr Raum den Quellen und ihren jeweiligen lateinischen Übersetzungen bzw. Paraphrasierungen gegeben werden und die anschließenden Überlegungen van Helmonts dienten als Vorlage für eine kleineres Publikum, einen „eingeweihten Kreis" kabbalistisch interessierter Leser mit einer gewissen Vorbildung, für den die angesprochene Symbolik in Grundzügen bekannt oder leichter zugänglich war.

Doch werden auch in jenen Zusätzen wie in den Stücken der KD selbst an neuralgischen Punkten zur Erlösungslehre im Zusammenhang des *Adam Qadmon* bzw. bei der Präfiguration des Erlösungshandelns in der Schöpfungstheorie christologische Komponenten eingesetzt, wie dies z.B. auch in der lateinischen Übersetzung des *Sefer ha-Gilgulim* (*De Revolutionibus Animarum*) der Fall ist.[79]

---

79 Morlok: *De Revolutionibus Animarum* (wie Anm. 36), S. 15-18.

J. H. Chajes

Durchlässige Grenzen: Die Visualisierung Gottes zwischen jüdischer und christlicher Kabbala bei Knorr von Rosenroth und van Helmont*

ABSTRACT: The article explores the "permeable boundaries" between Jewish and Christians forms of Kabbalah in the seventeenth century, with special attention to graphical materials. The diagrammatic expressions of Kabbalah were of particular interest to many Christian kabbalists, who identified the "Tree" as the key to this esoteric lore. The Tree was not the only expression of the centrality of the graphical for these thinkers, as will be exemplified in a reassessment of van Helmont's *Alphabeti vere naturalis Hebraica brevissima delineatio*. Special attention will also be devoted to the final appendix of the first volume of Christian Knorr von Rosenroth's *Kabbalah denudata,* which presents 16 fold-out figures of kabbalistic diagrams. Most of these represent complex Lurianic cosmographs that Knorr was able to obtain in manuscript form. Of particular interest will be four of these figures (fig. 8-11) that became the most ubiquitously reproduced Lurianic diagrams in Jewish circles. It will be demonstrated that these diagrams, which look like no others in the visual repertoire of earlier Jewish Kabbalah, were drafted originally by Knorr himself on the basis of his reading of the 1648 work *Emeq ha-Melekh*. Their unusual aesthetics and schemata did not prevent Jews from adopting them (without attribution and perhaps awareness) and reproducing them extensively in manuscript and printed kabbalistic scrolls into the twentieth century.

Diagramme spielten in der kabbalistischen Literatur seit ihren mittelalterlichen Anfängen eine zentrale Rolle.[1] Ihre frühen Formen ähneln dem Baum des Porphyrios oder den konzentrischen Kreisen zeitgenössischer astronomischer Abhandlungen. Diese beiden Formen führten zu zwei Entwicklungen: Die erste betrifft die Übernahme des Baumes als bevorzugte schematische Präsentation zur Darstellung der kosmologischen Hierarchie und zeitlichen Ordnung. Die Popularität der Baumdiagramme

* Mein herzlicher Dank geht an Rosmarie Zeller und Gerold Necker für die freundliche Einladung nach Sulzbach-Rosenberg, an Herrn Hartmann für die umsichtige Betreuung und an Elke Morlok für die Übersetzung des vorliegenden Beitrags.

1 Die Forschung für diesen Artikel wurde von der Israel Science Foundation Grant 1259/14 finanziert. Eine bahnbrechende Untersuchung von kabbalistischen Diagrammen, die sich besonders auf die Vor- und Frühgeschichte solcher Bilder konzentriert, stellt Giulio Busi: Qabbalah visiva. Turin 2005 dar.

in mittelalterlichen Abhandlungen über Logik und Rhetorik führten im Zusammenspiel mit der Zentralität der Baum-Mythologumena im alten Judentum und in frühen kabbalistischen Texten zur ikonographischen Darstellung der kabbalistischen Lehre im zehnästigen Baum. Der „Arbor Sephirothica“ war bei Christen, die sich mit der Kabbala beschäftigten, besonders beliebt, da man ohne Schwierigkeiten christologische Interpretationen in den Baum einfließen lassen konnte.[2] Es handelte sich um eine *figura*, die wie andere jüdische „Präfigurationen“ als *figuram Christi gerunt / gestant* (die Gestalt Christi tragend) wahrgenommen wurde.[3] Die zweite Entwicklung lag in der Erweiterung der klassischen sphärischen Konstruktion des Universums um den innergöttlichen Bereich. Der Bereich Gottes und der Heiligen,[4] der in der lateinischen Kosmographie als „Empyreon“ bezeichnet wird und, wenn überhaupt, dann bildlich dargestellt wurde, wurde von den Kabbalisten einer detaillierten Kartographierung unterzogen, welche ihre gegenständliche räumliche Lehre abbildete. Wenn Naturphilosophen die himmlischen Körper und Sphären nur oberhalb des sublunaren Bereichs als lebendige, fühlende, göttliche Wesen betrachteten, so dehnten die Kabbalisten derartige Vermutungen auf den Bereich aus, der vormals dem „ersten Beweger“ vorbehalten war. Der Kosmos stellte ein Kontinuum dar, das mit dem *En Sof* (dem „Unendlichen“) und den ersten göttlichen sefirotischen Sphären begann, die es emanierte, und eine gemeinsame Struktur mit ihnen aufwies.[5]

Anthropomorphe Gesichter, Vorläufer unserer Smiley-Emoticons, sind nur in der Exegese der zoharischen *Idrot* (Versammlungen) ein Merkmal kabbalistischer Schemata des Göttlichen, die mit R. David Ben Judah he-Chasid ihren Anfang nahmen und sich anschließend mit

---

2 Siehe z.B. Saverio Campanini: Il „De divinis attributis“ di Cesare Evoli. In: Materia giudaica 15-16 (2010-11), S. 339-355; ders.: A Sefirotic Tree from a Miscellany of Christian Kabbalistic Texts. In: Manuscrits hébreux et arabes. Mélanges en l'honneur de Colette Sirat. Hg. von Nicolas de Lange und Judith Olszowy-Schlanger. Turnhout 2014, S. 387-401.

3 Erich Auerbach: Figura. In: Mimesis und Figura. Mit einer Neuausgabe des „Figura“-Aufsatzes von Erich Auerbach. Hg. von Friedrich Balke und Hanna Engelmeier. München 2016, S. 155 oder 183.

4 Edward Grant: Planets, Stars, and Orbs: The Medieval Cosmos, 1200-1687. Cambridge, England/New York 1994, S. 382-383.

5 Zu einer umfangreicheren Präsentation dieses Arguments siehe J. H. Chajes: Spheres to Sephirot: Kabbalistic Ilanot and the Mapping of the Divine. In: The Visualization of Knowledge in the Middle Ages and the Early Modern Period. Hg. von J. H. Chajes, Adam Cohen und Marcia Kupfer u.a. Turnhout 2017 (im Druck).

der Herausbildung der lurianischen Schule fortsetzte. Diese Gesichter (*partzufim*) – Repräsentationen der personalen Konfigurationen der Sefirot nach dem „Bruch der Gefäße“ (*shvirat ha-kelim*) – besitzen offensichtlich menschliche Merkmale. Dieser neue Fokus auf göttlichen Personen und ihre menschlichen Eigenschaften / Gesichter lieferte der zweiten Welle dieser Tradition bedeutende Materialien, die anscheinend ebenfalls für christologische Ausdeutung geeignet waren. „Anscheinend“ daher, weil die Aufgabe einer christologischen Lesart der lurianischen Kabbala nicht ganz so einfach war wie etwa die Gleichsetzung eines „Smiley“ mit dem Jesuskind. Aus der verhältnismäßig leicht verständlichen Theosophie der frühen Kabbala (Vital hob hervor, dass sie mühelos in ein paar Werken studiert werden könne, die ein Schüler in wenigen Tagen bewältigt) übernahmen die christlichen Kabbalisten die zehn Sefirot, aus denen einzelne Attribute oder Dreiergruppierungen isoliert mit einem Vater, einem Sohn und dem Heiligen Geist gleichgesetzt werden konnten.[6]

Wenn sich Luria zu Gikatilla wie Einstein zu Newton verhält, stellte der Quantensprung von Gikatilla zur Lehre Lurias den christologischen Leser vor eine Reihe neuer Herausforderungen. Das lurianische System verstärkte zwar die anthropomorphen Elemente, die sich zur Identifikation mit der christlichen trinitarischen Gottheit eigneten, doch wurden dabei verwirrende Strukturen und Terminologien verwendet. Gershom Scholem, der letzteres zwar nicht völlig ignorierte, neigte jedoch dazu, es zu übergehen und das lurianische System in breiten, mythischen Pinselstrichen zu zeichnen.[7] Unter Berufung auf Scholems Autorität geht Allison Coudert davon aus, dass *gilgul* (Reinkarnation) und *tiqqun* (Reparatur / Wiederherstellung) die zwei wichtigsten Aspekte von Lurias Denken

6 Siehe z.B. Moshe Idel: *Ben*. Sonship and Jewish Mysticism. London/New York 2007; Peter Schäfer: Weibliche Gottesbilder in Judentum und Christentum. Frankfurt a. M. 2008; Arthur Green: Shekhinah, the Virgin Mary, and the Song of Songs: Reflections on a Kabbalistic Symbol in Its Historical Context. In: AJS (Association for Jewish Studies) Review 26 (2002), S. 1-52.

7 Zum späten Stadium von Gershom Scholems höchst einflussreicher Beschreibung des „lurianischen Mythos“ siehe Gershom Scholem: Sabbatai Zwi. Der mystische Messias. Frankfurt a. M. 1992, S. 44-64. Diese Auffassung – die sich nirgends wörtlich in den Primärtexten der lurianischen Kabbala findet – setzt sich in neueren Studien fort, wie z.B. Lawrence Fine: Physician of the Soul, Healer of the Cosmos. Isaac Luria and His Kabbalistic Fellowship. Stanford 2003, S. 126-144; Shaul Magid: From Metaphysics to Midrash: Myth, History, and the Interpretation of Scripture in Lurianic Kabbala. Bloomington 2008, S. 21-29.

repräsentieren. Diese großen auf den Menschen zentrierten Konzepte, welche die Gottes Güte und Gerechtigkeit betonten und eine „unbezwingbare Theodizee (impregnable theodicy)“ beinhalten,[8] zogen das Interesse prominenter Persönlichkeiten wie Christian Knorr von Rosenroth und Franciscus Mercurius van Helmont bis hin zu Leibniz auf sich.[9]

Wegen der Komplexität der lurianischen Lehren hat die moderne Forschung die Auseinandersetzung mit den Details weitgehend vermieden zugunsten allgemeiner, mythischer Charakterisierungen. Das theosophische Dickicht der lurianischen Kabbala, das sich fast auf jeder Seite findet, wird leicht übersehen und durch eine große Geschichte, ein mythisches Narrativ, eine mythische Erzählung mit unbestreitbarem Pathos, ersetzt.[10] Doch wie Larry Gopnik seinem durchgefallenen Schüler im Film der Coen Brüder „A Serious Man“ von 2009 erklärt,

> Man kann die Physik nicht ohne die Mathematik begreifen.
> Die Mathematik sagt uns, wie es wirklich funktioniert. Sie ist die eigentliche Sache; die Geschichten, die ich in der Klasse erzähle, sind nur Illustration; sie sind sozusagen wie Fabeln, um Euch ein Bild zu geben. Ein unvollkommenes Modell. Ich meine, dass auch ich Schrödingers Katze nicht verstehe. Die Mathematik erklärt, wie es wirklich läuft.[11]

Tzimtzum, *shvira*, *tiqqun* sind die so genannten Fabeln. Die Infinitesimalrechnung der lurianischen Theosophie zeigt, wie es wirklich funktioniert. Diese äußerst strukturierte Metaphysik, diese komplexe heilige Geometrie offenbarte die mathematische Unausweichlichkeit der Operationen des göttlichen Geistes in seinem schöpferischen *Denken ins Sein*. Die lurianische Lehre wandte – basierend auf der Annahme, dass allem eine gemeinsame Struktur zugrunde liegt – einen einheitlichen diskursiven Modus auf den gesamten Bereich des Seins an. Es handelte sich um eine

---

8 Allison P. Coudert: The Impact of the Kabbalah in the 17th Century. The Life and Thought of Francis Mercury Van Helmont, 1614-1698. Leiden 1999, S. 284.

9 Allison P. Coudert: Leibniz and the Kabbalah. Dordrecht/Boston 1995, S. 104-106, 117-119.

10 Hier wird erneut auf die Tendenz der Forschung eingegangen, die speziell diskursiven Elemente der Lehre Lurias zugunsten eines mythischen Narrativs, das von Wissenschaftlern erschaffen wird, zu ignorieren. Siehe Assaf Tamari: The Body Discourse of Lurianic Kabbalah. Ben-Gurion University of the Negev 2017 (Hebräisch).

11 Dieser Monolog des Films wird im Kapitel „Faith in Film“ von Lawrence J. Epstein: American Jewish Films: The Search for Identity. London 2013, S. 192 angeführt und analysiert.

Metaphysik, die möglicherweise „spinozistisch" genannt werden konnte und auch tatsächlich so bezeichnet wurde.[12] Diese zog die Aufmerksamkeit führender Naturphilosophen des 17. Jahrhunderts auf sich.

Im Epizentrum dieses Interesses stand Christian Knorr von Rosenroth (1636-1689), Kanzler des Fürsten Christian August von Pfalz-Sulzbach und einer der wenigen christlichen Hebraisten und Kabbalisten, der die „Mathematik" der lurianischen Kabbala verstanden hatte.[13] Knorr veröffentlichte seine „bespiellose Darstellung der Kabbala auf Latein"[14] in zwei Bänden unter dem Titel *Kabbala Denudata* (im folgenden KD), 1677 bzw. 1684.[15] Seine Präsentation des lurianischen Systems ist umfassend, kompromisslos und unverfälscht.[16] Sie lässt eine gründliche Kenntnis von Materialen, die in der Mitte des 17. Jahrhunderts in Manuskripten und frühen gedruckten Ausgaben zur Verfügung standen, erken-

---

12 Die Idee, dass das Denken Spinozas kabbalistisch sei, wurde bereits im 17. Jahrhundert von Johann Georg Wachter aufgeworfen: Der Spinozismus Im Jüdenthumb / Oder / die von dem heütigen Jüdenthumb / und dessen Geheimen Kabbala Vergötterte Welt / An Mose Germano sonsten Johann Peter Speeth / von Augspurg gebürtig / Befunden und widerleget. Amsterdam 1699. Nachdruck Stuttgart, Bad-Cannstatt 1994. Siehe die Diskussionen bei Gershom Scholem: Die Wachtersche Kontroverse über den Spinozismus und ihre Folgen. In: Spinoza in der Frühzeit seiner religiösen Wirkung. Hg. Karlfried Gründer und Wilhelm Schmidt-Biggemann. Heidelberg 1984, S. 15-25; Yossef Schwartz: Kabbala als Atheismus: Die Kabbala Denudata und die religiösen Krise des 17. Jahrhunderts. In: Morgen-Glantz 16 (2006), S. 259-284. Siehe auch Yitzhak Y. Melamed: Salomon Maimon and the Rise of Spinozism in German Idealism. In: Journal of the History of Philosophy 4 (2004), S. 82-83. Für eine neuere bibliographische Übersicht siehe Wilhelm Schmidt-Biggemann mit Frank Böhlking und Wolfgang Dickhut: Geschichte der christlichen Kabbala. Band 4: Bibliographie. Stuttgart-Bad Cannstatt 2014, S. 149-150.

13 Zu einer neueren Übersicht mit Bezügen zu detaillierteren bibliographischen Studien siehe Wilhelm Schmidt-Biggemann: Geschichte der christlichen Kabbala. Band 3: 1660-1850. Stuttgart-Bad Cannstatt 2013. Siehe auch Gershom Scholem: Knorr von Rosenroth, Christian. In: Encyclopaedia Judaica. Bd. 12. Detroit [2]2007, S. 240-241.

14 Joseph Dan: The Christian Kabbalah. Jewish Mystical Books and their Christian Interpreters. A Symposium. Cambridge, Mass. 1997, S. 221.

15 Band 1 wurde in 2 Teilbänden 1677 und 1678 in Sulzbach veröffentlicht; der zweite Teilband, der die Sammlung der Diagramme enthält, wurde 1678 gedruckt. Bd. 2 wurde in Frankfurt 1684 erneut verlegt. Wilhelm Schmidt-Biggemann: Knorr von Rosenroths missionarische Intentionen. In: Morgen-Glantz 20 (2010), S. 193.

16 Andreas B. Kilcher hat kürzlich dargelegt, dass die KD „zu einem Großteil ein philologisches Projekt in modernem Sinne (is to a large extent a philological project in the modern sense)" sei. Andreas B. Kilcher: Philology as Kabbalah. In: Kabbalah and Modernity: Interpretations, Transformations, Adaptations. Hg. von Boaz Huss, Marco Pasi und Kocku von Stuckrad. Leiden 2010, S. 16.

nen. Die KD repräsentiert die Summe der zweiten Welle der christlichen Kabbala im 17. Jahrhundert und enthält eine eklektische Auswahl kabbalistischer Texte und zudem Beiträge seiner Zeitgenossen Franciscus Mercurius van Helmont (1614-1698) und Henry More (1614-1687). Zwischen den Zeilen – und gelegentlich auch in ihren Texten und Paratexten – kommt die Überzeugung zum Ausdruck, dass diese Lehre die *prisca theologia*, die Judentum und Christentum gemeinsam ist, enthält.

Damit dies funktioniert, müssten gemäß dieser Überzeugung die Juden ihrerseits akzeptieren, dass die *partzufim* mit dem wahren mystischen Verständnis des Vaters, des Sohnes und des Heiligen Geistes identisch seien. Die Christen andererseits müssten sich aus ihrer historischen Komfortzone hinausbewegen und ihren Retter mit theosophischen Begriffen in Einklang bringen, welche nichts zu tun haben mit der Vorstellung eines historischen Jesus aus Fleisch und Blut. Diese Ideologie einer universalen Kirche war historisch betrachtet kein Erfolg. Sie fand kaum Anhänger und das Phänomen war ein Strohfeuer. Weder Juden noch Christen haben diese synkretistische mystische Alternative in ihre „großen Traditionen" aufgenommen. Selbst der anfänglich enthusiastische Henry More schreckte mit Abscheu vor den groben lurianischen Anthropomorphismen zurück, die er nicht mit Christus identifizieren wollte.

Allison Coudert vertritt die Ansicht, dass Knorrs Interesse mit einer Bekehrung der Juden in Zusammenhang steht, und schreibt daher: „Wie ihre christlich-kabbalistischen Vorgänger glaubten Helmont und Rosenroth, sie könnten die Kabbala dazu benutzen, die christliche Lehre zu verifizieren und damit die Bekehrung von Heiden und Juden beschleunigen."[17] Auch wenn Couderts Aussage in gewissem Maße zutreffend ist, kann man Knorrs Interesse an der Kabbala nicht auf die rein instrumentelle Ebene beschränken.[18] Die traditionelle christlich-hebräische Rhetorik, die sich auf die Konversion der Juden bezieht, ist für Knorr ein Vorwand, um seine große Begeisterung für Altertümer und aufgeklärte Wissenschaft zu verbergen.[19] Andererseits stellt van Helmonts *Adum-*

17 Allison P. Coudert: A Cambridge Platonist's Kabbalist Nightmare. In: Journal of the History of Ideas 35 (1975), S. 636.

18 Vgl. zu dieser Ansicht Schmidt-Biggemann: Knorr von Rosenroths missionarische Intentionen (wie Anm. 15).

19 Ich gehe davon aus, dass Knorr die Konversionsrhetorik an den wenigen Stellen, wo er sie wie z.B. im Vorwort zum *Zohar* benutzt, anwendet, um sich gegen christliche Kritik zu schützen und der Zensur zu entgehen. In den letzten Teilen des Apparats findet sich der Bezug zum Sieg des Messias aus Jesaja 25, 8: „Er wird den Tod

bratio Kabbalae Christiana, ein 67-seitiger Traktat, welcher als anonymer Epilog des zweiten Bandes von Rosenroths KD erschien, einen weitaus ehrgeizigeren und direkten Versuch dar, die Feinheiten der lurianischen Kabbala mit Elementen des Christentums zu verknüpfen, als alle anderen Schriften in Knorrs Kompendium.[20] Doch kann auch die *Adumbratio* kaum als Konversionstraktat angesehen werden, außer in Hinblick auf das anvisierte Lesepublikum. Wie die KD insgesamt und das Material, auf der sie basiert, vereinfacht van Helmonts *Abriss* die Übernahme der Kabbala für die Christen weit mehr als umgekehrt die Akzeptanz des Christentums für die Juden. Knorr von Rosenroth und van Helmont wurden eher von der synkretistischen Ökumene als von den Konversionsbestrebungen der „ersten Welle" der christlichen Kabbala motiviert.

Es scheint, dass Knorrs Beitrag und seine unter christlichen Kabbalisten, ja auch in der modernen Wissenschaft außergewöhnliche eingehende Analyse und Präsentation von lurianischen Texten bisher nicht angemessen gewürdigt wurde. Rosmarie Zellers Bemerkungen, dass die KD ein Werk sei, „dessen Komplexität zwar von der neueren Forschung immer wieder betont wird, welches aber bis heute keine eingehende wissenschaftliche Untersuchung gefunden hat", treffen bis heute weitestgehend zu.[21]

---

verschlingen auf ewig", und der Refrain „FINIS - SOLI DEO GLORIA per CHRISTUM", Ehre sei Gott durch Christus. Wilhelm Schmidt-Biggemann schreibt, dass Knorr diese Figuren auf das Neue Testament bezieht: „die Knorr mit einem Vorwort versehen hat, in dem er diese Figuren auf das Neue Testament bezieht (2 BL, S. 1-255)." Wilhelm Schmidt-Biggemann: Christliche Kabbala oder Philosophia Hebraeorum: Die Debatte zwischen Knorr von Rosenroth und Henry More um die rechte Deutung der Kabbala. In: Morgen-Glantz 16 (2006), S. 291. Seine Interpretation bagatellisiert Knorrs exakte Übersetzung der hebräischen Vorlagen (wenn er sie nicht gar völlig ignoriert) und lässt den Eindruck entstehen, dass jener eine Art christliche Legende zu den Sefirot entwarf. Siehe ebd., S. 298, Anm. 41: „Für den christlichen Leser hat diese Sphäre evident mariologische Prädikate..." – und dann gibt er im Anschluss Knorrs lateinische Legende zu Fig. 15 wider, ohne auch nur anzudeuten, dass es sich dabei um nichts anderes als eine wörtliche Übersetzung des hebräischen Inhalts der Quellen von Fig. 15 handelt (siehe die hebräische Vorlage in Ms. Oxford Bodleian Opp. 551 aus dem Jahr 1662).

20 Sheila A. Spector: Francis Mercury van Helmont's *Sketch of Christian Kabbalism*. Leiden/Boston 2012.

21 Rosmarie Zeller: Der Paratext der Kabbala Denudata. Die Vermittlung von jüdischer und christlicher Weisheit. In: Morgen-Glantz 7 (1997), S. 161. Man muss in dieser Hinsicht feststellen, dass die christliche Kabbala nur selten von Gelehrten der (jüdischen) Kabbala im Detail untersucht wurde. Stattdessen ist sie weitgehend im Bereich der Forschung zur westlichen Esoterik thematisiert worden. Häufig sind

Obwohl die KD eine Kompilation aus einer Vielzahl von hebräischen Vorlagen darstellt, möchte ich die Bedeutung von zwei gedruckten hebräischen Werken des 17. Jahrhunderts für Knorrs Projekt hervorheben:[22] Zum einen *Emeq ha-Melekh* [im folgenden *EhM*] oder das *Tal des Königs* von R. Naphtali Ben Jacob Elchanan Bacharach, welches 1648 in Amsterdam veröffentlicht wurde,[23] und zum anderen *Sha'ar*

diese Forscher darin versiert, die lateinischen Texte der christlichen Kabbalisten zu analysieren, doch sie sind größtenteils nicht in der Lage, sich kritisch mit den hebräischen und aramäischen Quellen auseinanderzusetzen, die von christlichen Kabbalisten (um-)gedeutet wurden. Dies kann zu einigen recht fragwürdigen Interpretationen führen, wie z. B. eine Anmerkung, die zu Knorrs lurianisch-numerologische Auslegung der Tefillin bzw. Gebetsriemen ausführt, dass Rabbenu Tam bedeuten könne, „seine Meister sind perfekt / untadelig“ oder dass „sein / ihr Reichtum 440 (der Zahlenwert von Tam) sei“, anstatt einfach auf Rashis Enkel Rabbenu Tam (Jakob ben Meir) hinzuweisen. Christopher Atton und Stephen Dziklewicz: Kabbalistic Diagrams of Rosenroth (with an introduction by Adam McLean). London 1987, S. 58. Auf ähnliche Weise ist der Herausgeberin von Franciscus Mercurius van Helmonts *Adumbratio* weder die Sulzbacher Ausgabe des *Zohar* bekannt, noch werden von ihr die grundlegenden lurianischen Werke, die dem Übersetzer und Redakteur van Helmont vertraut waren, benannt. Siehe Spector: Francis Mercury van Helmont's „Sketch of Christian Kabbalism" (wie Anm. 20). S. 62-63, Anm. 34 und S. 164 Anm. xxiii, Anm. xxv und Anm. xxxi. Hierzu siehe auch Saverio Campanini: Some Notes on Gershom Scholem and Christian Kabbalah. In: Jerusalem Studies in Jewish Thought 21 (2007), S. 13-33.

22 Zusätzlich zu den gedruckten Werken und den Handschriften erhielt Knorr möglicherweise von Juden in Amsterdam und anderen Orten Unterstützung. Auch beschäftigte er zwei polnische Juden, um mit ihnen an der KD zu arbeiten, und einen Christen mit Namen Johann Peter Spaeth (1644-1701), der danach konvertierte und sich von Knorrs Projekt distanzierte. Dies wird von einigen Forschern wie z.B. Schmidt-Biggemann: Knorr von Rosenroths missionarische Intentionen (wie Anm. 15), S. 193 vermutet. Siehe auch Guillaume van Gemert: Christian Knorr von Rosenroth in Amsterdam. Die Kabbala Denudata und der niederländische Kontext. In: Morgen-Glantz 16 (2006), S. 111-134.

23 Knorr Christian von Rosenroth: Kabbala denudata. Sulzbaci 1677, S. 150-172. Die Aufnahme des *Emeq ha-Melekh* in die *Kabbala Denudata* untersucht der Beitrag von Philipp Theisohn, der jedoch keines der Themen oder Materialien berührt, die hier erörtert werden. Siehe Philipp Theisohn: Zur Rezeption von Naphtali Herz Bacharachs Sefer *Emeq ha-Melekh* in der *Kabbala Denudata*. In: Morgen-Glantz 16 (2006), S. 221-241. Theisohns Behauptung, dass Knorrs mangelnde Auseinandersetzung mit dem Ursprung des *malbush*-Konzepts bei Saruq und seine lateinischen Übersetzungen von dessen Schlüsselbegriffen eine „entscheidende Modifikation“ (S. 235) des Materials seien und Knorrs christliche Agenda wiederspiegeln, kann m.E. nicht zugestimmt werden.
Für eine kurze und auf den Kontext bezogene Darstellung siehe Konstantin Burmistrov: Die hebräischen Quellen der Kabbala Denudata. In: Morgen-Glantz 12 (2002), S. 359-360.

ha-Shamajim (Pforte des Himmels) von Abraham Cohen de Herrera (um 1564-1635).

Es ist in der Tat nicht möglich, sich die Entstehung der KD ohne die Kenntnis von *EhM* vorzustellen. In der Mitte des 17. Jahrhunderts war die lurianische Kabbala einzelnen Personen vertraut, die Zugang zu gut verwahrten Handschriften hatten, oder mit der Person oder den Lehren des R. Israel Saruq in Kontakt kamen.[24] Saruq, der zunehmend als Schüler von Luria noch vor Vitals Auftreten angesehen wird, nahm sein Wissen über diese Lehre im späten 16. Jahrhundert nach Europa mit; seine Schriften bilden den Kern von *Emeq ha-Melekh*.[25] Obwohl Knorr von Rosenroth in seinen Diskussionen mehrere lurianische Handschriften erwähnt, ist er in seiner klaren Darstellung derselben besonders Bacharachs Schrift verpflichtet und bemühte sich, viel davon seiner Leserschaft zu übermitteln.[26]

Rosenroth benutzte ein zweites lurianisches Werk in der KD, das bereits im Druck vorlag, ausführlich: *Sha'ar ha-Shamajim* (Pforte des Himmels) von Abraham Cohen de Herrera.[27] Es wurde ebenfalls in Amsterdam, nur sieben Jahre nach *Emeq ha-Melekh* veröffentlicht. Der Autor war ein Schüler von Saruq und ein ehemaliger Converso, der die Schrift ursprünglich auf Spanisch verfasst hatte, um, wie Krabbenhofft meint, „die Wahrheit und Schönheit der Kabbala vor der Vernachlässigung durch die Philosophen und kabbalistischen Dunkelmänner zu erretten [...], die sie außer Reichweite vieler interessierter Leser hielten."[28]

24 Joseph Solomon Delmedigos *Ta'alumot Chokhma* (Basel 1629-31) ist das andere im Druck vorliegende Werk, das wie *Emeq ha-Melekh* auf der lurianischen Lehre in der Version Saruqs basiert. Delmegidos Schrift enthält ein ausklappbares Diagramm der „Einkleidungen" (*hitlabshujot*), das als Ausgangspunkt für ambitioniertere Hersteller lurianischer *Ilanot*, die bald folgen sollten, gedient haben könnte.

25 Hauptsächlich sein *Limmude Atzilut*. *Limmude Atzilut* selbst wurde erst 1897 gedruckt. Siehe Joseph Avivi: Kabbala Luriana. Bd. 1. Jerusalem 2008, S. 441-442 (Hebräisch).

26 Fast ein Jahrhundert später beklagte sich Isaiah Bassan mit Bezug auf Knorrs KD bei Moshe Chajjim Luzzatto über die zahlreichen lateinischen Übersetzungen aus *Emeq ha-Melekh*, „die zu den wichtigsten Gründen zählten, warum sich unser Exil hinzieht" (*Iggerot Shadal*, 29). Vgl. Gershom Scholem: Bacharach, Naphtali ben Jacob Elchanan. In: Encyclopedia Judaica. Vol. 3. Detroit ²2007, S. 34-35.

27 Konstantin Burmistrov: Die hebräischen Quellen (wie Anm. 23), S. 341-376, hier S. 357-359. Siehe auch Gerold Necker: Humanistische Kabbala im Barock. Leben und Werk des Abraham Cohen de Herrera. Berlin/Boston 2011, S. 24, 82-94.

28 Kenneth Krabbenhoft: Introduction to Abraham Cohen de Herrera's *Gate of Heaven*. Leiden/Boston, Mass. 2002, S. xvii-xviii.

Saruqs Darstellung des lurianischen Systems in einem ausgesprochen philosophischen Ton weitete Herrera noch aus und ergänzte sie durch eine freizügige synkretistische Gelehrsamkeit ähnlich der, wie sie später in den Werken seines jungen Freundes Menasseh ben Israel (1604-1657) entfaltet wurde. Herreras philosophischer Synkretismus ergänzte auf sinnvolle Weise Knorrs wörtliche und unvermeidlich obskure Übersetzungen der lurianischen Lehren.

Die KD stellt als ganze einen ernstzunehmenden Einführungskurs in die Kabbala für einen gelehrten Christen dar, der die Schlüssel zu dieser alten Weisheit sucht. Und in der Tat baumelt ein Schlüsselbund am Handgelenk der Frau Weisheit (*Sapientia*) auf dem Frontispiz des ersten Bandes.[29] Im ersten Band der KD (1677) bemühte sich Knorr, seine Leser mit Hintergrund- und Vergleichsmaterialien zu versorgen, die ihnen vor, während und sogar nach ihrer Beschäftigung mit dem umfangreichen Quellenmaterial, das in den Bänden von 1684 folgen sollte, dienen würde.[30] Diagramme gehören zu den Materialien, die Knorr für so zentral erachtete, dass er sie seinen ehrgeizigen Lesern verfügbar machte. Es handelt sich um Diagramme, welche Informationen kristallisieren, vereinfachen, hierarchisieren und korrelieren – Informationen, um das Erfassen und Memorieren komplexer Zusammenhänge auf einen Blick zu ermöglichen.[31] Sie dienen auch anhand des Einsatzes von mechanischen Utensilien wie beweglichen oder unbeweglichen Rädern innerhalb von Rädern (*rotae* oder den tatsächlich ausgeschnittenen Spinnrädern, bekannt als „volvelles") als Rechenwerkzeuge und ermöglichen die kreative Herausbildung von neuem Wissen und auch die Erhaltung und Präsentation von altem.[32] Letztlich waren die frühmodernen Vertreter der

29 Zur Symbolik dieser Radierung siehe Zeller: Paratext (wie Anm. 21), S. 145-151.

30 Alle Bände von 1684 werden in einer handlichen Faksimile-Ausgabe zusammengefasst. Christian Knorr von Rosenroth: Kabbala Denudata. Hildesheim/New York 1974.

31 Zur Literatur über mittelalterliche und frühneuzeitliche Diagramme siehe Michael Evans: The Geometry of the Mind: Scientific Diagrams and Medieval Thought. In: Architectural Association Quarterly 12,4 (1980), S. 32-55; Christoph Lüthy und Alexis Smets: Words, Lines, Diagrams: Towards a History of Scientific Science. In: Early Science and Medicine 14 (2009), S. 398-439; John Emery Murdoch: Album of Science: Antiquity and the Middle Ages. New York 1984; The Tree. Symbol, Allegory and Mnemonic Device in Medieval Art and Thought. Hg. von Pippa Salonius und Andrea Worm. Turnhout 2014.

32 Der letzte Aspekt wird eindrücklich in den Arbeiten von Mary Carruthers demonstriert. Siehe ihre Magisterarbeit, Mary Carruthers: The Book of Memory. A Study

sogenannten westlichen Esoterik von der okkulten Kraft der Bilder fasziniert und bemühten sich Embleme und „Hieroglyphen“[33] zu erschaffen, die energetische Eigenschaften und kosmische Geheimnisse zum Ausdruck bringen konnten. Giordano Bruno (1548-1600), Heinrich Khunrath (c.1560-1605), Robert Fludd (1574-1637) und Athanasius Kircher (1602-1680)[34] – um nur einige der besonders prominenten Beispiele zu nennen – schufen herrliche Titelkupfer für ihre Werke, die die Seiten der New Age Literatur bis heute zieren.

Dass kabbalistische Diagramme – allgemein als „Bäume“ bezeichnet – das Herz der jüdischen Esoterik bilden, wird in einem Brief vom 18. Oktober 1678,[35] der in Knorrs Nachlass in der Herzog August Bibliothek in Wolfenbüttel, (Deutschland), aufbewahrt wird, deutlich. Er stammt von Johann Benedikt Carpzov II (1639-1699), einem ehemaligen Schüler von Johannes Buxtorf II in Basel, und Professor für orientalische Sprachen in Leipzig.[36] Carpzov erklärt in seinem Schreiben an den Pietisten Johann Jakob Schütz (1640-1690),[37] dass die tiefgründigen Speku-

---

of Memory in Medieval Culture. Cambridge 2008, oder auch ihre besonders einschlägige Studie: dies.: Ars oblivionalis, ars inveniendi: The Cherub-Figure and the Arts of Memory. In: Gesta 48 (Sonderausgabe: Making Thoughts, Making Pictures, Making Memories:A Special Issue in Honor of Mary J. Carruthers) (2009), S. 99-117. Ich möchte diese Gelegenheit nutzen, um Maria für ihre Unterstützung, Freundschaft und Inspiration während unserer Zeit als Gastforscher am Israel Institute for Advanced Studies im Herbst 2014 zu danken.

33 Zu Hieroglyphen und Kabbala, siehe Moshe Idel: Perceptions of Kabbalah in the Second Half of the Eighteenth Century. In: The Journal of Jewish Thought and Philosophy 1 (1991), S. 62 Anm. 34. Ders: Kabbalah, Hieroglyphicity and Hieroglyphs. In: Kabbalah. Journal for the Study of Jewish Mystical Texts 11 (2004), S. 11-47, bes. S. 24-29.

34 Zu einer besonders wichtigen Debatte diesbezüglich siehe Daniel Stolzenberg: Four Trees, Some Amulets, and the Seventy-two Names of God: Kircher Reveals the Kabbalah. In: Athanasius Kircher: The last Man who knew everything. Hg. Paula Findlen. New York/London 2004, S. 149-169.

35 Rosmarie Zeller: Der Nachlaß Christian Knorr von Rosenroths in der Herzog August-Bibliothek in Wolfenbüttel. In: Morgen-Glantz 16 (2006), S. 64.

36 Carpzov war ein Kommilitone Knorrs; siehe Schmidt-Biggemann: Geschichte der christlichen Kabbala. Band 3: 1660-1850 (wie Anm. 13), S. 63.

37 Knorr war ein persönlicher Freund von Schütz. Joachim Telle: Knorr von Rosenroth. In: Killy Literaturlexikon. Autoren und Werke des deutschsprachigen Kulturraums. Bd. 6: Huh-Kräf. Hg. von Wilhelm Kühlmann. Berlin/Boston 2009, S. 528; Andreas Deppermann: Johann Jakob Schütz und die Anfänge des Pietismus. Tübingen 2002, S. 222-242. Johann Jakob Schütz war auch Taufpate von Knorrs viertem Kind, siehe Volker Wappmann: Knorrs von Rosenroth Sulzbacher Freundeskreis. In Morgen-Glantz 3 (1993), S. 56-69.

lationen der Kabbala in der Vergangenheit nicht nur für Christen, sondern auch für jüdische Rabbiner völlig unverständlich gewesen seien. Warum? „Weil die meisten von ihnen nichts über ihren kabbalistischen Baum wissen, der die Grundlage der ganzen Lehre ist.“[38]

Cod. Guelf 157,1 Extrav. [fol. 42r] Auszug aus Herrn Doct. Carpzovii Schreiben an L.t Schützen, sub dato Leipzig den 18. 8br. [octobris] anno 1678.
demselben bin ich für das herrliche praesent der Kabbalae denudatae höchst obligirt gemachet, werde auch nicht unterlaßen allen fleiß, wie ich meine danckbarkeit in der That contentieren möge. Ich habe mich dieses wercks ettlicher maßen in beykommender disputation bedienet etc. p.

Verba in dicta Disputatione sunt haec:

Succedit Secunda classis Cabbalistarum quorum meditosa operatio habetur in Sohar, veluti in sede propria, libro ob sermonis et rerum difficultatem obscurissimo, cujus authorem ferunt R. Simeonem ben Jochai, R. Akibae discipulum etc. Ac fuit quidem hic liber hactenus, etsi non denegatus manibus Christianorum, revera tamen obsignatus, quem multi Rabbinorum, iique doctissimi versare non valuerunt. Nam et plerique ipsius arboris Cabbalisticae, quae totius doctrinae hujus [fo. 42v] fundamentum est, parum gnari sunt, fassusque est Hackspanius sub finem miscellaneorum sacrorum p. 453. cum de Cabbala Judaica egisset, decretum sibi fuisse, arborem Cabbalisticam cum ejusdem interpretatione annectere, sed tantum hic offendisse tenebrarum, ut sicuti cuivis non sit obvium aliquid afferre lucis, ita et ipse ibi abrumpendum judicarit. At nuper interpretationem totius Sohar heroico plane, nec unquam inter Christianos sperando ausu VIR PERILLUSTRIS aggressus est, nullique non eruditorum, egregio, quem praemisit, apparatu salivam movit, in cujus prima parte* [in margine: Kabbala denudata edita Sulzbaci, anno 1677. part. I. p. 647.], quae instar Lexici Locos communes Cabbalisticos ordine alphabetico concinnatos sistit.
pag. 56 caetera suggeret perillustris autor Kabbalae denudatae – Apparatu libr. Sohar. part. 4. p. 195[39]

38 Herzog August Bibliothek, Cod. Guelf. 157.1 extrav., fol. 42r-v. Mein Dank geht an Dr. Sven Limbeck in der Herzog August Bibliothek für seine wertvolle Unterstützung. Die Notiz ist zu finden unter https://goo.gl/EabFIq (12.03.2017).

39 Auszug aus dem Schreiben von D. Carpzov an Lizentiat Schütz mit dem Datum Lipsia, 18. Oktober 1678 (wie Anm. 38) „Die Worte in der Disputation sind die folgenden:
Es folgt die zweite Klasse der Kabbalisten, deren Meditationen im Sohar ihren eigenen Platz finden, ein Buch, das aufgrund der schwierigen Sprache und Materie sehr dunkel ist. Sein Autor ist R. Simeon ben Jochai, ein Schüler von R. Akiba usw. Aber in Wirklichkeit war dieses Buch bis jetzt – wenn es nicht den Händen der Christen verboten war – versiegelt. Viele Rabbiner, auch die gelehrtesten, konnten es nicht deuten. Weil die Mehrheit von ihnen nichts über seinen kabbalistischen Baum weiß, der das Fundament der ganzen Lehre ist.
Hackspan gesteht am Ende seines *Miscellanea sacra*, S. 453, wo er sich mit der jüdischen Cabbala beschäftigt hat, dass er sich entschlossen habe, den kabbalistischen

Carpzow merkt im Folgenden an, dass Theodoricus Hackspan (1607-1659) in seinen *Miscellanea sacra* geschrieben habe, er habe wegen der großen Schwierigkeit des Gegenstandes seinen Plan aufgegeben, einen detaillierten kabbalistischen Baum darzustellen.[40] „Vor kurzem“, versichert Carpzov Schütz, „habe jedoch ein hochberühmter Mann auf wahrhaft heldenhafte Weise den Versuch unternommen, worauf die Christen nicht zu hoffen gewagt hätten.“ Dies bedeutet eine Huldigung des vierten Apparates von Knorrs Einführungsband, der eine Reihe von fünf verschiedenen „Bäumen“ in sechzehn ausklappbaren Tafeln präsentiert – „Arbores seu Tabulas Cabbalisticas Universales“ –, ausgeführt von Johann Christoph Sartorius (1656-1739), dem Kupferstecher, der auch für das aufwändige Titelblatt verantwortlich ist.[41]

Die Auffassung der gebildeten Christen, dass der *Ilan* (Baum) das Herz der Kabbala sei, war für Carpzov kaum neu; dies wird implizit – und sogar gelegentlich explizit – in der Geschichte der christlichen Kabbala vor Knorr von Rosenroth deutlich. In Paulus Ricius *Portae Lucis: H[a]ec est porta tetragram[m]aton iusti intrabu[n]t p[er] eam* des Joseph ben Abraham Gikatilla (Augsburg 1516) werden zwei Bäume vorgestellt – einer mit den hebräischen Namen der Sefirot und einer mit deren lateinischen Bezeichnungen.[42] Cesare d'Evoli und Francesco Giorgio

Baum und seine Interpretation anzuhängen, doch sah er so viel Dunkelheit, dass er entschied, dass es niemandem Licht bringen würde, ihn herauszubringen. Jedoch hat vor kurzem ein hochberühmter Mann auf eine wahrhaft heldenhafte Weise den Versuch unternommen, auf den von den Christen nicht einmal zu hoffen gewagt werden konnte, eine Interpretation des ganzen Sohar zu unternehmen. Und es gibt niemand unter den Gelehrten, dem nicht durch den ausgezeichneten Apparat, den er erstellt hat, der Mund wässrig wurde. Im ersten Teil, einer Art Lexikon, hat er die zentralen Begriffe der Kabbala in alphabetischer Reihenfolge angeordnet.“

40 Vgl. Theodor Hackspan: Miscellaneorum Sacrorum Libri Duo: Quibus accessit Ejusdem Exercitatio De Caballa Judaica. Altdorf 1660, S. 453-454.

41 Das Frontispiz ebenso wie Fig. 8 sind mit „J. C. S. Sculp.“ (sculpsit) unterzeichnet. Sartorius war zwischen 1679 und 1697 in Nürnberg tätig und stellte religiöse Bilder sowie Portraits her. Zu einer kurzen Einführung und Bibliographie siehe Zeller: Paratext, (wie Anm. 21), S. 146. Die Diagramme in diesem Apparat wurden von Schmidt-Biggemann: Geschichte der christlichen Kabbala. Band 3 (wie Anm. 13), S. 85 und 92 erörtert. Eine englische Übersetzung des Apparates findet sich in Atton und Dziklewicz: Kabbalistische Diagramme von Rosenroth (wie Anm. 21). Diese Ausgabe weist jedoch sehr viele Übersetzungsfehler auf und kann daher nicht zur Konsultation empfohlen werden.

42 Eine paraphrasierende Übersetzung von R. Joseph Gikatillas (1248-c.1325) *Sha'are Ora* (Pforten des Lichts).

Veneto (Zorzi) schufen ihre eigenen Bäume, wie Saverio Campanini in seinen Studien gezeigt hat.[43] Bruno, Khunrath, Fludd und Kircher waren alle fasziniert von der Kraft der kabbalistischen Bilder, besonders des sefirotischen Baumes, und schufen aufwendige Stiche für Werke, die Knorrs Aufmerksamkeit nicht entgangen sein dürften. Vielleicht illustriert die Tatsache, dass in der Mitte des 16. Jahrhunderts Guillaume Postel die *Ilanoth* als eines der wichtigsten Genres der Hebraica aufnahm, dies am deutlichsten.[44] Postel dürfte von den eindrucksvoll gestalteten, großen kabbalistischen Schriftrollen italienischer Provenienz des frühen 16. Jahrhunderts inspiriert worden sein, an denen Don Giovanni de Medici Gefallen hatte.[45]

Carpzovs Meinung, dass der „Baum die Grundlage der ganzen Lehre ist", ist durchaus repräsentativ für eine weit verbreitete christliche Wahrnehmungen der Kabbala. Immer wieder gibt es Christen, die sich besonders für die visuellen Artefakte der jüdischen Esoterik interessieren.[46] Dieses Interesse schlägt sich in vielfältiger Weise nieder: a) in (emphatischen) Kommentaren zur Existenz und zentralen Position derselben, b) im Sammeln und im Studium von Bildmaterial und sogar c) in

---

43 Campanini: Il „De divinis attributis" (wie Anm. 2); ders., A Sefirotic Tree (wie Anm. 2), S. 387-401.

44 Mein Dank geht an Dr. Judith Weiss, die mich auf diese Stelle aufmerksam gemacht hat. Vorläufig siehe dazu Marion Leathers Kuntz: Guillaume Postel: The Prophet of the Restitution of All Things, His Life and Thought. The Hague 1981, S. 82-84; Judith Weiss: Guillaume Postel's Latin Zohar. Translation and Commentary (1547-1553). Ben-Gurion University of the Negev 2014, S. 69-70 und Anm. 244-246 (Hebräisch).

45 Edward L. Goldberg: Jews and Magic in Medici Florence. The Secret World of Benedetto Blanis. Toronto 2011, S. 120-121, 271. Weniger große *Ilanot*-Rollen wurden auch im frühen 16. Jahrhundert in Italien hergestellt und könnten Postel bekannt gewesen sein. Siehe Fabrizio Lelli: L'albero sefirotico di Eliyyà Menahem ben Abba Mari Halfan (Ms. Firenze, Biblioteca Medicea Laurenziana, Plut. 44,18). In: Rinascimento 48 (2008), S. 271-290. Zum zeitgenössischen christlichen Interesse an kabbalistischen Bäumen siehe Campanini: Sefirotic Tree (wie Anm. 2); ders.: Il „De divinis attributis" (wie Anm. 2).

46 Moshe Idel zeigt, dass die christliche Verbindung zwischen Hieroglyphen und Kabbala von der Entdeckung und Verbreitung von Ammianus Marcellinus' *Rerum gestarum libri* (1533) und Horappolons *Hieroglyphica* (1505, heute in der Biblioteca Laurenziana, Plut. 69,27) herrührt und dies im Zusammenhang mit dem kabbalistischen Werk *Sefer ha-Temuna* aus dem 14. Jahrhundert steht. Letzteres präsentiert die hebräischen Buchstaben als „die Form des göttlichen Bereichs" und wurde für Egidio da Viterbo zu Beginn des 16. Jahrhunderts ins Lateinische übersetzt. Siehe Idel: Hieroglyphicity (wie Anm. 33), S. 23-34.

der Schaffung neuer Artefakte, die auffallende Lücken im Repertoire ausfüllen sollen. Wenn man dieses Spektrum historisch betrachtet, so steht Guillaume Postel für die frühe Klassifizierung von *Ilanot* als eine der wichtigsten Gattungen nicht nur der Kabbala, sondern der Hebraica im Allgemeinen. Er erwähnt zudem ein Werk, das nicht erhalten ist: *L'arbre des Noms divins* – dieses könnte ein Beispiel für die dritte Kategorie, der Schaffung neuer Artefakte, ein.[47] Knorr von Rosenroth hingegen stellt das unübertroffene Beispiel eines engagierten Sammlers der bildhaft visualisierten Darstellungen der Kabbala dar. Zusätzlich zu den fünf Hauptdiagrammen, die er in den 16 Tafeln im vierten und letzten Teil des ersten Bandes der KD präsentiert, nahm er weitere Diagramme an anderen Stellen der KD auf. In seinen unveröffentlichten Handschriften sind zudem noch mehr Beispiele von Diagrammen zu finden.[48]

Das christliche Interesse an der bildlichen Darstellung der Kabbala zeigt sich auch in den außergewöhnlichen Werken des schottischen Hebraisten James Hepburn (1573-1620). Hepburn wurde beauftragt, eine wunderbar gestaltete hebräische Schriftrolle kabbalistischen Inhalts zu kopieren, die sich in der Bibliothek des Kardinal Aegidius de Viterbo befand und die anschließend in die Bibliothek von Caterina de' Medici einging, von wo sie in die königliche Bibliothek von Paris gelangte. Diese Kopie Hepburns wird heute als Oxford Bodleian Ms. Hunt. Add. E. (Neubauer, Ms. Oxford 2429) verwahrt. Der einzige Hinweis auf ihre Gestaltung durch die Hand eines Christen findet sich in dem eindrucksvoll ausgearbeiteten Kolophon, das – auf Hebräisch – „der christliche Jacob Hebron", alias James Hepburn, enthält. Hepburn hat auch danach außergewöhnliche Diagramme mit sehr detaillierteren Darstellungen geschaffen: die *Virga Aurea*, die 1616 als großer Stich (ca. 5 x 8 Meter) in Rom veröffentlicht wurde. „Der himmlische Goldene Stab der seligen Jungfrau Maria mit 72 Lobgesängen" präsentiert sich als eine wahre Enzyklopädie der alphabetischen Symbolik. Die Jungfrau wird mit 72 Alphabeten dargestellt, was den Stich mit den 72 Namen Gottes in Athanasius Kirchers *Oedipus Aegyptiacus* (Rom 1652-1654) beeinflusst haben könnte. Die fünf aufwendig gravierten Platten zum Lobpreis der Jungfrau verwenden kabbalistische Motive und wurden von Anthony Grafton

47 So vermerkt bei Guillaume Postel: Les Tres-Merveilleuses Victoires des Femmes du Nouveau Monde. Paris 1553, S. 74 (https://goo.gl/2ow0ou) (14.03.2017). Weiss: Guillaume Postel's Latin Zohar (wie Anm. 44), S. 70.

48 Eines der Beispiele wurde von Zeller: Nachlaß (wie Anm. 35), S. 71-89 untersucht.

und Joanna Weinberg als eine „kunstvolle Masse von Texten und Bildern“ (ornate mass of text and images) beschrieben, die vielleicht „noch immer Hepburns Pariser Begegnung mit der sefirotischen Schriftrolle widerspiegeln.“[49] Obwohl man die Trennlinie zwischen christlicher und jüdischer Kabbala nicht zu streng ziehen sollte, wird deutlich – nicht zuletzt in den Köpfen dieser Männer –, dass ihre bildlichen Ausgestaltungen eher das Werk der christlichen als der jüdischen Kabbala waren. Umgekehrt gibt es deutliche Hinweise, dass viele der prominenten Vertreter der komplexen visuellen Kabbala im jüdischen Kontext zumindest in gewissem Maß vor einem christlichen Hintergrund arbeiteten oder durch christliche Vorlagen inspiriert wurden. R. Jakob Zemach (gest. nach 1655), der die ersten großen diagrammatischen Schriftrollen der lurianischen Kabbala herstellte, war seit seinem jungen Erwachsenenalter als gelehrter Converso in Portugal mit den Hieroglyphen und Emblemen der christlichen Esoterik – vielleicht der von Agrippa – vertraut.[50] Hepburns grafische und tabellarische Aufnahme von Alphabeten und Kirchers phantasievoll und bunt illustrierte Alphabete und Hieroglyphen sind Bestandteil desselben intellektuellen Klimas, in dem van Helmont sein *Alphabeti vere naturalis Hebraica brevissima delineatio* hervorbrachte.[51] Das Buch enthält eine ausführliche von Knorr von Rosenroth verfasste „Vorrede an den Leser“. Es finden sich darin zudem 36 Stiche, die das Herzstück der Arbeit ausmachen, aber in den unterschiedlichen Ausgaben nicht einheitlich angeordnet sind. Die sieben „Gespräche“ von van Helmont schließen an diese literarisch und bildhaft an bzw. ein.

---

49 Diese Episode wird von Anthony Grafton und Joanna Weinberg: „I have always loved the Holy Tongue“: Isaac Casaubon, the Jews, and a Forgotten Chapter in Renaissance Scholarship. Cambridge, Mass./London 2011, S. 83-85, analysiert.

50 See Moshe Idel: Jewish Thinkers versus Christian Kabbalah. In: Christliche Kabbala. Hg. von Wilhelm Schmidt-Biggemann. Ostfildern 2003, S. 49-65, 56. Man beachte auch die aufschlussreiche Studie von Fabrizio Lelli: L'albero sefirotico (wie Anm. 45), S. 271-290.

51 https://goo.gl/OodN6n (24.03.2017) Digitalisat online (hier folgen die 36 Stiche direkt auf das Vorwort). In anderen Ausgaben werden die Stiche erst am Ende aufgeführt oder wie in der HAB (Drucke 101-20-gram) online-Ausgabe verfügbar unter https://goo.gl/s4hsMP (14.03.2017) über das ganze Werk verstreut. Deutsche Ausgabe HAB xb-4496: Kurtzer Entwurff des Eigentlichen Natur-Alphabets der Heiligen Sprache: Nach dessen Anleitung man auch Taubgebohrne verstehend und redend machen kan. Ans Liecht gegeben von F.M.B.V. Hellmont. Sultzbach 1667 (https://goo.gl/zHy06j) (14.03.2017).

Es sollen hier einige Überlegungen zur visuellen Dimension des *Natur-Alphabets* folgen und die Darlegungen von Allison P. Coudert und Taylor Corse in ihrer nützlichen zweisprachigen Ausgabe des Werkes etwas ausgeweitet werden.[52] Coudert und Corse beziehen sich zu recht in ihrer Einleitung auf Marsilio Ficino (1433-1499) und dessen Ausführungen zu Symbolen, Emblemen und Hieroglyphen und auf das, was sie repräsentierten. Meines Erachtens war die bildliche Dimension von van Helmonts Projekt noch kühner als Coudert und Corse nahelegen. Zunächst sollte hervorgehoben werden, dass van Helmont in seinem Werk die 36 Stiche an exponierter Stellung anbrachte. Vielleicht sollte man treffender sagen, dass sein Werk in den 36 Stichen *bestand*, und dass der nachfolgende oder eingefügte Text einen Kommentar zu diesem Bildmaterial darstellt.[53] Der Zentralität der visuellen Abbildung der Buchstaben, der Wahrnehmung ihrer graphischen Formen als äußerliche Destillationen des göttlichen Geistes und seiner mikrokosmischen Ausdrucksformen ist hier außergewöhnlich, ihr wird aber in der Ausgabe von Coudert und Corse nicht Rechnung getragen, da die Abbildungen hier am Ende vor dem Index auftauchen und ihre Bedeutung nicht gewürdigt wird Die Erfahrung des göttlichen Geistes bei der Lektüre hebräischer Texte wird in einem berühmten und häufig diskutierten Brief von Johannes Reuchlin auf ähnliche Weise als visionäres Erleben zum Ausdruck gebracht. „Denn immer, wenn ich hebräisch lese," so schrieb er, „ist es mir, als sähe ich den redenden Gott vor mir."[54] Reuchlins Formulierung könnte auch als Ausdruck seiner Inspiration beim Lesen des Hebräischen verstanden

52 Allison Coudert und Taylor Corse (Hg.): The Alphabet of Nature. Leiden/Boston 2007. Eine ergänzende Überlegung findet sich bei Andreas B. Kilcher: Lexikographische Konstruktion der Kabbala. Die Loci communes cabbalistici der Kabbala Denudata. In: Morgen-Glantz 7 (1997), S. 67-125, bes. S. 93-95.

53 Die Tendenz, die Funktion von Bildern als zentrales Kommunikationsmittel eines Werkes nicht anzuerkennen, ist bei vielen Forschern in zahlreichen Disziplinen festzustellen. Siehe dazu J. H. Chajes: The Kabbalistic Diagrams of Gershom Scholem (in Vorbereitung).

54 Brief an Nikolaus Ellenbog am 19. März 1510, in Johannes Reuchlin: Briefwechsel. Bd. 2. Bearb. von Matthias Dall'Asta und Gerald Dörner. Stuttgart-Bad Cannstatt 2003, S.123; siehe Coudert: Impact of the Kabbalah in the 17th Century (wie Anm. 8), S. 87; Jerome Friedman: The Myth of Jewish Antiquity: New Christians and Christian-Hebraica in Early Modern Europe. In: Jewish Christians and Christian Jews. From the Renaissance to the Enlightenment. Hg. von Richard H. Popkins und Gordon M. Weiner. Springer Science & Business Media 1994, S. 37.

werden,[55] nicht als eine Aussage über die Wahrnehmbarkeit Gottes in den hebräischen Buchstaben. Van Helmont und Knorr – in seiner Einleitung – verdeutlichen die letzte Anmerkung explizit. Laut Knorr enthält die hebräische Schrift die Geheimnisse der Natur und der Zivilisation „unter den einfältigen historischen Buchstaben" (*sub simplici sua Litera ...*). Darüber hinaus werden die Bewegungen des Geistes in diesen „angemessenen Zeichen" zum Ausdruck gebracht.[56] Van Helmonts Hauptargument zur „wunderbare[n] eigenschafft der hebreischen Sprache" liegt gewiss darin, „daß nemlich dero Buchstaben lauter Conterfeyen seyn der Bewegungen unserer Zungen".[57] Das scheint ziemlich weit von Reuchlins ekstatischer, durch das Hebräische verursachte Träumerei entfernt zu sein, doch sind sich die Beobachtungen der beiden näher als man glaubt. In einer beschreibenden Passage, die van Helmonts morphogenetische Theorie des Hebräischen und die makrokosmische heilige Geometrie zusammenbringt, lautet in der deutschen Übersetzung mit dem Titel: Kurtzer Entwurff des Eigentlichen Natur-Alphabets der Heiligen Sprache, Sulzbach 1667, wie folgt:

> So ist denn nun die gantze Heilige Schrift gemachet aus lauter Bewegungen der menschlichen Zungen / dergestalt / daß solche bewegte Zungen als *Consona*nten ihre *Vocal*en von Natur herfürbringen / davon nochmals alle Wort gemachet werden: und dieselbigen Eort nun müssen auch ihre weise Ordnung in der Schrifft haben / gleich wie sie solche gehabt bey dem Allerhöchsten / in dem er sie auf menschliche art ausgesprochen und geredet; nemlich / daß sie zuforderst ihre unterschieden Verbindungen haben in einer kräfftigen Regierung, damit der Mensch aus solcher ordnung einen verstand und inhalt begreiffen kan, ehe er zum aussprechen gelanget (denn der verstand gebieret erst die lebendige Stimme / und ohne wahren verstand kann niemand zu der lebendigen Stimme kommen) und alsden findet sich der kräfftige Ausdruck und Nachdruck dieser *Musical*ischen Schrifft / welcher das wahre Bild deß lebendigen Sinnes und Inhalts der Wort muß darstellen können.[58]

---

55 Coudert und Corse: The Alphabet of Nature (wie Anm. 52), S. 16-17.

56 Ebd., S. 18-19.

57 S. 44 (unpaginiert, Bild 44) in der deutschen Ausgabe. Die lateinische Fassung bei Coudert und Corse, ebd., S. 35: Quod ilius literae non nisi picturae sint repraesentantes various linguae nostrae motus.

58 Kurtzer Entwurff des Eigentlichen Natur-Alphabets der Heiligen Sprache (wie Anm. 51), S. 14-15. Der zweite Abschnitt entspricht in der deutschen Übersetzung nicht genau der lateinischen Vorlage und wird daher in einer neuen Übersetzung angeführt. Die lateinische Fassung mit englischer Übersetzung findet sich bei Coudert und Corse, ebd., S. 50-51: Sciendum igitur, totam Scripturam Sacram formatam esse non nisi ex figuris diversorum humanae linguae motuum; idque hoc ordine, ut primo configurati illi motarum linguarum typi tanquam consonantes, vocalibus suis per naturam vivificati atque animati, beneficio simplicissimae cujusdam composi-

In der für unseren Kontext interessanten Fortsetzung des lateinischen Textes heißt es dann:

> ... und vollendet damit den heiligsten Kreis göttlicher Kommunikation. *Dieser Kreis, ein reines Zeichen seines unendlichen Wohlwollens, beginnt mit der Bildung von Ideen im Geist des heiligen Autors, dessen (identifizierendes) Zeichen die lebendige Verkündigung des Wortes war, die später in der Nachahmung der göttlichen Rede niedergeschrieben und in einer solchen Weise dargestellt wurde, dass wir sie sehen konnten. Dieses Schreiben grub seine Zeichen in den Geist des Lesers ein, so dass es den Ohren der anderen genau die gleichen Dinge vermitteln würde, die durch die Bewegung der Zunge bezeichnet wurden.* (Hervorhebung kursiv J.C.)

Gottes Geist wird als Wort verkündet, als solches niedergeschrieben, um das sichtbar zu machen, was auf mikrokosmischer Ebene im sprechenden Leser der Schrift reproduziert wird: die hebräischen Buchstaben sind die Ebenbildlichkeit des göttlichen Denkens, der Buchstabe ist der *Logos*.[59]

Als enge Freunde und miteinander Arbeitende teilten van Helmont und Knorr ein Verständnis der Kabbala, das die bildliche Organisation, Repräsentation und Kommunikation ihrer „Gnosis" priorisierte. Van Helmont schuf neue bildliche Vorlagen, um eine Einsicht, die neu, vielleicht sogar beispiellos war, auszudrücken. Knorr beschränkt sich in einem eher antiquarischen Interesse weitgehend – wenn auch nicht ausschließlich – auf die Sammlung sämtlichen Bildmaterials, das ein eifriger Gelehrter der jüdischen Kabbala in der Mitte des 17. Jahrhunderts finden konnte. Das meiste davon veröffentlichte er in der KD, zwei Jahrhunderte bevor Juden vergleichbare Materialien selbst veröffentlichten.

Wir begannen mit einigen Überlegungen zur Verortung der Diagramme in der Geschichte der Kabbala. Grundlegende Forschungen zu

---

tionis atque combinationis dictiones constituant; ex his dictionibus deinde benficio simplicissimi quidem sed ordinatissimi sui regiminisin animo legentium clarus & perspicuus progenertur sensus, unde idea rerum lectuarum formatur quam exactissima; quae in vivam vocem proruptura signaturam suam iterum communicat sermonis organis, quibus legitime in actum deductis absolvitur sanctissimus ille divinae communicationibus circulus, ex meris infinitae benevolentiae signis concatenatus, quorum primum est formatio ideae in mente scriptoris sacri, cujus signum erat viva verbi praedicatio, quam iterum, ut & oculorum fieret objectum, depingebat imitatrix divini sermonis scriptura.

59 Vgl. Michael Curschmann: Epistemological Perspectives at the Juncture of Word and Image in Medieval Books before 1300. In: Multi-Media Compositions from the Middle Ages to the Early Modern Period. Hg. von Margriet Hoogvliet. Leuven 2004. S. 6 zur Auffassung von John von Salisburys Sicht des 12. Jahrhunderts und seine allgemeinere Ansicht der Buchstaben als *vocum figurae* – „Formen der Stimme".

diesem Thema befinden sich noch in den Kinderschuhen.[60] Daher wurde das „*Ilanot*-Projekt“ von mir ins Leben gerufen, um Graphiken zu sammeln und zu klassifizieren. Zahlreiche dieser Pergamentrollen umfassen viele Meter Länge. Hunderte von diesen *Ilanot* konnten bereits erfasst werden.[61] Die meisten davon besitzen keine Kolophone und können nur aufgrund des Inhalts, der paläographischen und der kodikologischen Analyse datiert werden. Der Aufstieg der lurianischen Kabbala führte zur Produktion von ambitionierten, großen und komplexen schematischen Darstellungen, die in der Mitte des 17. Jahrhunderts begannen, auch wenn sie von Juden erst im Jahre 1864 publiziert wurden.[62] Die Warschauer Ausgaben des späten 19. Jahrhunderts präsentieren das, was sie und ihre unmittelbaren Handschriftenvorlagen als „Der Große *Ilan* des R. Meir Poppers“ bezeichnen, indem sie die Diagramme dem lurianischen Kabbalisten der vierten Generation und Redaktor des kanonischen *Etz Chajjim* (Lebensbaum) zuschrieben. Da Knorr die meisten dieser Diagramme zweihundert Jahre vorher schon veröffentlichte, ist eine genaue Untersuchung der Knorr von Rosenroth-Sammlung ein entscheidender Teil der Grundlagenforschung zu diesem Thema. Die KD ist zentral für jede Forschung zur Kabbala des 17. Jahrhunderts – so wie die Septuaginta-Zeugnisse für die hebräische Bibel. Die *Ilanot* der KD sind daher wichtige frühe Zeugen der komplexen lurianischen Diagramme zur Zeit ihres Aufkommens.[63]

---

60 Zu einer umfassenderen Übersicht siehe Busi: Qabbalah visiva (wie Anm. 2). Den Versuch einer Bildexegese von frühen kabbalistischen Diagrammen unternimmt Marla Segol: Word and Image in Medieval Kabbalah. The Texts, Commentaries, and Diagrams of the Sefer Yetsirah. New York 2012.

61 Zum Projekt allgemein und dem Online-Zugang siehe http://ilanot.haifa.ac.il/.

62 Eine erweiterte (aber auch grafisch zensierte) Auflage wurde1893 in Warschau veröffentlicht. Zu der anonymen Figur, die als Vorlage für die zweite Ausgabe diente, siehe David Kaminetsky: Der Gaon und Kabbalist R. Aryeh Leib Lipkin. In: Yeshurun 23 (2010), S. 130-176. Diese veröffentlichten *Ilanot* und ihre Handschriftenvorlagen müssen jetzt die Aufmerksamkeit der Forschung erhalten und eine kritische Ausgabe wird in unserem *Ilanot* Projekt vorbereitet. Diese erste kritische Ausgabe eines *Ilan*, die in Kürze erscheinen wird, stellt aufgrund der signifikanten Überschneidungen mit „Poppers Großem Ilan“ auch eine Studie zu diesem dar. Siehe „Ilan shel ha-kedusha“ (Baum der Heiligkeit). Gross Collection Trust Ilan 028.012.003. Hg. von J. H. Chajes mit Eliezer Baumgarten und Menachem Kallus. Los Angeles (voraussichtlich 2017).

63 Zu den hebräischen Parallelen von Knorrs Diagrammen, siehe unten. Die Bände der KD enthalten zusätzliche Diagramme, die nicht im Apparat enthalten sind. So gibt es z.B. einen „Baum der göttlichen Namen“, eines der meist verbreiteten vor-

Knorr verstand die *Ilanot*-Darstellungen als Instrumentarium, um umfassende, kurze und klare Zusammenfassungen aller wichtigen Punkte der kabbalistischen Kosmogonie / Kosmologie bereitzustellen. Daher erklärt er:

> Apparat in librum sohar pars Quarta, quae continet explicationem arborum seu tabularum quinque cabbalistarum generalium cum Repraesentatione omnium & summorum totius Cabbalae Capitum brevissima & perspicua, juxta diverse Hypotheses. [Apparat zum Buch Sohar, Teil IV, der eine Erklärung der Bäume enthält bzw. fünf Tafeln allgemeiner kabbalistischer Prinzipien, mit einer kurzen und scharfsinnigen Darstellung aller erhabenen kabbalistischen Häupter[64] und der höchsten [Prinzipien] nach verschiedenen Hypothesen.]

Knorr gab sich sehr Mühe mit dem Sammeln, Übersetzen und der Anleitung zur Herstellung der Stiche der fünf verschiedenen *Ilanot*, in 16 ausklappbaren „figura" mit begleitenden lateinischen Schlüsseln und Kommentar, die den letzten Apparat seines ersten Bandes bilden.[65] Knorrs Kompendium spiegelt hervorragend den Zustand der *Ilanot*-Handschriften im späten 17. Jahrhundert wider. Einerseits hatten sich die kabbalistischen Diagramme im Vergleich zu den klassischen zehnästigen Bäumen des 15. und 16. Jahrhunderts erheblich weiter entwickelt, wie dies

---

lurianischen Diagramme, wie sie bei Kilcher: Lexikographische Konstruktion (wie Anm. 52), S. 67-125, 122 – als „Abbildung 3" präsentiert werden (dort S. 115). Kilcher gesteht in diesem Artikel Knorr eine weitaus größere Rolle als die eines Kompilators und Übersetzers zu, die er aber ursprünglich tatsächlich eingenommen hatte. Im Knorr von Rosenroth-Nachlass in der Herzog August Bibliothek in Wolfenbüttel finden sich weitere Diagramme, die Knorr von Rosenroth nach Veröffentlichung der KD gesammelt haben könnte. Eine Handschrift mit Diagrammen, wie sie in Carpzovs Brief erwähnt werden – Cod. Guelf 157.1 Extravagantes – wurde fragmentarisch von Rosmarie Zeller beschrieben: Nachlaß (wie Anm. 35). Zellers Artikel gibt zwei solche Diagramme wider, allerdings wurde das erste (43v, S. 71 des Artikels) seitenverkehrt gedruckt (vgl. https://goo.gl/CcJaN0; Bild Nr. 00090). Das zweite Diagramm (51v), das von Zeller auf S. 87-89 beschrieben wird, (und jetzt unter https://goo.gl/6T3AVl; Bild Nr. 00106 und https://goo.gl/m5puAv; Bild Nr. 00107 verfügbar ist) basiert wahrscheinlich auf der Handschrift Ms. London Beth Din 109 (National Library of Israel, Institute of Hebrew Microfilmed Manuscripts F 4775), welche ungefähr auf das Jahr 1593 datiert wird. Diese Handschrift enthält genau das gleiche Diagramm mit hebräischem Texten wie das von Knorr übersetzte. Der Nachlass in Wolfenbüttel enthält auch eine bildhafte Widerlegung der *tzimtzum*-Lehre von Henry More. Zur Debatte zwischen Rosenroth und More siehe Schmidt-Biggemann: Christliche Kabbala oder Philosophia Hebraeorum (wie Anm. 19).

64 Mit diesem Begriff gibt Knorr *partzufim,* wörtl. (göttliche) Gesichter, wider.

65 Knorr: Kabbala Denudata, Bd. I, S. 193-256.

auch bei den komplexeren punktierten konzentrischen Kreisen, die von den frühesten Exponenten des lurianischen Systems bevorzugt wurden, der Fall war. Diese waren synoptische Bilder, die die Entstehung und Struktur der göttlichen Welten auf einer einzigen Codex-Seite oder *daf tzijur* (wörtlich: Zeichenblatt) visuell darstellten.[66] Ich unterscheide hier zwischen „Detail" -Diagrammen in der „*Haec figura demonstrat*" -Tradition, in der ein Diagramm ein im Text vorgestelltes Konzept illustriert, und dem, was ich „synoptische Diagramme" nenne, die versuchen, ein ganzes System in einem Bild zum Ausdruck zu bringen.[67] Andererseits tauchen die neuen komplexen Diagramme, die in der Mitte des 17. Jahrhunderts durch führende Kabbalisten wie Jakob Zemach und Meir Poppers gestaltet wurden, unabhängig davon als ausklappbare Appendizes zu Codizes und Pergament- oder Papierrollen auf. Die Diagramme von Zemach und Poppers sind Visualisierungen des lurianischen Emanationssystems mit zahlreichen Details, seinen wichtigsten Merkmalen und progressiven Stufen. Es wäre zu kurz gegriffen, ihnen nur *eine* Funktion zuzuordnen, da sie eindeutig das Potenzial haben, zahlreiche Funktionen zu erfüllen: als pädagogisches Werkzeug, meditatives Mandala, Erinnerungsstruktur oder talismanisches Amulett. *Ilanot* waren im 17. Jahrhundert nicht nur graphische Informationsquellen, sondern rituelle Objekte; ihr Einsatz ermöglichte es ihren Benutzern, sich imaginär mit der sich entfaltenden Emanation im mimetischen Abrollen des Pergaments zu identifizieren. Es ist in diesem Zusammenhang darauf hinzuweisen, dass mit der Einführung des Kodex Schriftrollen von Juden ausschließlich im rituellen Kontext verwendet wurden: zur öffentlichen Lesung des Wochenabschnitts und des Buchs Esther am Purimfest (die Torarolle des Pentateuch und die Estherrolle), für die apotropäische Schriftkapsel am Türpfosten (die *mezuza*) und für die Kapseln an den Gebetsriemen (*tefillin*). Die Tatsache, dass die Schriftrolle das bevorzugte Medium der *Ilanot* ist, ist daher sehr vielsagend.

Die Eigenständigkeit eines jeden einzelnen von Knorrs fünf *Ilanot* ist besonders aufgrund der Tatsache hervorzuheben, dass die am häufigsten kopierten *Ilanot* – aus dem 18. und 19. Jahrhundert – normalerweise

---

66 Vgl. J. H. Chajes: Lurianic Diagram as Epistemic Image (Pe'amim, in Druck).

67 Vgl. J. H. Chajes: Kabbalah and the Diagrammatic Phase of the Scientific Revolution. In: Jewish Culture in Early Modern Europe: Essays in Honor of David B. Ruderman. Hg. von Richard I. Cohen, Natalie B. Dohrmann, Adam Shear u.a. Tübingen 2014, S. 114-117.

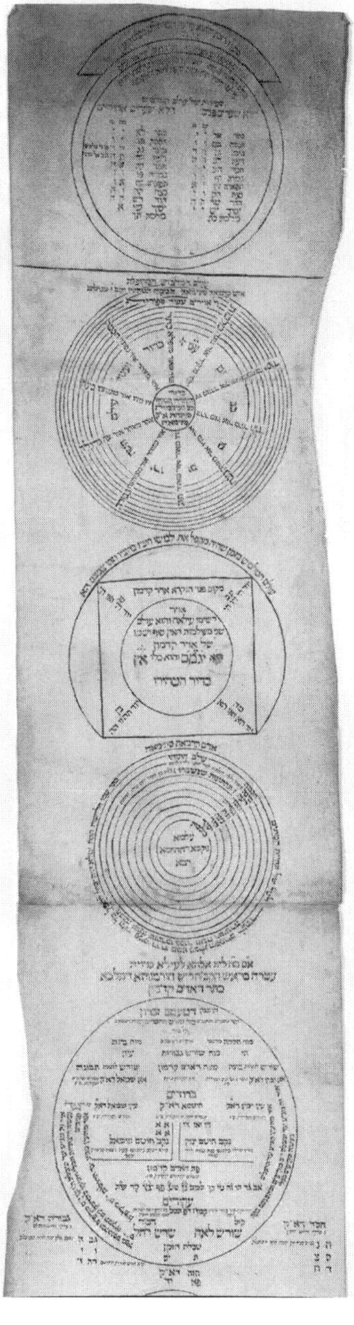

frühere Diagramme in modularer Weise kombinierten, um zusammengesetzte Rollen herzustellen. Knorr fand diese Vorlagen jedoch einzeln vor. Dies trifft besonders im Fall von „Der große *Ilan* des R. Meir Poppers“ zu, der 1864 auf der Basis einer solchen hybriden Handschrift erschien und sich jetzt in einer privaten Sammlung, der Gross Family Collection (028.011.003) befindet. In dieser Handschrift und in ähnlichen Rollen wird meist auf die Harmonie zwischen den unterschiedlichen Elementen hingedeutet, die jetzt grob in der Reihenfolge von „vor dem Beginn“ bis „nach dem Ende“ durch einen *Ilan*-Zeichner und Autor geordnet werden.[68] Dieser sequentielle Fluss verleiht den Eindruck einer Kontinuität zwischen Diagrammen, die in Wahrheit verschiedene Genealogien besitzen.[69]

68 Mit „vor dem Beginn“ wird die Darstellung der Schöpfung des *malbush* bezeichnet; mit „nach dem Ende“ der Bereich der unterirdischen Dämonen.

69 Eine kritische Ausgabe von „The Great *Ilan* of R. Meir Poppers“ soll

Abb. 1: Hebrew Union College Rolle I-4 (später HUC, Anfang der Rolle): zeigt Elemente der KD-Figuren 8-11, auf die in der Rolle unmittelbar Figur 1 folgt. Für weitere Informationen siehe https://goo.gl/TxCIB3 (03.05.2017).

Knorrs klar abgegrenzte Zusammenstellung spiegelt damit exakt den Zustand der *Ilanot*- Diagramme im späten 17. Jahrhundert in Europa wider und liefert datierte Zeugen von vier „Modulen“, die später in den zusammengesetzten Rollen enthalten sind (Fig. 1-7; 8-11; 13-14; und 15). Es findet sich auch ein Zeugnis (Fig. 16, Abb. 13) von einem besonders faszinierenden und komplexen *Ilan*, der in zwei nahezu identischen, großen Pergamentrollen auf Hebräisch in der Bayerischen Staatsbibliothek in München (Cod. Hebr. 446 & 447) entdeckt wurde.[70] Alle fünf *Ilanot* in Knorrs Apparat sind ambitionierte, synoptische Diagramme, und auch wenn ein unvermeidliches Maß an Überlappung zwischen den einzelnen Diagrammen sichtbar ist, hat jedes Diagramm einen eigenen Bereich und Blickwinkel. Angesichts der Komplexität und Zentralität der von Knorr gesammelten und vorgestellten Beispiele würde eine gründliche Analyse eines jeden einzelnen den Hauptteil einer Monographie über die Geschichte der *Ilanot* ausmachen. Dies wird hoffentlich eines Tages der Fall sein, unterdessen geht es darum, Knorrs einzigartigen Beitrag zu erforschen.

Knorrs vierter und letzter Apparat ist auf 60 Seiten gedruckt, den Seiten 193-255 des dritten Teils der Paginierung im ersten dicken Band der KD. Der Apparat enthält die Figuren I bis XVI. Die 16 Stiche, die je nach der Größe der Diagramme auf verschieden großen Blättern gedruckt sind, sind an verschiedenen Stellen eingebunden. Dabei überließ Knorr nichts dem Zufall. Vielmehr gibt er unter dem Titel „Unterricht für die Buchbinder“ klare Anweisungen, wo die Blätter einzubinden seien, um sicher zu stellen, dass sich jede Figur an der richtigen Stelle befindet. So wird in seinem „Unterricht für die Buchbinder“, der im Apparat auf S. 256 folgt (unpaginiert), der Buchbinder angewiesen, Fig. 1 gegenüber von Seite 195 zu platzieren, Fig. 2 gegenüber von Seite 198 und so weiter bis Fig. 16 gegenüber von Seite 243.

Es überrascht nicht, dass die Stiche von einem Meister, der eng mit Knorr zusammenarbeitete, geschaffen wurden, nämlich von Johann Christoph Sartorius (1650-1739). Die Handschriftennachweise in Wolfenbüttel deuten darauf hin, dass Sartorius sehr detaillierte Skizzen von Knorr als Grundlage für diese Stiche erhalten hatte. Knorrs Begabung als

---

in der Reihe zum *Ilanot*-Projekt bei Cherub Press erscheinen.

70 https://goo.gl/AeNWnT (14.03.2017).

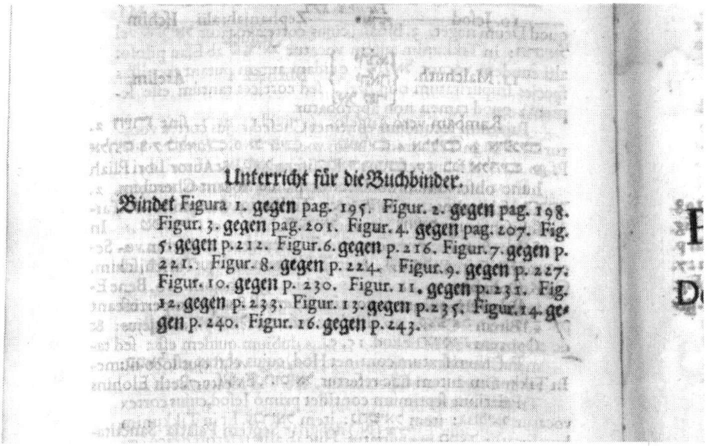

Unterricht für die Buchbinder.
Bindet Figura 1. gegen pag. 195. Figur. 2. gegen pag. 198.
Figur. 3. gegen pag. 201. Figur. 4. gegen pag. 207. Fig.
5. gegen p. 212. Figur. 6. gegen p. 216. Figur. 7. gegen p.
221. Figur. 8. gegen p. 224. Figur. 9. gegen p. 227.
Figur. 10. gegen p. 230. Figur. 11. gegen p. 231. Fig.
12. gegen p. 233. Figur. 13. gegen p. 235. Figur. 14. ge-
gen p. 240. Figur. 16. gegen p. 243.

Abb. 2: aus „Unterricht für die Buchbinder".

Zeichner wird z.B. in den herausragenden Skizzen deutlich, die er zur Veranschaulichung seiner Abhandlung über militärische Festungen entwarf. Diese sind in der Handschrift 149.13 extrav. in Wolfenbüttel zu finden (Abb. 3).[71]

Die Bäume

Die Figuren 1 bis 7 der KD zeigen einen einzelnen *Ilan*, der wahrscheinlich zuerst von R. Meir Poppers entworfen wurde. Die früheste hebräische Handschrift dieses *Ilan* (für sich allein) ist die aschkenasische Handschrift Oxford Opp. 128 aus dem17. Jahrhundert – eine ausklappbare Seite, die in einem Kodex von Lurias Kommentar zu *Sifra de-tzenijuta* des *Zohar* findet. Poppers entwarf um 1652, ungefähr eine Generation bevor Knorr seine Adaption zum Druck brachte, offenbar eine Version dieses *Ilan* für seine Studenten in Krakau.[72] In diesem *Ilan* illustriert Pop-

71 Angaben zu diesem Manuskript sind bei Wolf-Dieter Otte: Die neueren Handschriften der Gruppe Extravagantes. Bd. 2. Frankfurt a. M. 1987, S. 132 zu finden. Mein Dank geht an Dr. Sven Limbeck, den stellv. Leiter der Abt. Handschriften und Sondersammlungen, Musiksammlung der Herzog August Bibliothek in Wolfenbüttel, der mir bestätigt hat, dass es sich dabei um Knorrs Handschrift und dessen eigene Skizzen handelt.

72 Siehe Meir Poppers: *Or zaru'a*. Jerusalem 1985, S. 12b.

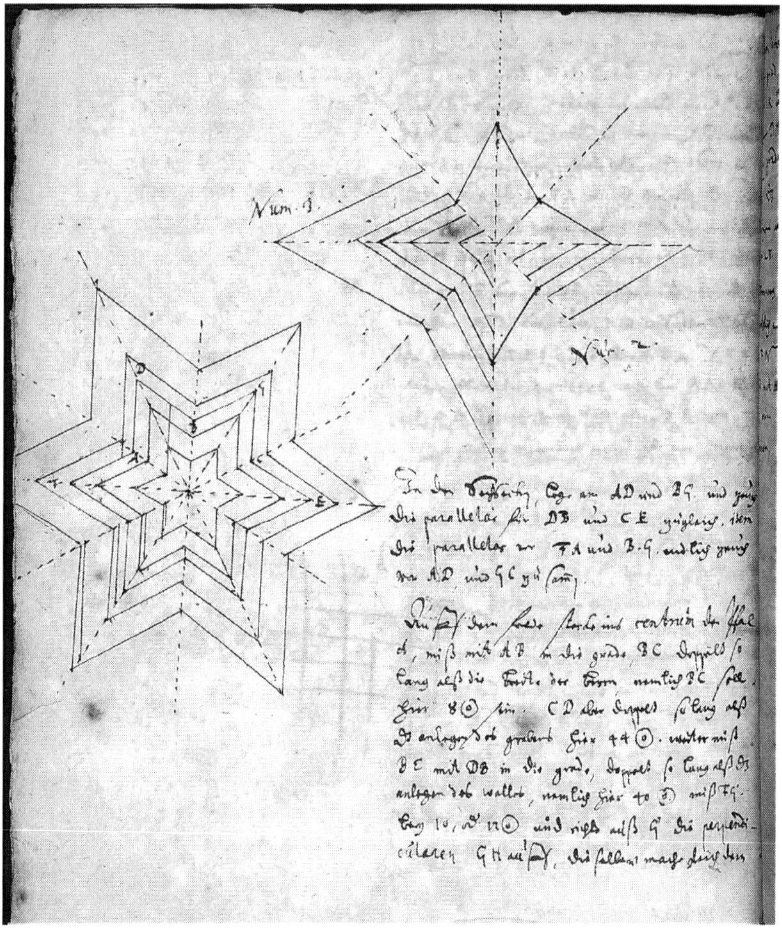

Abb. 3: aus dem Nachlass Knorrs in Wolfenbüttel, 149.13 extrav, fol. 283v.

pers die Entstehung von *Adam Qadmon*, Adami Primi bei Knorr, und die nachfolgenden göttlichen Gesichter, die aus dem Unendlichen emanieren.

Figur 1 (Abb. 4) zeigt das Gesicht. Wie die Figuren 2 bis 12 ist die Figur 1 nicht mit Buchstaben oder Zahlen hinsichtlich der lateinischen Erläuterungen verschlüsselt, sondern setzt die Fähigkeit des Lesers voraus, sich durch den hebräischen Text des Diagramms im Zickzack-Kurs zu manövrieren, um ihn mit seinen lateinischen paraphrasierten Übersetzungen und Erläuterungen auf der rechten Seite in Beziehung zu setzen. Das Diagramm repräsentiert, wenn auch nicht auf einen Blick, doch sehr

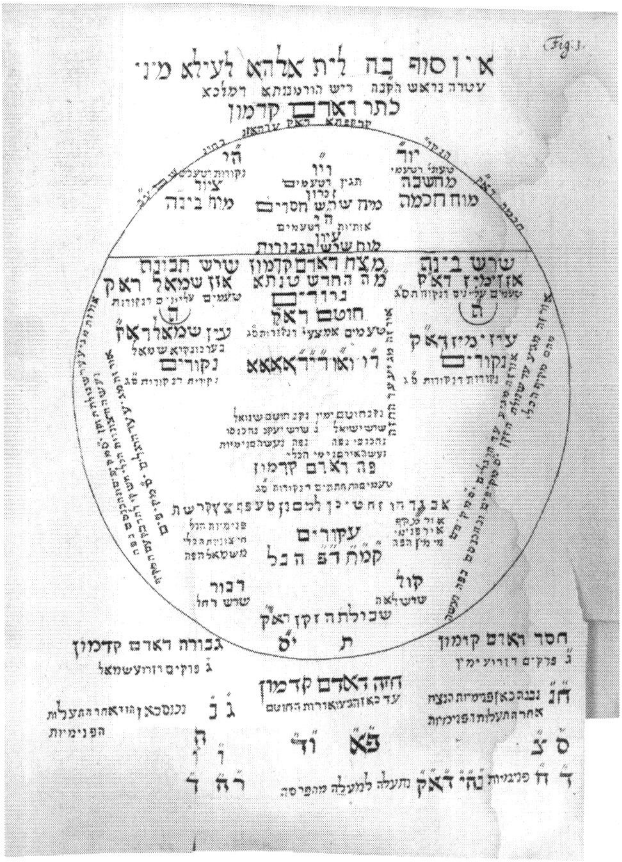

Abb. 4:
Figur 1 aus KD.

präzise, den Anfang der Schöpfung in Vitals Darstellung der Lehre seines Meisters. *En Sof*, das Unendliche, befindet sich oberhalb des Gesichts und außerhalb der Darstellung. Im lurianischen Emanationsschema beginnt die Schöpfung nach dem göttlichen Selbstrückzug des *tzimtzum*, als etwas Unbestimmtes oder „außerhalb" des Unendlichen, mit der Emanation des linearen *Adam Qadmon* in den sphärischen Raum. Das Gesicht von Figur 1 ist daher eher schematisch als figurativ.

Wenn man den Kreis genau betrachtet, kann man abgegrenzte Bereiche erkennen, die das Gehirn und darunter die Stirn andeuten. Die Ohren umgeben die Stirn und unterhalb der Linie rahmen rechts und links Augen die Nase ein. Unter dem Nasenbein sind Nasenlöcher und darunter der Mund zu erkennen. Am unteren Rand des Kreises befindet sich der „Kinnbart (wörtlich: Sturzbach des Bartes)“. Diese Gesichtszüge sind auf dem Diagramm als solche beschriftet, obwohl eher ihre Verortung und ihre kalligraphischen Akzente als die bildhaften Andeutungen menschlicher Züge es ermöglichen, ein Gesicht inmitten der eher chaotischen Anordnung von Textmaterial zu erkennen. Die Texte bezeichnen mehr als nur die Gesichtsmerkmale; sie umreißen Schlüsselassoziationen für jede kosmologische Spekulation des bruchstückhaften Netzes der lurianischen Lehre. Diese Assoziationen schließen Verweise auf das Tetragrammaton in verschiedenen Formen ein, von den vier Grundbuchstaben bis zu den vier primären Erweiterungen dieser vier Buchstaben, die Variationen des Namens mit numerischen Werten von 72, 63, 45 und 52 bilden. Es gibt auch Meditationen zu den orthographischen Geheimnissen der Buchstaben und ihrer Belebung anhand der Kantillations- und Vokalzeichen.

Auch wenn der grundlegende lurianische Mythos in ausreichendem Maße popularisiert wurde und davon auszugehen ist, dass er vielen vertraut war, ist der in diesen Diagrammen dargestellte Prozess, durch den die ursprünglichen Gefäße des Lichts erzeugt wurden, weniger bekannt. In diesem Vorgang war die erste Tätigkeit des göttlichen Handelns Lichter auszustrahlen, die nicht so überwältigend sind, dass sie die gerade erst begonnene Schöpfung auszulöschen vermochten. Die Analyse der in dieser Figur dargestellten Prozesse würde eine eigene Untersuchung verdienen (und es sind 16!), doch in Kürze sei erwähnt: sie dokumentiert die Entstehung des inneren Lichts des *Adam Qadmon*. Dieses Licht taucht zuerst in einer Art Teilung durch das rechte und linke Ohr auf. Diese Spaltung soll die Intensität des inneren Lichts reduzieren, so dass die Schöpfung außerhalb von *Adam Qadmon* voranschreitet. Es folgt eine weniger dramatische Aufteilung, in der eine zweite Emission aus dem rechten und linken Nasenflügel von *Adam Qadmon* fließt. Erst danach tritt ein einzelner Lichtstrom aus dem Mund heraus. Diese Lichter werden bei geringer Entfernung von dem erhabenen Kern von *Adam Qadmon* genau so weit abgeschwächt, dass ihre Konstitution als Gefäße für die höheren Lichter, die später aus den Uraugen strömen, angemessen ist. Es ist anzumerken, dass Vital in seinen textlichen Darstellungen dieses Prozesses wiederholt die Parallelen zur menschlichen Physiologie betont und dabei ein Naturalismus sichtbar wird, der der Aufmerksamkeit des modernen Rezipienten leicht entgeht. In diesem Fall werden die ausströmenden Lichter des Gesichtes mit dem näselnden Rauschen verglichen, das man hört, wenn man die Ohren verstopft. Dies zeigt, dass einerseits bei einer Verstopfung der Ohren der Ausfluss entlastet werden muss. Doch andererseits ist er zu fein, um entdeckt zu werden. Der Ausfluss aus der Nase ist dünn, doch erkennbar, und der des Mundes am besten greifbar. Schließlich ist der Ausfluss aus den Augen so subtil und spirituell, dass er relativ wenig Ausdrucksformen in der materiellen Welt findet. Vital erwähnt in diesem Zusammenhang einen Vogel, der dafür bekannt ist, seine Eier allein mit dem Blick zu erwärmen.[73]

Knorr will seinen Lesern eine leicht ergänzte Übersetzung des Hebräischen und des Aramäischen des ursprünglichen Diagramms bieten. Seine Darstellung folgt mit einer gewissen Abweichung lose der eben skizzierten Reihenfolge. Einerseits ist er bestrebt, die Figur im Zickzack-Kurs zu umkreisen – von links nach rechts sowie von oben nach unten – doch seine Darstellung beschreibt zuerst die Augen, dann die Nase und den Mund, und nicht umgekehrt. (Die Stirn folgt daraufhin.) Knorrs lateinische Begriffe bieten eine wörtliche Übersetzung, die gelegentlich durch ausführliche und weniger ausführliche Erklärungen ergänzt wird. Eine weniger ausführliche Erklärung stellt der Verweis auf den Namen ע"ב (72) dar, den Knorr selbst im lateinischen Kontext in Hebräisch belässt, – zusammen mit einer Ausführung, die die Ausdehnungen vollständig erläutert, auch solche, die nicht im Diagramm enthalten sind, sowie deren numerischen Wert in arabischen Ziffern. Eine ausführlichere Darstellung bietet die Ergänzung seiner Übersetzung der Diagramminschrift der Nase mit einem ausführlichen Zitat einer Passage Vitals aus Knorrs Handschriftenkopie von *Etz Chajjim*.

Bei der Betrachtung des zweiten *Ilan*, der sich aus den Figuren 8-12 zusammensetzt, findet man eine Erklärung Knorrs, die derart von seinen Quellen abweicht, dass man annehmen muss, dass es sich um seine eigene Darstellung handelt. In seiner lateinischen Einführung zum zweiten *Ilan* erläutert Knorr, dass er neue Diagramme auf Basis des zusammenfassenden Kapitels von Bacharachs *Emeq ha-Melekh* und anderem Material aus diesem Werk erstellte. Die Figuren 8-11 erscheinen in zahlreichen Exemplaren hebräischer Handschriften, doch stammt keine davon

73 Cf. Chajjim Vital: *Sefer ha-Drushim*. Jerusalem 1996, fol. 16a. Das Motiv stammt aus der frühchristlichen Naturlehre des *Physiologus* (2.- 4. Jh.), die ursprünglich auf Griechisch verfasst wurde und weite Verbreitung im christlichen Orient und im mittelalterlichen Europa fand. Sie vermischt klassische, ägyptische und indische Quellen. Es handelt sich hierbei wahrscheinlich um einen späteren Zusatz zu diesem Werk. Siehe Martin Kemp: Science in Culture: Eggs and Exegesis. In: Nature 440, Nr. 7086 (2006), S. 872. Online unter https://goo.gl/MJrDuy (11.02.2017).

aus der Zeit vor der KD. Und obwohl bei Knorr die Figuren 8-12 einen einzigen *Ilan* bilden, erscheint Figur 12 nicht in den erwähnten hebräischen Handschriften. Wenn Knorr wirklich für diese Abbildungen verantwortlich ist, tritt er damit auch in die Geschichte der jüdischen Kabbala ein, da die Figuren 8-11 – im Gegensatz zu Figur 12 – im 18. Jahrhundert zum Standard der einleitenden Bemerkungen von Poppers *Ilanot* wurden, welche die erste und einzige von Juden hergestellten Rolle war (Warschau 1864). Es gibt kaum einen aussagekräftigeren Beleg dafür, dass die KD eine beispiellose Durchlässigkeit der Grenzen zwischen jüdischer und christlicher Kabbala aufzeigt als diese Überkreuzung und Aufnahme.

Im Folgenden werden Bildfolgen (siehe im Anhang) entworfen, um einen Eindruck der Entwicklung von Bacharachs *Emeq ha-Melekh* (Abb. 5.1) hin zu dem zu geben, was vermutlich Knorrs ursprüngliche diagrammatische Darstellung seines zusammenfassenden Kapitels zu den zwei späteren jüdischen Ausgaben derselben Fassung war: eine relativ frühe Handschrift am Hebrew Union College (Abb. 5.2) und die erste als Papierrolle in Warschau gedruckte Ausgabe von 1864 (Abb. 5.3). Wie man in der ersten Abbildung (Abb. 5) (Figur 8) sieht, führt Knorr von Rosenroth Bacharachs Beispiel der sogenannten „231 Tore" aus. Diese Tore stellen eine spezifische Art der Buchstabenkombination aus dem *Sefer Jetzira* (Buch der Schöpfung) dar, die von Saruq in das ursprünglich göttliche Gewand (*malbush*) eingewoben wurde.

In Figur 8 (Abb. 5) sieht man ein Quadrat, das durch vier schwarze Ecken definiert wird und in das drei Kreise eingeschrieben sind. Vom äußersten Kreis ist nur das obere Drittel sichtbar, in welchem die Dunkelheit bezeichnet wird. Die Inschrift auf dem weißen Grund, der aus der Dunkelheit ausgeschnitten wird, entstammt wörtlich dem Beginn der Zusammenfassung in *EhM*: „Meister (der Besitzer) des Willens (*ba'al ha-ratzon*), der die absolute Dunkelheit ist, die dem Auge jedes Lebenden verborgen ist." Die Visualisierung des kosmogonischen „Bettes" der Schöpfung als absolute Dunkelheit ist im schwarzen Hintergrund des Bildes zu erkennen. Der zweite, fast alles umfassende Kreis repräsentiert das Licht, das aus der Urdunkelheit auftaucht und durch den „Rest" (*reshimu*), der nach der Selbstverschränkung im freigewordenen Raum zurückblieb, abgeschwächt wird. Im Zentrum des dritten Kreises, also im Zentrum der gesamten Darstellung, sieht man Knorrs präzise Visualisierung des Gewandes (*malbush*). Seine tabellarische Präsentation gibt die maßgeblichen Elemente der vollständigen Kombinationstafeln aus *EhM* I, Kap. 6-28 (4a-6b) (Abb. 5.1) wider. Dadurch können Sefirot, Buchstaben und die verschiedenen Ausschreibungen des Tetragrammatons zu einem vollständigen Gewand (*malbush*) assoziiert werden.

Die zweite Aufstellung bei Knorr in Figur 9 (Abb. 6) visualisiert versuchsweise eine rein textliche Debatte aus *Emeq ha-Melekh* (Abb. 6.1), die das „Falten" (*qibbul*) des göttlichen Gewandes (*malbush*) thematisiert.[74] Das Falten des Gewandes ist Saruqs Version des *tzimtzum*, dem „Rückzug" bzw. „der Selbstverschränkung" der unendlichen Gottheit (*En Sof*).[75] Dieser Vorgang wird in den Figuren 9 und 10 illustriert, die das Falten der unteren Hälfte des Gewandes auf die obere skizzieren. Dadurch wird ein Vakuum geschaffen, in dem der Schöpfungsprozess stattfinden kann.

Wenn man die Figur 9 (Abb. 6) bei Knorr mit den nachfolgenden jüdischen Versionen (Abb. 6.2 und 6.3) vergleicht, so zeigt sich, dass die erstere Details aufweist, die in den letzteren nicht mehr vorhanden sind, wie z. B. das „taw" in der oberen rechten Ecke. Die dritte Bildfolge zeigt erneut Rosenroths akkurate Adaption des Diagramms der Sefirot der Welt des *malbush* aus *Emeq ha-Melekh*. Die vierte Reihe bildet ein weiteres Beispiel für Rosenroths Darstellung einer dreidimensionalen Abbildung von drei miteinander verwandten Diskussionen, die in *Emeq ha-Melekh* keine Abbildungen haben.

Der innere Kreis von Figur 9, die Sphäre des *tehiru*, des abgeschwächten Lichtes, bildet den Fokus von Figur 10 (Abb. 7). Dieses dritte Diagramm in der Bildfolge ist Knorrs Abhandlung zur „ersten Schöpfung" gewidmet – die als *Adam Qadma'a setima'a* (*Adamo Primo occulto* nach Knorrs Legende) bezeichnet wird. Trotz anthropomorpher Sprache präsentiert Knorr das Material in einer Kombination aus konzentrischen Kreisen und dem propellerartigen Diagramm, das sich auch in *EhM* findet. Auf die erste, instabile Schöpfung von Urwelten, die im *Zohar* (III,128a) mit den biblischen Königen, die im Lande Edom regierten, assoziiert werden, folgte eine ausbalancierte Emanation.

Figur 11 (Abb. 8) führt uns in das instabile Zentrum von *Adam Qadma'a setima'a*, dem verborgenen *Adam Qadmon*, das mit seinen 10 konzentrischen Kreisen astronomisch anmutet. Dies ist die „Welt des Chaos"

74 Gerold Necker: Einführung in die lurianische Kabbala. Frankfurt a. M., S. 105-107.

75 Ebd., S. 77-109. Zur Rezeptionsgeschichte dieses Begriffs siehe auch Christoph Schulte: Zimzum. Gott und Weltursprung. Frankfurt a. M. 2014.

(*Olam ha-tohu*), auf die die „Welt der Wiederherstellung" (*olam ha-tiqqun*) folgt – deren erste Schöpfung in der einzigartigen Sprache von *EhM* als „zweiter *Adam Qadmon*" (*Adam Qadmon sheni*) bezeichnet wird. Knorrs Figurenreihe schließt mit einer Darstellung des „zweiten *Adam Qadmon*" in Figur 12 (Abb. 9). Später haben zusammengesetzte, jüdische „Popper"-Rollen den *Adam Qadmon* aus Knorrs Figur 1 (wenn man bei Figur 7 zu zählen beginnt, ansonsten Figur 8, Abb. 5) an die Stelle der Figur 12 (Abb. 9) in der KD platziert und somit den ersten *Adam Qadmon* an die Stelle des zweiten gesetzt.

Figur 12, die fünfte Figur in Knorrs *Ilan* aus der Schule Saruqs, besitzt keine jüdischen Parallelen. Diese Abbildungen wurden wahrscheinlich von jüdischen Kabbalisten aufgrund ihrer Abweichungen von den üblichen Repräsentationen, die einen gewissen Realismus bei der Darstellung des „Kopfs von *Arikh Anpin*" und den 13 Eigenschaften des Erbarmens bezeugen, nicht übernommen. Die Verwendung des Terminus *Adam Qadmon Sheni* (der zweite *Adam Qadmon*, oben rechts Abb. 9), der wie oben erwähnt für *Emeq ha-Melekh* einzigartig ist, verweist auf Knorrs Vorlagen nicht weniger deutlich als in den vorherigen vier Figuren. Knorr basiert seine Darstellung auf den literarischen Ausführungen in *Emeq ha-Melekh*, Kapitel 22 (181b) (Abb. 9.1). Dieser Kopf im Profil verdankt seinen Ursprung Vorlagen wie den schematischen „Winddiagrammen" in Handschriften wie in Isidor von Sevillas *De rerum natura* bis hin zu komplexeren späteren Ausdruckformen. Steffen Siegel hat vor kurzem die Zentralität des Kopfes in den bildlichen Darstellungen von Weltbildern der Frühmoderne hervorgehoben.[76] Knorr mag der Meinung gewesen sein, es sei ein günstiger Anlass, diese ehrwürdige, wenn auch sich schnell verändernde Tradition der kosmologischen Repräsentation in seine schematischen Darstellungen zu integrieren.

Trotz der naturalistischen Darstellung des Kopfes zeigt Knorrs Legende, dass der kunstvolle, mit größter Sorgfalt gefertigte Stich präzise theosophische Anordnungen aufweist. So erklärt Knorr zum Beispiel, dass der fließende Bart neben den Sefirot „ad foveam pectoris" (wörtl. Brustgrube) reicht, die gewiss jeder Betrachter als Äquivalent des umstrittenen lurianischen Begriffs *tibbura de-liba* (Brustnabel) erkennen wird. Knorr hat in seiner Paraphrase von *Emeq ha-Melekh*, die als

76 Steffen Siegel: Kosmos und Kopf: die Sichtbarkeit des Weltbildes. In: Die Welt als Bild. Interdisziplinäre Beiträge zur Visualität von Weltbildern. Hg. von Christoph Markschies und Johannes Zachhuber. Berlin 2008, S. 113-142.

Schlüssel zu dieser Figur dient, nur eine Stelle ausgelassen. Dort heißt es nämlich, dass Leah in einer zweiten Empfängnis (*ibbur sheni*) aus dem Nacken von *Ze'ir Anpin* aus der Stelle des Auferstehungsknöchelchens (Luz-Knochens) entsteht, der das Geheimnis des Tefillinknotens am Nacken verkörpert. Dies lässt Knorr aus. Eine derartige Assoziation, die die theurgische Kraft und das theosophische Geheimnis einer normativen jüdischen Ritualpraxis erweitert, war anscheinend für Knorrs Darstellung nicht entscheidend. Sie stellt eine seltene Abweichung in einer sonst getreuen Darstellung des Textes aus *Emeq ha-Melekh* dar.

Zu seinem vermutlich ursprünglichen *Ilan* (Abb. 9) bot Knorr seinen Lesern drei zusätzliche *Ilanot*. Diese letzten Diagramme sind ohne textliche Einbettungen und alphanumerisch verschlüsselt. Die lateinischen Legenden dieser Diagramme umfassen Adaptionen der Textelemente aus hebräischen Handschriften, auf denen sie basieren. Die Figuren 13 und 14 (Abb. 10 und 11) bilden einen Baum und werden in der KD von Knorr als dritter *Ilan* vorgestellt. Dieser *Ilan* ist in vielen hebräischen Exemplaren zu finden; die früheste datierte Handschrift wurde 1663 in London (New York - Jewish Theological Seminary Ms. 436) gezeichnet. Man kann davon ausgehen, dass dieses Diagramm auf einen *Ilan* zurückgeht, der ursprünglich von R. Jakob Zemach entworfen wurde und vermutlich das erste große Rollen-Diagramm der lurianischen Lehre konstituiert. Der *Ilan* der Figur 15 (Abb. 12) der KD umfasst eine Seite. Ein Großteil seiner Erläuterungen findet sich in einem vorausgehenden Abschnitt der KD. In diesen vorangestellten Diskussionen zu den Diagrammen bezeichnet Knorr diese als „höchsten Schlüssel der Kabbala, der göttliche Namen beschreibt, um das schwierige Rätsel des Sohar zu lösen". Dieses eher einfache Diagramm der KD – eine Darstellung wie in den (meisten) hebräischen Versionen – ist in der Oxford-Handschrift (Oxford Bodleian Ms. Opp. 551) aus dem Jahr 1662 erhalten.

Knorr schließt seine Sammlung der *Ilanot* mit Figur 16 (Abb. 13) ab, einem anspruchsvollen und, zumindest heute, außerordentlich seltenen Diagramm. Dieser letzte *Ilan* will ein synoptisches Bild der kabbalistischen Kosmologie vermitteln. Es stehen sich dabei die kreisförmigen und linearen emanatorischen Abfolgen in der „Welt von *Atzilut*" gegenüber, bevor eine detaillierte diagrammatische Darstellung der unteren Welten von *Brij'a*, *Jetzira* und *Asija* folgt.

Die früheste datierte hebräische Parallele eines solchen Diagramms stammt aus dem Jahr 1734 (Ms. München, Bayerische Staatsbibliothek,

Cod. Hebr. 446, Abb. 14) – fast sechzig Jahre nach der Veröffentlichung der KD. Knorrs lateinische Legende präsentiert erneut wortgetreue Übersetzungen des hebräischen Materials, das in diesen seltenen Rollen in die komplexen Diagramme eingebettet wurde.

Obwohl sich in Figur 1 eine nicht lineare Lesart nachweisen ließ, wird Figur 16 (Abb. 13) möglicherweise in einer Reihenfolge präsentiert, die für eine christologische Interpretation empfänglicher ist, als es der Fall gewesen wäre, wenn sie einer eher linearen Bahn folgen würde. So lesen wir in den abschließenden Zeilen des Textes von Knorr zur Leseanleitung dieses Diagramms, „Sed nomen נחש (*nachash*, Schlange) serpens eundem habet numerum cum משיח (*mashiach*, Messias), qui cortices eradicabit è mundo Jesch. 25,8“, also ein Verweis auf den identischen Zahlenwert der hebräischen Termini Schlange (*nachash*) und Messias (*mashiach*). Nach der Schilderung der sieben Paläste der „Anti-Sefirot“ oder *qlippot* (Schalen) schließt Knorr mit deren Auslöschung ab: die *qlippot* werden am Ende durch den Namen der Schlange (*nachash*) vernichtet, deren numerischer Wert dem hebräische Begriff für Messias (358) entspricht und die Verheißung aus Jesaja 25, 8 erfüllt. Die christlichen Leser werden erleichtert sein, dass sie am Ende dieser langen und anstrengenden Reise (oder beim Springen auf die letzte Seite des Buches) den Triumph des Messias, den Hinweis auf die Prophezeiung Jesajas, finden: „er wird den Tod verschlingen auf ewig“, und den Refrain FINIS - SOLI DEO GLORIA pro CHRISTUM, zur Herrlichkeit Gottes durch Christus.

Knorr wollte vermutlich seinem frommen und vielleicht sogar feindlich gesinnten christlichen Leser genau diese Erfahrung vermitteln. Diese Lobpreisung Christi ist so kläglich und erscheint so spät, dass sie wahrscheinlich aus politischen Gründen angefügt wurde. Knorr hatte das Verhältnis zwischen „Verfolgung und Kunst des Schreibens“[77] sehr gut begriffen. Und wenn ein Aspekt dieser Kunst eine geschickte Verschleierung ist, so ist aus dem hier zitierten Vers von Jesaja etwas erlernbar, was aber nur in einer bruchstückhaften kabbalistischen Paraphrase angedeutet wird. „Er wird den Tod verschlingen auf ewig“, so beginnt der Vers, „und Gott der Herr wird die Tränen von allen Angesichtern abwischen und wird aufheben die Schmach seines Volks in allen Landen;

77 So der Titel einer bekannten Schrift von Leo Strauss aus dem Jahr 1952: Persecution and the Art of Writing. Neudruck Chicago 1988.

denn der Herr hat's gesagt." Hat Knorr hier einen mächtigen Subtext seines ganzen Projektes verborgen: das Ende der Schmach der Juden? Die Wahl eines Verses, der das Ende dieser allgemeinen Schande als konstitutiv für die messianische Ära hervorhebt, konnte nur die nachdenkliche, wenn auch leicht verschleierte Feststellung eines Gelehrten sein, der sich an antiquierte und okkulte Traditionen hielt und sich zugleich messianisch inspiriert zeigte.

Übersetzung Elke Morlok

Abbildungen 5-14

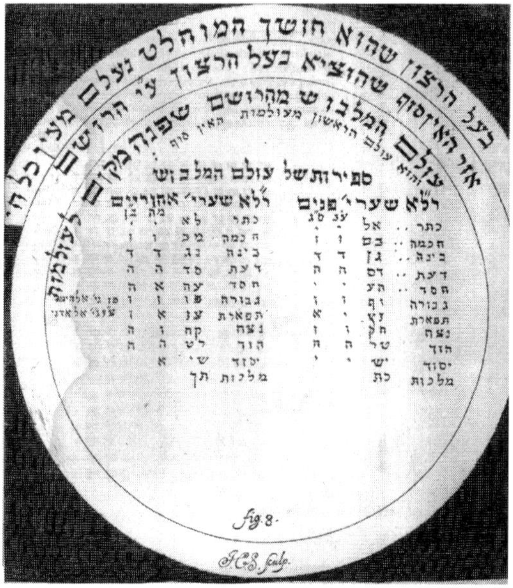

Abb. 5:
Figur 8 der KD.

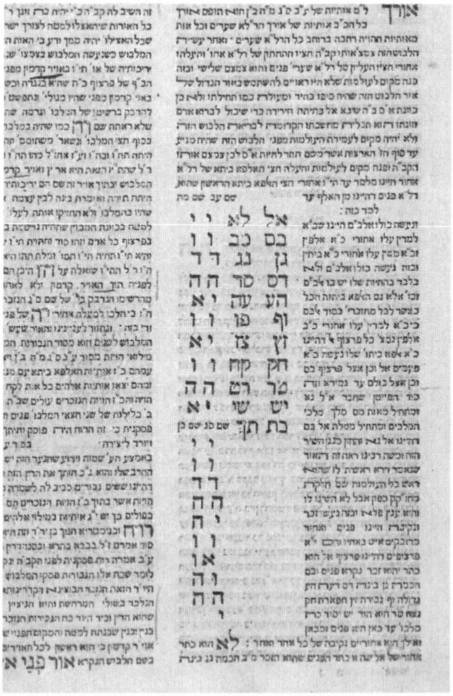

Abb. 5.1:
Vorläufer von Figur 8 der KD aus *Emeq ha-Melekh*, Tor 1:60 (10c).

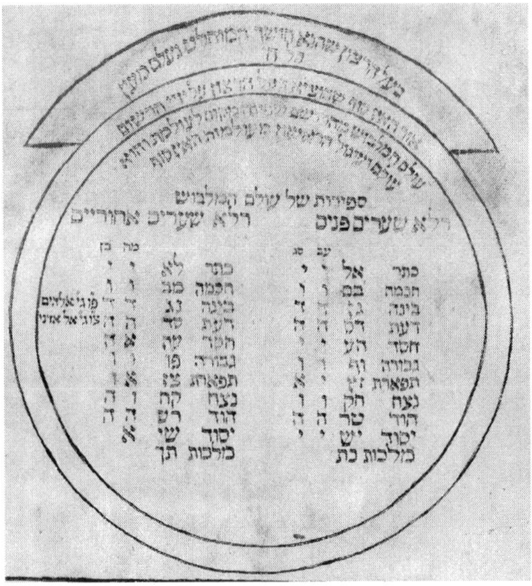

Abb. 5.2: jüdische Adaption von Figur 8 in HUC I-4.

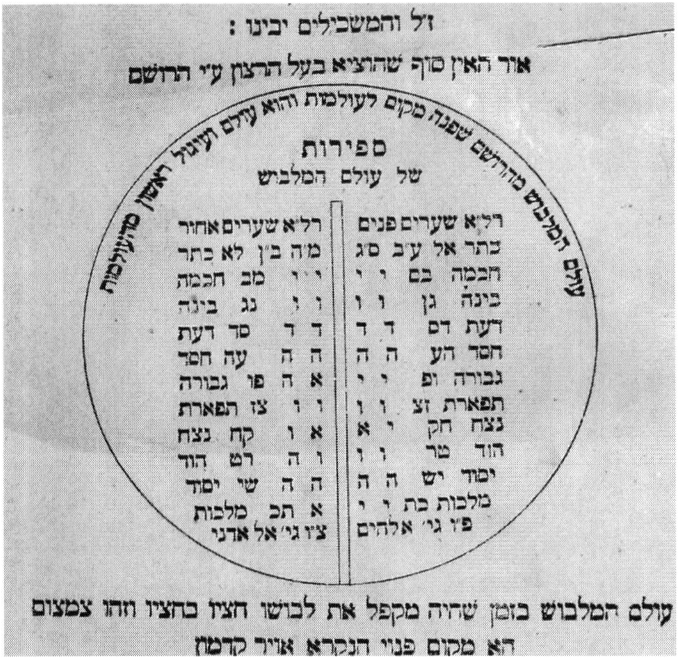

Abb. 5.3: spätere jüdische Adaption von Figur 8 der KD in Warschau 1864.

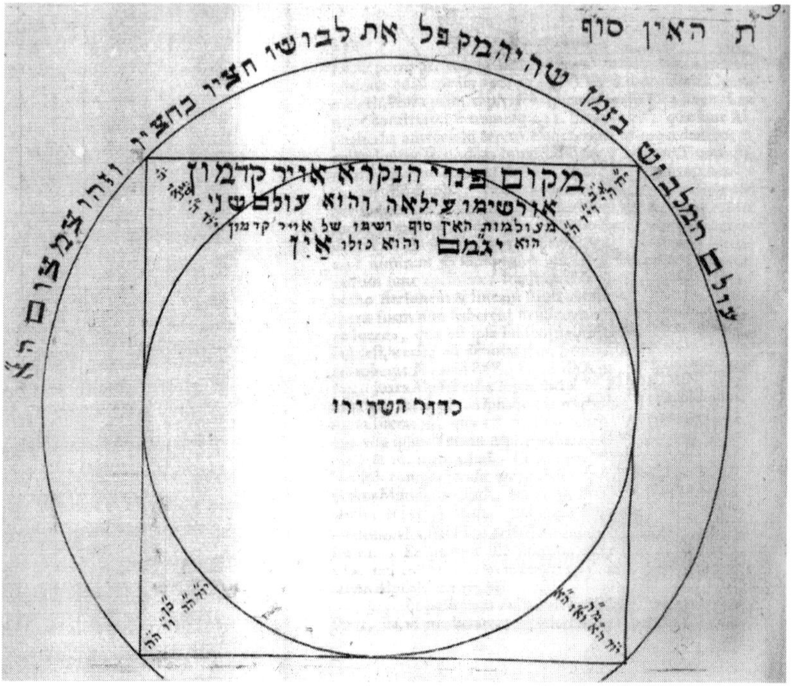

Abb. 6: Figur 9 der KD.

Textvorläufer der Figur 9:

Emeq ha-Melekh - Tor 1:60, 2:5 (10d)

נשארו יריכותיה של אות תי"ו באויר קדמון.

Emeq ha-Melekh - Tor 1:60, 2:5 (11d)

ושמו של אויר קדמון שהוא עקר חיותו, הוא י"ג מ"ם דהיינו י"ג ממין. וכמו שהמם סתומה מקפת הכל, כן אויר קדמון מקיף הכל, ומפני שאויר קדמון הוא דק עד מאוד, ומוקף מאין סוף, לכן לסיבה זו יש לו שם מ"ם שמילואו כמוהו, ואין בו שינוי כלל, כמו שאין שינוי לאין סוף הקרוב לו, ומודבק בו

Abb. 6.1: Text aus *Emeq ha-Melekh.*

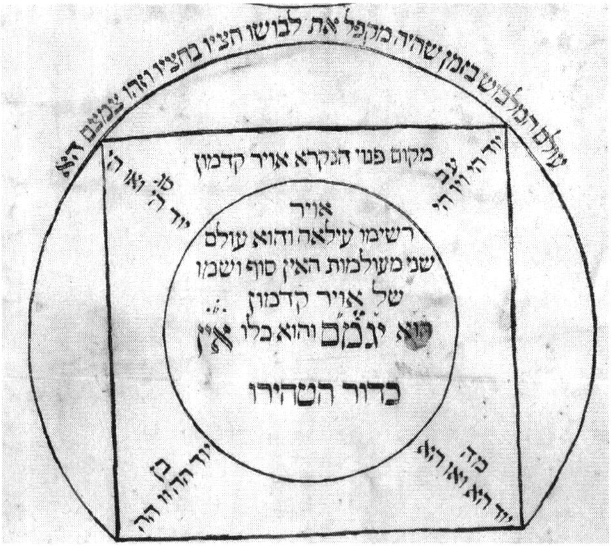

Abb. 6.2: spätere jüdische Adaption von Figur 9 der KD in HUC I-4.

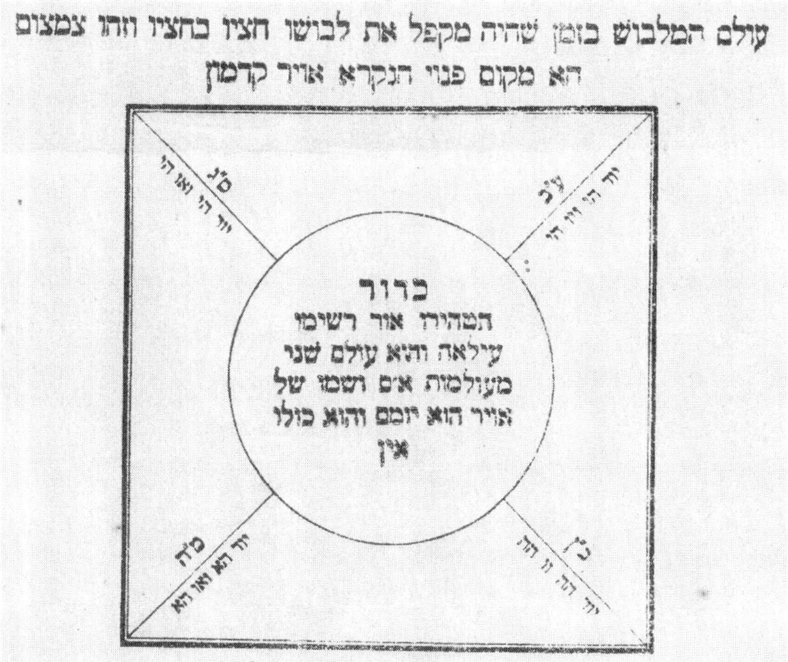

Abb. 6.3: spätere Adaption der Figur 9 in Warschau 1864.

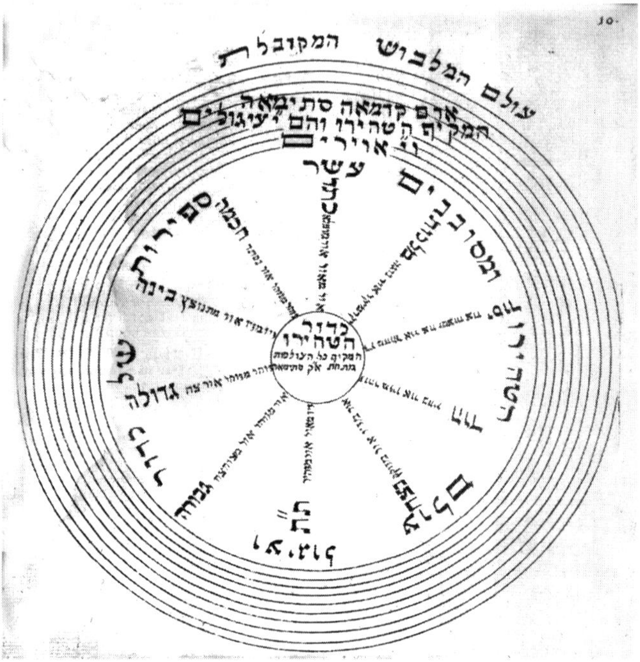

Abb. 7:
Figur 10
der KD.

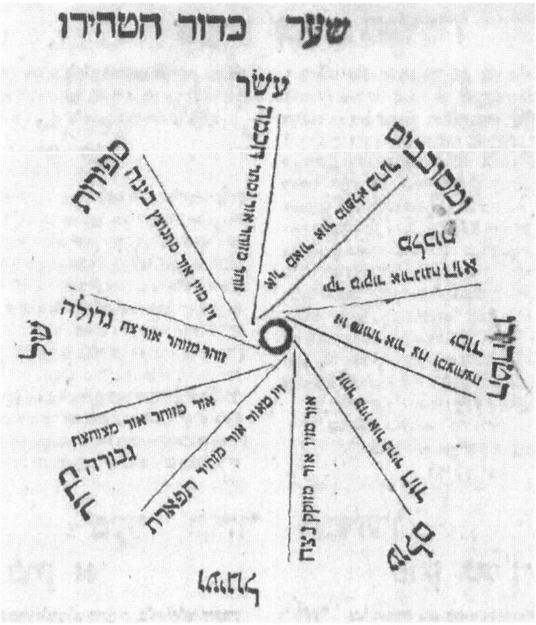

Abb. 7.1:
Vorläufer der Figur 10
aus *Emeq ha-Melekh*
- Tor 5:4 (14c-d).

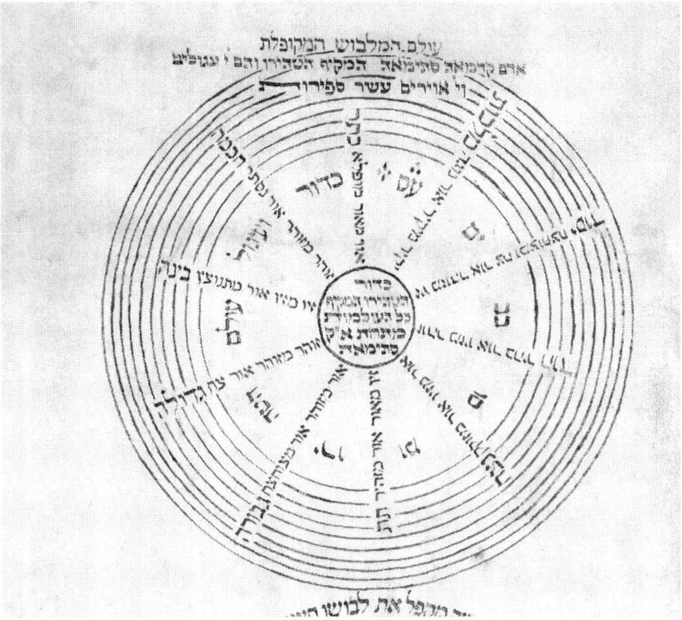

Abb. 7.2. spätere jüdische Adaption von Figur 10 in HUC I-4.

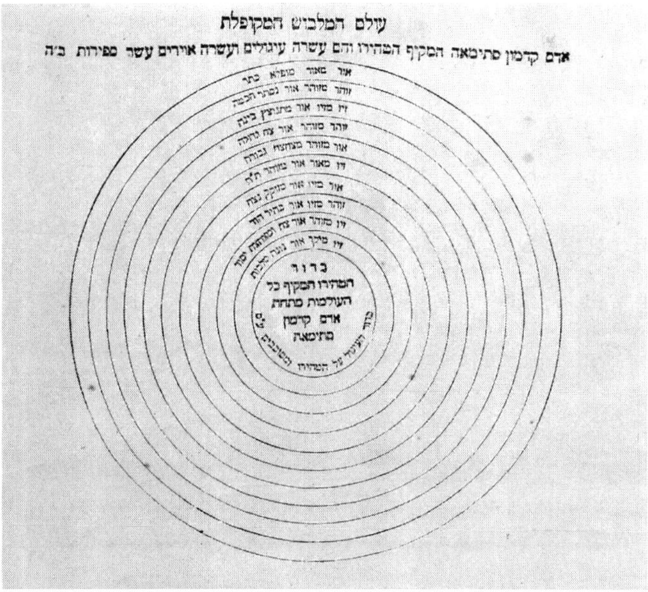

Abb. 7.3: Adaption von Figur 10 in Warschau 1864.

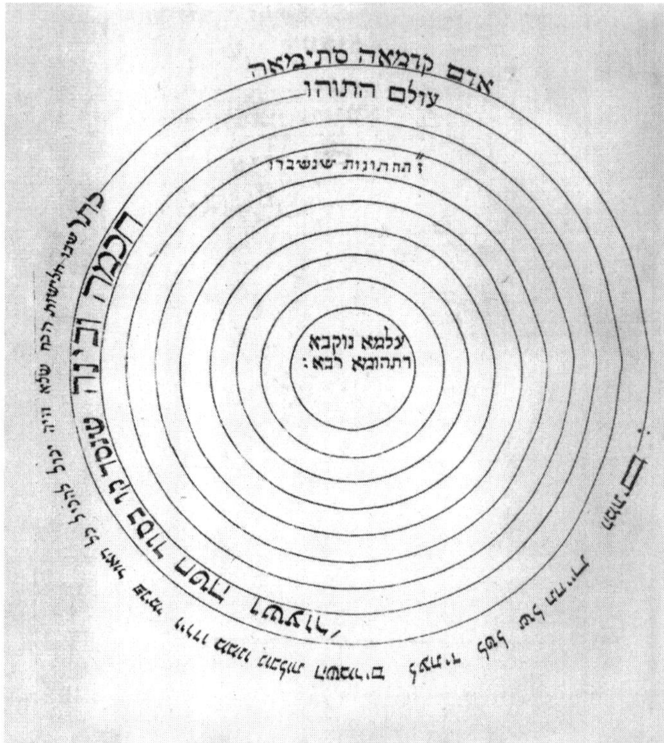

Abb. 8: Figur 11 aus der KD.

Textvorläufer zu Figur 11 aus *Emeq ha-Melekh*:

Emeq ha-Melekh - Tor 6: 14 (16c-d)

הנה ראה הקב"ה להביא השפע בהדרגה אל שלש ראשונות, כדי שלא ישברו חס וחלילה, ויוצרך להחזיר הכל אל תוהו ובהו, ואף על פי ש[השפע] היה בהדרגה, היה בחכמה ובינה מעט חלישות כח ונסדקו בסוד חטה ושעורה

Emeq ha-Melekh - Tor 5: 6 (14c-d)

דהיינו הארץ הזאת הנקראת תבל, בצירוף שבעה ארצות עד מקום שחוזר להיות אין סוף צד התחתון, של חלל מלכות אדם קדמון סתימאה. וגם תופס עולמות ארעיים הנבנים בכדור אחד מיוחד לעצמו, הנקרא עלמא נוקבא דתהומא רבא בלשון הזוהר

Abb. 8.1

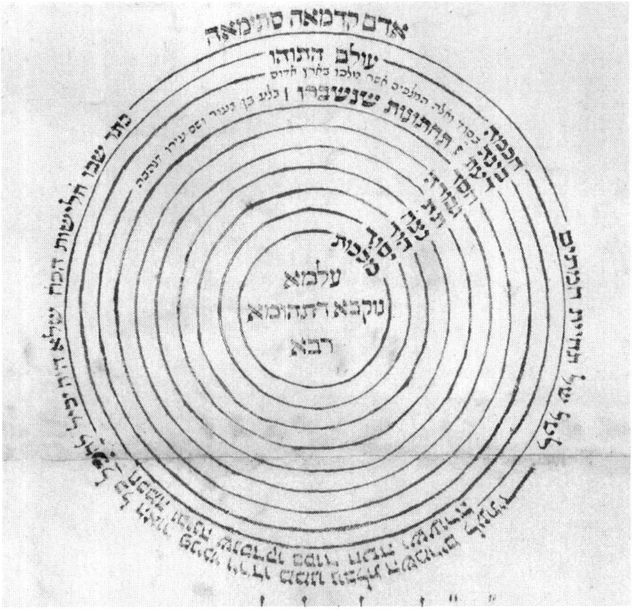

Abb. 8.2: jüdische Adaption von Figur 11 in HUC I-4.

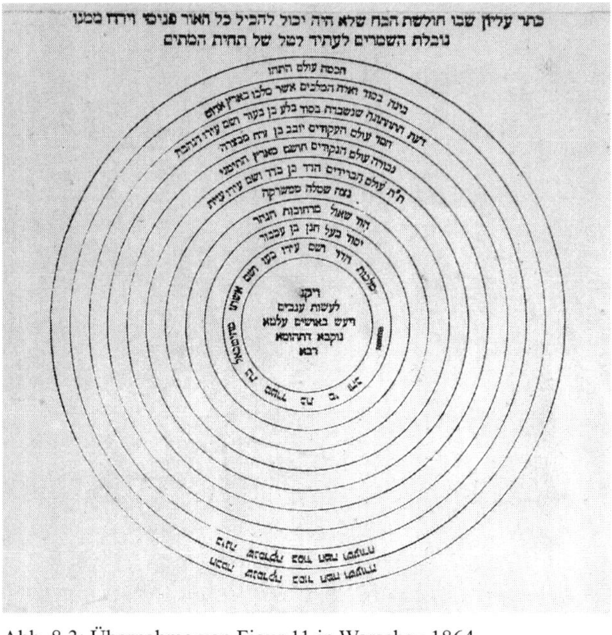

Abb. 8.3: Übernahme von Figur 11 in Warschau 1864.

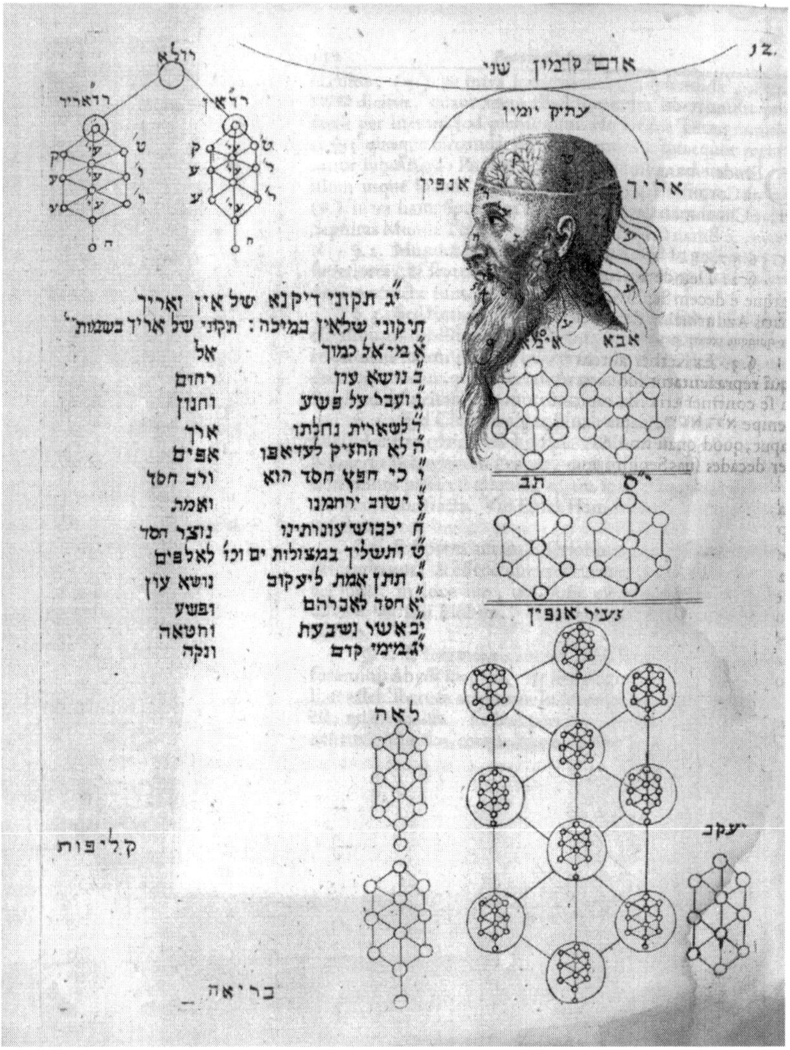

Abb. 9: Figur 12 der KD.

Textvorläufer zu Figur 12 aus *Emeq ha-Melekh*:

Emeq ha-Melekh - Tor 22 (181b)

ואחר כך האציל אדם קדמון שני, מן כתר שבכתר, ורישא דאין מן חכמה שבכתר, ואריך מן בינה שבכתר, ומן המלכות של אדם קדמון, ז' תיקוניו, מתחיל עולם האצילות, וחב"ד שלה הוא סוד הראש שלה. ואחר כך היה מתקן מה שהחריב, וברא מן עשר ספירות או נקודות, חמשה פרצופי עולם האצילות, ועליהם נאמר ,'בה' בראם', ומכתר נעשה עתיקא קדישא, הוא א"א הכלול מתלת רישין, וברא בראשו שבעה תיקוני הראש, שהם ג"ט קר"ע פ"ח. [גולגלתא לבנה, טלא דבדולחא, קרומא דאוירא, רעוא דמצחא, עמר נקא, פקיחו דעיינין, חוטמא] והנה גולגלתא נעשה מן כתר דא"א, וכתר דאין על ידי חסד דמלכות אדם קדמון, וטלא דבדולחא נעשה מחכמה דאין ואריך, על ידי גבורה דמלכות אדם קדמון, וקרומא דאוירא נעשה מבינה דא"א ואין, על ידי ת"ת דמלכות אדם קדמון. ורעוא דרעוין נעשה מחסר ונצח דאין ואריך, על ידי נצח דמלכות אדם קדמון, ועמר נקי, נעשה מגבורה והוד דאין ואריך, על ידי הוד דמלכות אדם קדמון, ועינא פקיחא נעשה מדעת ות"ת ויסוד דאין ואריך, על ידי יסוד דמלכות אדם קדמון. וחוטמא דאיהי פרדשקא, נעשה ממלכות דאין ואריך, על ידי מלכות אדם קדמון, והוא הראש המאיר לכל עולם האצילות, והשערות שלו נתפשטו מתיקון עמר נקי וי"ג תיקוני דקנא של אין ואריך נזכרים במיכה [ז' י"ח], שנאמר, ,מי אל כמוך וגומר', הוא באין. וי"ג מדות של רחמים שזכר משה י"י י"י אל רחום וחנון, הוא באריך, ואחר כך נעשו אבא ואמא, והזקן חופף עליה מבחוץ, והם שני תיקונים נוצר ונקה, כי דקנא דיליה תלייא עד טבורא דלבא

Abb. 9.1: Text aus *Emeq ha-Melekh*.

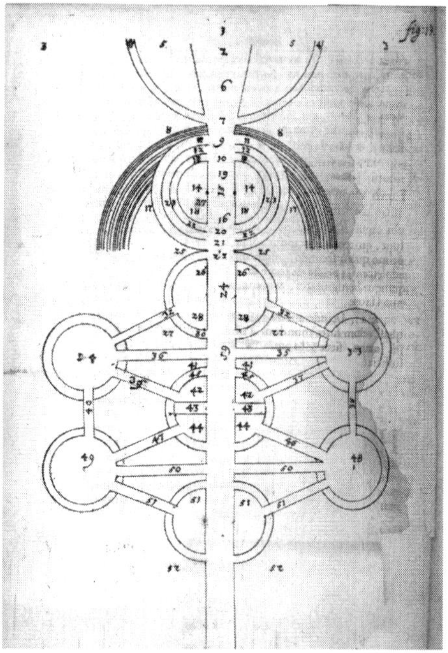

Abb. 10:
Figur 13 der KD

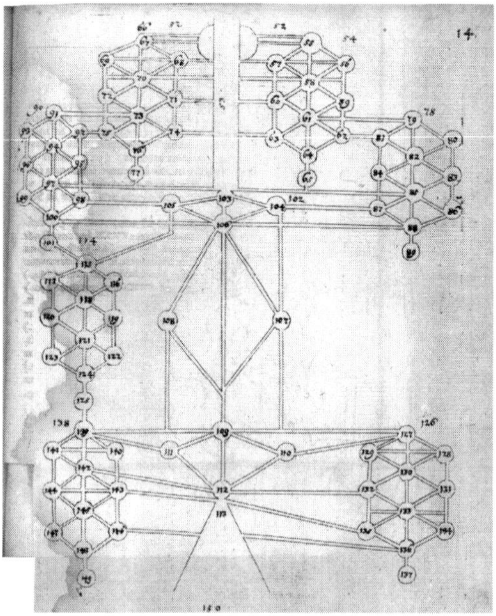

Abb. 11:
Figur 14 der KD.

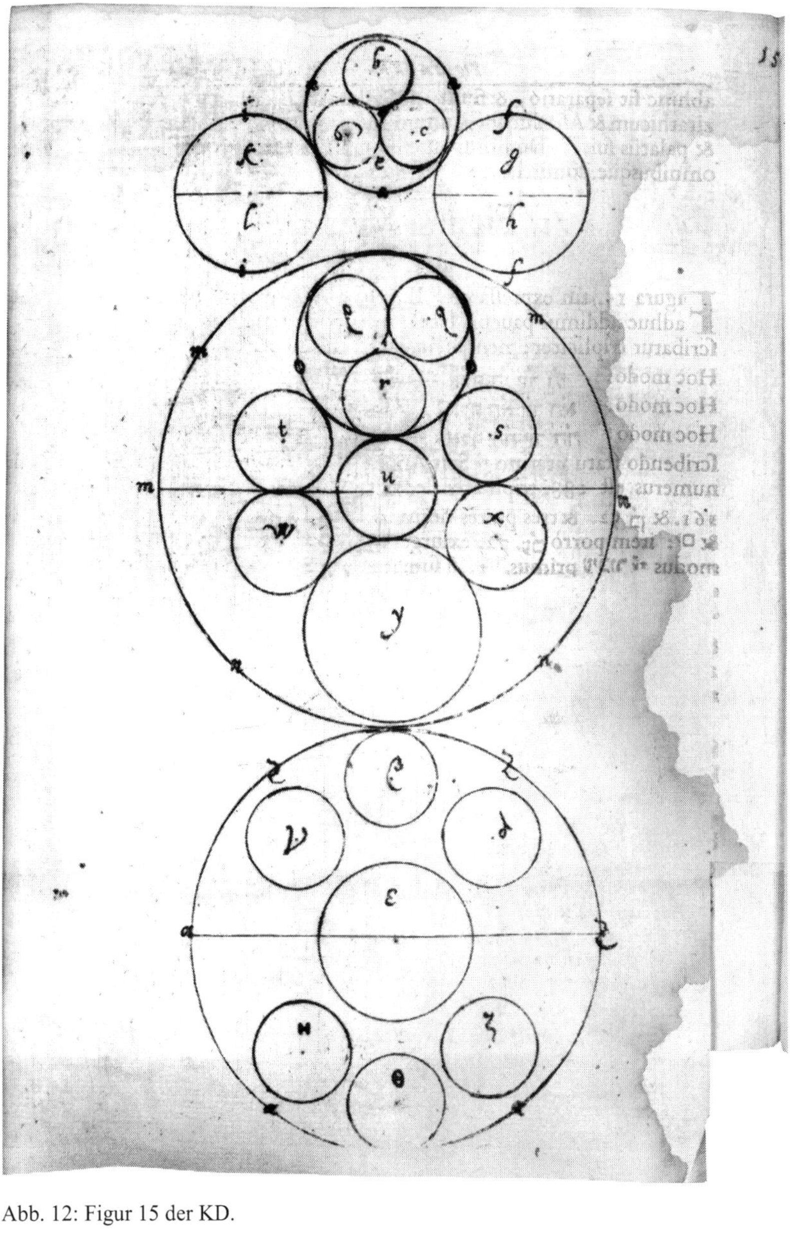

Abb. 12: Figur 15 der KD.

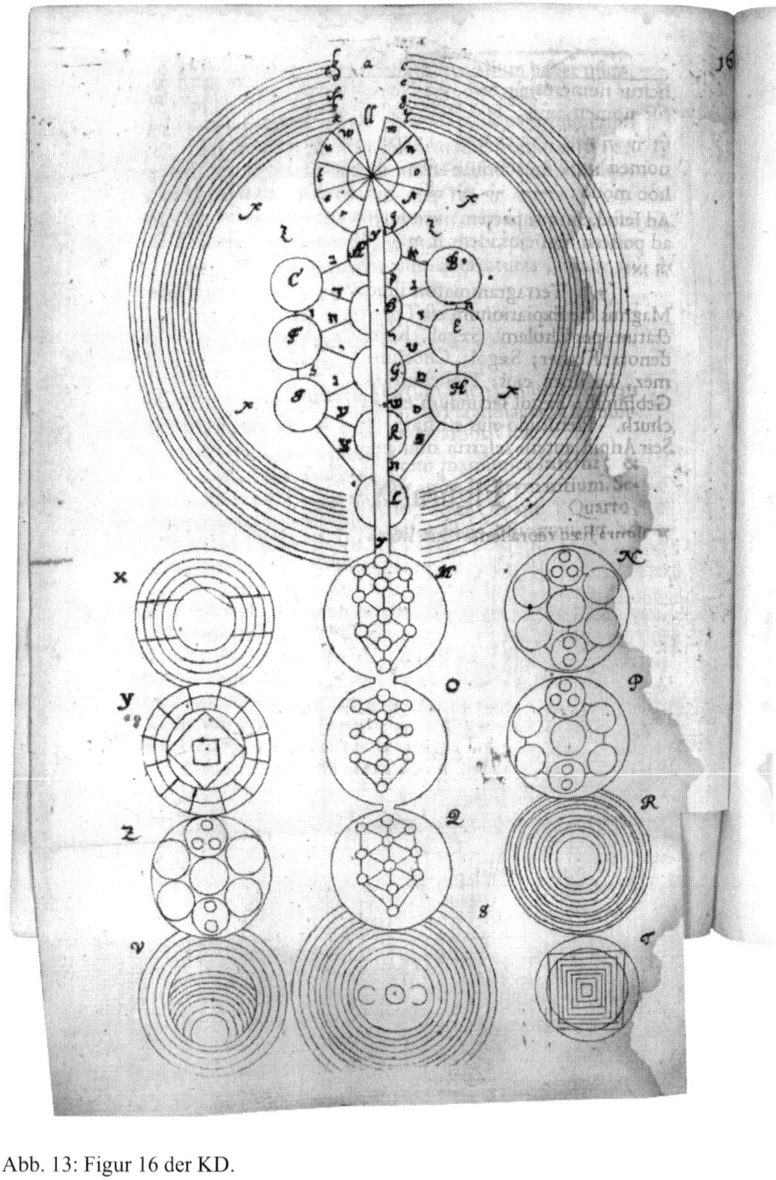

Abb. 13: Figur 16 der KD.

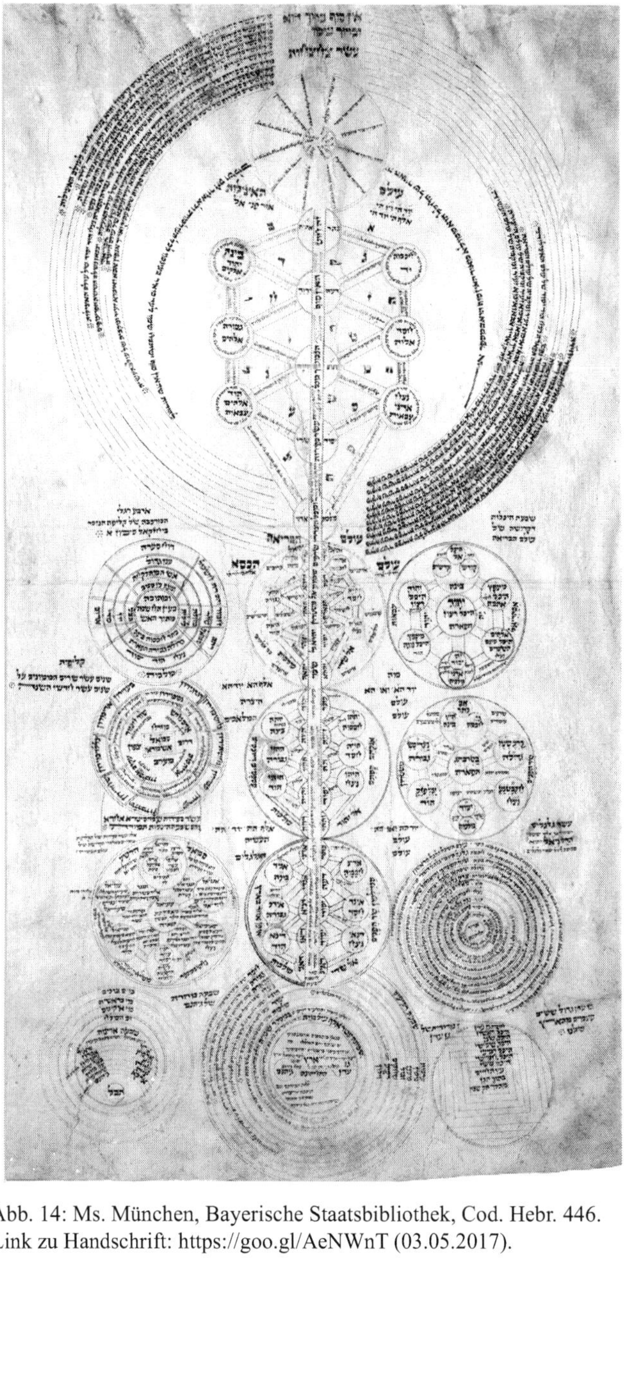

Abb. 14: Ms. München, Bayerische Staatsbibliothek, Cod. Hebr. 446.
Link zu Handschrift: https://goo.gl/AeNWnT (03.05.2017).

Saverio Campanini

Der Todeskuss und andere Krankheiten. Über ein jüdisches Motiv in Johann Baptista van Helmonts Werken*

These violent delights have violent ends.
William Shakespeare

ABSTRACT: The theme of the „death by kiss", already well known in rabbinic, kabbalistic and Renaissance studies, is examined anew from the combined perspective of history of words and history of ideas. Numerous texts are quoted attesting the success of the term „mors osculi" in Renaissance literature. The transliteration of the Hebrew original „binsica" is also studied in its vicissitudes from substantive to adjective and from a mystical term for ecstatic apotheosis to an obscure mental disease. At the centre of this shift in meaning stand the works of Johann Baptista Van Helmont, whose frequent usage of the term „binsica" is the object of a special treatment. Towards the conclusion, the comeback of philological interests among authors such as Knorr von Rosenroth and Gilbert Gaulmin is documented and described as the terminal phase of the long process of adaptation of a specific Jewish concept within the Christian world.

Das Motiv des ekstatischen Todes oder „mors osculi" hat schon im hebräischen Kontext, wo es mit dem Begriff *bi-neshiqa* bezeichnet wird, eine komplexe Geschichte. Es hat einen rabbinischen Ursprung, erlebte eine wichtige kabbalistische Entwicklung und eine bedeutende philosophische Interpretation. Es ist auch im christlichen Umfeld von großer Vitalität, ausgehend von der Übersetzung durch Flavius Mithridates und vor allem durch die Adaptation durch Pico della Mirandola, der die Form „binsica" einführte. Da es bereits bedeutende und wertvolle Studien zu diesem Motiv gibt,[1] muss ich die Grenzen, die Methoden und das Ziel

* Der vorliegende Beitrag ist eine überarbeitete Fassung eines auf Italienisch erschienen Aufsatzes mit dem Titel Ancora sulla „morte di bacio" e la sua fortuna tra Rinascimento e Barocco. In: Materia Giudaica, 17-18 (2013), S. 99-108. Er wird hier auf Deutsch publiziert dank Gerold Necker, der mich aufgefordert hat, den Aufsatz

der vorliegenden Studie genau festlegen. Mein Ziel ist es nicht primär, die bereits existierenden Studien, welche dazu beigetragen haben, die Geschichte der Einführung und der Wirkung des Begriffs „binsica" in der europäischen Literatur zu klären, hier zusammenzufassen, auch wenn sie kurz erwähnt werden sollen. Es geht auch nicht darum, noch einmal die bekannten Stellen anzuführen, an welchen der Ausdruck in Übereinstimmung mit der Intention jener erscheint, die ihn zum ersten Mal übersetzt und in die lateinische Sprache eingeführt haben. Die Geschichte des Terminus, innerhalb des Christentums wurde zum ersten Mal von Edgar Wind in seiner 1958 erschienenen Studie *Pagan Mysteries in the Renaissance* beschrieben.[2] Wind hatte schon eine ganze Serie von Autoren vor allem aus dem Umkreis der christlichen Kabbala genannt, welche das Motiv in direkter oder indirekter Abhängigkeit von Pico della Mirandola[3] aufgenommen haben wie Egidio da Viterbo[4] und Francesco Zorzi,[5] zu

in diesem Band zu publizieren, und Rosmarie Zeller, die ihn übersetzt hat. Ich danke beiden herzlich.

1 Für die hebräischen Aspekte der Geschichte des Motivs siehe vor allem: Michael A. Fishbane: The Kiss of God. Spiritual and Mystical Death in Judaism. Seattle und London 1994. Für allgemeinere Aspekte siehe Nicolas James Perella: The Kiss Sacred and Profane. An Interpretative History of Kiss Symbolism and related religio-erotic themes. Berkeley und Los Angeles 1969.

2 Edgar Wind: Pagan Mysteries in the Renaissance. New Haven 1958, revidierte Auflage London 1968 (Deutsche. Übersetzung: Heidnische Mysterien in der Renaissance. [...] Frankfurt am Main 1981, ²1988.)

3 Die Wendung *mors osculi* erscheint zweimal in der zweiten Serie der *Conclusiones cabalisticae* von Pico della Mirandola, in der 11. und 13. und in letzerer erscheint auch der transkribierte hebräische Begriff *binsica* (In: S. A. Famer: Syncretism in the West. Pico's 900 Theses (1486). Tempe 1998, S. 524; siehe auch S. 488: *Conclusiones numero XV secundum opinionem propriam de intelligentia dictorum Zoroastris*, N. 7). Zudem ist der gleiche Begriff auch bezeugt im *Commento sopra una canzona d'amore di Girolamo Benivieni* (In: Pico della Mirandola: De hominis dignitate. Heptaplus. De ente et uno, e scritti vari. Hg. von Eugenio Garin. Firenze 1942, S. 557-558.

4 Der Terminus kommt im Egidio da Viterbos *Libellus de litteris hebraicis* vor: „atque hoc Pe illa optat quae ait Osculetur e osculo oris sui, hoc est eorum, quos non ab angelo mortis, sed osculi foelicitate dicunt emori, altum occultumque mysterium". (und dieses *peh* [Mund] wünscht diejenige, die sagt: Möge er mich küssen mit dem Kuss seines Mundes, das von denjenigen gesagt wird, die nicht durch den Todesengel sterben sondern durch das Glück des Kusses, was ein tiefes und dunkles Geheimnis ist.) (Egidio da Viterbo: *Scechina e Libellus de litteris Hebraicis. Inediti.* Hg. von François Secret, Band I, Rom 1959, S. 53.

5 Siehe dazu unten, Anm. 21.

denen man noch Johannes Reuchlin,[6] Guillaume Postel[7] und Federico

---

6 In einem Brief an den Kardinal Domenico Grimani von 1515: „Ea sane [scil. libertate] mihi crede, sola homini contingere potest morte osculi, quae sanctorum est et preciosa in conspectu dei. A cabalistis enim in arcanis habita, ut qui dicant deo: Pone me in obscuro sicut mortuos mundi, quod ita intelligamus: Fac me sedere in obscuris contemplationibus, sicut sedent mortui mundo, quatenus inquisitio iuxta Senecam transeat ex apertis in obscura et aliquid ipso mundo inveniat antiquius. Haec sunt incorporea et invisibilia nostris illis noctuinis oculis obscura, sed morte osculi apprehendenda, de quo Sanctus Hieronimus super Cantica canticorum in Omilia prima, quotiens, inquit, in corde nostro aliquid, quod de divinis dogmatibus sensibusque quaeritur absque monitoribus invenerimus, totiens oscula nobis data esse a verbo dei credamus. Sic ille. Cupiens igitur Salomon ad intima divini amoris penetralia, obscuraque arcana introire petit, ut se sponsa osculetur osculo oris sui: לבאר לו סוד טעמיה ומסתר צפונותיה ut mea sententia recte Salomoni Gallo videtur in commentariis, quo peculiarius philosophiam definiunt sic: Pilosophia est meditatio mortis, non illa, inquam, Cleombroti, qui lecto Platonis Phaedone se de muro praecipitavit, sed Aristeae Proconnesii, cuis anima res omneis contemplatura saepius e corpore volavit". (Johannes Reuchlin: Briefwechsel. Hg. von der Heidelberger Akademie der Wissenschaften in Zusammenarbeit mit der Stadt Pforzheim. Bd III: 1514-1517, bearbeitet von Matthias dall'Asta und Gerald Dörner. Stuttgart-Bad Cannstatt 2007, S. 231) „Allein die Freiheit kann gewiß, glaubt mir, dem Menschen, durch den Tod des Kusses' zuteilwerden, der den Heiligen gelingt und vor Gott kostbar ist. Von den Autoren der Kabbala wird er als etwas Geheimnisvolles behandelt, sagen sie doch zu Gott: Setze mich ins Dunkel, wie die, die der Welt gestorben sind! Das wollen wir so verstehen: Lass mich in dunklen Betrachtungen sitzen wie die, die der Welt gestorben sind! Forschung geht ja nach Seneca aus dem Augenscheinlichen ins Dunkle und findet etwas, was älter als die Welt ist. Das sind unkörperliche und unsichtbare Dinge, unerkennbar [selbst] für unsere Eulenaugen, aber ‚durch den Tod des Kusses' erreichbar. Darüber sagt St. Hieronymus in seiner ersten Predigt über das Hohelied. ‚Sooft wir ohne Vorschriftenmacher in unseren Herzen etwas finden, was man über die Lehren und Gedanken der Gottheit wissen will, sollten wir glauben, dass uns das Wort Gottes einen Kuss gegeben hat'. Also bittet Salomon, als er Zutritt zum innersten Heiligtum der göttlichen Liebe, zu deren verhüllten Geheimnissen begehrt, seine Braut solle ihn küssen mit einem Kuss ihres Mundes. לבאר לו סוד טעמיה ומסתר צפונותיה Er erklärte ihm die geheime Bedeutung [des göttlichen Gesetzes] und der verborgenen Geheimnisse, wie Salomon aus Frankreich, nach meiner Auffassung mit Recht, in seinem Kommentar für richtig hält. Noch genauer kann man die Philosophie folgendermaßen beschreiben: Philosophie ist die Betrachtung des Todes, nicht nach der Art des Kleombrotos, der sich nach der Lektüre von Platons Phaidon von einer Mauer stürzte, sondern nach Art des Aristeas von Prokonnesos, dessen Seele öfters, um alles zu überschauen, aus seinem Körper hinausflog". (Johannes Reuchlin, Briefwechsel. Leseausgabe, Bd. 3 (1514-1517), Stuttgart – Bad Cannstatt 2007, S. 122-123).

7 Cfr. Jean-François Maillard: Postel le cosmopolite. Quelques documents nouveaux. In: Documents oubliés sur l'alchimie, la kabbale et Guillaume Postel offerts à François Secret à l'occasion de son 90e anniversaire. Hg. von Sylvain Matton Genf 2001, S. 197-222, hier S. 218: „Mihi recitatum est in ipso templo de Jerusalem de

Borromeo[8] hinzufügen kann. Dazu kommen die Vertreter der Liebesphilosophie des 16. Jahrhunderts: Leone Ebreo,[9] Baldassare Castiglione,[10]

hujus viri morte, quod osculando foramen crucis, expiravit, morte osculi. Similiter et alius super montem olivarum osculando Christi vestigia ultima in hoc mundo". (Man hat mir über den Tod eines Mannes im Tempel von Jerusalem erzählt, dass er, nachdem er das Loch, wo das Kreuz gestanden hat, geküsst hat, durch den Todeskuss starb. Ganz ähnlich ist eine andere Person auf dem Ölberg gestorben, indem sie die letzten Fußstapfen Christi auf dieser Welt geküsst hat.)

8 „Quod vero osculi nomine mors felix significetur, manifestum facit hebraica lectio verborum Deuteronomii capite trigesimo octavo [recte ‚quarto'], versu quinto: Mortuus est Moyses jubente Domino. Quo loco Rabbi Salomon exponit, et legit: super os Domini, hoc est in osculo Domini. Atque ita etiam Aben Ezra interpretatur in sacris quoque litteris, ubi de morte Aaronis legitur, eadem adhibita forma est. Sic ait Aben Ezra". (Dass mit dem Ausdruck „mors osculi" ein glücklicher Tod bezeichnet wird, geht aus dem Deuteronomium [5. Buch Moses] Kap. 34, Vers 5 hervor: Moses starb durch den Befehl Gottes. Rabbi Salomon erklärt diese Stelle und interpretiert sie, wie wenn gesagt würde durch den Mund des Herrn, das heisst durch den Kuss des Herrn. So interpretiert auch Ibn Ezra die Stelle, wo vom Tod Arons die Rede ist und wo man dieselbe Formulierung findet. So sagt Ibn Ezra. (Federico Borromeo: De cabbalisticis inventis libri duo. Avec une introduction et des notes par François Secret. Nieuwkoop 1978, S. 68-69).

9 Leone Ebreo: Dialoghi d'amore. Hg. von S. Caramella. Bari 1929, S. 46-47: „Tale è stata la morte de' nostri beati, che, contemplando con sommo desiderio la bellezza divina, convertendo tutta l'anima in quella, abbandonorno il corpo; onde la sacra Scrittura, parlando della morte de' dui santi pastori Moisè e Aron, disse che morirono per bocca di Dio, e li sapienti metaforicamente declarano che morirno baciando la divinità, cioè rapiti da l'amorosa contemplazione e unione divina, secondo hai inteso". (So ist der Tod von unseren Seligen verlaufen, welche in höchster Begierde die göttliche Schönheit betrachtend, die ganze Seele in diese verwandelnd den Körper verlassen haben. Daher heißt es in der Heiligen Schrift, wo vom Tod der zwei heiligen Hirten Moses und Aaron die Rede ist, dass sie durch den Mund Gottes sterben werden, und die Weisen erklären dies metaphorisch, dass sie sterben werden, indem sie die Gottheit küssen, d.h. entführt durch die liebende Betrachtung und göttlichen Vereinigung, wie Du es gehört hast.)

10 *Il libro del cortegiano* 4,70: [...] accetta l'anime nostre, che a te s'offeriscono in sacrificio; abbrusciale in quella viva fiamma che consuma ogni bruttezza materiale, acciò che in tutto separate dal corpo, con perpetuo e dolcissimo legame s'uniscano con la bellezza divina, e noi da noi stessi alienati, come veri amanti, nello amato possiam transformarsi, e levandone da terra esser amessi al convivio degli angeli, dove, pasciuti d'ambrosia e nettare immortale, in ultimo moriamo di felicissima e vital morte, come già morirono quegli antichi Padri, l'anime dei quali tu con ardentissima virtù di contemplazione rapisti dal corpo e congiungesti con Dio. (Nimm unsere Seelen auf, die sich dir zum Opfer darbieten, und verbrenne sie in der lebendigen Flamme, die jegliche Hässlichkeit des Stoffes verzehrt, damit sie sich, ganz vom Körper getrennt, mit der göttlichen Schönheit in einem ewigen süßen Bande vereinige, und damit wir, von der Erde gelöst, zum Mahl der Engel zugelassen werden, wo wir endlich, von unsterblichen Ambrosia und Nektar gelabt, den glücklichs-

Giordano Bruno[11]. Andere wie François Secret[12] haben auf das Vorkommen des Ausdrucks bei Cornelius Agrippa von Nettesheim hingewiesen.[13] Wenn man das Spektrum noch mehr ausweitet und auch das einfache Vorkommen des Ausdrucks *mors osculi* für den ekstatischen Tod einbezieht, besteht die Gefahr, dass man im Unbestimmten landet,[14] weil es unzählige Vorkommen dieser beliebten Wendung gibt wie zum Beispiel in den erfolgreichen *Declamationes* von Philipp Melanchthon.[15]

Die Geschichte des Ausdrucks *bi-neshiqa* würde es allein schon verdienen, im Einzelnen rekonstruiert zu werden sowohl auf der sprachlichen wie auf der ideengeschichtlichen Ebene. Trotz den schon erwähnten

---

ten und belebenden Tod sterben, wie die alten Patriarchen ihn starben, deren Seelen du in der glühendsten Kraft der Betrachtung der Körper entrissest und mit Gott vereinigtest.) (Baldesar Castiglione: Das Buch vom Hofmann, Übersetzt von Fritz Baumgart. Bremen, München 1986, S. 409-410).

11 „Ces. Vuol dire quella morte de amanti, che procede da somma gioia, chiamata da' cabalisti mors osculi? La qual medesima è vita eterna, che l'uomo può aver in disposizione in questo tempo, et in effetto nell'eternità? Mar. Cossì è". (Ces. Heißt das jener Tod der Liebenden, der aus der höchsten Freude folgt, von den Kabbalisten mors oculi genannt wird? Dieser selbst ist das ewige Leben, das der Menschen in dieser Zeit haben kann, und tatsächlich hat in der Ewigkeit? Mar. So ist es.) (Giordano Bruno: Eroici furori. Paris 1585, II,1,VII; *Dialoghi italiani*, a cura di Giovanni Aquilecchia, Sansoni, Firenze 1958, S. 1094).

12 François Secret: Rezension von Charles Garfield Nauert Jr.: Agrippa and the Crisis of Renaissance Thought. In: Revue de l'Histoire des Religions 169 (1966), S. 196-199, besonders S. 198. Vgl. Johannes Reuchlin: Briefwechsel. Hg. von der Heidelberger Akademie der Wissenschaften in Zusammenarbeit mit der Stadt Pforzheim. Bd I: 1477-1505, bearbeitet von Matthias Dall'Asta und Gerald Dorner, Stuttgart-Bad Cannstatt 1999, S. 231.

13 Agrippa von Nettesheim: De Occulta Philosophia Libri tres. Hg. von Vittoria Perrone Compagni. Leiden 1992, III,51, S. 577).

14 Vgl. Rosanna Gorris Camos: Guy le Fèvre de la Boderie et Pétrarque. In: Les poètes français de la Renaissance et Pétrarque. Hg. von Jean Balsamo. Genf 2004, S. 363-378, besonders S. 375; Dies.: „Ses montz trez haultz haulsent notre desir". Marguerite de Navarre, Peletier du Mans poètes de la montagne. In: Nature et paysages. L'émergence d'une nouvelle subjectivité à la Renaissance. Hg. von Dominique De Courcelles. Paris 2006, S. 151-178, besonders S. 156.

15 At cum in vines Engaddi cyperum legerimus, occurret sponsus saliens super montes, et transsiliens super colles, ductos in palatia Eden בשמן תורק succo liquido, flagrante in pios animos difluente inunget, ac morte osculi dignabitur. ([Und wenn wir in den Weingärten von En-Gedi lesen, dann wird der Bräutigam kommen: Er hüpft über die Berge und springt über die Hügel, und er führt uns in den Palast von Eden, er wird uns salben בשמן תורק mit köstlicher Salbe und wohlriechendem Öle, das in die frommen Herzen strömt, und er wird und mit dem Kuss des Todes küssen]. (Philipp Melanchthon: Opera quae supersunt omnia, vol. XI, Braunschweig 1843, S. 24.

Untersuchungen, zu denen noch jene von Chaim Wirszubski[16], Moshe Idel[17] und die kürzlich erschienene von Michela Andreatta[18] hinzukommen, bleibt nicht wenig zu tun übrig. Die Geschichte des Ausdrucks בנשיקה und seines Schicksals kann bildlich als eine Sanduhr beschrieben werden: im oberen Teil befinden sich, wie Wirszubski gezeigt hat, eher heterogene Quellen vom Talmud über Menahem Recanati (1250-ca. 1310) zu Ralbag (Levi ben Gershon [1288-1344]). An der engen Stelle finden sich zwei Personen, von denen die ganze spätere Entwicklung, welche alles andere als linear und homogen verläuft, abhängt: Flavius Mitridathes, Übersetzer von hebräischen kabbalistischen und philosophischen Texten und sein Auftraggeber Giovanni Pico della Mirandola. Er hat seinerseits die Konzeption, die er vom Werk des Mithridates übernommen hatte, im Rahmen der vom Neu-Platonismus bestimmten Liebesphilosophie und in ständiger Auseinandersetzung mit dem Werk von Marsilio Ficino, insbesondere mit dessen Kommentar zum Gastmahl des Plato, überarbeitet.[19] Ich habe an einem andern Ort, wo ich mich nur mit dem untern Teil der Sanduhr beschäftigt habe, einige Beispiele aus Autoren und literarischen Gattungen sowie semantischen Nuancierungen angeführt, die bis dahin nicht bekannt waren.[20] Unter anderem habe ich auf

16 Chaim Wirszubski: Mors Osculi. Poetic Theology and Kabbalah in Renaissance Thought [auf Hebräisch]. In: Proceedings of the Israel Academy of Sciences and Humanities. Jerusalem 1971, wieder abgedruckt in: Ders.: Three Studies in Christian Kabbalah. Jerusalem 1975, S. 11-22; Siehe auch ders.: Pico della Mirandola's Encounter with Jewish Mysticism. Jerusalem 1989, S. 156-160.

17 Moshe Idel: Studies in Ecstatic Kabbalah. New York 1988; siehe auch ders.: Cabbalà in Italia 1280-1510. Florenz 2008.

18 Michela Andreatta; Guglielmo Raimondo Moncada traduttore di Lewi ben Geršom. La traduzione latina del Commento al Cantico dei cantici eseguita per Pico della Mirandola. In: Moncada alias Flavio Mitridate, un ebreo converso siciliano. Hg. von Mauro Perani. Palermo 2008, S. 101-134, vor allem S. 108-109; Gersonide (Levi ben Gershon): Commento al Cantico dei Cantici nella traduzione ebraico-latina di Flavio Mitridate. Edizione e commento del ms. Vat. Lat. 4273 (cc. 5r-54r). Hg. von Michela Andreatta. Florenz 2009.

19 Vgl. Michael J. B. Allen: The Birth Day of Venus. Pico as a Platonic Exegete in the *Commento* and the *Heptaplus*. In: Pico della Mirandola. New Essays. Hg. von Michael V. Dougherty. Cambridge (Mass.) 2008, S. 81-113, insbesonders S. 90-91.

20 Im oben erwähnten Aufsatz Ancora sulla „morte di bacio" e la sua fortuna tra Rinascimento e Barocco. In: Materia Giudaica, 17-18 (2013), S. 99-108.

die edierten[21] und nicht edierten[22] Werke von Francesco Zorzi, auf das

21 Francesco Giorgio (Zorzi): De harmonia mundi totius cantica tria. Venezia 1525, 3,6,18: „Quae transformatio fit per excessum mentis et extasim quandam, quae hebrei mortem osculi nuncupant, de qua in Davitico carmine dicitur: Preciosa in conspectu Domini mors sanctorum eius. Moritur enim in mentis excessu per osculum illud, de quo in canticis inquit Sapiens: Osculetur me osculo oris sui. Existens namque homo in mentis excessu moritur corpori, ut eius vita tunc minime vivat, nec eius utatur praesidio, quamvis corpus ab animae vivificante virtute nequaquam destituatur. Quae anima in illo excessu Deo innixa osculo quodam Deo unitur, tanta suavitate ipso oblectata, ut omnium exteriorum, et etam ipsius corporis oblita ipsum vivens sed sensibus privatum, et semimortuum relinquat". (Diese Transformation geschieht durch die Entrückung des Geistes und die Ekstase, welche die Hebräer mors osculi nennen und von welchem in den Psalmen gesagt wird: „Der Tod seiner Heiligen ist wertgehalten von dem Herrn." [Ps 116,15] Sie sterben nämlich in geistiger Ekstase durch den Kuss, von dem der Weise im Hohelied sagt: „Er küsse mich mit dem Kusse seines Mundes." [Hohelied 1,2]. Der Mensch, der sich im Zustand der Entrückung des Geistes befindet, stirbt körperlich so sehr, dass er nicht mehr durch seinen Körper lebt und sich seiner nicht mehr als Schutz bedient, auch wenn der Körper in keinem Moment der belebenden Kraft der Seele entbehrt. Letztere lehnt sich während ihrer Entrückung an Gott an, vereinigt sich mit Gott in einem Kuss und findet darin, das höchste Vergnügen, welches von einer solchen Süße ist, dass sie die ganze äußere Wirklichkeit und auch ihren Körper vergisst, der zwar lebendig ist, aber ohne Sinne und wie tot.) (Italienische Übersetzung in Francesco Zorzi: L'armonia del mondo. Introduzione, traduzione e note a cura di Saverio Campanini. Milano 2010, S. 2202-2205). Siehe auch Albert Stöckl: Geschichte der Philosophie des Mittelalters. Bd. 3: Periode der Bekämpfung der Scholastik. Mainz 1866, p. 429. Vgl. auch Francesco Giorgio (Zorzi): In Scripturam sacram Problemata. Venezia 1536, 5,1,5: „Quod sapientiae genus lac denominatum cum non possit haberi per studium ac diligentiam humanam, sed per divinam revelationem, quae fit purificatis, raptis, et mente sublevatis (quem excessum antiqui Theologi vocant mortem osculi, de qua Propheta canit: Preciosa in conspectu Domini mors sanctorum eius)". Diese Art von Weisheit, welche Milch genannt wird, kann nicht durch Anstrengung und menschlichen Fleiß erreicht werden, sondern nur durch göttliche Offenbarung, welche denen zu Teil wird, welche im Geiste gereinigt, entrückt und erhöht sind (diese Art von Ekstase wird von den antiken Theologen Todeskuss genannt, wie der Prophet singt: Der Tod seiner Heiligen ist wertgehalten von dem Herrn." [Ps 116,15] Vgl. Francesco Giorgio Veneto: L'Elegante Poema & Commento sopra il Poema. Hg. von Jean-François. Maillard. Mailand 1991, S. 100, 149, 234, 296, 451, 577, 581, 799.

22 Vgl. François Secret: Francesco Giorgio. In: Encyclopaedia Judaica. Jerusalem 1971, Bd. 7, Sp. 587-588; Ders.: Les commentaires sur les *Conclusiones cabalisticae* de Giovanni Pico della Mirandola par Archangelus de Burgonovo. In: Bibliothèque d'Humanisme et Renaissance, 36 (1974), S. 71-74; Chaim Wirszubski: Francesco Giorgio's Commentary on Giovanni Pico's Kabbalistic Theses. In: Journal of the Warburg and Courtauld Institutes, 37 (1974), S. 145-156. Vgl. ferner Ms. Forlì, Biblioteca comunale, Piancastelli O VII 57, f. 114r: „Ideo Salomon petit hanc mortem quam secundum Paulum dicitur raptus, secundum David dicitur pretiosa in conspectu domini mors sanctorum eius, Salomon vocat osculum oris. Ratio est,

Drama von Francesco Andreini *Le bravure del capitano Spavento*[23] und auf einige Vorkommen des schon sprichwörtlichen Ausdrucks in ver-

---

quare sicut per osculum quis communicat flatum suum amico, et significat quod communicat secretum cordis. Et quando quis tangit manum amico significatur, quod vult opera eius sint illi communia, similiter in aliis signis amoris. Salomon ergo cupiens flatum dei, et per consequens communicationem cogitationis, et conceptus dei ait (Osculetur me osculo oris sui) id est O domine valde cupio decantare laudes tuas et secreta tua, da mihi ergo osculum, da raptum mentis, da estasim, da mortem mentis […]. (Darum hat Salomon diesen Tod gewünscht, welcher nach Paulus „Entrückung" genannt wird, während er nach David Tod der Heiligen, welcher in den Augen Gottes wertvoll ist, genannt wird. Salomon nennt ihn Kuss des Mundes. Der Grund dafür ist, dass wie sich durch den Kuss der Atem auf den andern überträgt so auch das Geheimnis des Herzens. Außerdem wenn man die Hand eines Freundes berührt, will man, dass die Werke gemeinsam sind und das gilt für alle Gesten der Liebe. Als Salomon den Atem Gottes wünschte beziehungsweise die Kommunikation der Gedanken und Ideen Gottes, sagte er : „Er küsse mich mit dem Kusse seines Mundes," was so viel heißt wie: Herr, ich wünsche sehr dein Lob zu singen und deine Geheimnisse, gib' mir einen Kuss, gibt mir die Entrückung des Geistes, gib' mir die Ekstase, gib' mir den Tod des Geistes.) Vgl. „Et adverte quod introitus ad hunc amorem est raptus estasis, mors osculi, ideo ait osculetur me osculo oris sui videlicet cum osculo oris dei et Christi, quasi dicat Salomon a modo tamen volo deo vacare". (ebda., f. 115r) (Merke, dass der Zugang zu dieser Liebe, die ekstatische Entzückung ist, der Todeskuss, von dem er sagt: Er küsse mich mit dem Kusse seines Mundes, das heißt der Kuss vom Mundes Gottes und Christi, wie wenn Salomon sagte, von jetzt an will ich allein für Gott da sein.)

23 „Trappola: Un'amoroso [sic] bacio dalla bocca di Venere debbe esser cosa soavissima, e l'huomo debbe morir di dolcezza, essendo che il bacio vien chiamato Binsica, cioè seconda morte de gl'Amanti. | Capitano: Gli Amanti mentre si baciano si riducono lo spirito sù le labra, morendo in loro stessi, e vivendo ogn'uno nella cosa amata. Trap.: Gli Amanti per quello, ch'io ho udito dire baciandosi insieme, si trasfondono l'anima l'uno nell'altro, cambiandola, e facendo spesso di due anime una sola. Cap.: Il bacio è tanto attrattivo, che se il cuore non havesse le sue radici ben fondate et abbarbicate, a via forza lo tirerebbe nella sommità delle labra. Trap.: Ogni dolcezza ha qualche termine, eccetto quella del bacio, la quale è senza fine." (Trappola: Ein Liebeskuss vom Mund der Venus muss so süß sein, und der Mensch muss an dieser Süße sterben, da dieser Kuss Binsica genannt wird, was bedeutet der zweite Tod der Liebenden. | Hauptmann: Die Liebenden, die sich küssen, reduzieren den Atem / den Geist auf den Lippen, so dass sie in sich sterben, und jeder in der geliebten Sache lebt. | Trap.: Was ich gehört habe, wenn die Liebenden sich küssen, verschmelzen die Seelen in einander, sie verändern sich und machen aus zwei Seelen eine einzige. | Haupt. Der Kuss ist so anziehend, dass wenn das Herz seine Wurzeln nicht tief genug hat und nicht verwurzelt ist, durch die Kraft auf die Lippe hinaufgezogen werden kann. | Trap.: Jede Süße hat einen Schlusspunkt ausgenommen die des Kusses, welche ohne Ende ist.) (Francesco Andreini: Le bravure del capitano Spavento. Venedig 1624 (11607), Bd. 1, S. 55r. (Das Werk wurde unter dem Titel *Hauptmann Schreck* bereits 1627 auf Deutsch publiziert.) Die Quelle dieser Überlegungen sind die *Dialoghi d'amore* (Liebesdialoge) von Leone Ebreo.

schiedenen Gelegenheitsschriften von Celio Calcagnini[24] hingewiesen. Ich bin ferner der völligen Verkehrung des Ausdrucks, welcher sich bereits in der Art von *variatio* im Kommentar zum Kapitel 31 der Sprüche Salomos von Bartolomeo Valverde[25] und im Kommentar zu den 1575 er-

24 „Te osculo demum excipio: ut non ad actiones & formulas iuris intendendas aut lites instruendas in prudentia legum te profecisse memineris, sed ad pacem & concordiam ferendam; sciasque te cum sapientia ac uirtute indissolubile uinculum contraxisse, quod osculo maxime declaratur. Nam & in arcanis Hebræorum legitur, Abraham, Aaron, Enoch, & Heliam atque alios qui ad cælestium rerum contemplationem ita rapti sunt, ut in se mortui, extra se uiverent, non alia morte quam brasicae, id est osculi deperijsse". (Endlich umarme ich dich und küsse dich, nicht weil du dich erinnerst, dass ich die Kenntnis der Gesetze nicht gründlich studiert habe, um die Akte und Formeln des Rechts besser zu verstehen oder Streitigkeiten mittels der Weisheit des Gesetzes zu untersuchen, sondern um Frieden und Eintracht zu bringen und damit du weißt, dass ich einen unauflöslichen Vertrag mit der Weisheit und der Tugend geschlossen habe, welcher durch einen Kuss offenbart wird. In der Tat kann man in den Geheimnissen der Hebräer lesen, dass Abraham, Aron, Enoch, Elias und andere, die zur Kontemplation der himmlischen Realität entrückt wurden und außer sich lebten wie wenn sie tot wären, den Tod erlebten, der „brasica" genannt wird [d.h. durch einen Kuss]. (Celio Calcagnini: Opera aliquot. Basilea 1544, p. 552). Offensichtlich hat der Drucker die Transkription des hebräischen „binsica" missverstanden und banalisierend in „brassica" verändert, d. h. gemeiner Kohl. Vgl. auch die Stelle zum Doktorat des Hebräers Ruben: Cfr. „Te postremo osculo excipio, quo nullum est etiam apud uos maius amoris indicium ut memineris: nihil tibi agendum esse per contentionem et altercationem, sed siue in disputatione uersere siue de conditione ægri agatur, pacate & desiderio tantum ueritatis inquirendae permouearis, nil dans affectibus, nil perturbationi. (Endlich gebe ich dir einen Kuss, welcher bei euch noch kein großes Zeichen der Liebe ist, damit du dich erinnerst, dass du nicht getrieben vom Geist der Auseinandersetzung oder des Streits handeln sollst, sondern sei es, dass du mit einem Kollegen diskutierst oder die Verfassung eines Kranken diskutierst, vom Geist der Gemütsruhe und vom einzigen Wunsch die Wahrheit zu kennen, bestimmt bist, ohne Emotionen und Beunruhigungen den kleinsten Raum zu lassen.) (Ebd. S. 556)

25 Foramen autem, sive capacitas lapidis, Apostolus explicat? Cum domum non manufactam dicit spe servari iis qui terrestre tabernaculum dissoluerunt, quique quoad quidem in hoc mundo sunt, fidem conservantes in lapide illo pedes suos firmaverunt, bonumque illum Mortis osculum, ut hebrei vocant, gustumque aeternae vitae arrabonem et pignus, perceperunt. Hi enim ante quiescere non possunt, quam ascensus sui, quasi cursus metas, finesque contigerint. (Erklärt also der Apostel das Loch, das heißt die Aufnahmefähigkeit des Steins? Er sagt, dass das nicht von Menschenhand gebaute Haus sich in der Hoffnung von jenen erhält, die das irdische Zelt aufgelöst haben, indem sie so tun, als ob sie in dieser Welt seien und den Glauben aufrechterhalten; diese setzen ihre Füße auf diesen Stein und haben den guten Kuss des Todes gefühlt, wie es die Hebräer nennen, und erhalten als Pfand und Anzahlung eine Kostprobe des ewigen Lebens. Sie können in der Tat keine Ruhe finden bis sie das Ziel ihres Aufstiegs als Ziel ihres Weges erreicht haben.) (Bartolomeo Valverdi:

schienen *Hieroglyphica* von Pierio Valeriano findet, nachgegangen.[26] Diese Linie kulminiert im *Oedipus Aegyptiacus* von Athanasius Kircher, der das Motiv der *mors osculi* übernimmt und es zu einem Synonym von *osculum mortis* macht, welches eine etwas verschiedene historisch-literarische Herkunft hat.[27] So viel zur komplizierten Geflecht von Kontinuität

Salomonis de forti muliere alphabetum tribus commentariis illustratum atque explicatum a B. V. Rom 1589, S. 39).

26 „Hoc autem genus mortis osculum vocauere symbolici Theologi: de quo videt loquutus esse Salomon in Cantico, eum ait: Osculent me osculo oris sui, quod sub Endymionis, quem Diana in monte altissimo consopitum somno osculatur, imagine adumbarunt. Aiunt enim Diana, vt quae siderum vim quam ipsa recipit, ad inferiora transmittat, reginam esse et dominam coelestium proportionum atque intelligentiarum: Endymionem vero animam hominis presignificare, cuius amore capti coelites, vtillam sibi coniungere possint atque osculari, in alto monte, hoc est, dum cogitationem & mentem in coelum attollit somno altissimo consopitam, id est norte huius corporis. Nam cum corpus impedimento sit, quo minus perfecte Deo coniungi possidemus, sequitur eo solluto nos libere in coelum evolaturos" (Pietro Valeriano: Hieroglyphica sive De sacris Aegyptiorum aliarumque gentium literis commentarii. Basel 1575, S. 430. (Diese Art Tod wurde symbolisch von den Theologen Todeskuss genannt. Von ihm scheint Salomon im Hohelied gesprochen zu haben, als er sagt: „Er küsse mich mit dem Kusse seines Mundes." Auf diesen wird auch angespielt in der Geschichte des Endymion, den Diana küsst, während er auf einem hohen Berg eingeschlafen ist. Man sagt, dass Diana, welche der unteren Wirklichkeit die Kräfte der Himmelskörper, die sie erhalten hat, überträgt, die Herrin der Proportionen und der himmlischen Intelligenz sei. Endymion symbolisiert die menschliche Seele, in die sich das Himmlische verliebt und sie, nachdem sie die Gedanken und den Verstand mit einem tiefen Schlaf eingeschläfert hat, was den Tod des Körpers bedeutet, aufsteigen lässt, um sich mit ihr zu vereinigen und sie auf einem hohen Berg zu küssen. In der Tat verhindert der Körper, dass wir uns perfekt mit Gott vereinigen können, daraus folgt, dass wir, wenn wir einmal befreit sind von ihm, frei im Himmel fliegen können.)

27 „Iamblichus enim in libro de mysteriis Aegyptiorum expresse dicit, Numina Deorum pedissequa tum primum attingi, quando anima deposuit modum cognitionis mobile; cum enim, inquit, cognitio per adaequationem fiat, sequitur ut Numina sempiterna et immobilia attingamus notione sempiterna, immobili, simplici, quam contactum divinitatis, vel etiam Binsica, seu osculum mortis vocant Cabalistae; nos vero fidem, quam adhaesio sequitur, nuncupamus. (Iamblichus bestätigt explizit in seinem Buch über die ägyptischen Mysterien: Wenn sich die Seele von der beweglichen Modalität des Bewusstseins befreit, kann sie das Wissen der Götter erreichen. Da in der Tat das Wissen der Götter durch Angleichung erreicht wird, folgt daraus, dass wir die ewigen und unbeweglichen Götter durch ewige, unbewegliche und einfache Erkenntnis erreichen, durch den Kontakt mit der Gottheit, welche die Kabbalisten Binsica nennen oder Kuss des Todes nennen, während wir sie Glaube nennen, auf welchen die Aufnahme folgt. (Athanasius Kircher: Oedipus Aegyptiacus. Rom 1653, S. 339). Vgl. Daniel Stolzenberg: Egyptian Oedipus. Antiquarianism, Oriental Studies and Occult Philosophy in the Work of Athanasius Kircher. PhD Thesis 2004, S. 200.

und Verschiebung, um nicht zu sagen Missverständnis, welches die Geschichte dieses Ausdrucks im 16. und 17. Jahrhundert bestimmt. Meine Absicht ist es nicht, die schon bekannte umfangreiche, wenn auch nicht fehlerfreie Auswahl um weitere Vorkommen zu erweitern, sondern vielmehr exemplarisch zu zeigen, wie ein im 15. Jahrhundert aus dem Hebräischen übernommenes Konzept sich in anderen Kontexten entwickelt. Wie wir sehen werden, verhindert die Tatsache, dass der Ausdruck (*binsica*) aus einer einzigen Quelle stammt, nicht, dass er bedeutenden semantischen Verrenkungen und Verschiebungen unterliegt. An diesem Beispiel kann man zeigen, wie ein Konzept, welches schon im hebraistischen Kontext erfolgreich war, sich den verschiedenen kulturellen Kontexten anpasst, indem es von der Liebesphilosophie in die Medizin übergeht, von der Kabbala und der Magie in die Psychopathologie, von der Ekstase in das Schwinden der Einbildungskraft. In der Geschichte dieses Begriffs, welcher die allgemein bekannte Erfahrung der Liebe mit jener des Todes, die ja niemand selbst gemacht hat, verbindet, spielt die Phantasie eine große Rolle.

Die Transformationen oder die morphologischen und semantische Verschiebungen vom einfachen Druckfehlern bis zur mehr oder weniger bewussten Variationen sind sowohl in Bezug auf die Breite der Schwankungen wie in Bezug auf die spätere Ausbreitung der Neuerungen und Anomalien in dem enthalten, was im Werk des paracelsistischen, aus Flandern stammenden Arztes Johann Baptista van Helmont (Brüssel 1580 – Vilvoorde 1644) vorkommt, welcher den Begriff „binsica" zweifach verdreht; einmal auf der morphologischen und einmal auf der semantischen Ebene. Der hebräische Ausdruck *binsica* ist ein Adverbiale oder eine adverbiale Ergänzung, wurde aber im Lateinischen als Substantiv aufgefasst, wie es die syntaktische Konstruktion mit „ex", welche schon bei Pico della Mirandola vorkommt, zeigt. Van Helmont interpretiert den Ausdruck als Adjektiv und dekliniert ihn in Analogie zum weiblichen Substantiv „mors": *binsicus*, *-a*, *-um*. Aus der Perspektive der Ideengeschichte ist diese lexikalische Erfindung nützlich, weil man durch sie alle Stellen und Autoren, welche ausschließlich von Helmont abhängen, bestimmen kann, auch wenn sie ihn, wie es häufig vorkommt, nicht explizit zitieren. Wie wir sehen werden, ist diese Neuerung bemerkenswert und stellt in gewisser Hinsicht das letzte Kapitel der Geschichte des Terminus *binsica* im westlichen Kontext dar. Wir werden sehen, dass der Terminus *mors osculi* im 17. Jahrhundert durch eine Rückkehr zu den oder durch die Entdeckung der hebräischen Quellen eine Erneuerung erfährt. *Binsica* seinerseits erfährt durch die Theorie van Helmonts eine große Verbreitung in der medizinischen und lexikographischen Literatur.

Um das zweite Element der Erneuerung, welche auf Helmont zurückgeht, zu verstehen, zitiere ich einige der zahlreichen Stellen, in denen der Arzt und spagirische Philosoph vom Todeskuss handelt, wobei er einmal explizit Pico della Miradola nennt.

Wenn ich mich nicht täusche, findet sich die chronologisch erste Stelle, an der Helmont den Ausdruck *binsica* braucht in einem polemischen, 1621 zum ersten Mal erschienenen Traktat (welcher ihm einige Schwierigkeiten mit der Zensur bereitet hatte), nämlich in *De magnetica vulnerum curatione* (*Von der Magnetischen Cur der Wunden*). Dieser wurde später in den *Ortus medicinae* bzw. in die *Artzney-Kunst* aufgenommen. Da liest man:

> Nemlich /alsdenn weichet die gantze vorige Einbildung des Geblüts / und nimmt die Wasser-Scheu-machende Einbildung des frembden Eindrucks auch wieder ihren Willen in sich. Dahero endlich derjenige Tod kommet / den etliche *Binsica* nennen welcher nämlich aus einer blossen Kranckheit des Gemüths herkommt / in dem die geheime Geister-Krafft (*Magica*) stärcker erhöhet und aufgewecket worden / als sonsten die Einbildung der Thiere ist /wenn sie nicht aufgewecket stehet / und im Schlaff lieget.
> Eben auf demselben Weg wird auch die Einbildung der Tarentinischen Spinne durch einen subtilen Biß in den Menschen eingedrucket und werden solche Leute alsbald im Gemüthe verrucket / daß sie über die Massen tantzen und springen. Jedoch ist das Gifft der Tarantel-Spinne von dem Gifft des wütenden Hundes in dem Stück unterschieden; daß das Hunds-Gifft durch eine aufgeweckte Geister-Krafft (*Magica*) würcket und also die Magische Art eigentlich darinnen gefunden wird: Dahingegen das Spinnen-Gifft durch eine entschlaffene Geister-Krafft (*Magiam*) würcket: Gleich wie auch in dem Eisen-Hüttlein (*Napello*) und andern Gifften gefunden wird / die mit gar wenigem die Menschen umbringen.
> Der Unterschied dessen erscheinet hieraus / daß wider einen wütenden Hund sich kein Thier wehret oder setzet; sintemal in demselben eine bindende Geister-Krafft (*Magica*) ist / wieder welche keine Zähne noch Hörner etwas ausrichten. So von dem Gifft der tarentinischen Spinne nicht kann gesaget werden.“[28]

---

28 Johann Baptist van Helmont: Aufgang der Artzney-Kunst / Das ist: nie erhörte Grund-Lehren von der Natur/ zu einer neuen Beförderung der Artzney-Sachen […]. Sulzbach 1683, S. 1037 (Reprint: München 1971). Jan Baptist van Helmont: Ortus medicinae, id est Initia physicae inaudita. Amsterdam 1648, p. 775. Vgl. Werner Leibbrand und Annemarie Wettley: Der Wahnsinn. Geschichte der abendländischen Psychopathologie. Freiburg, München 1961, S. 333-334.

Der Prozess der Interpretation, durch den der ekstatische Tod von Pico della Mirandola und seinen Nachfolgern zu einer Art medizinisch fatalem Ausgang wird, ist hier vollzogen. Der Tod tritt aufgrund einer hydrophoben Phantasie auf, also wegen des Bisses eines tollwütigen Hundes, welcher das Organ der Einbildung schädigt. Die magische Kraft des hydrophoben Hundes wirkt auf das Organ der Einbildung und bewirkt den Tod des Individuums. Man kann vermuten, dass van Helmont *binsica* interpretiert hat, als wäre es nicht die Transkription des Hebräischen בנשיקה durch Mitridathes, sondern wie wenn es eine Ableitung des fast homophonen בנשיכה (durch den Biss und nicht durch den Kuss) wäre. Im Gegensatz zum Biss der Tarantel oder der Vergiftung durch den Eisenhut (*napellus*) kann sich, wie van Helmont hervorhebt, kein lebendiges Wesen vor dem Biss des tollwütigen Hundes schützen, weil es keinen wirksamen Schutz gegen die magische Kraft gibt. In der Folge wird, wie wir sehen werden, diese Unterscheidung verwischt, und in der lexikografischen Literatur wird der Ausdruck *binsica* als adäquater Ausdruck verwendet, um den Tod als Folge eines Stichs der Tarantel zu beschreiben. In diesem Fall kann *binsica*, wenn ich mich nicht täusche, als Adjektiv (dies ist ganz sicher in der nachfolgenden Literatur der Fall) oder als Adverbiale verwendet werden, wobei auf der semantischen Ebene die Veränderung in Bezug auf den ursprünglichen Kontext bemerkenswert ist. *Binsica* bezeichnet eine Art von Tod, welcher ausschließlich durch mentale Faktoren verursacht wird, ohne eine physische Ursache oder anders gesagt: er wird durch eine Störung der Einbildungskraft verursacht.

In seinem berühmten Traktat *Tumulus pestis* (*Das Grab der Pest*) von 1644, welchen van Helmont im Zusammenhang mit einer großen Pestepidemie geschrieben hat und welcher auch in *Aufgang der Artzney-Kunst* aufgenommen wurde und dadurch ziemliche Verbreitung fand, schreibt er im Zusammenhang der Diskussion um die Rolle der Einbildung in der Verbreitung infektiöser Krankheiten:

> Hingegen vermeinet Johannes Picus, wenn man würcken wolle ohne ein […] Mittel […] So werde der Würckende alsobald sterben durch die Kranchheit *Binsica* genannt / oder durch die Austrucknung des Gehirns: und werde wegen langwüriger Betrachtung sein Lebens-Geist verzehret werden.[29]

---

29 Helmont: Artzney-Kunst (wie Anm. 28), S. 594. („Opinatur tamen Picus, nisi operator utatur medio, ipsum mox oppetiturum Binsica, sive ariditate cerebri." (Ortus medicinae, wie Anm. 28, S. 834). Der Satz in Picos Conclusiones lautet: „Qui operatur in Cabala sine admixtione extranei, si diu erit in opere, morietur ex binsica". (vgl. Anm. 3).

Es ist ganz deutlich, dass in diesem Fall *binsica* wie im Falle von Pico della Mirandola ein Substantiv ist. Guido Giglioni schreibt in seinem wichtigen Beitrag über die Rolle der Einbildungskraft bei der Entstehung von Krankheiten sich irrtümlich auf Walter Pagel beziehend, dass die Anspielung sich auf Pico della Mirandolas *Commento sopra una canzona d'amore* beziehe.[30] Ich meine dagegen, dass Helmont nicht auf den *Commento* anspielt, sondern, wie aus der Satzbildung hervorgeht auf die *Conclusiones cabalisticae*. Picos Thesen werden hier zu Sentenzen der medizinischen Kunst.

Der Ausdruck erscheint auch im Traktat *Venatio scientiarum* (*Wie den Wissenschafften nachzujagen*), welcher, obwohl später publiziert, wohl früher geschrieben wurde. Er ist unter dem Titel *Van reden, en verstandt* schon im *Dageraed* (Morgenröthe) enthalten.[31] In der *Artzney-Kunst* lautet die Passage so:

> Dieweil dieses Liecht des Erkänntnisses nicht ausser demVerstand heraus fleust / sondern inwendig verbleibet / und seinen Wiederschein giebt auf den Verstand selbst / und denselben vollkommen macht / in aller Warheit und vollkommener Gewißheit. Etliche Rabbinen zwar sehen diesen Stand der Seele gar furchtsam an / als ob er gar gefährlich wäre. Auch die Schule der Geistlichen Geheimnis-Lehrer (schola mystica) befahret sich hierbey einer Gefahr des Hochmuths / und eines geistlichen Ehebruchs. Alle beyde aber lehren ihn vermeiden / als etwas gar schädliches; und vermeinen die Kunst-Besitzenden (N. adepti, oder die der Sache erfahren) wenn er einen offt ankäme / oder etwas lange tauren solte / so würde er unfehlbarlich den Tod bringen / welcher aus derjenigen Kranckheit erfolgen würde / die von den Rabbinen

30 Guido Giglioni: Immaginazione e malattia. Saggio su Jan Baptiste van Helmont. Rom 2000, S. 34. Walter Pagel: Joan Baptista Van Helmont, Reformer of Science and Medicine. Cambridge 1982, S. 24, Anm. 15. Vgl. auch Robert Halleux: Visages de Van Helmont, depuis Hélène Metzger jusqu'*à Walter Pagel.* In: Études sur / Studies on Hélène Metzger. Hg. von Gad Freudenthal. Leiden 1990, S. 25-43, hier S. 39.

31 Doch t' zy het verstandt wordt verschept, oft dat het verscheppe sich selven in de gedaente des verstandtbaeren dings: immers de ziele, aensiende haer verstandt in de aenveerde gedaente met den voorseyden lichte, spiegelt haer selven in haeren verstande, en begrijpt het kenbaer ding met alle sijn wesen en eygendommen: door dien dit licht der kennisse niet en is uytvloeyende buyten het verstandt: maer blijft in het verstandt, in alle waerheyt en seeckerheyt volmaeckende, d'Adepten oft ervaeren beduchten desen standt seer gevaerlijck te zijn, en soo hy lange en dickwils overquam, hy mochte de doot door eene sieckte (die sy heeten Binsicam) bekomen, 't welck is eene Atrophia, oft drooghte der wercktuygen van de verbeeltenisse: maer mijn gevoelen is verre van daer, door dien dit niet en staet in onsen wille, en het overkomt ons altijdt by eene wijse van genade, die noyt iets onordentelijks en dede." (Jan Baptist van Helmont: Dageraed of t nieuwe opkomst der geneeskonst, in verborgenen grondt-regelen der Natuere [...]. Amsterdam 1659, S. 24.)

> *Binsica* genannt wird / welches eigentlich eine Schwindsucht (oder Austrucknung, *atrophia*) des jenigen Theiles und Werckzeugs ist / darinnen die Phantasie wohnet.[32]

Wie man sieht, bemüht sich van Helmont einen Unterschied zu machen zwischen den Rabbinern und der «mystischen Schule». Es ist schwierig festzustellen, woher er diese Unterscheidung hatte, welche offensichtlich eine komplette Verkehrung der Theorie über den ekstatischen Tod bedeutet. Dieser wurde immer als etwas Gutes betrachtet, ja als die höchste Belohnung, die den Patriarchen vorbehalten war, und den Mystikern versprochen wurde. Die Transformation des Ausdrucks *mors osculi* in ein negatives Ereignis physischer Natur bedeutet die maximale Entfernung von der talmudischen Vorstellung, welche von den Philosophen und Kabbalisten des Mittelalters übernommen und entwickelt wurde, sowohl was seinen weit zurückliegenden Ursprung wie den Kontext, in dem er zum ersten Mal in den humanistischen und Renaissance-Kontext integriert wurde, betrifft. Von van Helmont ausgehend ist der Terminus *binsica* in vielen europäischen Sprachen in den Spezialwortschatz der Medizin eingegangen, wie man den Wörterbüchern entnehmen kann, von denen hier nur eine Auswahl präsentiert wird. Dabei muss man bedenken, dass die Lexikographie wie die Bibliographie eine Disziplin ist, in welcher das Beharrungsvermögen des „copy and paste" beträchtlich ist, so dass man die wirkliche Verbreitung des Terminus nicht überbewerten sollte. Der Ausdruck wurde häufig als Adjektiv verstanden, aus welchem Neologismen wie das französische „binsique" und das englische „binsical" entstanden sind. Auf der anderen Seite bestätigt dieser kurze Überblick, was man auch aus Anzahl und Verbreitung der Drucke sowie der Übersetzungen des Werks von van Helmont vermuten lassen, nämlich dass der Begriff „binsica" wenn auch mit neuen und ziemlich überraschenden Konnotationen, nicht nur zwei Jahrhunderte überlebt, sondern auch ein viel größeres Publikum erreicht hat, gerade wegen der Adaption, die Johann Baptista van Helmont vorgenommen hat.

32 Helmont: Artzney-Kunst (wie Anm. 28), S. 27. Eo quod hoc cognitionis lumen, non sit emanativum extra intellectum: sed manet intus reflexum, super intellectum, in omni veritate et certitudine perfecta, perfectivum. Equidem Rabbini aliquot, hunc animae statum metuunt, ut periculosum. Schola etiam mystica, periculum arrogantiae, et adulterii spiritualis formidat. Ambo autem ut nocuum devitant, putantque Adepti, si saepius invaderet, aut longius perseveraret, allaturum indubiam mortem, cum aegritudine, quam Binsicam Rabbini vocant. Quae proprie est organi Phantasiae Atrophia. (Helmont: Ortus medicinae (wie Anm. 28), S. 28f., § 51.)

Um die späteren Ableitungen, Verschiebungen und Aufspaltungen der Bedeutung zu dokumentieren, beschränken wir uns auf die folgenden Beispiele:

> 1) BINSICA, hoc nomine Rabbini vocant aegritudinem mentalem, et in specie Atrophiam organi phantasiae, teste Helmont tr. Venatio scient. n. 51 et de magnet. Vuln. Cura. § 148[33]; 2) Binsica, mit diesem Namen benennen die Rabbinen jede Gemüths-Kranckheit, besonders aber das Abnehmen und die Schwäche der Einbildungs-Kraft, wie solches Helmont tr. Venatio scientiarum, n. 51 und de magnet. vuln. Cur. § 148 bezeuget[34]; 3) BINSICA, s.f. Terme Rabbinique qui signifie, selon Van Helmond, maladie de l'esprit, ou plutôt de l'imagination, ou pour m'exprimer de la manière mystérieuse de cet Auteur: c'est une atrophie de l'organe de la fantaisie, telle que celle, dit-il, qui est causée par la piqure de la tarentule, ou par la morsure du chien enragé, dont la suite fatale est la mort binsique, *mors binsica.*[35] 4) Binsica, s. f. (t. Rabin) doença de espirito, ou da imaginação[36]; 5) Binsica mors: The binsical, or that death which follows a disordered mind[37]; 6) BINSICA (Path.), nom donnée par les rabbins au trouble de l'esprit, et particulièrement, selon van Helmont, à l'atrophie de l'organe de l'imagination[38]; 7) Binsica, f. med. Lesió, dany del enteniment ó fantasia, com lo que resunta de una mossegada de un gos rabiós[39].

Wie schon oben bemerkt, wurde in den Jahren, in denen van Helmont dem Terminus *binsica* seine letzte und überraschende Wendung gab, die enge Stelle der Sanduhr, welche mit der Übernahme des Begriffs ins Lateinische geschaffen wurde, verbreitert durch Texte, die, auch wenn sie direkt oder indirekt von Pico abhingen, ohne dessen Vermittlung zur Quelle zurückgingen. Man kann in diesem Kontext auf das Werk *De vita e morte Mosis* von Gilbert Gaulmin erinnern, welches zum ersten Mal 1629 in Paris gedruckt wurde und in dem man lesen kann:

33 Bartolomeo Castelli: Lexicon Medicum graeco-latinum. Leipzig 1713, S. 105.

34 Johann Heinrich Zedler: Grosses Universal-Lexicon aller Wissenschaften und Künste, welche bishero durch menschlichen Verstand und Witz erfunden worden. Bd. 3, Halle – Leipzig 1733, S. 1891.

35 Supplément au Dictionnaire universel françois et latin, vulgairement appelé Dictionnaire de Trévoux, Bd. 1, Nancy 1752.

36 Diccionario geral da lingoa portugueza de Algibeira. Bd. 1, Lissabon 1818, p. 487.

37 Robert Hopper: Lexicon Medicum or Medical Dictionary. New York 1829, Bd. 1, S. 132 (leitet sich klar von Castelli (wie Anm. 33 her).

38 A. Béclard: Nouveau dictionnaire de médecine, chirurgie, pharmacie, chimie [...]. Paris 1834.

39 D. Pere Labernia: Diccionari de la llengua catalana ab la correspondencia castellana y latina. Barcelona 1864, vol. I.

> Scilicet non[a]genta et tria mortis genera esse scribunt, quorum placidissima sit mors osculi, qua mortuus est Moses, saevissima vero Angina. תניא נמי הכי תתק''ג מיני מיתא נבראו בעולם שנ' למות תוצאות. תוצאות בגימט' הכי הוו. קשה בכלם אסכרא ניחא שבכלם נשיקא. אסכרא דמי' כחיזרא אגבבא דעמרא דלאחורי נשרא. א''ד כפיטורי בפי ושט. נשיקא דמיא כשחל בניתא מחלבא id est, 903 mortes sunt, sicut ex versu תואצות patet ubi vox תוצאות hunc numerum reddit, saevissima omnium est Angina, placidissima vero mors osculi. Angina similis est funi, vel Rudenti per foramen vi transeunti. At mors osculi ut si quis e lacte capillum tollat.[40]

Gaulmin bezieht sich aufgrund seiner Gelehrsamkeit direkt auf den Talmud. Er überspringt die philosophische und kabbalistische Vermittlung, indem er in der *mors osculi* eine von 903 Todesarten sieht, von der schmerzhaftesten, der Angina, welche verglichen wird mit einem Seil, das durch ein enges Loch gezogen wird, bis zur sanftesten, dem Todeskuss, welcher im Talmud mit dem leichten Wehen verglichen wird, welches entsteht, wenn man ein Haar von der Oberfläche der Milch entfernt.

Auch im kabbalistischen Umfeld kann man im 17. Jahrhundert eine direkte Übernahme der Wendung *mors osculi* sehen, zum Beispiel in der Übersetzung des lurianischen Kommentars zum *Sifra de-tzeniuta* aus dem *Emeq ha-melekh* des Naftali Bacharach in der *Kabbala denudata*.[41]

---

40 (Sie schreiben, es gibt 903 Todesarten, wovon die sanfteste diejenige ist, die durch einen Kuss geschieht und durch die Moses starb. Die schmerzhafteste dagegen ist die Angina תניא נמי הכי תתק''ג מיני מיתא נבראו בעולם שנ' למות תוצאות. תוצאות בגימט' הכי הוו. קשה בכלם אסכרא ניחא שבכלם נשיקא. אסכרא דמי' כחיזרא אגבבא דעמרא דלאחורי נשרא. א''ד כפיטורי בפי ושט. נשיקא דמיא כשחל בניתא מחלבא Es gibt 903 Todesarten, wie aus dem Vers תוצאות hervorgeht, in dem der Zahlenwert des Ausdrucks 903 ist. Die schmerzhafteste ist die Angina, die sanfteste Form dagegen ist der Tod durch einen Kuss. Die Angina ist wie ein Seil, oder ein Tau, das durch ein Loch gezogen wird. Der Tod durch einen Kuss ähnelt der sanften Bewegung von dem, der ein Haar von der Oberfläche der Milch entfernt.) Gilbert Gaulmin: De vita et morte Mosi. Paris 1629, S 381-382. (Ausgabe Hamburg 1714, S. 214); Siehe auch: „De là est venu cet adage des Hébreux, que la plus douce mort est celle du baiser: Placidissima mors osculi; mors osculi ut si quis e lacte capillum tollat." (Claude Emmanuel Joseph Pierre de Pastoret: Histoire de la Législation. Bd III, Paris 1817, S. 23, Anm. 51).

41 Christian Knorr von Roseneroth: Kabbala denudata. Bd II, Frankfurt 1684, S. 101: „Desiderium autem Patrum sanctorum, qui sunt illi, qui Thronum Dei constituunt, nempe Abraham, Jizchak, Jaacob et David; hoc fuit, ut morerentur morte osculi, cum adhaesione Spiritus in Spiritu: nam talis spiritus halitus istius oris fuit ille, quo mortuus fuit Moses" (Die Begierde der heiligen Väter, die den Thron Gottes ausmachen, Abraham, Isaak, Jacob und David, war, durch den Todeskuss zu sterben, in dem der Geist am Geist haftet: dieser Geist ist der Hauch des Mundes, durch den Moses starb).

Mit dem Vordringen der Philologie, die bekanntlich dem kabbalistischen Projekt den Todesstoß versetzt, kommt auch die lange Geschichte einer „exegetischen Kostbarkeit“ zum Abschluss, welche wir in einigen ihrer wichtigsten Zeugnisse nachgezeichnet haben. Das Beispiel des kreativen Missverständnisses, welches die eigenartige Geschichte des Werkes von Johann Baptista van Helmont illustriert, zeigt, dass Ideengeschichte immer auch eine Geschichte der Wörter ist.

Rosmarie Zeller

Der von Gott erwählte Arzt. Die Paratexte von Johann Baptista van Helmonts *Artzney-Kunst* und das Sulzbacher Übersetzungs-Projekt

ABSTRACT: The German edition of Johann Baptista van Helmont's collected medical writings, *Auffgang der Artzney-Kunst,* is the most complete of the existing editions of Helmont's writings in Latin, English and French. This article studies the paratextual materials of these editions. They are very important because they present the image of the physician as a man who has recognized the mysteries of nature and is therefore capable of healing all illnesses. While his predecessors have lived in error, only Paracelsus has gone in the right direction. Johann Baptista van Helmont sees himself as a man to whom God has revealed the mysteries of nature because the end of the time is coming. The translations made by Christian Knorr von Rosenroth at Sulzbach are contributions to the great project to increase knowledge in an eschatological perspective.

Zum Druck der Artzney-Kunst

Am 13. Februar 1680 unterzeichneten Christian Knorr von Rosenroth mit den Vettern Wolf Moritz und Georg Andreas Endter einen Vertrag, demgemäß er sich verpflichtete:

> die Lateinischen *Opera* weiland *Joh: Bapt: Helmontij,* genannt *Ortus medicinae etc.* in die Hochteutsche Sprach zu übersetzen, und das ienige, was in der Niederländischen Sprach herausgegangen und im Lateinischen noch nicht enthalten, gehöriger Orten mit hinein zu fügen, auch die schwehren Örter mit deutlichen Anmerckungen zu erläutern, und überall wo es vonnöthen, den Schlüßel mit anzuhencken: in Summa solche *Opera* dergestalt im Teutschen auszufertigen, daß sie iedermann mit Nutzen lesen und verstehen könne.[1]

1 Der Vertrag befindet sich im Stadtarchiv Nürnberg (siehe unten Anm. 86). Hingewiesen auf den Vertrag hat Lore Sporhahn-Krempel: Buchdruck und Buchhandel in Nürnberg im 17. Jahrhundert. In: Bücher und Bibliotheken im 17. Jahrhundert in Deutschland. Vorträge des vierten Jahrestreffens des Wolfenbütteler Arbeitskreises für Geschichte des Buchwesens in der Herzog August Bibliothek Wolfenbüttel 22. bis 24. Mai 1979. Hg. von Paul Raabe. Hamburg 1980 (Wolfenbütteler Schriften zur Geschichte des Buchwesens, 6); S. 25-37 (Transkription zum Teil fehlerhaft. Siehe Abdruck des Dokuments im Anhang).

Es werden auch Angaben zu den verschiedenen Schriften, die für verschiedene Einfügungen verwendet werden sollen, gemacht sowie zur Entlohnung. Bei Abschluss des Vertrages bekam er 12 Reichstaler sowie die Lyoner Ausgabe des *Ortus medicinae*.[2] Als Lohn bekam er für jeden Bogen 2 Reichstaler sowie 6 Freixemplare. Der Band erschien drei Jahre später, 1683, mit der Ortsangabe „Sultzbach", wo der Band bei Johann Holst auch gedruckt wurde,[3] in „Verlegung Johann Andreae Endters Sel. Söhne."[4]

Der Vertrag ist vor allem interessant, weil er die Spezifität der deutschen Ausgabe gut beschreibt. Sie soll mehr Text enthalten als die lateinische Ausgabe, weil sie auch die im *Ortus medicinae* nicht berücksichtigten, niederländischen Texte umfassen soll. Zudem sollen schwierige Stellen erläutert werden, was darauf hinweist, dass eine gewisse didaktische Absicht mit der Ausgabe verbunden war, wie sie von Anfang an dem Werk entsprach, das, wie der Autor immer wieder betont, dem Nutzen des Nächsten dienen soll.[5] Der Wunsch nach Erweiterungen gegenüber der lateinischen Ausgabe dürfte nicht vom Verleger gekommen sein, sondern von Franciscus Mercurius van Helmont. In der „Vorrede Des Ubersetzers dieses Wercks" schreibt nämlich Knorr, dass er auf Wunsch des jüngeren Helmont die beiden Ausgaben verglichen habe:

> Jch solte aber doch die Mühe nehmen / und die beyden / wiewol gantz nicht in einerley Ordnung begriffene *Edition*en[6] auseinander suchen / und gegen einander hal-

---

2 Ioan. Baptista van Helmont: Ortus medicinae, id est initia physicae inauditae [...] edente Authoris filio Francisco Mercurio van Helmont. Lyon 1655. Die Ausgabe wird als editio quarta bezeichnet, ihr gingen die Ausgaben von 1648, 1651 und 1652 voran. Eine weitere Ausgabe mit identischem Titelblatt ist Lyon 1667 erschienen, wahrscheinlich handelt es sich um eine Titelauflage. Eine Bibliographie zu Helmonts Werken findet sich in: Walter Pagel: Joan Baptista Van Helmont. Reformer of science and medicine. Cambridge u. a. 1982, S. 209-214.

3 Zu ihm siehe: „Die Mitten im Winter grünende Pfaltz". 350 Jahre Wittelsbacher Fürstentum Pfalz Sulzbach. Sulzbach-Rosenberg 2006, S. 222 und 430.

4 Wolf Moritz Endter ist 1682 aus dem Erbenverband ausgeschieden, was erklärt, dass er auf dem Impressum nicht mehr erscheint.

5 So schreibt er z. B. in der Einleitung zu seiner Abhandlung vom *Stein im Menschen*: „Denn ich führe eine Sache / so alle Menschen / und das gemeine Wesen angehet / bloß aus lauter Christlicher Liebe." (Artzney-Kunst, wie Anm. 7, S. 406a). In der Vorrede spricht er davon, dass Gott das Wissen „zu Nutz meines Nächsten" in ihn herabgelassen habe (ebda. unpag.)

6 Gemeint sind der Ortus medicinae id est initia physicae inaudita. [...] Amsterdam 1648 und später und der Dageraed, of t Nieuwe Opkomst der Geneeskonst; in ver-

ten / so würde man nicht nur sehen / wie sein Herr Vater selbst seine ersten in dem Niederl. noch enthaltene Meinungen in vielen Stücken auf die letzte geändert / sondern auch noch manche gute zum bessern Verstand des Lateinischen Wercks gehörige Erläuterung / ja noch unterschiedliche gute Mittel und Artzneyen darinnen befinden / so man in diesem Werck mit einbringen könte.[7]

Diese Tendenz zum Enzyklopädischen lässt sich auch in Knorrs Übersetzung von Della Portas *Magia naturalis* feststellen, wo ebenfalls frühere Ausgaben einbezogen werden.[8] In der Tat sind in der *Artzney-Kunst*, welche im Prinzip zweispaltig gedruckt ist, zahlreiche Seiten vierspaltig, indem parallel zur Übersetzung aus dem Lateinischen auch die Übersetzung aus dem niederländischen *Dageraed* abgedruckt wird. Zudem werden kürzere und längere Anmerkungen eingefügt, manchmal handelt es sich um Erklärungen schwieriger Stellen oder gewisser Ausdrücke,[9] manchmal um Ergänzungen zu den alchemistischen Verfahren, so wenn zum Beispiel erklärt wird, wie man den Mercurius reinigt, um den Stein der Weisen zu erzeugen.[10] Sehr oft wird aus den Schriften des Paracelsus ausführlicher zitiert als in der Vorlage. Im Ganzen gibt es 55 Verweise auf Paracelsus, wie Laura Balbiani festgestellt hat.[11] Sie meint, dass diese Ergänzungen von Knorr stammen, weil er offenbar selbst auch experimentiert hat, wahrscheinlicher ist aber, dass sie vom jüngeren Helmont

---

borgen grondt-regelen der Natuere. Amsterdam 1659. Das Werk ist elektronisch durchsuchbar unter: http://www.dbnl.org/tekst/helm009dage01_01/zoek.php?page=1&pageSize=50&categorie=titel&fq=ti_id%3Ahelm009dage01&zoek=aensiende+haer+verstandt+in+de+aenveerde+ (abgerufen 30.12.2016)

7 Aufgang der Artzney-Kunst / Das ist: nie erhörte Grund-Lehren von der Natur/ zu einer neuen Beförderung der Artzney-Sachen [...]. Sultzbach 1683, Bl.)(iij^{v}. Es existiert ein Reprint: München 1971, in dem die Artzney-Kunst unter dem Verfassernamen: Knorr von Rosenroth erscheint!

8 Siehe dazu meinen Aufsatz: Knorrs Übersetzung und Bearbeitung von Della Portas *Magia naturalis* im Kontext des Cambridger Platonismus und der Zuwendung zur Empirie. In: Morgen-Glantz 18, 2008, S. 63-84. Bei den Erweiterungen dürfte Franciscus Mercurius van Helmont auch seine Hand im Spiel gehabt haben, siehe die Einleitung zum vorliegenden Band.

9 So erklärt er zum Beispiel: „Durch diese dunckelen Worte werden die verständigen genugsam erkennen / daß geredet werde von dem *Mercurio* der Weisen / aus welchem allein / nach der *Philosoph*en Lehre / der Stein der Weisen gemacht werden kan.“ (Artzney-Kunst (wie Anm. 7), S. 157b).

10 Artzney-Kunst (wie Anm. 7), S. 55b-66b.

11 Siehe dazu Laura Balbiani: Zum Nachleben des Paracelsus am Sulzbacher Hof (1656-1708). In: Salzburger Beiträge zur Paracelsusforschung, Folge 41, 2008, S. 69-83.

stammen, denn er war von Jugend an mit der Alchemie und dem Paracelsismus vertraut und war für seine medizinischen bzw. pharmakologischen Fähigkeiten berühmt.[12] Es werden auch neuere wissenschaftliche Dokumente eingefügt wie zum Beispiel das „Send-Schreiben" eines „vornehmen Chymicus an einen Nürnberger" zum Wort „Alcahest".[13] Die umfangreichste kompakte Einfügung stellen die Auszüge aus dem allegorischen Gedicht *Chrysopoeia* des Giovanni Aurelio Augurelli dar. Anlass diese Schrift für die „teutschen Liebhaber" abzudrucken ist J. B. van Helmonts Bemerkung im 54. Traktat über die Krankheiten, dass die wirkungsvollsten Mittel „die Artzneyen von Mineralischen Schwefeln" seien „und sonderlich aus dem Schwefel der *Glaura* des *Augurelli*".[14] Es dürfte sich um die erste deutsche Übersetzung dieser Schrift handeln.[15] Damit wird die deutsche Ausgabe der *Artzney-Kunst*, die auch die Traktate zum Teil neu anordnet, zur vollständigsten Ausgabe der Schriften

12 F. M. Helmont kam mit Christian August wegen seiner medizinischen Kenntnisse in Verbindung (siehe meinen Aufsatz: Die Rolle des Franciscus Mercurius van Helmont bei der Ansiedlung der Juden in Sulzbach. In: Morgen-Glantz 25, 2015, S. 383-399). Auch mit der Philosophin Anne Conway kam er aus medizinischen Gründen in Kontakt, deren Kopfweh er heilen sollte. Siehe Allison P. Coudert: The Impact of the Kabbalah in the Seventeenth Century. The Life and Thought of Francis Mercury van Helmont (1614-1698). Leiden u.a. 1999, besonders S. 156ff.

13 Artzney-Kunst (wie Anm. 7), S. 56 §4. Siehe dazu Balbiani (wie Anm. 11), S. 81. Der Text stammt von Ott Tachenius. Siehe Beitrag von Clericuzio in diesem Band Balbiani weist darauf hin, dass Knorr in der Frage des Alkahest einen Brief an Lord Brouncker, den Präsidenten der Royal Society, gerichtet hat. Ob dieser allerdings schon auf das Jahr 1671 zu datieren ist, ist fraglich, denn er setzt eine ausführliche Auseinandersetzung mit der *Artzney-Kunst* voraus. Der Brief liegt in der Herzog August Bibliothek Wolfenbüttel: Cod. Guelf. 30-4 extrav. 10^{v}-11^{v}.

14 Artzney-Kunst (wie Anm. 7), S. 1079. Die „Anmerckung" erklärt: „Die Nymphe *Glaura* ist nichts anders als ein hoch subtil gemachtes und in die Natur eines Saltzes versetztes Gold / es sey nun geschehen / durch Mercurien / in welchen die güldischen Schwefel sehr reichlich stecken und sie beseelen / oder auf andere Weise."

15 Die Übersetzung scheint der Forschung unbekannt zu sein. Sie wird jedenfalls in der einschlägigen Bibliographie von Volker Fritz Brüning (Die alchemistischen Druckwerke von der Erfindung der Buchdruckerkunst bis zum Jahr 1690. München 2004, nicht verzeichnet. Es gibt noch eine Valentin Weigel zugeschriebene Übersetzung (Vellus Aureum Et Chrysopoeia Seu Chrysopoeia Major Et Minor: Das ist, Gülden-Vließ und Gold-erzielungs-Kunst [...], welche aber erst 1716 in Hamburg gedruckt wurde). Zu diesem Lehrgedicht vgl. Thomas Reiser: Mythologie und Alchemie in der Lehrepik des frühen 17. Jahrhunderts. Berlin 2011, S. 51-55. Das Original ist unter dem Titel Ioannis Aurelii Augurelli: Chrysopoeia libri III et Geronticon liber primus. Venedig 1515 erschienen.

des älteren Helmont, wie auch Walter Pagel anmerkt.[16] Er weist auch darauf hin, dass in der *Artzney-Kunst* eine Zeichnung einer Flasche, welche die Existenz des „Lufft-Geistes" belegen soll, aus dem Briefwechsel von J. B. van Helmont mit Marin Mersenne stammt und in keiner andern Ausgabe überliefert ist, was vermuten lässt, dass Knorr Zugang – zweifellos über Franciscus Mercurius van Helmont – zu diesem sonst unbekannten Material hatte.[17] Das ist ein weiterer Beleg dafür, dass die Ergänzungen eher Helmont als Knorr zuzuschreiben sind. Knorr schreibt denn auch in der Vorrede, dass er einer „der Medicinischen Profession nicht zugethaner" sei, ja er distanziert sich auch teilweise von den im Buch vertretenen Meinungen:

> Doch will Jch dieses auch noch mit anfügen / daß / ob Jch gleich an dieser Ubersetzung die jetzt gedachte Müh mich nicht verdrüssen lassen / Jch dennoch dadurch mich nicht eben zum Sclaven aller in diesem Werck begrieffenen Meinungen gemachet; welches auch der Leser nicht eben zu thun nöthig hat / zumalen nach dem heutigs Tages durch die *Anatomie* zimlich vielmehr erfunden worden / als damals noch bekannt gewesen.[18]

Die Sulzbacher Ausgabe ist weitaus aufwendiger gedruckt als die lateinischen und englischen Ausgaben: sie enthält Marginalien und Text in verschiedenen Schriften und ist zudem mit zwei aufwendigen Titelkupfern ausgestattet, von denen der eine von keinem Geringeren als Joachim von Sandrart stammt. Zudem ist sie im Folioformat gedruckt, alle anderen Ausgaben in dem damals für wissenschaftliche Werke üblicheren Quartformat. Die meisten von Knorr verantworteten in Sulzbach herausgekommenen Übersetzungen sind relativ kostbar ausgestattet, so auch die

16 „The *Aufgang* is an exemplary work, indispensable for its correct and apt translation, the much improved arrangements of the treatises, the commentaries, especially those on chemical and alchemical subjects, and for the insertion of supplementary passages translated from the *Dageraad.* It is obvious that, through his close cooperation with the younger Van Helmont, Knorr had access to material previously unknown." (Pagel: Helmont, wie Anm. 2, S. 211).

17 Pagel: Helmont (wie Anm. 2), S. 93, Anm. 168. Der betreffende Brief ist abgedruckt in: Correspondance du P. Marin Mersenne, religieux minime. Publiées et annotées par Cornelis de Waard. Bd. 3, Paris 1946, S. 34.

18 Artzney-Kunst (wie Anm. 7), Bl.)()()(2^{v}. Umso unverständlicher, dass der Reprint Knorr von Rosenroth als Verfasser anführt. Dass Knorr ausgerechnet die Anatomie nennt, die Fortschritte gebracht habe, ist seltsam, denn Helmont beruft sich auch öfters auf die anatomischen Erkenntnisse, z. B. Artzney-Kunst, wie Anm. 7, S.262 §1.

Kabbala denudata und die *Magia naturalis* des Della Porta. Alle drei Werke verfügen über ein allegorisches Titelblatt.[19]

Der Vergleich der verschiedenen Ausgaben von Helmonts Schriften steht ebenso aus wie deren Druckgeschichte.[20] Immerhin sei angemerkt, dass die *Opera omnia* (Frankfurt 1683), welche angeblich weitere Traktate enthalten sollen, auf den ersten Blick keinen Unterschied aufweisen zum *Ortus medicinae*.[21] Dasselbe gilt für die englische Ausgabe mit dem Titel *Van Helmont's Workes.*[22] Die französische Ausgabe unterscheidet sich am meisten von den andern Ausgaben. Sie enthält keine der Vorreden des älteren bzw. jüngeren Helmont stattdessen enthält sie eine Widmung des Übersetzers an einen Jean de Vache und eine 38 Seiten umfassende „Préface nécessaire pour bien comprendre cette doctrine", die nicht gezeichnet ist, aber wahrscheinlich auch vom Übersetzer stammt.[23]

19 Zur Interpretation des Titelkupfers der *Kabbala denudata* vgl. meinen Aufsatz: Der Paratext der *Kabbala Denudata.* Die Vermittlung von jüdischer und christlicher Weisheit. In: Morgen-Glantz 7, 1997, 141-169. Das Titelkupfer der *Magia naturalis* zeigt Della Porta u. a. auch als Meister des Feuers.

20 Es gibt nur die (unvollständige) Bibliographie von Pagel (siehe Anm. 2). Pagel verzeichnet z. B. eine Ausgabe: Die Morgenröthe. Das ist fünff herrliche und geheimnissvolle Receptbücher. Sultzbach Endter 1683, dabei handelt es sich um einen im 19. Jahrhundert entstandenen Auszug aus der Artzney-Kunst, welche 1860 in Stuttgart als Nachdruck herauskam. Dagegen verzeichnet er nicht die unter dem Titel *Opera* herausgekommenen Ausgaben des *Ortus medicinae.*

21 Opera omnia additis his de novis tractatibus aliquot posthumus ejusdem authoris, maximè curiosis partier ac perutilissimis, antehac non in lucem editis. Frankfurt 1682.

22 Der Titel der ersten englischen Ausgabe lautet: Oriatrike, or Physik Refined. The common Errors therein Refuted, and the whole Art Reformed & Rectified: Being a new rise and progress of Philosophy and Medicine, for the destruction of Deseases and Prolongation of Life. Written by John Baptista van Helmont [...]. And now faithfully rendred into English, in tendency to a common good, and the increase of true science. [...] London 1662 (übersetzt von J. Chandler). 1664 erschien eine neue Auflage unter dem Titel: Van Helmont's Works Containing his most Excellent Philosophy, Physick, Chirugery, Anatomy. Wherein the Philosophy of the Schools is Examined, the Errours therein Refuted and the whole Art Restored and Rectified. Being a new Rise and Progress of Philosophy and Medicine, for the destruction of Deseases, and prolongation of Life. London 1664. Die beiden englischen Ausgaben enthalten am Ende ein Gedicht des Übersetzers „A poetical Soliloquie of the Translatour, Harmonizing and Sympathizing with the Author's Genius.", welches für die Helmont-Rezeption interessant ist. In der Ausgabe von 1664 fehlen die beiden Vorreden des älteren und jüngeren Helmont. Zu den Übersetzungen vgl. auch Sietske Fransen: Daniel Foote als Übersetzer im Kontext von Vater und Sohn Helmont. In: Morgen-Glantz 23, 2013, S. 169-184.

23 Les Œvvres de Iean Baptiste van Helmont traittant des principes de médecine et physiqve pour la guerison assurée des maladies, de la traduction de M. Jean Le

Die Übersetzung selbst ist gegenüber dem *Ortus medicinae* stark gekürzt. Generell kann man sagen, dass die Stellen, an denen Helmont gegen die Medizin der Schulen polemisiert, weggelassen sind. Auch die physikalischen Ausführungen, die nichts mit der Medizin im engeren Sinn zu tun haben wie die über die Meteore oder über die Erdbeben sind weggelassen. Das heißt, das, was man im 17. Jahrhundert zur Naturgeschichte oder wie Helmont sagt, zur Naturlehre,[24] gezählt hat und was Helmont zu wissen für nötig hält, damit man die Krankheiten versteht, wird in der französischen Ausgabe nicht abgedruckt. Ein typischer Fall ist auch die Abhandlung über den Stein (De lithiasi), welche zahlreiche Abschnitte über die Entstehung des Steins und wiederum eine Auseinandersetzung mit der Auffassung der Schulen enthält, aus der nur der Abschnitt über die Heilung vom Stein (De curatione) abgedruckt wird. Wie zu erwarten fehlt auch der von der Kirche angefochtene Traktat über die Waffensalbe.[25] Das heißt, die französische Ausgabe, die auch über eine Bewilligung von zwei „Docteurs de la Faculté de Paris" verfügt, welche bestätigen, dass das Werk nichts enthalte, was den Druck nicht erlauben würde, beschränkt sich mehr oder weniger auf das medizinische Wissen im engeren Sinn. Immerhin wird am Schluss der Vorrede noch angemerkt, dass Helmont weitere interessante Traktate geschrieben habe.[26]

Dass der Druck des Werkes aufwendig, aber auch einträglich war, zeigt das für die Ausgabe des *Ortus medicinae* Lyon 1655 von Ludwig XIV. ausgestellte Königliche Privileg: es wurde verboten, während neun Jahren das Buch nachzudrucken, seinen Titel zu verändern, Auszüge zu machen oder es nachzuahmen bzw. zu fälschen. Der Buchhändler Jean Baptiste Devenet habe um das Königliche Privileg gebeten, weil er fürchte, dass jemand anderes das Buch auch drucken könnte und er dadurch ruiniert würde. Das Buch wird als « grandement vtile & necessaire à ceux qui ont dessein de suiure la profession de Medicine » bezeichnet.[27]

Conte. Paris 1670, dass. 1671.

24 Z. B. Artzney-Kunst (wie Anm. 7), S. 227b.

25 Dieser hatte Helmont eine Verfolgung durch die Inquisition eingebracht. Siehe dazu: Paul Nève de Mévergnies: Jean Baptiste van Helmont. Philosophe par le feu. (Bibliothèque de la Faculté de Philosophie et Lettres de l'Université de Liège, Fascicule 69) Paris1935, S. 123-143.

26 Es werden u. a. aufgezählt De temore, Vita longa Ars brevis, De spadanis fontibus, Arbor vitae, Tumulus pestis (Oeuvres, wie Anm. 23 , S. 38-39.)

27 Extrait du Priuilege du Roy.

Die *Artzney-Kunst*, dies sollte hier zur Vermeidung von Missverständnissen noch angemerkt werden, ist kein gewöhnliches Medizinbuch mit der Beschreibung von Krankheiten und Rezepten zu ihrer Heilung. Die ersten vier Traktate handeln von der Art, wie Helmont zu seinen Einsichten gekommen ist und davon „Wie den Wissenschafften nachzujagen". Es folgen Traktate über den Makrokosmos, wo allgemeine Fragen der Naturgeschichte bzw. der „Natur-Lehre", wie Helmont sagt, abgehandelt werden wie die vier Elemente, wobei Helmont der Meinung ist, dass das Feuer kein Element sei, der Einfluss der Gestirne, wie es zu Erdbeben kommt, woher die Meteoriten kommen, die Frage des Vakuums, die das 17. Jahrhundert so sehr interessierte. Die Medizin kann nur wirksam sein, wenn man die Natur verstanden hat, deshalb muss man zuerst die Natur studieren, bevor man sich einzelnen Krankheiten zu wendet.

Der Vollständigkeit halber sei noch erwähnt, dass J. B. van Helmonts Schrift *Tumulus pestis* in einer deutschen Übersetzung von Johann Heinrich Seyfried in Sulzbach 1681 herausgekommen ist.[28] Die Ausgabe reagiert offenbar auf eine Pestepidemie.[29] Es ist kaum anzunehmen, dass der Druck ohne Wissen des jüngeren Helmont und Knorrs geschah. Der Übersetzer schreibt in der Vorrede, er habe die Schrift aus dem Niederländischen übersetzt. Er zielt offensichtlich auf ein breites Publikum, das informiert werden solle und dem er einfache Mittel, die Pest zu heilen, verspricht. Dies ist durchaus im Sinne der beiden Helmonts, die den Menschen nützlich sein wollen.[30] Er betont, dass J. B. van Helmont die Mittel des Hippokrates zur Heilung der Pest wieder entdeckt habe, welche „durchgehend / ohne Einmischung vieler und langer *Recept*en / verdächtiger *Paracles*ischer oder anderer vermeinter *Chymisch*er *Arcanorum* hauptsächlich sich gründet."[31] Diese Bemerkung ist in mehrere

28 Tumulus Pestis. Das ist: Gründlicher Ursprung der Pest/ Dero Wesen/ Art/ und Eigenschafft; als auch deroselben zuverlässig- und beständiger Genesung. Nebenst Beyfügung der wahren Ursach und Grund allerhand Fieber ... / Durch Johannem Baptistam von Helmont […] in Nieder-Teutsch; und folgend auch Lateinisch beschrieben. Anjetzo aber […] aus dem Niederländischen übersetzt. Durch Johannem Henricum Seyfrid. Sulzbach 1681.

29 1678 /79 gibt es in Wien eine Pestepidemie.

30 „weil ich von solchen Dingen schreibe/ davon noch nichts gehöret worden, sie gab ich dadurch meinen Eifer gegen das gemeine Beste zu erkennen geben […]." (Dritte Vorrede unpag.)

31 Tumulus Pestis (wie Anm. 28), Vorrede, unpag.

Hinsicht auffällig, denn erstens hat in den Augen Helmonts Hippokrates zwar nicht so sehr geirrt wie Galen, aber er hat die Wahrheit auch nicht gefunden, und zweitens ist Helmont ein Anhänger alchemistischer Rezepte und paracelsistischer Medizin. Bezeichnenderweise fehlt in der Übersetzung auch das erste Kapitel auf das im Zusammenhang mit dem Titelkupfer noch ausführlicher eingegangen wird, wo Helmont erklärt, wie er zur Einsicht in die alchemistischen Arzneimittel gelangt sei.[32] Der Traktat ist gegenüber dem Original stark gekürzt.

Die Paratexte

Die Artzney-Kunst wie auch die lateinischen und englischen Ausgaben von J. B. Helmonts Werk sind mit zahlreichen Paratexten ausgestattet, die das Übliche übertreffen. Es gibt Titelkupfer, ein über das übliche Maß hinaus gehendes Widmungsgedicht, in der englischen Übersetzung ein Gedicht des Übersetzers, mehrere Vorreden sowie in der deutschen Ausgabe zahlreiche Anmerkungen. Die Vielzahl an Paratexten unterstreicht die Bedeutung, die Franciscus Mercurius van Helmont und Knorr von Rosenroth dem Buch geben wollten.

Die Vorreden

Die lateinische Ausgabe und die englische Übersetzung des *Ortus medicinae* enthält eine aus dem Niederländischen übersetzte Vorrede des älteren Helmont: „'Jehova'[33] Verbum ineffabili, Holocaustum vernaculum litat Author", in der deutschen Übersetzung „Dem unaussprechlichen Namen [Jehovas] bringet der Verfasser dieses Wercks solches zu einem Opffer in seiner Muttersprache." J. B. Helmont legt großen Wert darauf, dass er in der Muttersprache schreibt, weil das erste Bild der Seele unklar sei und durch das Gemüt zur Sprache gebracht werden müsse. Da der Mensch von Anfang an an seine Muttersprache gewöhnt sei, könne die Bedeutung von solchen Bildern in dieser am deutlichsten ausgesprochen

32 Bezeichnenderweise fehlt auch das dritte Kapitel des *Tumulus pestis*, in dem Helmont zeigt, dass die Alten bei ihrer Suche nach den Ursachen der Pest geirrt haben.

33 Jehova wird in hebräischen Lettern geschrieben, die im Niederländischen mit der Umschrift: IOD. HE. VAV. HE. wiedergegeben werden.

werden. Durch eine Übersetzung werde „der Verstand durch die Arbeit so dunckel / schwach und müd / daß er den reinen und gantz geistlichen Gedancken seines ersten Einfalles ziemlich verderbet."[34]

Helmont legt darum so viel Wert auf die möglichst unverfälschte Wiedergabe seiner „geistlichen Gedancken", weil diese von Gott stammen, denn Gott hat das in dem Buch enthaltene Wissen "zu Nutz meines Nächsten in mich herab zu lassen / belieben wollen."[35] In der Tat betont Helmont an vielen Stellen seines Textes, dass Gott ihm das von ihm beschriebene Wissen eingegeben habe, dass er dieses Wissen weder aus den Büchern abgeschrieben noch in den „Schulen" erworben habe.[36] Das heißt, der niederländische Text ist der, der am nächsten bei der Eingebung Gottes ist. Das ist wohl auch der Grund dafür, warum Knorr auf Wunsch des jüngeren Helmont diesen Text in seiner Übersetzung berücksichtigen sollte, denn er ist der am unmittelbarsten von Gott stammende Urtext.

In der Vorrede zum *Dageraed*, welche als „Dritte Vorrede" in der *Artzney-Kunst* abgedruckt wird, gibt Helmont eine weitere Begründung, warum er in der Muttersprache geschrieben habe, nämlich, um vom Volk verstanden zu werden, für welches diese Schriften gedacht seien: „Ich schreibe dieses in meiner Mutter-Sprache; damit mein Nächster ins Gemein dessen zu geniessen haben möge: Und bin der Meinung daß die Wahrheit nirgends natürlicher erscheine / als wenn sie aller Zierathen entblösset ist."[37] Als weiteres Argument führt er an, dass die Krankheiten zum größten Teil „unter dem gemeinen Volcke zu entstehen pflegen; so habe ich vor gut angesehen in einer solchen Sprache darvon zu schreiben / darinnen der gemeine Mann mich zum besten verstehen möchte."[38]

Die lateinische und die englische Ausgabe enthalten nach der Vorrede des älteren Helmont eine sehr viel längere Vorrede des jüngeren Hel-

34 Artzney-Kunst (wie Anm. 7), Vorrede, unpag.

35 Artzney-Kunst (wie Anm. 7), Vorrede unpag.

36 z. B. „Ich bin zwar versichert genug / daß mir die meisten werden entgegen schreyen / wenn ich werde behaupten wollen / das rechte Wesen der Artzney-Kunst sey eine lautere Gabe und blosses Geschenk des allerhöchsten Gottes / und sey hierbey von einem scharffen und subtilen Verstande sehr wenig zu hoffen." (Artzney-Kunst, wie Anm. 7), S. 7 §13, a) siehe auch S. 10, §5.

37 Arztney-Kunst (wie Anm 7), Dritte Vorrede / Welcher der Verfasser dieser Schrifften vor sein Niederländisches Wercklein vorangefügt: Aus selbiger Sprache zur Vermeidung dieses leeren Platzes ins Hoch-Teutsche übersetzet, unpag. In der Tat füllt die Vorrede die letzten zwei Seiten des ersten Bogens.

38 Ebenda.

mont an den Leser (Amico Lectori bzw. To the Friendly Reader), die im deutschen Text auf ausdrücklichen Wunsch des Verfassers weggelassen wurde:[39]

> Er selber [habe] mehrmals an mich begehret / ich solte bey dieser Uebersetzung nicht nur solche [Vorrede] aussen lassen / sondern auch von seinetwegen den Leser ausdrücklich erinnern / daß er solche hiemit *retracti*ret / und als ein in seiner Jugend zusammengefassetes Wesen / vor so viel als nicht geschrieben gehalten haben wolte.[40]

Warum der jüngere Helmont diese Vorrede zurückgezogen hat, kann nur vermutet werden und wird nach deren Analyse zu diskutieren sein. Sie besteht aus zwei Teilen: der erste Teil enthält biographische Informationen, sowohl zu Vater wie zu Sohn Helmont, auf die sich alle Biographen beziehen.[41] In diesem Teil wird berichtet, wie der Vater auf dem Sterbebett seinem Sohn seine Schriften in Obhut gegeben hat, ferner von einer Vision eines Freundes, welche die Publikation der Schriften begründet. Im zweiten Teil unterhält sich der jüngere Helmont, unter dem Namen Mercurius mit den Weisen über die Schöpfung.[42] Das ist die früheste Publikation des jüngeren Helmont, und wir haben hier zum ersten Mal die Dialogform, die für ihn sehr charakteristisch ist und in der er die meisten seiner Werke publiziert hat.[43]

Offensichtlich fühlt sich der jüngere Helmont verpflichtet, die Publikation der Schriften seines Vaters mehrfach zu begründen, gleichzeitig wird das Werk als der Durchbruch der Medizin dargestellt, wie unten zu

---

39 Die französische Übersetzung enthält lediglich ein Vorwort des Übersetzers, alle anderen Vorwörter wurden nicht übersetzt, wie denn die französische Ausgabe auch nur einen Teil des *Ortus medicinae* übersetzt.

40 Artzney-Kunst (wie Anm. 7), Bl.)(iij^r^

41 Zu diesem Teil der Vorrede siehe den Beitrag von Sieske Fransen in diesem Band. Es gibt keine neuere biographische Forschung zu den beiden Helmonts. Die umfangreichste auf Quellen beruhende Biographie ist immer noch jene von Paul Nève de Mévergnies (wie Anm. 25). Die Schrift von Erik Martens (Dr. J. B. van Helmont (1579-1644). Van de Duisternis naar het Licht. Leuven 1995) bringt keine neuen Erkenntnisse.

42 Ich zitiere für diese Vorrede die englische Übersetzung. Die weisen Männer werden definiert als „Seekers or Lovers of peculiar natural Science“ (Oriatrike, wie Anm. 22, To the Reader, S. [9]. Da die Vorrede nicht paginiert ist, aber 21 Seiten umfasst, zähle ich die Seiten durch und gebe sie in eckigen Klammern an.)

43 Die Publikationsgeschichte der Werke des jüngeren Helmont ist nicht erforscht, die Zuschreibung mancher Werke unsicher. Siehe dazu die Einleitung .zu diesem Band.

zeigen sein wird. Es werden mit dem Werk Einsichten in die Natur gegeben, welche als die letzte Wahrheit dargestellt werden, und zugleich soll jeder Verdacht, dies geschehe um des Geldes willen, abgewiesen werden. Es sieht so aus, als ob Helmont auf einen Diskurs antwortet, der Medizinbüchern vorwirft, aus Eigennutz publiziert worden zu sein.

> I tell thee [reader] in the height of truth that I have published these things from pity alone, as taking good notice, that men by reason of their own Imaginations, are so little careful of or affected with, the safety of an Eternal and Temporal Life.[44]

Helmont, der sich als «Wandring Hermite» (Eremita peregrinans) bezeichnet, was sich nicht nur auf seinen unsteten Lebenswandel sondern auch auf seine wandernden Gedanken bezieht,[45] sagt, dass man von ihm nicht hätte verlangen können, etwas zu publizieren, aber nun hätten ihn viele weise Männer durch ihre Gründe und ihre Briefe überzeugt, dass er die Schriften seines Vaters publizieren müsse. Er solle auch mitteilen, wie sein Vater gestorben sei. Er habe diese Vorrede in seiner Muttersprache verfasst und sei darin seinem Vater mit derselben Absicht gefolgt.[46] Sowohl das Titelkupfer der lateinischen wie der englischen Ausgabe zeigt das Doppelporträt des älteren und jüngeren Helmont. Das scheint mir durchaus bezeichnend: ohne den jüngeren Helmont gäbe es die Schriften des älteren nicht. Dies wird im weiteren Verlauf der Vorrede noch deutlich gemacht, denn offenbar genügte die Übergabe der Schriften durch den Vater allein nicht als Legitimation für deren Publikation. Hier gibt es im deutschen und im lateinischen bzw. englischen Text eine verschiedene Begründung der Publikation: Im lateinischen Text und in der englischen Übersetzung berichtet Helmont lange von einer Vision eines Freundes, der das Schicksal der Schriften seines Vaters voraussieht. Zunächst sieht er eine Gruppe von Ärzten, die sich über die *Opuscula*

44 Oriatrike, wie Anm. 22. To the Friendly Reader, S. [2]

45 „Stop your antient in- and out-steps, enter ye into the Royal path Eternal, dismiss ye those innumerable by-paths, which I my self have with exceeding labour and difficulty thorowly beaten, in seeking whereby I might come unto the knowledge of Thruth; […]" (Oriatrike, Anm. 22, Preface to the Reader, S.[2])

46 „I suspended my former purpose, discoursing in plain and most simple Words, the following Narrative, in my Mother Tongue, according to the tenour of the fore-going Dedication of my Father, the which I also imitate, by following him in the very same intent therof.", (Oriatrike, Anm. 22, Preface to the reader, S. [1]

Medica Inaudita streiten.[47] Bei diesen handelt es sich um die vier Traktate *Tractat vom Stein im Menschen, Von den Fiebern, Von dem Irrthum und Unwissenheit der Schulen/ So die Meinung von den vier Humoren haben* und *Grab der Pest*. Die jungen Leute hätten darin das Versprechen eines perfekteren Lichts gesehen, wobei sie den Widerstand einiger Professoren geweckt hätten, welche das Buch verbrennen lassen wollten. Zweitens sollte dem Sohn, der weitere Schriften Helmonts besitze, diese unter dem Vorwand, sie zu drucken, abgekauft werden, damit man sie nachher verbrennen könne. Natürlich kann dieser Plan nicht gelingen, denn der jüngere Helmont hat schon dadurch, dass er sein Erbe seiner Schwester vermacht hat, bewiesen, dass er nicht auf materielle Güter aus ist. Ein anderer Arzt weiß, dass Helmont nichts um Geld tun werde. Er sagt auch, dass Franciscus Mercurius Elias artista gefunden habe und dass er das Testament des Pythagoras besitze. Elias ist eine Figur, die im Zusammenhang mit eschatologischen Vorstellungen auftritt (in Anlehnung an Maleachi 3,23), er soll drei Tage vor dem Messias kommen und den Beginn der Erlösung verkünden. Die Kabbalisten haben ihre Weisheit durch die Offenbarung des Elias erhalten. Paracelsus hat den Künsten Elias artista zugeordnet, der analog zum Elias der Religion die Geheimnisse der Natur offenbaren wird.[48] Das Testament des Pythagoras enthält ebenfalls die Geheimnisse der Natur. Dieser Arzt rät angesichts dieser Lage, sie könnten sich Mühe und Kosten sparen, denn, wenn diese Doktrin nicht richtig sei, werde sie sich selbst zerstören. Die meisten akzeptieren diese Meinung außer einem, der darauf einen Schlaganfall erleidet. Das Ganze hat auch einen endzeitlichen Aspekt: das Ende der Zeit werde man daran erkennen, dass es sehr viele Ärzte gebe, so dass sie kaum mehr ein Auskommen hätten, das zwinge die jüngeren nach sichereren Prinzipien zu handeln, was wiederum dazu führe, dass man den

---

47 Diese sind 1644 herausgekommen. Die Traktate wurden im *Ortus* als Anhang publiziert, in der *Artzney-Kunst* sind sie an verschiedenen Stellen integriert.

48 Zu Elias Artista siehe Herbert Breger: Elias artista – A Precursor of the Messiah in Natural Science. In: Nineteenth Eighty-Four. Science between Utopia and Dystopia. Hg. von Everett Mendelsohn und Helga Nowotny. New York 1984, S. 49-72, zur biblischen Quelle, S. 50, zu Paracelsus, S. 54-55. Michael Lorber: *Alchemie, Elias artista* und die Machbarkeit von Wissen in der Frühen Neuzeit. In: Natur – Religion – Medien. Transformationen frühneuzeitlichen Wissens. Hg. von Thorsten Burkard, Markus Hundt u.a. Berlin 2013, S. 87-113. Deborah E. Harkness: John Dee's conversations with angels. Cabala, alchemy, and the end of nature. Cambridge, U.K, New York 1999, S. 148, S.222 (Hinweis auf Elias Artista bei den beiden Helmont. Bei John Dee wird Elias am Ende der Zeiten die Juden bekehren).

Jungen vorwerfe, sie würden durch Zauberei heilen. Dies verfange aber nicht, und die Wahrheit komme an den Tag. Der Mann, der sich so für Helmonts Schriften einsetzt, bittet vor seinem Tod Gott, die Zeit bis zur Erlösung der Menschen abzukürzen, also auch hier wieder eine eschatologische Komponente.[49]

Dies ist ein wichtiges Element der Rechtfertigung für die Publikation der Schriftendes älteren Helmont: man muss die Wahrheit bekannt machen, das Wissen erweitern, damit der jüngste Tag eintreten kann. Andererseits ist gerade die Tatsache, dass Helmont so große Einsichten zu Teil wurden, ein Zeichen dafür, dass das Ende der Zeiten nahe ist.[50] Alle in Sulzbach entstandenen Übersetzungen dienen der Vermehrung und Verbreitung des Wissens. Es zeigt sich hier, dass diese endzeitliche Perspektive bereits Bestandteil der Argumentation des jüngeren Helmont war, bevor er nach Sulzbach kam. Die Vision des Freundes geht so weit, dass Helmont der Tod angedroht wird, wenn er das Testament des Pythagoras nicht herausrückt.

> By the command of the Supream Lord, unto whom is certainly known, that thou *Mercurius Van Helmont*, in digging, hast found a Treasure, which he had commanded to be enquired after by his Subjects, by whom, thou being accused, and convicted by certain and full proofs, art condemned to Death, unless thou shalt bring forth that very patched and covered Testament of *Pythagoras*.[51]

Es sieht so aus, als ob mit dem Testament des Pythagoras die Schriften des Vaters gemeint seien.

Im zweiten Teil dieses Vorworts wird mit Helmont, der sich jetzt Mercurius nennt,[52] eine Art Examen durchgeführt. Mercurius erklärt,

---

49 "*Oh most merciful Lord, abbreviate thou the term of Mans Salvation, and change thou the frail Doctrine of the Doctors, their Flesh, into the natural or peculiar Love of the Spirit, that the Innocent may finish their Life to thy Glory.*" (Oriatrike, To the Reader, wie Anm. 22, S. [7f.])

50 Auch der ältere Helmont war wohl überzeugt, dass das Ende der Zeiten nahe sei, wenn er schreibt: „Denn ich weiß / daß wenn die Zeit wird erfüllet seyn [denn es ist nichts so verborgen / daß es nit solte offenbahr werden] so wird diese Lehre / die ich anietzo in diesem Buche vortrage / gantz offenbar werden.“ (Artzney-Kunst, wie Anm. 7, S. 943).

51 Oriatrike, To the Reader, Anm. 22, S. [9f.]. Pythagoras kannte solche Geheimnisse, welche seine Schüler nicht verraten durften (Artzney-Kunst, wie Anm. 7, S. 409).

52 Die Vereinigung von Mercurius (Quecksilber) und Sulphur führt zu Gold. Paracelsus hat noch Sal hinzugefügt. Die Dreiheit: Sal, Mercurius, Sulphur entspricht bei Paracelsus: Leib, Geist und Seele. Siehe: Karin Figala: Quecksilber. In: Alchemie.

dass er von seinem Vater „in the select school of *Hermes*“ eingeführt worden sei und dass er gewünscht habe „the whole sacred Art, or Tree of Life“ zu kennen.[53] Mit der heiligen Kunst und dem Lebensbaum sind die Alchemie und das Elixier gemeint, die in den Augen des älteren Helmont die Grundlage seiner Medizin bilden. Franciscus Mercurius betont, dass er sich immer nur für das Vollkommene und Ewige interessiert habe und keine Universität besucht habe, das letztere hat er mit andern Angehörigen der paracelsistischen Medizin gemeinsam, für die das Buch der Natur ebenso eine Offenbarung ist wie die Bibel und das Buchwissen, wie man es auf den Universitäten lernt, nur auf Abwege führt.[54] Im Folgenden muss Mercurius verschiedene Fragen beantworten, welche letztlich auf eine Interpretation der Schöpfung, wie sie in Genesis 1-3 dargestellt wird, hinauslaufen. Der Sündenfall wird als Zunahme der Dunkelheit im Menschen geschildert. Mercurius wird aufgefordert, den Vorgang „by Similitudes“, also allegorisch, zu erklären. Mercurius stellt nun den ganzen alchemistischen Vorgang bis hin zur Gewinnung des reinen Goldes dar, welches zugleich das ewige, unzerstörbare Gold ist, das ein Licht ist, das alles in etwas seinesgleichen verwandeln kann. Dass hier wiederum eine eschatologische Perspektive eine Rolle spielt, zeigt sich daran, dass er sagt, von diesem Gold spreche Johannes in Offenbarung 3,18-20, wo es heißt: „Ich rate dir, daß du Gold von mir kaufest, das mit Feuer durchläutert ist, dass du reich werdest, und weiße Kleider, daß du dich antust und nicht offenbar werde die Schande deiner Blöße, und Augensalbe, deine Augen zu salben, daß du sehen mögest.“[55]

Die Passage ist in mehrerer Hinsicht interessant, einerseits zeigt sie, wie kompetent F. M. van Helmont in der philosophischen Alchemie ist, zweitens zeigt sich, dass er sich schon sehr früh mit der alchemistisch-philosophischen Auslegung der Genesis befasste, auch wenn er erst 1697 seine Schrift über die ersten vier Kapitel der Genesis publizieren wird.[56] Und schließlich wird in diesem Text auch deutlich, wie wichtig

---

Lexikon einer hermetischen Wissenschaft. Hg. von Claus Priesner und Karin Figala. München 1998, S. 295-300, hier besonders S. 298-299.

53 Oriatrike, To the Reader, wie Anm. 22, S. [10].

54 Vgl. Allen G. Debus: Chemistry and Medical Debate. Van Helmont to Boerhaave. Canton 2001, S. 9.

55 Zit. nach der Luther-Bibel.

56 Franciscus Mercurius van Helmont: Quedam premeditae & consideratae Cogitationes super quatuor priora capita libri primi Moysis Genesis nominati. Amsterdam 1697. Deutsch: Einige Gedancken über die ersten vier Capitel des ersten Buches

die Endzeit-Perspektive ist, dass das Wissen vermehrt werden muss. Das wird in der englischen Ausgabe des *Ortus medicinae* bereits auf dem Titelblatt angedeutet, wo es heißt: “And now faithfully rendered into English, in tendency to a common good, and the **increase of true science**.”[57]

Nach allen diesen Erklärungen hat Mercurius das Examen bestanden und wird freigesprochen, er wird aber dazu verpflichtet, sein Wissen und seine Geheimnisse öffentlich zugänglich zu machen. In diesem Befehl mag eine letzte Rechtfertigung für die Publikation des *Ortus medicinae* liegen, denn es ist ja, wie Helmonts Vater bei der angeblich nicht von ihm veranlassten Publikation über die Waffensalbe, die ihm eine Gefängnisstrafe einbrachte, selbst erfahren musste, nicht ganz ungefährlich, solche Geheimnisse zu offenbaren. Die Alchemisten begründeten ihre allegorische Sprache damit, dass das Volk keinen Zugang zu diesem Wissen haben solle,[58] während Helmont immer wieder betont, dass das von ihm publizierte Wissen seinem Nächsten dienen solle und dass es ihm nicht um Geld gegangen sei.[59] In endzeitlicher Perspektive kann man argumentieren, dass jetzt der Zeitpunkt gekommen sei, dieses Wissen offenbar zu machen, worauf auch die Zitierung des Elias artista in der Vorrede hinweist.

Man kann nur spekulieren, warum Helmont diese Vorrede in der deutschen Ausgabe nicht wiedergegeben haben will, ja sie zurückzieht. Zwar bezeichnet er sie als Jugendwerk, aber er war immerhin 34 Jahre alt, als er den *Ortus medicinae* publizierte. Dass er den Inhalt der Vorrede verwarf, kann man sich schlecht vorstellen, denn er entspricht durchaus späteren Äußerungen. Zudem hat er die Vorrede in den 1682 erschienenen, wohl kaum ohne seine Einwilligung publizierten *Opera omnia* seines Vaters weiterhin abgedruckt, also keineswegs zurückgezogen. Dass

---

Mosis, Genesis genannt. Ans Liecht gegeben von Herrn Baron Franciscus Mercurius van Hellmont (sic) und Merode. o. O. 1698.

57 Meine Hervorhebung. Zum Zusammenhang von Wissen und endzeitlicher Perspektive siehe z. B. Kaspar von Greyerz: Endzeiterwartung und Alchemie im England des 17. Jahrhunderts. In: Antike Weisheit und kulturelle Praxis. Hermetismus in der Frühen Neuzeit. Hg. von Ann-Charlott Trepp und Hartmut Lehmann. Göttingen 2001, S. 205-218.

58 Siehe die Zitate dazu: Rosmarie Zeller: Hermetisches Sprechen in alchemistischen Texten. Die *Jäger-Lust* von Thomas Rappolt. In: Konzepte des Hermetismus in der Literatur der Frühen Neuzeit. Hg. von Peter André Alt und Volkhard Wels. Göttingen 2010, S. 195-212, hier S. 196f.

59 Siehe oben das Zitat Anm. 44

er die Vorrede in der Sulzbacher Ausgabe nicht gedruckt haben will, deutet eher darauf hin, dass die doch sehr heterodoxe Rolle als Inhaber von höherem Wissen, in der sich Franciscus Mercurius selbst darstellt, dem wegen seiner Beziehung zu ihm schon in der Kritik stehenden Pfalzgrafen vielleicht etwas zu weit gegangen ist.[60] Dass man nicht die Ankunft des Messias sondern jene des Elias artista erwartet, dürfte ebenfalls die Grenzen des Tolerierbaren überschritten haben. Auffällig ist auch, dass die deutsche Ausgabe als einzige nicht das Doppelporträt, sondern nur ein Porträt des älteren Helmont enthält, Helmont sich also von seiner Rolle als Erbe und Nachfolger des Vaters zurückzieht.

In der deutschen Fassung wird aus der umfangreichen Vorrede nur die Episode der Übergabe der Schriften des Vaters an den Sohn beschrieben und der Raub dieser Schriften bei einem Überfall auf Helmonts Schloss durch den Grafen von Giden. Im lateinischen und englischen Text wird dieser Raub am Ende des Vorworts auch beschrieben, der Graf heißt dort aber Gilinius. Die Schriften seien in die Hände von dessen galenischem Arzt geraten, welcher sie zerstört hätte, wenn es Helmont nicht gelungen wäre, sie zu retten und zu publizieren, um sie so zu sichern. Da dies in Eile gemacht werden musste, „sey es kommen / daß darinnen so viel unter einander geworffen geblieben; auch sonst das Werck so voller Fehler worden."[61] Die deutsche Ausgabe ist gemäß dem Vorwort die korrekteste, denn den Druck der andern Ausgaben habe Franciscus Mercurius van Helmont nicht überwachen können. Zudem ist Knorr von Rosenroth der ideale Übersetzer, weil er „seines Vaters Gedancken von Jhme [Franciscus Mercurius van Helmont] vielmahls gehöret / daß das Werck desselben Vorhaben gemäß / einmahl recht ans Liecht käme."[62] Damit ist diese deutsche Ausgabe auch autorisiert.

Die Weissagung

Auf die „Dritte Vorrede" folgt ein 15 Strophen zu 12 Zeilen umfassendes Gedicht mit dem Titel „Eine Weissagung / Von dem Meister dieses Buchs / in Reimen verfasset."[63] Dieses Gedicht, welches von einem ge-

60 Siehe die Berichte dazu in Helmonts Lebenslauf abgedruckt bei Coudert: Helmont, wie Anm. 12, S. 25f.

61 Artzney-Kunst (wie Anm. 7), Bl.)(iij^v. zu Gilinius siehe Fransen in diesem Band, Anm. 34.

62 Artzney-Kunst (wie Anm. 7), Bl.)(iij^v.

63 Auf Lateinisch: Vaticinium De Authore poemate expressum. Auf Englisch: A Prophesie concerning the Author.

wissen D. S. d'A. stammt, welcher im Lateinischen Text als „avunculus" bezeichnet wird, im Englischen als „uncle" und im Deutschen als Vetter, also ein Verwandter Helmonts ist, zeichnet die von Helmont in seinen einzelnen Traktaten immer wieder erwähnte Geschichte der Arzneikunst nach. Zu Beginn des Textes gibt es eine Zusammenfassung: die Arzneikunst ist vor Hippokrates in der Natur herumgeschwärmt. Hippokrates hat sie überzeugt, mit ihm zu kommen. Er habe der nackten Arzneikunst ein weißes Kleid angezogen. Galen habe dieses mit Schmuck behängt, das gefällt ihr nicht, bis Helmont kommt, der ihr den Spiegel bringt, damit sie sieht, dass sie jetzt wieder sich selbst gleich ist. Es folgt eine Beschreibung des Lebenswegs von Helmont, der die Magd der Arzneikunst, die Alchemie erkannt hat. Die Arzneikunst prophezeit, dass keine Krankheit sei, „die er nicht wird verjagen."

Der Umfang des Gedichts und die erzählende Form sind eher ungewöhnlich für ein Lobgedicht in einem wissenschaftlichen Werk.

Es sind nicht die einzigen Verse in der Artzney-Kunst, Helmont streut immer wieder Verse ein.

Die Titelkupfer[64]

Wie schon mehrfach erwähnt, zeigt die „normale" Ausstattung des *Ortus medicinae* und seiner englischen Übersetzung das Doppelporträt des alten und jungen Helmont, umgeben von den Wappen der Besitzungen Helmonts. Die vierte Auflage des *Ortus medicinae*, die in Lyon 1655 herausgekommen ist, zeigt ebenfalls das Doppelporträt und die Wappen jedoch in einer weit kostbareren Aufmachung: die Wappen bilden eine Art Säulen an deren Basis links und rechts je eine allegorische Figur sitzt: die Natura parens (Mutter Natur), welche ein Kind und ein Lämmchen säugt, und die Sapientia nutrix (nährende Weisheit). Damit deutet das Titelblatt schon an, dass es in dem Buch um mehr geht als einfach um Medizin, dass Natur und Weisheit zusammenkommen müssen, damit die richtige Erkenntnis möglich ist.[65] Die *Opera omnia* von 1682 enthalten ebenfalls das Doppelporträt mit den Wappen, darunter zusätzlich ein allegorisches Bild mit dem Lebensbaum, Sonne und Mond, links eine Höhle, wo offensichtlich nach den Metallen gegraben wird, rechts einen

64 Siehe die Abbildungen im Anhang.

65 Das aufwendige Titelblatt hat möglicherweise auch die Funktion, Fälschungen zu verhindern. Die Ausgabe wurde ja auch durch ein Privilège du Roi geschützt. Siehe oben Anm. 27.

Gelehrten mit der Phiole. Die Bildlichkeit ist in ihren Bestandteilen sehr ähnlich den Bestandteilen auf den beiden Titelkupfern der deutschen Ausgabe. Der alchemistische Aspekt des Werkes wird gegenüber den früheren Ausgaben stark betont.

Die deutsche Ausgabe enthält auf der linken Seite ein Porträt Johann Baptista van Helmonts, welches als das einzige wahre Porträt gilt und daher in allen Medizingeschichten abgebildet ist. Im Hintergrund finden sich auf einem Vorhang wieder die Wappen der Besitzungen von Helmont.[66] Helmont ist darauf mit einer Phiole abgebildet, was es damit auf sich hat, wird im 24. Kapitel des 54. Tractats *Von den Kranckheiten* erklärt. Dieses Kapitel handelt von der „Krafft der Artzneyen". Dort erzählt Helmont einen Traum. Es kommt ihm vor, er sei in einem Palast: auf dem Thron sitzt einer, der heißt „Er ist", sein Schemel heißt „die Natur". Vor dem Palast gibt es einen Türhüter, der „der Verstand" heißt. Der Türhüter gibt ihm ein Buch. Helmont versteht, dass er es essen soll. Damit zitiert er eine Episode aus Offenbarung 10, 8-10:

> Und die Stimme, die ich vom Himmel gehört hatte, redete abermals mit mir und sprach: Geh hin, nimm das offene Büchlein aus der Hand des Engels, der auf dem Meer und auf der Erde steht! Und ich ging hin zu dem Engel und sprach zu ihm: Gib mir das Büchlein! Und er sprach zu mir: Nimm und verschling's! Und es wird dir bitter im Magen sein, aber in deinem Mund wird's süß sein wie Honig. Und ich nahm das Büchlein aus der Hand des Engels und verschlang's. Und es war süß in meinem Mund wie Honig, und als ich's gegessen hatte, war es mir bitter im Magen.

Die Bibel-Stelle gilt als eine Beschreibung des vollständigen Verstehens. Nach dem Verschlingen des Buches, das im Falle Helmonts wie Erde schmeckt, wird Helmonts „gantzer Kopff gleichsam durchsichtig".[67] Darauf erhält er eine „Flasche", darin sich «Feuer-Wasser» befand. Er weiß nicht, was er damit anfangen soll, bis ein Weib, nämlich die Feuer-Kunst, ihm das Tor aufschließt. Das heißt: die Alchemie ist der Schlüssel zu den Arznei-Mitteln. Im Traktat über die Pest, bezeichnet er sich selbst als der, „Der durchs Feuer die Wahrheit gelernet".[68]

66 Der Kupferstich stammt von Johann Alexander Böner (1647-1720), einem Nürnberger Kupferstecher, der relativ viele Porträts gestochen hat, so unter anderem auch von Kaiser Leopold I., Octavio Piccolomini. Ein Verzeichnis befindet sich in: Charles Le Blanc: Manuel de l'amateur des Estampes [...]. Bd. 1, Paris 1854, S. 404-405.

67 Artzney-Kunst, wie Anm. 7, S. 1124, §3.

68 Artzney-Kunst, wie Anm. 7, S. 529.

Unter dem Porträt findet sich eine Inschrift:

> Diß ist der Helle Mond, zur Lehre von Artzneyen;
> Zu langer Lebens-Frist; von Kranckheit zu befreyen.
> Er öfnet die Natur biß auff den tiefsten Grund
> Komm höre was Er sagt der Warheit-Helle Mund.

Das Wortspiel mit dem Namen Helmont, der einmal der Helle Mond und dann der Helle Mund genannt wird, hat wiederum eine alchemistische Bedeutung: der Mond wird in der Alchemie mit Mercurius gleichgesetzt, welcher sich mit der Sonne (Sulphur) zum philosophischen Merkur oder zum Lapis philosophorum verbindet. Wenn Helmont der Helle Mond genannt wird, muss man wohl daraus schließen, dass er eben das Geheimnis des Steins besitzt, weil er derjenige ist, der die Natur bis auf den tiefsten Grund kennt. Darum ist das, was er spricht, die Wahrheit.

Gegenüber von Helmonts Porträt befindet sich ein Titelkupfer, welches einer der berühmtesten Künstler des Nürnberger Raums Johann Jakob Sandrart (1655-1698) gestochen hat. Dieses Bild illustriert einen andern Traum Helmonts, welcher im *Grab der Pest* berichtet wird. Es wird von einem Gedicht kommentiert:

> Erklärung des Kupffer-Tituls
> Es hat die Artzney-Kunst sich aus der Welt verlohren /
> und unter dem Gestein in eine Grufft versteckt;
> da dicke Finsterniß viel blinde jungen heckt;
> Und wider alles Liecht die Nacht sich selbst verschworen.
> Galen zwar wolt hinein; doch war er nicht erkohren /
> und fiel gleich fornen an zur Erden ausgestreckt.
> So war auch Avicenn hierzu nicht aufgeweckt.
> Bombast von Hohenheim der schien hierzu gebohren;
> Drang mit der Fackel durch / biß an den Grabes-Stein:
> Doch must er da vor Dampf in kurtzer Zeit ersticken.
> Von Helmont trat ihm nach und wollte klüger seyn;
> begunt' auch überall viel Wunder zu erblicken.
> Doch weil das Liecht zu kurtz / must er sich anders fassen /
> Und fieng von oben an das Liecht hinein zu lassen.

Es gibt im Werk Helmonts zahlreiche Träume, sie werden als Mitteilung Gottes interpretiert und sind darum wichtig. Der durch das Titelkupfer illustrierte Traum wird im Traktat *Grab der Pest* erzählt.[69] Helmont be-

---

69 Michael Stolberg hat auf die Rolle des Traums als Mittel der Autorisierung von

findet sich in den „Grüfften unter der Erden / ausser der Stadt Rom; [die man Grotten nennet].“ Er habe sich in Irrgängen befunden, die Luft sei sehr schlecht gewesen, eine Kerze habe nur über einige Schritte geleuchtet, die Stimme habe ganz seltsam geklungen. Hier habe es nur Fledermäuse gegeben, welche es nicht leiden, wenn man sie anleuchte. Man werde bedroht und sterbe bald. Während man in Bergwerken die schlechte Luft durch technische Maßnahmen verbessere, sei das in diesen Grabgewölben nicht der Fall. Es fällt ihm dann aber ein, dass in diesen Gewölben die Wahrheit verborgen sein könnte.

> Denn Gott der Allerhöchste / hat aus der Erde sowol den Artzt / als die Artzney erschaffen. Darumb ließ ich mir einfallen / die Warheit der Artzney-Kunst / und die Wissenschafft eines Artzes möchte sich in dem Grunde der Natur vor den unwürdigen und süchtigen Anschauen der sterblichen in einem beständigen und tieffen Grabe verborgen / unsere Gemeinschafft geflohen / und sich in dergleichen vielfältige Jrrgänge und Angst-volle Löcher verkrochen haben: Also das vor das wenige Liechtlein / daß wir von Natur in uns befinden / die Warheit mit Finsternis verdeckt / und mit so vielen Schwierigkeiten umbringet verbleibe.[70]

Das Schlimme dabei sei, dass die „Nachtvögel“ dieses Grab bewachten. Sie könnten nicht zum Licht der Wahrheit kommen und ließen deshalb andere auch nicht dazu. Da habe er eingesehen, dass er das Grab der Natur nur aufmachen könne, wenn er von oben die Gewölbe der Natur durchhaue. Er habe angefangen „mit Hacken und Hauen / mit Feuer und scharffen Wassern die Steine zu zersprengen“. Vierzig Jahre lang habe er daran gearbeitet, dass

> das Liecht vom Himmel hineindringen möchte / und die Nacht-Vögel / welche vorgeben dörffen / sie hätten die Schlüssel der Wissenschafften und die Clausen der Wahrheit unter ihrer Verwahrung / sich fort machen / in einen Winckel verkriechen und aus den Höfen grosser Herren hinweg / und ihre politischen Practiken einstellen.[71]

Die Nachtvögel sind natürlich die galenischen Mediziner, die vorgeben, die Wahrheit gefunden zu haben, aber die Leute nur betrügen und noch

---

Wissen hingewiesen (Michael Stolberg: Die Vision als Modus der medizinischen Wissensautorisierung. Johann Baptist van Helmont (1579-1644) und sein *Aufgang der Arzney-Kunst*. In: Morgen-Glantz 13, 2003, S. 47-72.

70 Artzney-Kunst, wie Anm. 7, S. 531, §2.

71 Artzney-Kunst, wie Anm. 7, S. 531, §4.

kränker machen, statt sie gesund zu machen. Diese Nachtvögel haben aber großen Einfluss, weil sie an den Höfen tätig sind.

Auf dem unteren Teil des Titelkupfers sehen wir mehrere Figuren am Boden herumsuchen bzw. sie versuchen zum Grab der Medizin zu kommen. Derjenige im Vordergrund ist Galen, welcher mit einer kleinen Lampe versucht, hineinzugehen, dabei erschrickt und stolpert er. Darauf folgt Avicennus mit „seinem Haufen", also mit seinen Anhängern, der ist durch den Misserfolg des Galen etwas gewitzigt und kommt etwas weiter hinein, fällt aber ebenfalls um. Alle weiteren, die hinein zu gehen versuchten, sind ebenfalls bald zu Boden gefallen, weil sie nur entweder Anhänger des Galen oder des Avicennus und Vertreter einer Sekte gewesen seien, wie er erklärt.

Der nächste, der hineinzugehen versucht, ist Paracelsus, der einige Vorsichtsmaßnahmen ergreift:

> Endlich machte sich Paracelsus daran hinein zu gehen / nahm eine grosse Fackel / [...] und unterstehet sich dahin zu gelangen / wohin noch kein sterblicher Mensch seinen Fuß gesetzet. Uber diesem grossen Liecht fänget der grosse Hauffen der Nacht-Vögel an zu stutzen / und meinet nicht anders als Prometheus / (der das Feuer erfunden /) sey hinein kommen:[72]

Sie versuchen nicht, die Fackel auszulöschen, was sie auch nicht gekonnt hätten. Paracelsus habe viele Grabmale gesehen, als er aber den Sarg der Wahrheit recht betrachten wollte, sei ihm die Fackel aus den Händen gefallen und das Licht sei erloschen und er fast erstickt.

Paracelsus ist den Vorgängern weit überlegen, er wird von den Nachtvögeln nicht angegriffen und trotzdem kann er nicht zum „Sarg der Wahrheit" gelangen. Obwohl in der *Artzney-Kunst* viele Rezepte des Paracelsus enthalten sind und weitere in der deutschen Fassung hinzugefügt wurden, finden sich auch kritische Stellen über ihn. Vor allem im 33. Tractat *Von den drey ersten Anfängen der Alchymisten* setzt Helmont sich ausführlich mit den Irrtümern des Paracelsus auseinander. Er habe zwar erkannt, dass die Säftelehre nicht zutreffend sei, habe aber den Grund der Krankheiten nicht erkannt.[73] Er habe zwar „viel Bücher von dem langen

72 Artzney-Kunst, wie Anm. 7, S. 532, §8.

73 „So ist noch ferner fleissig zu untersuchen / ob die Ursachen der Kranckheiten dem Paracelso bekannt gewesen. Denn nach dem derselbe die Meinungen der Alten verworfen und genugsam gespüret / daß in den *Complexionen* oder Leibs-Mischungen und in den Humoren weder Grund noch Wahrheit wäre; hat er angefangen vielfältig

Leben geschrieben", sei aber selbst mit 47 Jahren gestorben.[74] Er bleibe ganz bei den Elementen hängen und an deren Mischungen, denen er Eigenschaften der Menschen und der Sterne zuschreibe, was in den Augen Helmonts ebenso falsch ist wie das dieser Auffassung zugrundeliegende Konzept von Mikrokosmos und Makrokosmos.[75] Auch seine Lehre vom Salz, Mercurius und Schwefel als Grundlage des Lebens und folglich auch der Krankheiten sei nicht richtig. In den Augen Helmonts hat Paracelsus auch noch moralische Fehler gehabt, er habe nach seinem „blossen Gutdüncken" den Pflanzen Eigenschaften zu geschrieben.[76] Schließlich wirft er ihm auch vor, zu ehrgeizig gewesen zu sein, er habe „den Namen eines Monarchen in der Artzney-Kunst" erlangen wollen.[77] Helmont hingegen betont immer wieder, dass die Bescheidenheit eine absolut notwendige Eigenschaft eines Arztes sei. Aber auch wenn Helmont Paracelsus kritisiert, so betont er doch auch, dass seine noch nicht ganz richtige Einsicht in das Wesen der Gesundheit und der Krankheit nicht allein sein Fehler gewesen sei, sondern dass Gott zu seiner Zeit noch nicht gewollt habe, dass alles offenbar werde:

> Und ob er (Paracelsus) die Sachen noch nicht getroffen / so kan man es ihm in so weit nicht vor Ubel haben / wen GOtt der Allerhöchst als der Austheiler aller Gaben / noch nicht gewollt hat / daß zu den Zeiten des Paracelsi die Wahrheit den Menschen sollte offenbahret werden.[78]

So viel zur Erklärung, warum es auch Paracelsus nicht gelang, an das Grab der Medizin bzw. der Wahrheit zu kommen.

Als letzter geht nun Helmont in die Grotte, muss aber ohne Ergebnis wieder hinausgehen, bis er erkennt: „Daß wir alle / wenn wir uns allein auf Menschliche Kräffte verlassen / in dicker Finsternis wandeln durch unbekannte Wege / sehr beschwerliche Umbschweiffe / und auf lauter nächtlichen Fuß-pfaden". [79] Er habe auch erkannt, dass es in dem Beruf

---

hin u. wider zu wancken / und bald in diesem bald in jenem die nächste Ursache der Kranckheit zu suchen: Weßhalben ihm die Nachkommen billich grosses Lob schuldig sind." (Artzney-Kunst, wie Anm. 7, S. 701, §2

74 Artzney-Kunst, wie Anm. 7, S. 703, §16.

75 Artzney-Kunst, wie Anm. 7, S. 702, §10; S. 705, §26. Vgl. auch S. 214, §14, 15, wo Paracelsus ähnlich kritisiert wird.

76 Artzney-Kunst, wie Anm. 7, S. 708, §38.

77 Artzney-Kunst, wie Anm. 7, S. 706, §27.

78 Artzney-Kunst, wie Anm. 7, S. 701, §2.

79 Artzney-Kunst, wie Anm. 7, S. 532, §10.

des Arztes viel Leichtfertigkeit, Vermessenheit und Verwirrung gebe. Dass die Ärzte ehrgeizig und auf Gewinn aus seien und dadurch habe Gott der Welt das Licht entzogen:

> In Warheit / nach dem der Ehr-Geitz und Gewinn-Sucht in den Schwang kommen / ist die Liebe erkaltet / die Barmhertzigkeit erloschen / die Kunst vergangen / der Geber der Liechter hat seine Gaben entzogen / die Anzahl unseres Elendes ist gewachsen / und die Aertzte sind zu einem Gespötte des Pövels worden. Die Warheit ist in dem Grabe der Wissenschafft verscharret geblieben [...].[80]

Ein guter Arzt ist nur der, der von Gott auserwählt ist, und Gott allein hat „sich die Macht vorbehalten / einen zum Artzt zu machen / und zu erwehlen".[81] Dass man ein von Gott auserwählter Arzt ist, zeigt sich an den Heilerfolgen. Das erklärt, warum Helmont immer wieder von Beispielen seiner Heilerfolge berichtet, wo die galenischen Ärzte gescheitert sind.

An dieser Stelle weicht das Titelkupfer von der Erzählung der Vision im Pest-Traktat ab. Wir sehen auf dem Bild nicht einen suchenden Helmont, sondern offensichtlich einen, der vom Licht von oben inspiriert seine *Artzney-Kunst* schreibt. Auf der Rückseite der Tafel, auf die er schreibt, steht Helmontus. Im Vordergrund stehen links und rechts Figuren in antiken Gewändern, die vom Licht geblendet werden. Wahrscheinlich handelt es sich um Philosophen wie Hippokrates oder Aristoteles. Eine Figur wendet den Kopf ab, zeigt aber mit der Hand auf Helmont, der vor einer hellen Öffnung steht. Die Männer, die mit Schaufel und Pickel arbeiten, sind nicht mehr jene, welche das Loch gemacht haben, das bereits besteht, sondern sie entsprechen wohl jenen Männern, die nach den Metallen als Grundlage der Medikamente graben, wie sie auch auf dem Titelblatt der *Ortus*-Ausgabe von 1682 dargestellt sind. Ganz links sehen wir auch den Feuerofen und einen Mann mit einer Phiole. Auf dem Grab der *Artzney-Kunst* befinden sich die sieben Planetenzeichen, die zugleich die sieben Metalle bedeuten, welche die Basis der Alchemie bilden. Rechts auf der Wölbung zwei alte Männer, die von Pflanzen umgeben sind, deren Deutung mir nicht klar ist. Sie repräsentieren vielleicht die Pflanzenkunde, welche für die Medizin wichtig ist. Die Pflanzen können aber ihre Wirkung auch nur entfalten, wenn die Feuer-

---

80 Artzney-Kunst, wie Anm. 7, S. 533, §15.
81 Artzney-Kunst, wie Anm. 7, S. 533, §17, §19.

Kunst ihre Eigenschaften aufschließt.[82] Die Alchemie ist für Helmont deshalb die Grundlage seiner Kenntnisse des wahren Wesens der Natur:

> Jch lobe den grundgütigen GOtt / der sich mir so gnädig erwiesen / und mich zur Feur-Kunst beruffen / und dadurch weit aus der Tieffe der andern Künste heraus gesetzet. Denn diese Scheide-Kunst hat Anfänge / die nicht mit Vernünfteln ausgesagt; sondern durch die Natur selbst bekandt gemacht / und durch das Feuer vor Augen gelegt werden. Dieselbe richtet sich den Verstand dermassen zu/ daß er in die Verborgenheit der Natur eindringen kan: ja lehret die Natur viel genauer untersuchen / als andre Wissenschafften zugleich immer thun können / und dringet bis in die äusersten Tieffen der wesentlichen Warheit.[83]

Die Erde bzw. die Natur ist also auf dem Bild oben dargestellt, weil ja die Medizin unter der Erde verborgen ist. Ganz links oben auf dem Bild hinter dem Alchimisten gibt es einen Palmbaum. Der Palmbaum ist ein Symbol für Christus, für die Gläubigen, und zudem ist es der Baum, den man nach Matthäus 7, 16ff. an seinen Früchten erkennt.[84] Die Frucht ist in der Terminologie von Helmont die Krankheit. Der Palmbaum thematisiert nochmals, dass Helmont fähig ist, an den Früchten den Baum bzw. den Grund der Krankheit zu erkennen, was die Voraussetzung ist, um sie heilen zu können. Im 24. Kapitel des 54. Traktats *Von den Kranckheiten*, in dem er wieder einmal gegen die mangelnde Einsicht der Schulen in die Ursache der Krankheiten polemisiert, schreibt Helmont:

> Nemlich das hat die Schulen so blind gemacht / daß sie wieder die Lehre des Evangelii gehandelt. Denn die Göttliche Wahrheit will haben / man solle den Baum aus seinen Früchten erkennen : die Schulen aber wollen haben / man solle die Frucht aus dem Baum erkennen. Und will ich demnach sagen / wie man durch die Früchte zur Erkantnuß des Baumes kommen solle.[85]

---

82 „Die Zubereitung [der Kräuter] aber will nicht allein ein Apothecker-kochen / oder ein Klein-stossen haben / sondern die gantze Feur-Kunst ist hier von nöthen. [...] Und ist demnach kein Wunder / daß die Lehre von den Kräutern und Gewächsen gantz leer und öde gestanden. Unterdessen hat GOtt der Allmächtige / bey so grosser Faulheit der Menschen gleichwol nicht unterlassen Scheid-Künstler (spagyros) zu erwecken / welche billich ursach genommen auf die Verwandlung / Reiffwerdung / Durchdringung (tinctura) und Beförderung der Kräfften / als höchst nothwendige Stücke bedacht zu seyn." (Artzney-Kunst, wie Anm. 7, S. 1113, §17 und 18)

83 Artzney-Kunst, wie Anm. 7, S. 1115, §32.

84 „An ihren Früchten sollt ihr sie erkennen. [...] Also ein jeglicher guter Baum bringt gute Früchte, aber ein fauler Baum bringt arge Früchte. Ein guter Baum kann nicht arge Früchte bringen und ein fauler Bam kann nicht gute Früchte bringen." (Matthäus 7,16ff. Zitiert nach der Luther-Bibel.) Ähnlich Matth. 12,33.

85 Artzney-Kunst, wie Anm. 7, S. 1131, §29.

Helmont führt in der Folge die Frucht- und Baum-Metapher fort, indem er von der Gesundheit und der Krankheit als von einer Frucht, andererseits aber auch von den Wirkungen der Heilmittel als von Früchten spricht. Wenn der Palmbaum einerseits ein Symbol für Christus ist und andererseits eine Metapher für die richtige Vorgehensweise der Ärzte, so symbolisiert er in dieser Kombination wohl letztlich auch die Bedeutung Helmonts für die Medizin: er ist ein wahrer Christ, der den Weg, der zur Wahrheit führt, gefunden hat, weil nur ein Christ die Wahrheit finden kann. Darum haben auch die „Heiden" die wahre Medizin nicht finden können.

Zusammenfassend kann man sagen, dass das Titelkupfer die Suche Helmonts nach der wahren Medizin und damit nach der Wahrheit überhaupt abbildet. Im Gegensatz zum Titelkupfer der lateinischen Ausgabe mit der Natura naturans und der Sapientia nutrix betont das Titelkupfer der deutschen Ausgabe die Wichtigkeit des göttlichen Lichts für die Erkenntnis der Natur und der Wahrheit. Zudem wird auch die Wichtigkeit der Alchemie, welche auch auf dem Titelkupfer der *Kabbala denudata* dargestellt ist, hervorgehoben, wo auch der Lebensbaum dargestellt ist. Das wiederum passt ausgezeichnet zum Programm der Sulzbacher, welche auf die verschiedenste Weise durch die Erforschung der Weisheit, wie sie in der Kabbala vertreten ist bis zur Weisheit, die in der Natur verborgen liegt, wozu nicht nur die Medizin sondern auch die Naturmagie gehört, zur Wahrheit zu gelangen trachten. So wie Helmont die Wahrheit in der Medizin endlich gefunden hat, weil es Gott erlaubt hat, dass jetzt die Zeit sei, sie zu offenbaren, so könnte man sagen, ist das in Sulzbach betriebene Übersetzungswerk dazu angetan, das Wissen und die Wahrheit zu vermehren,[86] wie es für das Ende der Zeiten vorgesehen ist.[87]

86 In diesem Sinn ist wohl auch die noch wenig untersuchte Übersetzung von Thomas Browns *Pseudoxia Epidemica* zu sehen, denn die Ausräumung von Irrtümern ist ja auch ein großes Anliegen Helmonts.

87 Zu den endzeitlichen Aspekten siehe Morgen-Glantz 21, 2011.

Anhang

Contract mit Herrn Christian Knorr von Rosenroth zu Sulzbach etc. betreffend die Übersetzung Helmontii operum ins Hochteütsche[88]

Kund und zu wißen seye hiemit, denen es zu wißen vonnöthen, daß zwischen dem wohledlen und gestrengen Christian Knorr von Rosenroth etc. hochfürstl. Sulzbachisch. geheimen Rath eines Theiles und dann Wolfgang Moritz Endter und Johann Andreä Endters Seel. Söhnen andern Theiles, ein aufrichtiger und beständiger *Contract* aufgerichtet und geschloßen worden, wie in hernachfolgenden *Puncten* zu vernehmen: nemlich

1. Es erbietet sich hochbemeldter Herr von Rosenroth etc. die Lateinischen *Opera* weiland *Joh: Bapt: Helmontij,* genannt *Ortus medicinae etc.* in die Hochteutsche Sprach zu übersetzen, und das ienige, was in der Niederländischen Sprach herausgegangen und im Lateinischen noch nicht enthalten, gehöriger Orten mit hinein zu fügen, auch die schwehren Örter mit deutlichen Anmerckungen zu erläutern, und überall wo es vonnöthen, den Schlüßel mit anzuhencken: in Summa solche *Opera* dergestalt im Teutschen auszufertigen, daß sie iedermann mit Nutzen lesen und verstehen könne. Und will hiermit
2. Diese *Translatirte Opera* obbesagtem Endterischen zu Ihrem Verlag auf ewig übergeben haben, daß sie solche nicht allein dißmahl[en], sondern auch, nach ver*distrahi*erten *Exemplarien* der ersten *edition*, so offt und auf was Weiß es ihnen belieben wird, drucken, wideraufflegen, und damit als mit ihrem Eigenthumb, nach ihrem Gefallen schalten mögen; ohne weiter Entgeld. Hingegen sollen
3. Die Entderischen als Verleger gehalten seyn. selbige übersetzte *Helmontij Opera* in gemeinem Format und den *ordinari Helmonti*schen *Text* mit *Cicerofractur*; den Niderländischen aber samt denen Anmerckungen mit *Cicero* Schwabacher zu drucken, und
4. Mit dem Herrn Ubersetzer von iedem solchen gedruckten Bogen, zween Gulden Rheinisch zu geben, und so oft ein Alphabet gedruckt ist, die Zahlung deßen gegen *Quittung* zu thun; auch nach geendigtem Werck Sechs *Exemplari*en zu geben.

---

88 Der Vertrag aus dem Endterschen Verlagsarchiv (Signatur: E 1/258 Nr. 7, fol. 23r-24v.) wird mit Erlaubnis des Nürnberger Stadtarchivs abgedruckt und abgebildet.

Dann ist

5. - Zum Leykauff zwölff Reichsthaler und *Helmontij Opera* fol. Lyoner *Edition* eingedungen worden: welches beedes auch der Herrn Übersetzer alsbald empfangen hat, und darüber cräfftigst *quitti*eren thut.

Zu wahrer Urkund und getreuer Vesthaltung aller dieser obbeschriebener Puncten, haben beede Theil diesen *Contract* aigenhändig unterschrieben und mit Ihrem *Respective* Adelichem ok und gewöhnlichen Pittschafften becräfftigt ok. Alles ohne arge List oder Gefährde.

Geschehen in Nürnberg den 13. Febrer A. 1680.

Christian Knorr von Rosenroth, auf groß Albershof und Högen & fürstl. Pfaltz Sulzbach HofRath und Lehnprobst

Wolffgang Moritz Endter und Johann Andreae Seel. Söhne

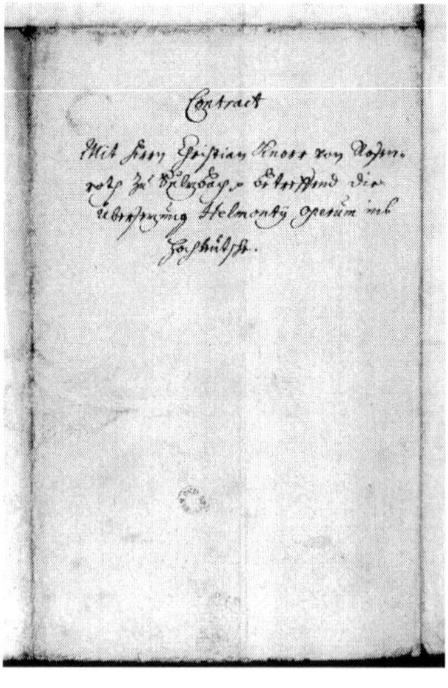

Contract

Mit Herrn Christian Knorr von Rosenroth zu Sulzbach, betreffend die übersetzung Helmontij operum ins Hochteutsch.

Abbildungen S. 194-196: Stadtarchiv Nürnberg, Signatur E 1/258 Nr. 7, fol. 23r-24v.

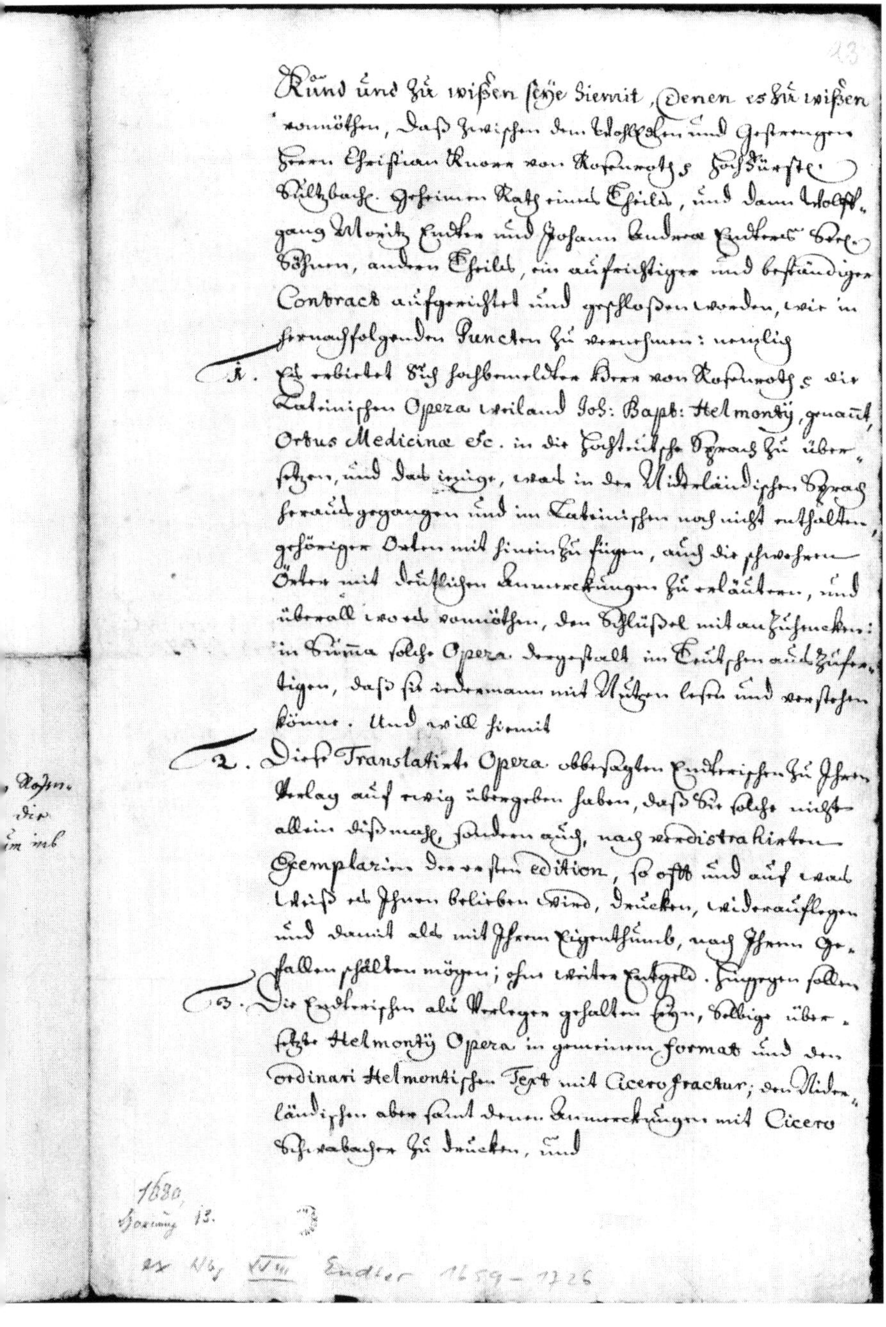
Kund und zu wißen seye hiemit, denen es zu wißen vonnöthen, daß zwischen dem WohlEdlen und Gestrengen Herrn Christian Knorr von Rosenroth, Hochfürstl. Sultzbach. Geheimen Rath einen Theils, und dann Wolffgang Moritz Endtern und Johann Andreas Endters Erben, Buchhändlern, andern Theils, ein aufrichtiger und beständiger Contract aufgerichtet und geschloßen worden, wie in hernachfolgenden Puncten zu vernehmen: nemlich

1. Erbietet sich hochbemeldter Herr von Rosenroth, die Lateinischen Opera weiland Joh: Bapt: Helmontij, genant Ortus Medicinae etc. in die hochteutsche Sprach zu übersetzen, und das jenige, was in der Niederländischen Sprach herausgegangen und im Lateinischen noch nicht enthalten, gehörigen Orten mit hinein zu fügen, auch die schweren Örter mit deutlichen Anmerckungen zu erläutern, und überall wo es vonnöthen, den Schlüßel mit anzudrucken: in Summa solche Opera dergestalt in Teutschen auszufertigen, daß sie jedermann mit Nutzen lesen und verstehen könne. Und will hiemit

2. Diese Translatirte Opera obbesagten Endtern zu ihrem Verlag auf ewig übergeben haben, daß sie solche nicht allein dißmahl, sondern auch, nach verdistrahirten Exemplarien der ersten edition, so offt und auf was Weiß es ihnen belieben wird, drucken, wideraufflegen und damit als mit ihrem Eigenthumb, nach ihrem Gefallen schalten mögen; ohne weitere Entgeld. Hingegen sollen

3. Die Endterischen als Verleger gehalten seyn, selbige übersetzte Helmontij Opera in gemeinem format und den ordinari Helmontischen Text mit Cicero fractur; den Niederländischen aber sambt denen Anmerckungen mit Cicero Schwabacher zu drucken, und

1680, Hornung 13.

Endter 1659–1726

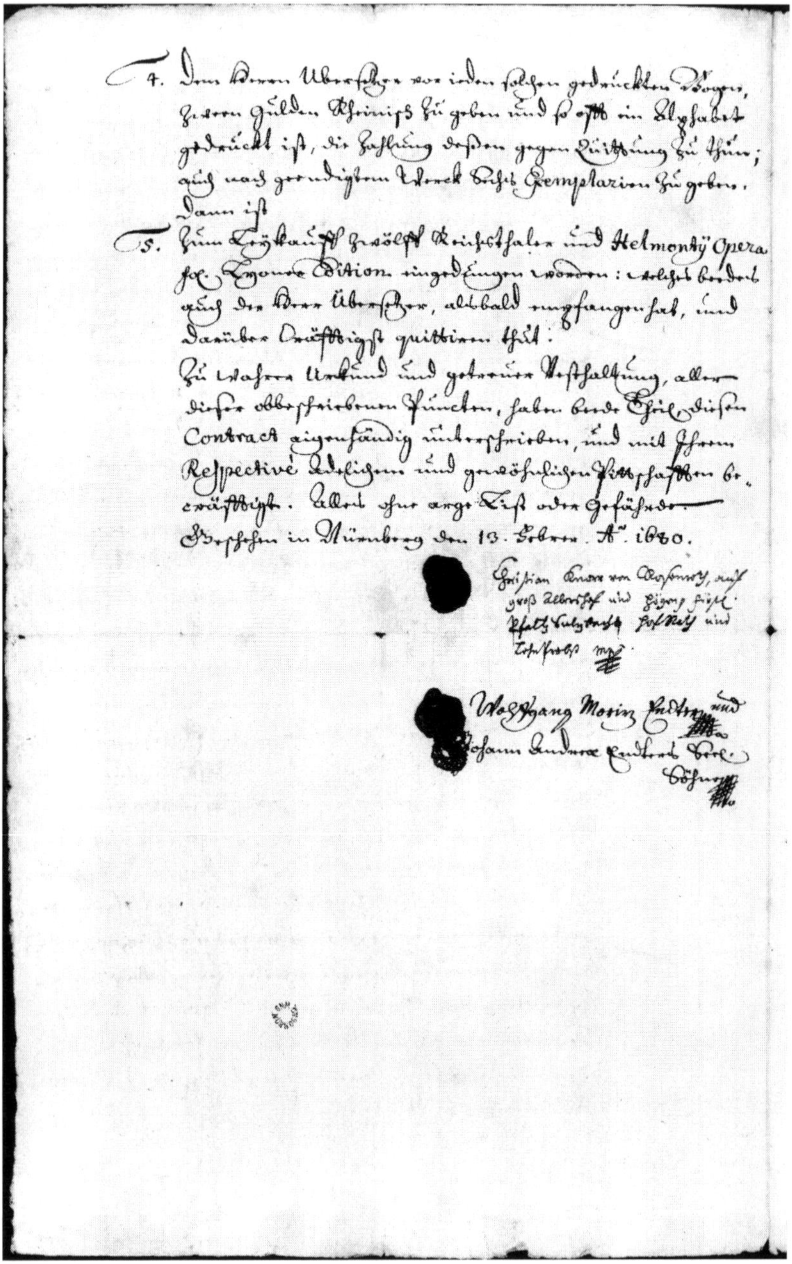

4. Dem Herrn Übersetzer vor jeden solchen gedruckten Bogen, zween Gulden Rheinisch zu geben und so offt ein Alphabet gedruckt ist, die Zahlung dessen gegen Quittung zu thun; auch nach geendigtem Werck Sechs Exemplarien zu geben. Dann ist

5. Zum Leykauff zwölff Reichsthaler und Helmontij Opera der Lyoner Edition eingedungen worden: welches beedes auch der Herr Übersetzer, alsobald empfangen hat, und darüber kräfftigst quittiren thut.

Zu wahrer Urkund und getreuer Vesthaltung, aller dieser obbeschriebenen Puncten, haben beede Theil diesen Contract eigenhändig unterschrieben, und mit Ihren Respective Adelichen und gewöhnlichen Pettschafften bekräfftiget. Alles ohne arge List oder Gefährde.

Geschehen in Nürnberg den 13. Februar. Ao. 1680.

Christian Knorr von Rosenroth, auff gross Albershof und Zigers, Fürstl. Pfaltz Sultzbach. Hof Rath und Cantzler mp.

Wolffgang Moriz Endter und Johann Andreas Endters Seel. Söhne

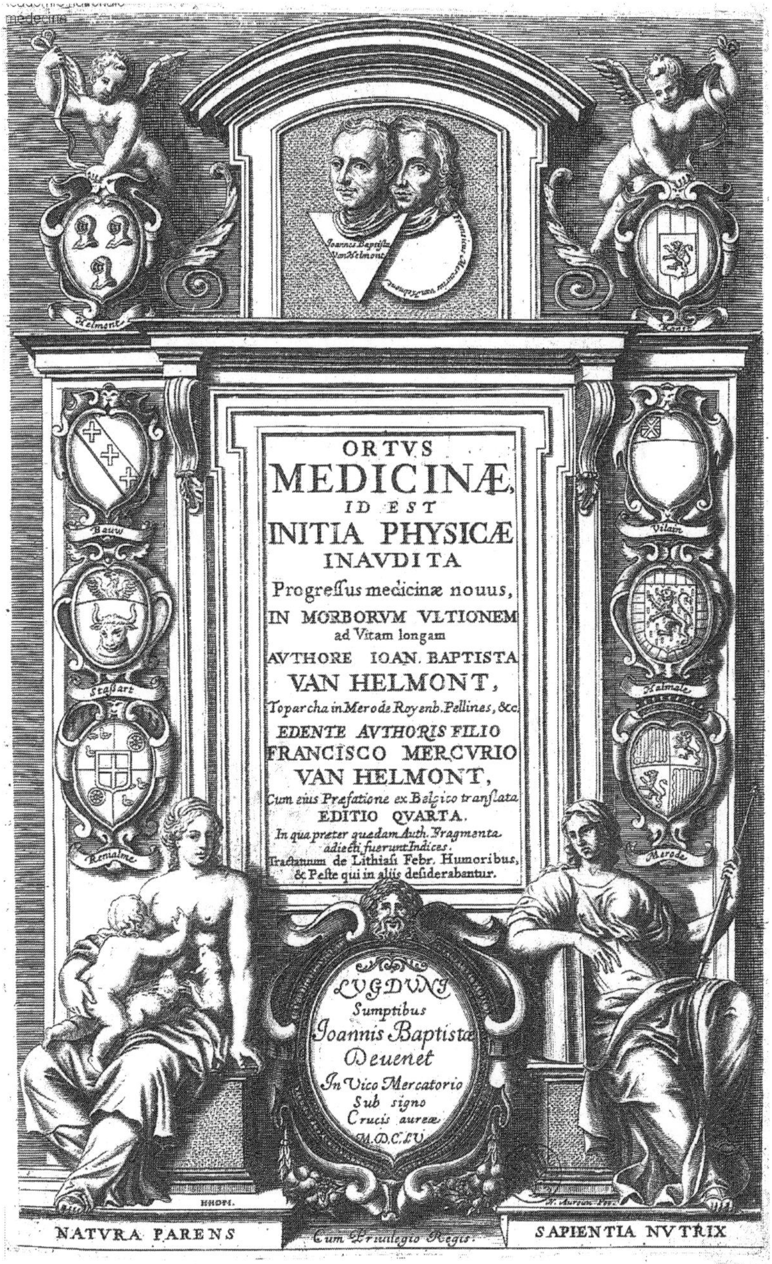

Titelblatt Ausgabe Lyon 1655

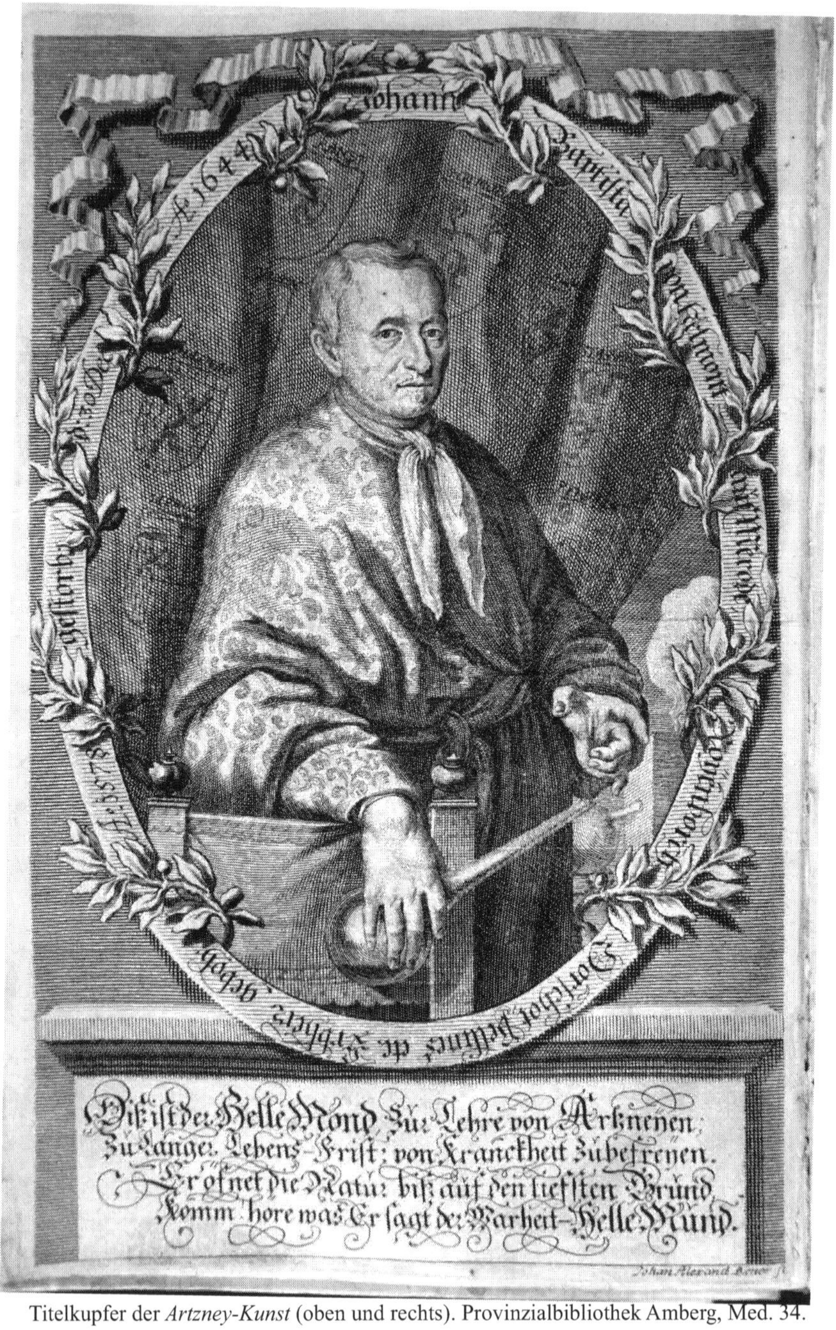
Johann Baptista von Helmont
Diß ist der Helle Mond zur Lehre von Artzneyen
Zu langer Lebens-Frist; von Kranckheit zu befreyen.
Eröfnet die Natur biß auf den tiefsten Grund
Komm höre was Er sagt der Warheit-Helle Mund.

Titelkupfer der *Artzney-Kunst* (oben und rechts). Provinzialbibliothek Amberg, Med. 34.

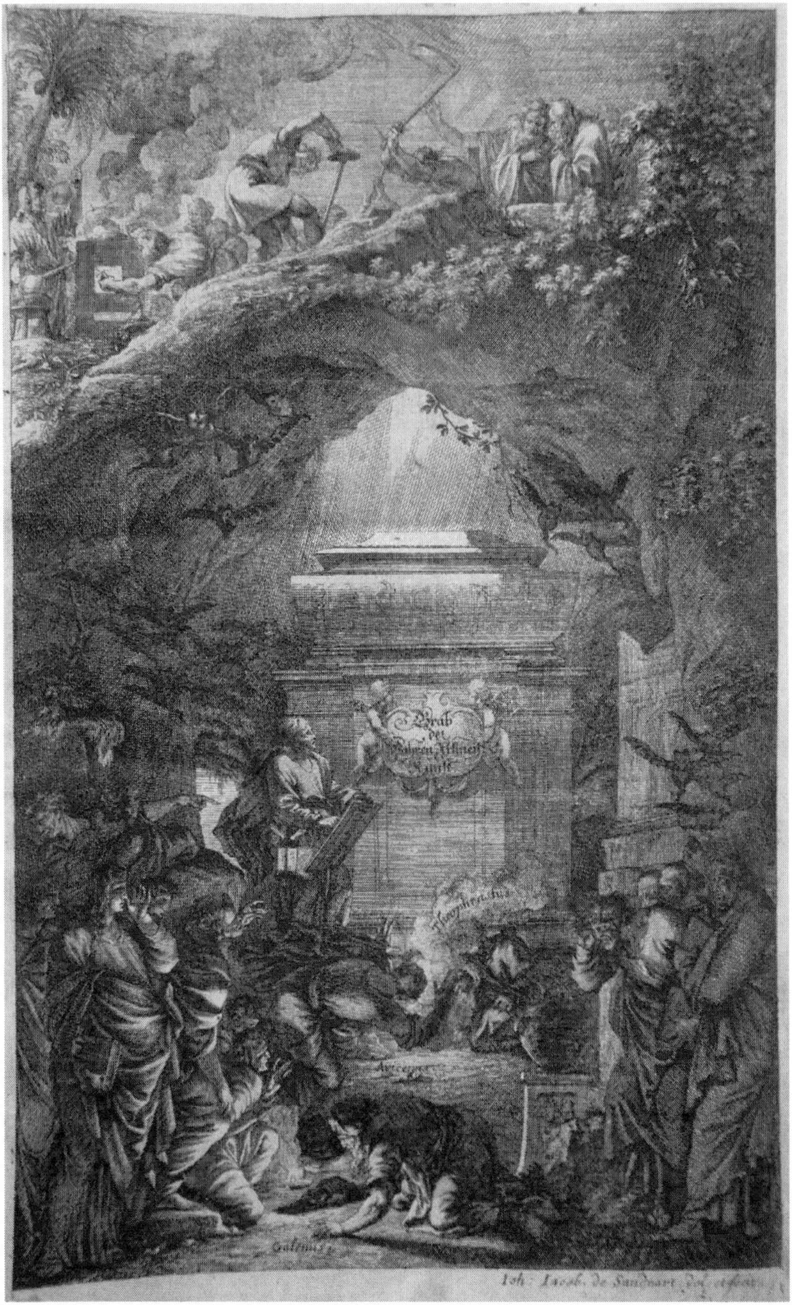
Grab
der
Ioh: Iacob. de Sandrart

Sietske Fransen

Überlegungen zu Sprache in den Vorwörtern des *Ortus medicinae* von Johann Baptista und Franciscus Mercurius van Helmont*

Abstract: This article analyses the reflections on language in the prefaces to Jan Baptista van Helmont's *Ortus medicinae* (Amsterdam 1648). The first preface was written by the author himself, the second by his son and editor, Franciscus Mercurius van Helmont. Both men display a strong connection between their understanding of truth and the language in which this truth is communicated. This article looks at the influence of their different educational paths on their thinking; the impact of the father on the son; and the way in which they were both shaped by their time.

I. Die Vorwörter des *Ortus medicinae*

Johann Baptista van Helmont (1579-1644) ist vor allem als Arzt und Alchemiker bekannt.[1] Wenn man sein publiziertes und unpubliziertes Werk liest, wird klar, dass er auch über Philosophie, Religion und sogar über die Sprache viel zu sagen hatte. Die Reflexionen über die Sprache und den Sprachgebrauch sind der Gegenstand der folgenden Überlegungen. Analysiert werden sollen die Vorwörtern zum *Ortus medicinae* (Amsterdam 1648) und zum *Dageraed* (Amsterdam 1659). Beide Bücher sind von Johann Baptista autorisiert und posthum durch seinen jüngsten Sohn Franciscus Mercurius van Helmont (1614-1698) publiziert worden.[2] Der *Ortus medicinae* enthält zwei Vorwörter, das eine von

* Mein herzlicher Dank geht an Rosmarie Zeller für die Übersetzung meines Aufsatzes.

1 Zu Johann Baptista van Helmont siehe: Walter Pagel: Joan Baptista van Helmont, Reformer of Science and Medicine. Cambridge 1982; and Georgiana D. Hedesan: An Alchemical Quest for Universal Knowledge. The „Christian Philosophy" of Jan Baptist Van Helmont (1579-1644). Abingdon 2016.

2 Zu Franciscus Mercurius van Helmont siehe Allison P. Coudert: The Impact of the Kabbalah in the Seventeenth Century, The Life and Thought of Francis Mercury van

Johann Baptista mit dem Titel „Verbo ineffabili, holocaustum vernaculum litat author", und ein viel umfangreicheres von Franciscus Mercurius verfasstes mit dem einfachen Titel „Præfatio ad lectorem". Am Ende des Absatzes schreibt er, dass er seinem Vater nachfolge, indem er seinen Text mit den einfachen Wörtern seiner Muttersprache schreibe, „im Sinn der vorangehenden Widmung meines Vaters".[3] In der Tat lässt sich dem Titelblatt entnehmen, dass das Buch von „dem Sohn des Autors Franciscus Mercurius van Helmont mit seinem aus dem Niederländischen übersetzten Vorwort" herausgegeben wurde.[4] Im Vorwort von Johann Baptista van Helmont können wir eine Erklärung für die Verwendung der Muttersprache finden und es ist kein Zufall, dass sein Vorwort „[JHWH] Verbo ineffabili", auch im niederländischen *Dageraed* publiziert wurde unter dem Titel „Den onuytspreeckelijcken naeme IOD.HE.VAV.HE ter eeren Holocaustum vernaculu, quo Author se, suaque litat verbo ineffabili" („Dem unaussprechlichen Namen [IHWH] bringet der Verfasser dieses Wercks / solches zu einem Opfer in seiner Mutter-Sprache"). Auf dieses Vorwort folgt ein zweites, welches den Titel trägt „Aen de Oeffenaers der Genees-konst" [An alle so die Heil-Kunst üben]. Wenn man Johann Baptistas Ideen zur Sprache und seine Betonung der Muttersprache in Betracht zieht, ist es sehr wahrscheinlich, dass er den *Dageraed* vor dem viel ausführlicheren lateinischen *Ortus medicinae* geschrieben hat. Dies wird auch durch den Übersetzer des *Ortus medicinae*, Christian Knorr von Rosenroth, in seiner „Vorrede des Ubersetzers dieses Wercks an den Großgünstigen Leser" bestätigt, wo er schreibt:

> Es sey zwar sein Herr Vater anfänglich Willens gewesen / das gantze Werck in Niederländischer Sprach zu schreiben; daran er auch schon ein grosses Theil verfertiget / und zwar unter einer auch Niederländischen Vorrede. Weil er aber befunden / daß er nothwending viel neue und denen Niederländern ungewöhnliche Redens-Arten darinnen gebrauchen müste / so habe Er selbigs Niederl. Tractätlein dem er sonsten den Namen von der Morgenröhte gegeben / und es in seiner Mutter-Sprache Dageraet genennet / seiner Tochter geschencket: von welcher es ein guter Freund entlehnet / und gleich so bald in den Druck befördert; weil aber zu dem Lateinischen Werck

Helmont (1614-1698). Leiden 1999.

3 Franciscus Mercurius van Helmont: „Præfatio ad lectorem". In: Johann Baptista van Helmont: Ortus medicinae [...]. Amsterdam 1648), Bl. **r: „insequentem narratiunculam planis ac simplicissimis verbis, maternâ linguâ, disserens, juxta tenorem præcedentis Dedicationis paternæ, quam eademque ipsâ illius intentione succinendo imitor".

4 Ortus medicinae (wie Anm. 3). Titelblatt: Edente authoris filio, Francisco Mecurio van Helmont, cum ejus Præfatione ex Belgico translata.

> sein Herr Vater keine Vorrede machen können / so habe Er / der Sohn / nach des Vaters Tode / bey dessen Herausgebung selbige Niederländische Vorrede vor anfügen lassen.[5]

Knorr von Rosenroth machte diese Übersetzung in Zusammenarbeit mit Franciscus Mercurius, als sie sich beide in Sulzbach aufhielten. Von Knorr von Rosenroth erfahren wir auch, dass Franciscus Mercurius nicht wollte, dass seine „Præfatio ad lectorem" in der deutschen Übersetzung publiziert werde. Er erklärt:

> Ich hätte mich nicht unterstanden die andere Vorrede / so der Jüngere Herr von Helmont unter seinem Namen vor das Werck seines Herrn Vaters setzen lassen / zu übergehen / wenn nicht Er selber mehrmals an mich begehret / ich solte bey dieser Ubersetzung nicht nur solche aussen lassen / sondern auch von seinetwegen den Leser ausdrücklich erinnern / daß er solche hiemit *retract*iret / und als ein in seiner Jugend zusammengefassetes Wesen / vor so viel als nicht geschrieben gehalten haben wolte. welches man ihm umb so weniger übel ausdeuten werde / weil auch der hochberühmte Kirchenlehrer Augustinus dergleichen gethan; Anderer / die es mit sich und ihrem Nechsten treulich gemeinet / zu geschweigen.[6]

Franciscus Mercurius hat also nach 35 Jahren die „Præfatio", die er im Anschluss an das Vorwort seines Vaters im *Ortus medicinae* publizierte, nach 35 Jahre zurückgezogen. Dieses Vorwort ist aber aus mehreren Gründen von Interesse: es ist der erste uns bekannte Text, der von Franciscus Mercurius geschrieben wurde. Er enthält autobiographische Überlegungen über seine Ausbildung und seine religiösen Auffassungen und, wie wir zeigen werden, lässt sich der Einfluss seines Vaters auf seine Vorstellungen über Religion, Philosophie und Sprache in ihm erkennen.

Es war auch der Vater, der seinen Sohn motivierte, den *Ortus medicinae* zu publizieren, wie der dreißigjährige Franciscus Mercurius berichtet:

> Einige Tage vor seinem Tod sagte er zu mir: 'Nimm alle meine Schriften, die unfertigen und nicht korrigierten ebenso wie die, die von Fehlern gereinigten und stelle sie zusammen. Ich gebe Sie in deine Obhut; tue alles, wie du es für richtig hältst. Das will der Allmächtige Gott, welcher alles mächtig tut und mit Milde regiert.' Darum bitte ich Dich, aufmerksamer Leser, mich nicht auf den ersten Blick ungerecht zu

---

5 Christian Knorr von Rosenroth: „Vorrede des Ubersetzers dieses Wercks". In Johann Baptista van Helmont: Aufgang der Artzney-Kunst [...]. [übersetzt von Christian Knorr von Rosenroth]. Sulzbach 1683, Bl.)(iii ᵛ.

6 Knorr von Rosenroth, Vorrede (wie Anm. 5).

> beurteilen, weil die unfertigen Schriften vermischt mit den fertigen gedruckt werden, die ersteren wurden noch nicht verbessert oder korrigiert. Du sollst wissen, dass der Grund dafür mein Wunsch war, dieses große und mühevolle Werk herauszubringen. Endlich, wissbegieriger Leser, hoffe ich, dass Du mit den beiden Arten von Schriften vollständig zufrieden seist. Du wirst erkennen, dass ich mich darum bemüht habe, alles auf richtige und angemessene Weise herauszubringen, ohne Rücksicht auf meinen Nutzen, wie aus meiner Vorrede hervorgehen wird.[7]

Diese häufig zitierte Passage erklärt, warum der *Ortus* einen so ungeordneten und unklaren Aufbau hat. Auch wenn es ein rhetorischer Gemeinplatz ist, dem Leser die Entstehung eines Buches zu erklären, um eine positive Aufnahme zu bitten und sich zum Vornherein für die Fehler zu entschuldigen (auch wenn sich hier der Herausgeber für den Autor entschuldigt), so geht dieses Vorwort darüber hinaus, weil es Informationen über die Entstehung des Werks und die historischen Umstände enthält. Franciscus Mercurius zitiert den Wunsch seines Vaters, alle seine nicht veröffentlichten Schriften zu publizieren. Er gibt auch Rechenschaft über sein eigenes Leben, besonders auch, was zwischen dem Tod seines Vaters am 30. Dezember 1644 und der Publikation des Werks vier Jahre später geschah. Ja, mehr noch, dieses Vorwort, welches in allen späteren Ausgaben des *Ortus medicinae* enthalten ist, war eine Gelegenheit für Franciscus Mercurius sich selbst vorzustellen und die Schriften seines Vaters und dessen Reputation als Arzt mit seiner Tätigkeit als Herausgeber und Übersetzer zu verbinden.

Der vorliegende Beitrag will auf der Grundlage der autobiographischen Aussagen die sehr verschiedene Ausbildung von Vater und Sohn Helmont diskutieren. Ich werde das von Franciscus Mercurius van Helmont geschriebene Vorwort zum *Ortus medicinae* vergeichen mit den beiden Vorwörtern, welche Johann Baptista van Helmont für den *Ortus*

---

7 F. M. van Helmont: „Præfatio ad lectorem" (wie Anm. 3), Bl. [**]^{v}: „Paucis diebus obitum ejus praecedentibus, inquibat mihi: *Cape omnia mea scripta, tam cruda & incorrecta, quam penitus expurgata, eaque conjunge; tuæ curæ nunc illa committo; omnia ad arbitrium tuum peragito. Omni potenti Domino ita placuit, qui omnia fortiter aggreditur, omniaque benigne dirigit.* Idcirco, Lector attente, rogo, ne primo intuitu inique me judices, quod crudiora scripta maturioribus permixta excudi curaverim, illis non restitutis, correctisve. Scito, magnum & laboriosum hoc opus provehendi desiderium causam fuisse: Nihilo secius tandem experiare, avidum Lectorem in hoc & praedictis omnimodo exsatiatum iri, tumque probe ac fideliter omnia me peregisse judicabis, nihil proprio lucro quærens, quod plenius ex hac mea praefatione elucescet."

medicinae und den *Dageraed* geschrieben hat. Besondere Aufmerksamkeit soll den Überlegungen des Vaters und Sohns zur Sprache gelten und dem Einfluss des Vaters auf den Sohn, welcher durch den Vergleich der beiden Vorwörter deutlich wird.

II. Johann Baptista van Helmont und seine medizinische Ausbildung

In seinem autobiographischen Kapitel „Studia authoris" erwähnt Johann Baptista, dass er seine philosophischen Grad an der Universität Löwen 1594 abgeschlossen hat. Da er der jüngste der Geschwister war und sein Vater bald, nachdem er geboren war, gestorben war, wurde er erzogen, um zu studieren.[8] Trotzdem er für den Kirchendienst bestimmt war, berichtet er, dass „seine Augen immer auf den Beruf gerichtet waren, welcher seiner wurde entgegen dem Wunsch seiner Mutter."[9] Aus dem Kapitel über sein Studium „Studia authoris" und aus einem weiteren Kapitel mit dem Titel „Columnae tertiae" kann man ableiten, dass sein Studium hindernisreich und keineswegs gradlinig verlief. Nach seinem philosophischen Grundstudium setzte er seine Studien in Löwen fort, war aber gleichzeitig von seinen Lehrern enttäuscht. Er hörte unter anderem Vorlesungen über Astronomie, Mathematik und Metaphysik. Er realisierte, dass er, auch wenn die Studium zu Ende war, nichts ganz und wirklich wusste, und er lehnte deshalb seinen Titel eines Magister artium ab.[10] Es scheint, dass die Ablehnung des Titels ihn dazu bewog, alles zu lesen, das

8 J. B. van Helmont: „Studia authoris" (wie Anm. 3), S. 16, § 1: „In studiis enim educabar". Artzney-Kunst (wie Anm. 5), „Was der HErr / der diß Buch geschrieben / für Künst und Wissenschafft erlernet." S. 14, § 1: „[...] zog man mich zum studiren auf."

9 J. B. van Helmont: „Logica inutilis", (wie Anm. 3), S. 41, § 2: „Oculus meus in directum semper aspiciebat vocationem, quam invita Parente, meam feceram". Artzney-Kunst (wie Anm. 5), „Daß die Vernunfft-Kunst nichts tauge", S. 43, § 2: „Mein Auge sahe allezeit grade zu auff den Beruff / darein ich mich / wider meiner Frau Mutter Willen / begeben hatte."

10 J. B. van Helmont: „Studia authoris" (wie Anm. 3), S. 16, § 5: „Peracto ergo cursu, cum nil solidi, nil veri scirem, titulum Magistri atrium recusavi". (Artzney-Kunst (wie Anm. 5), S. 15, § 5: „Und als ich nun also den Lauff der philosophischen Künste durchgebracht / und darbey merckte / daß ich nichts rechtschaffenes und nichts wahres wuste; so wolte ich den Magister Titul nicht annehmen; [...]".

ihn interessierte, durch Europa zu reisen, als Praktikant bei Ärzten zu arbeiten und mit Medikamenten zu experimentieren.[11] Und dann, nachdem er „nun zehen Jahr mit reisen und *studir*en zugebracht" akzeptierte er 1609 den medizinischen Grad von der Universität Löwen.[12] Er war auch frisch verheiratet und begab sich in die kleine Stadt Vilvorde, um seine Forschungen und Arbeiten als Arzt fortzuführen.

Die Ausbildung des älteren Helmont verlief zum größten Teil, auch wenn sie teilweise durch Selbststudium und Reisen unterbrochen wurde, in den gewohnten Bahnen: er erwarb einen philosophischen Grad, auf den ein medizinischer folgte. Selbstverständlich erfolgte seine Ausbildung auf Lateinisch, was man auch an den Autoren und Titeln sieht, die er gelesen hat.[13] In seiner „Confessio authoris" erinnert er sich aber an irische Adlige, welche medizinischen Praktiker in ihrem Haushalt hatten. Diese hatten nie an einer Universität studiert, dafür besaßen sie ein Buch mit Arzneimitteln von ihren Vorfahren, welches Rezepte in der Volkssprache statt auf Latein enthielt (*remedia vernacula*). Johann Baptista ist der Auffassung, dass die Iren ihre Patienten viel besser heilen können als die Italiener, welche in jedem Dorf ihre sogenannten Doktoren (*medicastros*) hatten.[14] Diese Anekdote ist nur eine von vielen, welche Johann Baptista dazu dient, zu zeigen, dass die volkssprachliche und lokale Medizin der gelehrten überlegen ist. Wie wir im übernächsten Abschnitt sehen werden, ist sein Vertrauen in volkssprachliche Rezepte direkt mit seiner Auffassung von der Sprache verbunden.

III. Franciscus Mercurius und seine Ausbildung

In seiner „Præfatio" gibt uns Franciscus Mercurius einige Einblicke in sein Leben und besonders in seine Ausbildung. Obwohl zwischen dem Tod seines Vaters 1644 und dem Erscheinen des *Ortus medicinae* 1648

11 J. B. van Helmont, „Studia authoris" (wie Anm. 3), S. 16-19. Artzney-Kunst (wie Anm. 5), S. 15-17.

12 J. B. van Helmont: „Columna III" (wie Anm. 3), S. 12, § 7. Artzney-Kunst (wie Anm. 5), „Was in diesem Buche versprochen wird. Das dritte Capitel", S. 10, § 7.

13 Zur Ausbildung in Latein siehe Françoise Waquet: Le latin, ou, l'empire d'un signe: XVIe-XXe siècle. Paris 1998.

14 J. B. van Helmont: „Confessio authoris", S. 13, § 2. Artzney-Kunst (wie Anm. 5), „Das Bekänntnus dessen / der diß Buch geschrieben hat", S. 11f., § 2.

geschrieben, steht Franciscus Mercurius' „Præfatio" vor den autobiographischen Kapiteln, welche sein Vater geschrieben hat. So liest der frühneuzeitliche Leser zuerst den Bericht des Sohnes über seine Ausbildung, welcher über sich selbst wie über seinen Lehrer, den Vater, scharf urteilt. Wie wir gesehen haben, war Johann Baptista nach seinen eigenen Erfahrungen sehr kritisch gegenüber dem Bildungssystem seiner Zeit. Er entschloss sich daher, alle seine Kinder zu Hause zu unterrichten, und es ist sehr wahrscheinlich, dass Franciscus Mercurius als der Jüngste sehr früh am Unterricht teilnahm.

Franciscus Mercurius berichtet in einem Abschnitt, wo er über seine Lebensweise der vollen Abstinenz spricht über die Art, wie sein Vater unterrichtete. Seine Lebensweise erzeugte bei seinesgleichen Reaktionen, auf die er ebenfalls eingeht:

> Sein Vater [i.e. Johann Baptista] ist zu tadeln, weil er alle seine Kinder falsch erzog und sie sehr jung in die Alchemie (*pyrotechnia*) einführte. Er [Franciscus Mercurius] wurde wunderlich und hat die Möglichkeit glücklich zu sein, verloren. Als die spanische Infantin Isabella Clara Eugenia ihn empfing und ihn für den Dienst bei ihrem Neffen, dem Prinz-Kardinal, vorsah, lehnte er ab. Es wäre besser gewesen, wenn er anstelle seiner Brüder verstorben wäre, denn von ihnen konnte viel Gutes erwartet werden, während er für nichts gut war. Wenn er zu studieren wünschte, muss er sich einem Professor unterordnen wie andere oder er muss eine Ehefrau nehmen, die ihm alle die seltsamen Ideen austreibt.[15]

Es ist nicht klar, ob diese Passage auf wirklichen Kommentaren über Vater und Sohn Helmont beruht oder ob er sie erfunden hat. Wie auch immer die Stelle gibt kein positives Bild von ihm und seinem Vater. Franciscus Mercurius beschuldigt indirekt seinen Vater an seiner schlechten Erziehung schuld zu sein und er beschuldigt sich selbst, dass er die Stelle am spanischen Hof nicht angenommen hat. Schließlich sieht er sich auch negativ im Vergleich zu seinen zwei Brüdern, die an der Pest von 1635 /36 in Brüssel gestorben sind, so dass er als einziger Sohn zurückblieb. Dass Franciscus Mercurius nicht zufrieden war mit seiner

15 F. M. van Helmont: „Præfatio ad lectorem" (wie Anm. 3), Bl. **2^{r}: „Parens ejus in culpa est, omnes quippe liberos suos perperam educavit, a teneris ipsos Pyrotechniæ adhibebat, hic nunc morosus effectus, felicitatis ansam perdidit, cum Hispaniarum Infans Isabella Clara Eugenia eum susciperet, ac nobili servitio penes Nepotem suum Principem Cardinalem destinaret, restitit: præstaret fratrum loco ipsum decessisse, ab illis boni quid expectari potuisset, hic nulli usui inservit: si studiis inhiat, Doctoribus se submittat, ut reliquis mos est; vel uxorem ducat adigendus, quæ peregrina hæc ipsi excutiat."

Ausbildung, die sehr ungewöhnlich war, geht auch aus dem folgenden Abschnitt hervor, in welcher er die erste Person benützt, um seine Leser anzusprechen:

> Ich, Mercurius wurde sehr jung von meinem Vater mit der esoterischen hermetischen Schule bekannt gemacht und in sie eingeführt. Mein ratsloser Geist war aber nicht zufrieden damit, denn ich war begierig, das ganze Wissen über diese heilige Kunst oder den Lebensbaum zu erwerben und mich daran zu erfreuen, und ich wollte das Werk mit meinen Händen nicht beginnen, bevor ich das ganze Wissen besaß.[16]

Johann Baptista gab seinen Kindern offensichtlich keinen Lateinuntericht, denn Franciscus Mercurius musste es sich später selber beibringen:

> Als ich abstieg[17], stieg ich auf zu den wesentlichen und verborgenen Eigenschaften und zu meinem eigenen Vorteil hatte ich den großen Wunsch, gewisse lateinische Bücher zu verstehen. Zu diesem Zweck las ich mehrmals das Neue Testament gleichzeitig in Latein und Deutsch, so dass ich nicht nur den lateinischen Stil in wenigen Tagen lernte, sondern ich entdeckte auch in dem Testament die vollkommene, seit langem ersehnte, einfache und ewige Wahrheit und das Eine Leben welcher der Eine (i. e. Gott) verlangt, welches das Gegenteil von aller Dualität und Pluralität ist. Und Gott schuf alles auf diese Weise alles in Einem und durch dies schuf er das Eine, denn sonst wäre keine Ordnung.[18]

Man kann sich kaum vorstellen, dass Johann Baptista, der völlig in der lateinischen Kultur erzogen wurde, seinen Kindern kein Latein beigebracht hat, besonders weil es ja auch die von ihm im Austausch mit seinen Kollegen hauptsächlich benutzte Sprache war. Im Vergleich zu Jo-

16 F.M. van Helmont: „Præfatio ad lectorem“ (wie Anm. 3), Bl. ***2^{v}: „Ego Mercurius, a teneris in segregata Schola Hermetica a Genitore meo enutritus, ibidemque aliquo modo imbutus, eo spiritus meus inquietus non erat contentus, voto expetens universam Artem sacram, vel Arborem vitæ pernoscere, eaque frui: nec manus operi admovere volebam, nisi hanc a capite ad calcem in certo callerem.”

17 Franciscus Mercurius spielt hier auf das einfache, bescheidene Leben an, welches er führen will, indem er dem Beispiel des Weisen folgt, der in der „Præfatio” mit ihm spricht.

18 F.M. van Helmont: „Præfatio ad lectorem“ (wie Anm. 3), Bl. **2^{r}: „Descendens ascendebam ad proprietates essentiales et occultas, meoque auxilio librorum quorundam latinorum intellectus desiderari videbatur, huic fini Testamentum Novum idiomate Latino simul ac Germano aliquoties perlegebam, ut eo pacto diebus paucis stylum Latinum non modo intelligerem, verum etiam præfato in Testamento comperirem perfectam, diuque optatam, simplicem ac aeternam veritatem, vitamque Unicam, quod Unum (scil. DEUS) Unum tantum flagitat, & omni Dualitati vel Pluralitati adversatur: sic quoque quicquid creavit Deus, omne in eo Uno, et per illud Unum creavit, alioqui non servasset ordinem.”

hann Baptistas Ausbildung allerdings, während der Latein während vieler Jahre die Umgangssprache war, wurde Franciscus Mercurius nicht auf dieselbe Weise dem Latein ausgesetzt, da er nur mit seinem Vater und den Brüdern umging. Zu Hause geschult und ohne Universitätsabschluss, – ja er hatte nicht einmal eine Universität betreten – muss Franciscus Mercurius in den Kreisen, in denen er schließlich verkehrte, eine außergewöhnliche Persönlichkeit gewesen sein.[19] Es ist unklar, was seine Beschäftigung war, bevor sein Vater starb. Er wird für die Historiker erst sichtbar als er an Höfen in den Niederlanden, im Deutschen Reich und in England und in zahlreichen Begegnungen mit Philosophen, Ärzten, Druckern und Verlegern auftaucht.

Aus seiner späteren Korrespondenz wissen wir, dass Franciscus Mercurius sprachlich sehr gebildet war, er konnte Niederländisch, Französisch, Italienisch, Deutsch und Latein (auch wenn er diese Sprache nicht verständlich sprechen konnte, wie Henry More einmal bemerkte),[20] und er lernte Hebräisch. Er war in Alchemie, hermetischer Philosophie und Medizin ausgebildet, nicht an der Universität, aber durch seinen Vater.

IV. Johann Baptistas Vorwörter – und die Rolle der Sprache

In der Vorrede über den „unaussprechlichen Namen" im *Ortus medicinae* und im *Dageraed* erklärt Johann Baptista, warum er dieses medizinische Werk in seiner Muttersprache schrieb. Er sagt, er schreibe zum Nutzen seiner Nachbarn, welche Latein nicht lesen könnten. Wichtiger war für ihn aber die Muttersprache (nicht spezifisch das Niederländische, sondern jede Muttersprache), weil es die erste Sprache ist, in der Ideen in Wörter übersetzt werden. Er „beweist" diese Theorie mit zwei Beispielen. Erstens ist die Art, wie man fähig ist, Ideen in der Muttersprache auszudrücken, dem Spielen eines Organisten vergleichbar, der die Musik vom Blatt spielt. Er muss nicht daran denken, wie er seine Finger ein-

19 F.M. van Helmont: „Præfatio ad lectorem" (wie Anm. 3), Bl. ***2^{v}.

20 Siehe einen Brief von Henry More an Anne Conway, vom 13. October 1670. In: The Conway Letters: The Correspondence of Anne, Viscountess Conway, Henry More and Their Friends: 1642-1684. Hg. von Marjorie Hope Nicolson und Sarah Hutton. Oxford 1992, S. 323.

setzen muss, weil sie automatisch umsetzen, was er auf dem Blatt liest. Auf dieselbe Weise kommen die Wörter in der Muttersprache auf natürliche Weise, wenn man seine Ideen auszudrücken versucht. Wenn der Organist hingegen seine Musik von einem Blatt lesen müsste, das für die Laute gesetzt wurde, dann würde der Automatismus nicht mehr spielen, weil er dann zuerst die Musik für Orgel transponieren müsste, bevor seine Finger folgen könnten. Dies ist gemäß Johann Baptista vergleichbar mit der Übersetzung in oder von einer Sprache in die Muttersprache.[21]

Das zweite Beispiel des „Beweises" ist jenes eines spanischen Mannes, den er selbst kannte. Der Mann lebte in den südlichen Niederlanden und pflegte Niederländisch mit seiner Frau und den Kinder zu sprechen. Als er krank wurde, konnte er nur noch seine Muttersprache Spanisch, was beweist, dass die Muttersprache als erste Ideen und Gedanken empfängt und dass jede andere Sprache nur eine unklare Übersetzung darstellt.[22]

Johann Baptistas philosophische Erklärung für den Vorrang der Muttersprache erfolgt in den nächsten zwei Zitaten aus der Vorrede „Dem unaussprechlichen Namen [JHWH]". Das erste Zitat ist zugleich eine Ehrung der Muttersprache als einer Gabe Gottes und eine Erklärung, wie Ideen im Geist entstehen.[23]

> O du alles-All über alles / es wir dir ja nicht unziemlich vorkommen / daß ich mein Anbringen in meiner Mutter-Sprach thue / und dir Lehen-Pflicht leiste über mein Wesen und Eigenthum / darüber du mich belehnet hast / um solches zur Hülffe meines Nechsten im Genuß zu haben. Denn obgleich der erste Einfall der Seele [Niederländisch: *d'eerste zielen begrijp*; Lateinisch: *primus animae conceptus*] ausser aller Art von Wercken bestehet / und also auch keine eigene Sprache hat: so befinde ich doch / daß solcher noch gantz rohe und noch nicht deutlich außgesetzt ist / biß Er säuberer zugerichtet und mit dem Gemüthe vereiniget wird / da Er dann allererst die Art von Gedancken / Worten und Schrifften an sich nimmt. Und empfinde ich wohl / daß um dieser Rohigkeit willen / alles / was in meinen ersten Einfällen [Niederländisch: *inval*; Lateinisch: *obiectum*) bestehet / annoch schwach und unstät sey / und

---

21 J. B. van Helmont: „Verbo ineffabili." In J. B. van Helmont: Ortus medicinae (wie Anm. 3), Bl. [*2]^{v}-*3^{r}. Artzney-Kunst (wie Anm. 5), „Dem unaussprechlichen Namen [JHWH]", Bl. [)(iiii]^{r}

22 J.B. van Helmont: „Verbo ineffabili" (wie Anm. 21), Bl. *3^{r}. „Dem unaussprechlichen Namen [JHWH]", (wie Anm. 5), Bl. [)(iiii]^{rv}.

23 Für den philosophischen Kontext von Helmonts Ideen über die Sprache siehe Sietske Fransen: Exchange of Knowledge through Translation, Jan Baptista van Helmont and his Editors and Translators in the Seventeenth Century. PhD thesis. University of London, 2014, Kap. 2. (http://sas-space.sas.ac.uk/6351/#undefined)

bald wieder verdunckelt werde: Darum hat deine ewige Weißheit zugelassen / daß solche Dinge ferner biß zu dem Gemüthe hinauf erhoben werden.[24]

Im zweiten Zitat lässt sich Johann Baptista über die komplexe Beziehung zwischen Denken und dem Artikulieren der Gedanken in der Sprache, sowohl in der Muttersprache wie in fremden Sprachen aus.

Und wenn demnach der Mensch sich von Anfang [Niederländisch: *eygentlijck*; Lateinisch: *proprietate*][25] an seine Mutter-Sprach [(Niederländisch: *moeders taele*: Lateinisch: *vernacula*) gewöhnet hat / und hernach seine leibliche oder geistliche Gedancken und Betrachtungen dem Gemüthe durch Worte oder Schrifft auch in der Mutter-Sprach vorzustellen pfleget; so kömt es der Seelen etwas ungemächlich und seltsam für / wenn sie das Bild ihrer ersten Einfälle [Niederländisch: *inval*; Latei nisch: *objectum*)] / so sie dem Gemüthe in der Mutter-Sprach vorgemahlet hat / wider die natürliche Gewohnheit in eine fremde Sprache übersetzen soll. Und wird bey solcher Ubersetzung der Verstand durch die Arbeit so dunckel / schwach und müd / daß er den reinen und gantz geistlichen Gedancken seines ersten Einfalles ziemlich verderbet.[26]

---

24 J. B. van Helmont: Artzney-Kunst, „Dem unaussprechlcihen Namen [...]", (wie Anm. 5),Bl.)(iiii[r] Jan Baptista van Helmont: *Den onuytspreekelijcken naeme*. In: Jan Baptista van Helmont: *Dageraed, oft nieuwe opkomst der geneeskonst*. Amsterdam 1659, Bl. *[rv]: „O Al van alles! en al mijnen wensch, my dunckt billick te doen mijn verheffing en opdracht mijns wesens, en de eygendommen die ick van u te leen houde, ten behoeve mijns naestends, en in mijn moeders ongeleende taele tot lijftocht besit. Want hoewe d'eerste zielen begrijp zy buyten woorden, en dus sonder eygen tale: soo voel ick doch dat ‘et noch rauw is, en ongescheyden, soo lang het niet en wordt gevijlt, en tot het gemoet gebracht zijnde, niet verandert in gedachten, woorden, oft geschrift. Ick voel dat dese rauwheyt d'eerste inval mijns begrijps onvast en wankelbaer maeckt, oock haest weder verduystert; en daerom heeft U eeuwige wijsheydt het selve laeten voorder klimmen tot het gemoet." J.B. van Helmont: *Verbo ineffabili* (wie Anm. 21), Bl. *2[v]: „O Omne, Omnis, & Omne meum votum, merito videor vernacula lingua tibi offerre, nec non vovere Feudum meæ essentiæ, et Proprii, quibus a Te investitus auxilio proximi mei utorfruor. Quamvis enim primus animae conceptus extra verba consistat, atque sic absque propria lingua: sentio tamen adhuc esse crudum, neque sequestratum, quousque non limetur ac menti junctus in cogitationes, verba scripturamque abeat. Hancce cruditatem percipio mihi facere primi conceptus obiectum infirmum & instabile, citoque rursus obfuscare. Ea propter Æterna Tua Sapientia eam porro ad mentem usque evehi concessit."

25 Das im Niederländischen gebrauchte Wort „eygentlijck" ist eindeutig ein Adverb und kann nicht im Sinn von lateinisch „proprietas" gebraucht werden. Dies wird durch Knorrs Übersetzung bestätigt; der lateinische Ausdruck ist falsch, wohl wegen einer Abkürzung am Seitenende.

26 J. B. van Helmont: Artzney-Kunst, „Dem unaussprechlcihen Namen [...]",(wie Anm. 5),Bl.)(iiii[r] J.B. van Helmont: *Den onuytspreekelijcken naeme* (wie Anm. 24), Bl. **[rv]: „maar alsoo den mensch sijns moeders taele eygentlijck, van den beginne geleert hebbende, ingelijft heeft, oft ingegeestet; en oversulcks gewoon zijnde sijn

Aus diesen beiden Zitaten geht hervor, dass das Spachkonzept von Johann Baptista stark mit der Wahrheit zusammenhängt, was wir auch in den Schriften seines Sohnes wieder finden. Johann Baptistas zweites Vorwort „Aen de Oeffenaers der Geneeskonst" („An alle so die Heil-Kunst üben"), welches in der niederländischen Ausgabe und in der deutschen Übersetzung, aber nicht in der lateinischen Ausgabe vorhanden ist, enthält eine weitere Äusserung zur Klarheit der Muttersprache:

> Ich schreibe dieses in meiner Mutter-Sprache [*vaderlandtsche tael*]; damit mein Nächster ins Gemein dessen zu geniessen haben möge: Und bin ich der Meinung / daß die Wahrheit nirgends natürlicher erscheine / als wenn sie aller Zierathen entblösset ist.[27]

Wiederum ist hier die Absicht Helmonts ausgedrückt, jene zu erreichen, die kein Latein verstehen. Gemäß der oben erwähnten Anekdote über die irische und italienische Medizin will Johann Baptista den Haushalten ein Medizinbuch in der Volkssprache verschaffen, indem er ein niederländisches Medizinbuch schreibt.[28] Die Tatsache, dass er für die Mutter-

---

gepeyns, komende tot bedachtheyt, spraeke, of schrifte, te draegen in 't gemoedt, en tot sijn moeders taele, soo is't oneygen en vremt aen de ziele, sijn eerste begrijps inval, in 't gemoedt verbeelt zijnde, tot woorden in zijn moeders taele, wederom over te stellen, buyten sijn ingelijfde gewoonte, in een andere spraek. Waer in 't verstandt de moeyte doende, verduystert, verswackt, en vermoeyt sich selven in 't oversetten, en vervremt oock des eersten invals suyver en enckel geestelijck begryp. Dat immers alle inval van 't eerste gepeyns, gaende naer en tot woorden, zy altijdt eerst in de moeders taele."; J.B. van Helmont: *Verbo ineffabili* (wie Anm. 21), Bl. *3^r: „Sed vero, quum homo vernaculae proprietate ab initio imbutus eam incorporatam vel inspiratam obtineat, et praeterea suas cogitationes, in meditationes, linguas vel scripta abeuntes, menti et vernaculae communicare soleat, animae inconveniens et mirum videtur primi conceptus obiectum, in mente vernacula lingua verbis depictum, praeter consuetudinem ingenitam peregrino idiomate donare. In quo intellectus laborans, vertendo semet obumbrat, debilitat ac fatigat, nec non primi obiecti purum et plane spiritualem conceptum alienat. Verum enimvero, omnis primae cogitationis obiectum in verba abiens, in vernacula prius semper haberi compertus sum in homine."

27 J. B. van Helmont: Artzney-Kunst (wie Anm. 5): „Dritte Vorrede / Welcher der Verfasser dieser Schrifften vor sein Niederlöändische Wercklein vorangefügt", unpag. Ders.: *Aen de Oeffenaers der Geneeskonst*. In: J.B. van Helmont: *Dageraed* (wie Anm. 24), Bl. **3^r: „Ick schrijve dit in mijn vaderlandtsche tael, op dat mijnen naesten in 't gemeyn daer af geniete, verstaende dat de waerheyt nergens naeckter en verschijnt, dan daer sy van alle cieraet ontbloot is."

28 Zur frühen Hausmedizin siehe Elaine Leong: Collecting Knowledge for the Family. Recipes, Gender and Practical Knowledge in the Early Modern English Household. In: Centaurus 55 (2013), S. 81-103.

sprache plädierte, ist nicht so erstaunlich, wenn man sie in den Kontext der zeitgenössischen Theorien über Sprache und Wissenschaft stellt. In ganz Europa gab es damals eine starke Strömung, die für den Gebrauch der Volkssprache in den Wissenschaften plädierte.[29] Auch in der unmittelbaren Umgebung von Johann Baptista, in den südlichen Niederlanden, hatten gewisse Autoren bereits in der zweiten Hälfte des 16. Jahrhunderts das Niederländische als Sprache für die Wissenschaft und den Unterricht gebraucht. Der berühmteste in dieser Hinsicht ist ohne Zweifel der Mathematiker Simon Stevin, der ein mathematisches Vokabular entwickelte, das bis heute verwendet wird.[30]

Wahrscheinlich war aber der wichtigste Grund, in der Volkssprache zu schreiben, das Vorbild des Paracelsus. Der Schweizer Arzt Paracelsus (1493-1541) verteidigte die Verwendung der Volkssprache schon in der ersten Hälfte des 16. Jahrhunderts.[31] Johann Baptista scheint diese Rhetorik zu übernehmen, besonders wenn er erklärt, für seinen Nächsten zu schreiben. Allerdings haben Dietlinde Goltz und Joachim Telle gezeigt, dass die Nachfolger des Paracelsus häufig wieder Lateinisch schrieben statt in der Volkssprache.[32] Die Gründe, die die Autoren dafür anführen, sind das fehlende Vokabular in der Volkssprache und noch wichtiger, die Unmöglichkeit der Kommunikation mit den Kollegen über die Sprachgrenzen hinweg. Wenn das Schreiben in der Volkssprache ein neues lokales Publikum erschließt, so schließt es auf der andern Seite den internationalen Austausch aus. Trotz der Verteidigung der Muttersprache, ist es nicht erstaunlich, dass Johann Baptista die meisten seiner Werke auf Lateinisch publizierte mit Ausnahme des *Dageraed*.

---

29 Peter Burke: Languages and Communities in Early Modern Europe. Cambridge 2004.

30 Zu Simon Stevin und seiner Sprachauffassung siehe: Eduard Jan Dijksterhuis: Simon Stevin. Science in the Netherlands around 1600. Den Haag 1970, S. 126-129; und zu den Diskursen über Niederländisch als geeigneter Sprache für die Wissenschaften siehe: Henri A. Krop: The Antiquity of the Dutch Language. Renaissance Theories on the Language of Paradise. In: Narratives of Low Countries History and Culture. Hg. von Jan Fenoulhet and Lesley Gilbert. London ²2016, S. 108-24.

31 Joachim Telle: Die Schreibart des Paracelsus im Urteil deutscher Fachschriftsteller des 16. und 17. Jahrhunderts. In: Medizinhistorisches Journal 16 (1981), S. 78-100.

32 Ders. und Dietlinde Goltz: Die Paracelsisten und die Sprache. In: Sudhoffs Archiv 56 (1972), S. 337-52.

V. Franciscus Mercurius' „Præfatio" und die Sprache

Umso erstaunlicher in diesem Kontext ist der Satz am Ende des ersten Abschnittes von Franciscus Mercurius' „Præfatio", in welchem er schreibt, er habe dieses Vorwort mit den klaren und einfachen Wörtern seiner Muttersprache geschrieben.[33] Der Text wird aber auf Lateinisch publiziert. Immerhin steht auf der Titelseite der Ausgabe des *Ortus medicinae* von 1648, dass die Vorrede „ex Belgico" übersetzt sei. Es ist sehr interessant, dass Franciscus Mercurius den Sprachgebrauch an zwei markanten Stellen (auf dem Titelblatt und im ersten Abschnitt) thematisiert, obwohl dieser in den wichtigsten medizinischen Publikationen von Johann Baptista keine Rolle mehr spielt. Franciscus Mercurius Auffassung, dass das Niederländische eine Grund-Sprache sei, kommt auch später im Text vor.

Nachdem er dem Leser vom letzten Tag im Leben seines Vaters und von dessen Wunsch, sein Werk durch seinen Sohn publizieren zu lassen, sowie von seiner ungewöhnlichen Ausbildung, berichtet hat, folgt ein Dialog zwischen Franciscus Mercurius („Mercurius") und einer Versammlung von weisen Männern („sapientes"). In diesem Dialog erklärt Franciscus Mercurius, wer er ist, welches sein religiöser Glaube sei und wie es zur Publikation des *Ortus medicinae* kam. Ganz am Ende des Dialogs, appelliert er an die weisen Männer, sein Werk anzunehmen. Sie antworten, dass sie das Werk bereits angenommen hätten, da sie die *Opuscula medica inaudita* von 1644 bereits akzeptiert hätten. Die Männer haben begonnen Franciscus Mercurius Briefe über das Buch zu schreiben und seinen Vater zu loben. In diesem Sinn ist die „Præfatio" ebenso sehr eine Einführung in die neue Publikation wie eine Mitteilung über die positive Beurteilung der *Opuscula* für ein breites Publikum. Die weisen Männer repräsentieren die Gruppe der unbekannten Leser, mit denen Franciscus Mercurius auf diese Weise in Kontakt tritt. Und durch die Korrespondenz mit ihnen, werden ihre Namen bekannt. Unglücklicherweise hat Franciscus Mercurius seine Korrespondenz verloren, als sein Schloss durch den Grafen Gilinius (*Gilinii Comite*) geplündert wurde.[34] In seiner Abwesenheit hat der Graf alle Bücher, Briefe und anderes

33 F.M. van Helmont: „Præfatio ad lectorem" (wie Anm. 3), Bl. **r.

34 Mit 'Count of Gilinius' ist Graf Godfried (Godard) Huyn van Amstenrade (1590-1657) gemeint, ein berüchtigter Soldat in deutschen Diensten während des Dreissig-

schriftliches Material, welches von Johann Baptista stammte, mitgenommen. Aber Franciscus Mercurius konnte die anderen Papiere retten und zum Drucker bringen, woraus der *Ortus medicinae* entstand.[35]

Der Dialog zwischen Mercurius und den weisen Männern gibt auch Aufschluss darüber, wie Franciscus Mercurius seine Muttersprache als Quelle der Wahrheit auffasste. Viele Fragen befassen sich mit der Religion mit einer starken Betonung auf der Genesis. Mercurius erklärt in seinem Teil des Dialogs, dass die Trennung von Licht und Dunkel, wie sie in der Genesis beschrieben wird, zugleich die Trennung von Geist und Fleisch und Blut bedeutet.[36] Wenn Mercurius gefragt wird, zu begründen, warum Eva aus der Rippe Adams und nicht aus seinem Fleisch geschaffen wurde, antwortet er, dass er darüber nicht verwundert sei.[37] Alles, was lebe, bestehe aus zwei Komponenten, Körper und Form (*corpus* und *forma*), welche aus Erde und Wasser bestehen und welche durch Licht des Monds und der Sterne wachsen. Adams Rippe sei ein Produkt der Blutgefäße (*progenies venarum*), und da alle Knochen vom Mond regiert werden, wächst das Knochenmark wie die Gezeiten, wenn der Mond zunimmt. Zu seiner Eigenschaft zu wachsen kommt noch hinzu, dass ein Knochen seine Form im Feuer nicht verliert im Gegensatz zum Fleisch. Darum ist der Knochen der beste und stabilste Teil von Adam, um Eva daraus zu erschaffen

Ergänzend zu dieser auf Form und Körper basierenden Erklärung hat Mercurius eine zweite Antwort auf diese Frage, welche aus der Sprache folgt. Er schreibt, dass der Knochen, welcher ein Produkt der Blutgefäße sei, auf Niederländisch wie ein Abkömmling der Viper töne , („progenies venarum quod Belgis quoque sonat viperarum"). Mercurius spricht über die Ähnlichkeit der Lautung zwischen dem niederländischen Wort „ader" für „Ader" und „adder", welches Viper bedeutet. Wegen der Ähnlichkeit der Lautung fühlt sich Mercurius berechtigt, die Textstelle

jährigen Kriegs. Siehe Theo A. M. Beckers: Het riddergeslacht Huyn van Amstenrade en Geleen. Amstenrade 1998, S. 49 und 72.

35 Samuel Hartlib notiert diesen Verlust der Papiere ebenfalls. Siehe Samuel Hartlib: Ephemerides 1651. In: Hartlib Papers 28/2/24B, University Library Sheffield. (https://www.hrionline.ac.uk/hartlib/index.html) Siehe auch Antonio Clericuzio: From van Helmont to Boyle. A Study of the Transmission of Helmontian Chemical and Medical Theories in Seventeenth-century England. In: The British Journal of the History of Science 26 (1993), S. 311.

36 F.M. van Helmont: „Præfatio ad lectorem" (wie Anm. 3), Bl [***4]^{v}.

37 F.M. van Helmont: „Præfatio ad lectorem" (wie Anm. 3), Bl. ****^{r}.

der Genesis so zu interpretieren, als ob die Knochen die Abkömmlinge von Vipern statt von Blutgefäßen wären. Dies wiederum hat wichtige Folgen für die Erklärung des Sündenfalls, welcher im nächsten Abschnitt folgt. Indem „vipera" mit „serpens" [Schlange] verknüpft wird, wird belegt, dass die Schlange, welche Eva verführte in Wirklichkeit von ihrem eigenen Fleisch und Blut war, oder in andern Worten, ein Mensch. Deshalb verweist das Wort ‚Schlange' nicht nur auf ein Tier sondern auch auf den Menschen in Situationen, in denen ihr Geist geschwächt ist. Die weisen Männer reagieren auf diese Interpretation und bestätigen die Wichtigkeit der niederländischen Wörter.[38]

Mit diesem kurzen Beispiel hat Mercurius gezeigt, dass er die eigene Muttersprache als eine Sprache von Wahrheit und Klarheit für hervorragend hält. Sie ist so hervorragend, dass sie sogar dazu dienen kann, gewisse Abschnitte der Bibel zu interpretieren. Wenn Johann Baptista Theorien darüber hatte, wie die Wahrheit in der Muttersprache präsentiert werden kann, so scheint Franciscus Mercurius noch eine Schritt weiter zu gehen und die Muttersprache zu benützen, um andere Sprachen zu interpretieren.

VI. Schluss

Indem ich die von Johann Baptista und Franciscus Mercurius geschriebenen Vorwörter des *Ortus medicinae* nebeneinander gelesen habe, habe ich zu zeigen versucht, wie der Einfluss des Vaters auf den Sohn van Helmont durch ihre Interpretation und ihren Gebrauch der Muttersprache sichtbar wird. Die von Johann Baptista geschriebenen biographischen Kapitel geben ebenso wie die „Præfatio" einen Einblick in ihre Erziehung und Ausbildung und wie sie ihre sehr verschiedenen Wege beurteilten. Beide, Vater und Sohn, geben der Sprache eine wichtige Funktion als Mittel der Ausbildung, der Interpretation (sowohl der Gedanken wie der Texte) und der Kommunikation. Sie haben Meinungen, Argumente und Theorien für die Verwendung ihrer Muttersprache, des Niederländischen.

Franciscus Mercurius hat sich später, wie erwähnt, von der „Præfatio" distanziert. Leider können wir nur vermuten, welche Textteile ihn dazu bewogen haben.[39] Was wir hingegen wissen, ist, dass sein erstes

38 F.M. van Helmont: „Præfatio ad lectorem" (wie Anm. 3), Bl. ****v.

39 Zu einigen Vermutungen siehe den Beitrag von Rosmarie Zeller in diesem Band.

Buch nach der „Præfatio" das *Alphabeti vere naturalis Hebraici brevissima delineatio* (*Kurtzer Entwurff des Eigentlichen Natur-Alphabets*), gedruckt in Sulzbach 1667, ist. Neunzehn Jahre nach der Publikation des *Ortus medicinae* argumentiert Franciscus Mercurius, dass Hebräisch, um Gedanken auszudrücken, die vollkommene Sprache sei, weil die Form und die Bewegung der menschlichen Zunge die hebräischen Laute abbilde.[40] Die zweite Absicht dieses Buches ist es, stummen Kindern das Sprechen beizubringen, indem man ihnen zeigt, welche Formen die Zunge und der Mund bilden müssen, um damit die Laute und Buchstaben des Hebräischen zu erzeugen. Es scheint, dass sich für Franciscus Mercurius die Vorstellung von der perfekten Sprache vom Niederländischen zum Hebräischen verschoben hat. Diese Bewegung von der Verteidigung der Muttersprache hin zu einer Universalsprache kommt im 17. Jahrhundert häufiger vor. Insbesondere in den Kreisen um Franciscus Mercurius gibt es mehrere Versuche, eine neue Sprache zu konstruieren (wie John Wilkins' *Real Character*) oder eine bestehende als Universalsprache zu verwenden.[41]

Der Einfluss von Johann Baptistas Sprachtheorien auf seinen Sohn ist in der „Præfatio" sehr deutlich, ebenso wie in der Veröffentlichung über das hebräische Alphabet. Die beiden Helmonts sind nicht nur ein Beispiel für den Einfluss der Gelehrten von einer Generation auf die nächste, sie können auch als zwei Beispiele gesehen werden für die wechselnden Vorstellungen über die Sprache in der Gemeinschaft der Gelehrten im 17. Jahrhundert. Franciscus Mercurius mag über die Ausbildung, die er von seinem Vater bekommen hat, schelten, aber sie hat ihn sehr gut vorbereitet, um an den Debatten seiner Zeit über Wahrheit, Sprache und Wissenschaft teilzunehmen.

40 Mehr zu dieser Publikation: G.B. Sherrer: Francis Mercury van Helmont: A Neglected Seventeenth-Century Contribution to the Science of Language. In: The Review of English Studies 14 (1938), S. 420–27; eine englische Übersetzung findet sich in Francis Mercury van Helmont: The Alphabet of Nature. Hg. von Taylor Corse and Allison P. Coudert. Leiden 2007. Vgl. auch Rosmarie Zeller: Adamitische Sprache, Natursprache und Kabbala. Überlegungen zur Sprachtheorie und Poesie im 17. Jahrhundert. In: Morgen-Glantz 6 (1996), S. 133-54.

41 Zur Diskussion der Universalsprache im 17. Jahrhundert siehe Rhodri Lewis: Language, Mind and Nature. Artificial Languages in England from Bacon to Locke. Cambridge 2007; und Fabien Simon: Language as 'Universal Truchman'. Translating the Republic of Letters in the Seventeenth Century. In: Translating Early Modern Science. Hg. von Sietske Fransen, Niall Hodson, Karl A.E. Enenkel, Intersections 51. Leiden [im Erscheinen].

Antonio Clericuzio

Phlebotomia damnata: Johann Baptista van Helmont und der Aderlass-Streit in Italien

ABSTRACT: In Galenic therapeutics, phlebotomy played a central part: it was used to cure many diseases, including fevers, apoplexy, headache and pleurisy. Van Helmont launched a head-on attack on the Galenic doctrine of fevers and on bloodletting. His rejection was based on a new conception of disease (the 'ontological' conception of disease) and on observations he collected during years of clinical activity. Van Helmont's quest for a reform of medicine and his rejection of phlebotomy had a strong impact in England. In Italy, a number of physicians (notably in Southern Italy) shared van Helmont's views and some of them criticized the practice of phlebotomy. In the present article I am focusing on Domenico La Scala (1632-1697), from Sicily, and on Lucantonio Porzio (1639-1724), from Naples.

Einführung

Keine Therapie war so langlebig wie der Aderlass. Diese sehr alte, mehreren Kulturen gemeinsame Therapie war in der griechischen und römischen Medizin weit verbreitet und hielt sich bis ins 19. Jahrhundert. Als grundlegender integraler Bestandteil der hippokratischen Medizin wurde das Abziehen von Blut in der Prophylaxe und in der Therapie für ein großes Spektrum von Krankheiten angewendet. In der hellenistischen Zeit widersetzten sich Chrysippos von Knidos (um 320-280) und Erasistratos von Keos (um 315-240) dieser Methode, weil sie den Kranken extrem schwäche. Erasistratos bevorzugte das Fasten, um Fälle wie Vollblütigkeit, in welchen gewöhnlich das Abziehen von Blut angewendet wurde, zu heilen. Galen etablierte eine strenge Verbindung zwischen dem Aderlass und der Säftelehre, eine Verbindung, die bis in die Frühe Neuzeit anerkannt war.[1] Rund um den Aderlass gab es zahlreiche Diskus-

1 Zur Geschichte des Aderlasses siehe Josef Bauer: Geschichte der Aderlässe. München 1870; Andreas Vesalius: The Bloodletting Letter of 1539. An Annotated Translation and Study of the Evolution of Vesalius's Scientific Development. Hg. von John B. de C. M. Saunders and Charles Donald O'Malley. New York 1947,

sionen, wobei es nicht um die Richtigkeit der Methode an sich ging, sondern um Fragen wie, welche Vene zu eröffnen sei, welche Arten von Anwendungen es gebe, in welchem Moment und für welche Pathologien er anzuwenden sei. Es gab zahlreiche Methoden des Aderlassens: durch Eröffnung der Vene, durch Schröpfen oder durch Blutegel. Die Eröffnung der Vene wurde meistens am Ellbogen gemacht (Vena cephalica, Vena mediana und Vena basilica) oder am Knie (Vena poplitea) und in der Nähe des erkrankten Körperteils. Wenn man den Aderlass in der Nähe des kranken Körperteils machte, nannte man das „derivativ", wenn man ihn vom entsprechenden Körperteil entfernt machte, nannte man das „revulsiv". In der Renaissance wurde die Literatur zum Thema sehr differenziert und behandelte eine große Anzahl sowohl von theoretischen wie praktischen Fragen, welche sowohl die Ärzte wie die Chirurgen interessierten. Der Venezianer Niccolò Massa (1489-1569), welcher ein einflussreiches Mitglied des Medizinischen Collegiums von Venedig war und in Chirurgie und Medizin promoviert hatte, unterscheidet in seinem *Examen de venae sectione et sanguinis missione* (Venedig 1568) 40 Arten den Aderlass anzuwenden.[2]

Johann Baptista van Helmont gehört zu den ersten, die sich in der Frühen Neuzeit dem Aderlass widersetzten, wobei er nicht nur chirurgische sondern auch religiöse Argumente anführte; dabei berief er sich auf die Bibel und auf das Verhältnis von Blut und Seele. Seine heftige Kritik des Aderlasses beruht auf seiner Ablehnung der Säftelehre und seiner neuen Konzeption der Krankheit als spezifischem Wesen.[3] Zahlreiche

---

S. 6-19. Für Chrysippos von Knidos siehe Marquis Berrey: Chrysippus of Cnidus. Medical Doxography and Hellenistic Monarchies. In: Greek, Roman, and Byzantine Studies 54 (2014), S. 420-443. Für Erasistratos siehe: Ivan Garofalo: Erasistrati Fragmenta. Pisa 1988. Zu den Kritiken von Erasistratos' Auffassung des Aderlasses sind die wichtigsten Quellen: Galen: De venae sectione adversus Erasistratum; ders.: De venae sectione adversus Erasistrateos Romae degentes: Claudi Galeni Opera omnia. Hg. von Carl Gottlieb Kühn. Teil 11, Leipzig 1826 (Nachdruck 1965), S. 147-249. Zu Galen siehe Peter Brain: Galen on Bloodletting. Cambridge 1986; Peter H. Niebyl: Galen, Van Helmont, and bloodletting. In: Science, medicine and society in the Renaissance. Hg. von Allen G. Debus, Bd. 2, New York 1972, S. 13-23.

2 Nancy Siraisi: Medieval and early Reanaissance Medicine. Chicago 1990, S. 137-140.

3 Walter Pagel: Joan Baptista van Helmont. Reformer of Science and Medicine. Cambridge 1982; Guido Giglioni: Immaginazione e malattia. Saggio su Jan Baptiste van Helmont. Milano 2000; Georgiana Hedesan: An Alchemical Quest for Universal Knowledge. London 2016.

Ärzte in der Nachfolge Helmonts in verschiedenen Ländern gaben Anlass zu heftigen Polemiken über den Aderlass und seine Risiken. Diese mündeten manchmal in professionelle Konflikte. In dem vorliegenden Beitrag werde ich nach einer Untersuchung der Argumente Helmonts gegen den Aderlass die Diskussion unter den italienischen Ärzten, welche in der zweiten Hälfte des 17. Jahrhunderts stattfand, darstellen.

Van Helmont, die Fieber und der Aderlass

Die erste Zurückweisung des Aderlasses findet sich in Helmonts Schrift *Febrium doctrina inaudita*, welche 1642 in Antwerpen erschien, 1644 ein zweites Mal als Teil der *Opuscula medica inaudita*. Wie schon gesagt, eines der wichtigsten Objekte der Polemik von Helmont war die Säftelehre und die darauf beruhende Krankheitslehre. Für Helmont entstand die Krankheit nicht aus einem Ungleichgewicht der Säfte oder aus einer unausgeglichene Aufwärmung der Säfte, sondern sie hat ihre eigne spezifische Realität, sie entsteht aus einer dem Körper fremden Substanz, welche in diesen eindringt, ohne assimiliert zu werden. Das ist die Situation, in der sich die Menschen nach dem Sündenfall befinden, seither ist der *Archeus* (das nicht materielle Lebensprinzip, welches den Hauptorganen innewohnt) nicht mehr in der Lage alles, was eingenommen wird, zu assimilieren. Die Ursache der Krankheiten hat gemäß Helmont einen deutlichen nicht-materialistischen Charakter: die Krankheit ist nicht einfach ein materieller, von den Säften verursachter Prozess. Ihre Ursache liegt im *Archeus*, welcher durch eine externe Substanz irritiert wird, so dass seine normale Aktivität verändert wird und dadurch gewisse Funktionen gestört werden. Das ist die Ursache von abnormalen Phänomenen, welche als Symptome der Krankheit zu betrachten sind, die aber nicht mit der Krankheit verwechselt werden dürfen. Die äußeren Einwirkungen sind „zufällige Ursachen", die einen Prozess in Gang setzen, in welchem aktive geistige Prinzipien, die Bilder, eine zentrale Rolle spielen. Das wirkliche Agens ist eine krankmachende Idee, welche eine äußere, manchmal aber auch eine dem Organismus interne Ursache haben kann.[4]

In *De febribus* beginnt van Helmont mit der Widerlegung der galenischen Auffassung des Fiebers als einer Krankheit statt eines Symp-

4 Giglioni: Immaginazione (wie Anm. 3), S. 99-106.

toms. Diese Konzeption war zu Beginn des 17. Jahrhunderts noch weit verbreitet, auch wenn sie schon von Paracelsus, Gomez Pereira und später von Tommaso Campanella in Frage gestellt wurde. Das Fieber wurde von den Galenikern als widernatürliche oder übernatürliche Wärme definiert.[5] Für van Helmont ist die Wärme nicht das Wesen des Fiebers, sondern vielmehr ein Akzidens, ein Indiz für das Fieber. Die Wärme wird durch die Anstrengung des *Archeus* erzeugt, welcher die „zufällige" Materie austreiben will, es ist eine Reaktion des Organismus auf das in dieser fremden Materie vorhandene feindliche Prinzip.[6] Die galenische Medizin erklärte die Herkunft des Fiebers mit der Verwesung der Säfte und vor allem des Blutes. Diese Theorie ist nach van Helmont vor allem darum unbegründet, weil sie zwischen Verwesung und Wärme eine Verbindung von Ursache – Wirkung postuliert, während gemäß seiner Meinung die Wärme durch Prozesse der Fermentation hervorgebracht wird, und der Prozess der Verwesung und des Zerfalls hingegen Kälte erzeugt. Van Helmont stellt fest, dass die galenischen Ärzte nicht imstande sind, zu sagen, ob und wann im Blut ein Verwesungsprozess stattfindet.[7]

Für alle Arten von Fieber griff die traditionelle Medizin auf den Aderlass zurück mit Ausnahme des ectischen Fiebers, welches dem Blutmangel zugeschrieben wurde. Für van Helmont gibt es bei Fieber nie ein Übermaß an Blut, wie es die Galeniker behaupteten. Aus diesem Grund ist es nicht indiziert, dem Kranken Blut abzuziehen, was nur zu einer übermäßigen Schwächung des Organismus führt und ihm nicht erlaubt, auf den von außen kommenden Angriff zu reagieren. Das Blut enthält den *spiritus vitalis*, der der Ursprung des Lebens ist. Wie Michael Servetus versichert van Helmont, sich auf die Bibel berufend, dass das Blut der Sitz der Seele sei.[8]

---

5 Iain M. Lonie: Fever Pathology in the sixteenth century. Tradition and innovation. In: Theories of fevers from Antiquity to the Enlightenment (Medical History, Supplement, 1). Hg. von William F. Bynum and Vivian Nutton. London 1981, S. 19-44; Pagel: Joan Baptista van Helmont (wie Anm. 3), S. 158-161.

6 Jan Baptist van Helmont: Febrium Doctrina Inaudita. In: Opuscula medica inaudita. Amsterdam 1644, S. 5-8; 51. *Übersetzung in:* Johann Baptista van Helmont: Aufgang der Artzney-Kunst [...]. [übersetzt von Christian Knorr von Rosenroth]. Sulzbach 1683: Von den Fiebern, S. 299-360, hier S. 299-302, S. 341.

7 Helmont: Febrium (wie Anm. 6), S. 9-11; Artzney-Kunst (wie Anm. 6), S. 302-305.

8 Helmont: Febrium (wie Anm. 6), S. 19a; Artzney-Kunst (wie Anm. 6), S. 312. Vgl. Genesis, 9, 4; Leviticus, 17,14.

Die Folgen des Aderlasses bei einem Patienten mit periodischem Fieber, sieht man am Fall des Kardinal-Infants Ferdinand von Habsburg (1609-1641), welcher wegen Tertianafiebers immer wieder mit Aderlässen behandelt wurde, die schließlich zu seinem Tod führten. In seinem Leichnam fanden die Ärzte, die in Brüssel die Autopsie durchführten, nur einige Unzen Blut, wie van Helmont schreibt.[9]

Van Helmont schlägt ein Experiment mit zwei Gruppen von Patienten vor, eine Art *klinische Studie*: man nimmt eine genügend große Gruppe von Individuen mit Fieber (200 oder 500), die man in zwei gleich große Untergruppen teilt. Die galensichen Ärzte behandeln ihre Gruppe mit Aderlass, während van Helmont die seine ohne Aderlass kuriert. Dann zählt man die Todesfälle und gibt dem den Preis, der weniger hat. Van Helmont appelliert an die politischen Autoritäten, dass sie ein solches Experiment ermöglichten, damit auf experimenteller Basis und nicht aufgrund von Disputen entschieden werden könne, welche Heilungsart anzuwenden und welche schädlich sei.[10]

Die helmontsche Medizin hatte eine weite Verbreitung gefunden in Europa und vor allem in England, wo die Nachfolger des belgischen Arztes ein ambitiöses Programm zur Reform der Medizin sowohl auf der theoretischen wie praktischen Ebene entwickelten. Unter den wichtigsten Zielen ihrer Angriffe auf die galenische Medizin waren die Therapien, welche auf der Säftelehre beruhten, darunter vor allem der Aderlass. Zahlreiche Ärzte, unter ihnen George Starkey, George Thomson, Marchamont Nedham, Noah Biggs stellten den traditionellen galenischen Therapien und vor allem dem Aderlass Arzneimittel entgegen, die sie nach den Angaben in den Werken des Paracelsus und seiner Nachfolger wie Helmont selber herstellten.[11]

Es besteht kein Zweifel, dass die Verbreitung der helmontschen Doktrin einen sehr großen Einfluss in der Medizin hatte, nicht nur auf einer theoretischen Ebene sondern auch in praktischer Hinsicht. Die hel-

---

9 Helmont: Febrium (wie Anm. 6), S. 20; Artzney-Kunst (wie Anm. 6), S. 313.

10 Jan Baptista Van Helmont: *Ortus Medicinae*. Amsterdam 1648, S. 526b-527a. Artzney-Kunst (wie Anm. 6), S. 941-943.

11 Piyo Rattansi: The Helmontian-Galenist Controversy in Restoration England. In: Ambix 12 (1964), S. 1-23; Antonio Clericuzio: From van Helmont to Robert Boyle. A study of the transmission of Helmontian chemical and medical theories in seventeenth-century England. In: The British Journal for the History of Science 26 (1993), S. 303-334; Andrew Wear: Knowledge and Practice in English Medicine 1550–1680. Cambridge 2000, S. 354-381.

montianischen englischen Ärzte versuchten ein Kollegium der iatrochemischen Ärzte zu bilden als Gegenstück zum *College of Physicians* in London. Während die englische helmontianische Medizin Gegenstand zahlreicher Untersuchungen ist, ist die Rezeption von Helmonts medizinischer Lehre in anderen Ländern noch kaum untersucht.

Die Kritik des Aderlasses in Italien

In Italien entstand unmittelbar nach der Publikation der *Opuscula medica* (1644) ein großes Interesse an den Lehren Helmonts und zwar vor allem in den zwei Städten Venedig und Neapel. Auch wenn die Rezeption Helmonts von der Forschung zur Medizingeschichte der Frühen Neuzeit in Italien bisher übergangen wurde, handelt es sich keineswegs um ein marginales Phänomen. Vielmehr stellt die Rezeption seiner Schriften einen weiteren Schritt in einer Entwicklung dar, welche bereits seit einem Jahrhundert im Gang war, nämlich die progressive Durchsetzung der chemischen Medizin auf der ganzen Halbinsel, vor allem bei der Zubereitung von Arzneimitteln. Die paracelsische Chemie[12] und Medizin waren in Italien keineswegs unbekannt, auch wenn die Verbreitung der Werke des Paracelsus von der Zensur behindert wurde.

Von vereinzelten Episoden abgesehen wie jene des paralcelsischen Arztes Tommaso Zefiriele Bovio (1521-1609) von Verona, wurden in Italien paracelsische Mittel gebraucht, ohne dass man deswegen den radikalen Ideen und religiösen Vorstellungen des Paracelsus gefolgt wäre. Zu Beginn des 17. Jahrhunderts behauptet sich die spagirische Pharmazie auf der ganzen Halbinsel nicht zuletzt durch die Vermittlung des Werks von Joseph Duchesne (Quercetanus, ca. 1544-1609), dessen *Pharmacopea* mehrmals in Venedig gedruckt und 1610 auf Italienisch übersetzt wurde. Die Pestepidemie von 1630 begünstigte die Durchsetzung der Iatrochemie. Wegen der Wirkungslosigkeit der traditionellen Medikamente begannen viele italienische Ärzte chemische Mittel zu gebrauchen wie den Tarter, das Quecksilber, Vitriol (Eisensulfat) und Antimon. In den Dreißigerjahren des 17. Jahrhunderts begannen die chemischen Mit-

12 Anm. der Übersetzerin: Ich übersetze die italienischen Ausdrücke „chemica" und „chimica" durch „Chemie" und „chemisch" als neutrale Ausdrücke, im Deutschen würde man allerdings manchmal eher „alchemisch" oder „iatrochemisch" verwenden.

tel (Balsam, Tinkturen, Elixiere, Essenzen, Spiritus, auf der Grundlage von Metallen zubereitete Salze) in die offiziellen Pharmakopöen und in die zahlreichen von Ärzten und Apothekern publizierte Heilmittelbüchern Einzug zu halten, ohne dass sie Widerstand hervorgerufen hätten.[13]

Die chemische Medizin in Neapel zwischen dem Ende des 16. und dem Anfang des 17. Jahrhunderts ist extrem vielfältig und lebendig. Ihre Protagonisten sind Giambattista Della Porta (1535-1615) und Ferrante Imperato (ca.1525-ca.1615). In Della Portas *Magia naturalis* (1558; 2. erweiterte Auflage 1589) spielen Chemie und die Kunst der Destillation eine zentrale Rolle. Das Werk hatte eine sehr große Wirkung und wurde in zahlreiche europäische Sprachen übersetzt.[14] Das Interesse Della Portas konzentriert sich vor allem auf die Destillation beziehungsweise auf die Kunst, Essenzen für medizinische Zwecke zu extrahieren. Das Kapitel der *Magia naturalis*, welches der Destillation gewidmet ist, wird 1608 in einer erweiterten Version unter dem Titel *De Distillatione* separat gedruckt. Auf den ersten Seiten unterstreicht Della Porta die enge Verbindung, zwischen der Alchemie und Kunst der Destillation. Die Quintessenz ist gemäß Della Porta ein aktives Prinzip himmlischen Ursprungs, welches für das Leben unabdingbar ist. Della Porta übernimmt auch die paracelsische Analogie von Mikrokosmos und Makrokosmos und vertritt die Auffassung, dass die Medikamente, welche auf der Grundlage von Metallen zubereitet werden, den traditionellen überlegen sind.[15]

Der Apotheker Ferrante Imperato ist eine weniger polyvalente und auch weniger bekannte Figur als Della Porta. Er hat ein kostbares Naturalienkabinett gegründet und hat 1599 seine *Historia Naturale* publiziert. Imperato war in Kontakt mit Naturhistorikern und Ärzten wie Pietro

---

13 Antonio Clericuzio: Chemical Medicine and Paracelsianism in Italy (1550-1650). In: The Theory and Practice of Reform. Hg. von Margaret Pelling, Scott Mandelbrote. Aldershot 2005, S. 59-79.

14 Anm. der Übersetzerin: Christian Knorr von Rosenroth hat das Werk ebenfalls übersetzt: Des vortrefflichen Herrn Johann Baptista Portae Magia naturalis oder Kunst- und Wunderbuch. [...] herausgegeben durch Christian Peganium, sonst Rautner genannt. Nürnberg 1680. Siehe auch Morgen-Glantz 18, 2008, der Della Porta gewidmet ist.

15 Zu Della Porta siehe William Eamon: Science and the Secrets of Nature. Books of Secrets in Medieval and Early Modern Culture. Princeton 1994, S. 194-229; Laura Balbiani: La *Magia naturalis* di Giovan Battista Della Porta. Lingua, cultura e scienza in Europa all'inizio dell'età moderna. Bern 2001; dies.: La letteratura dei segreti e Giovan Battista Della Porta. In: Il Rinascimento italiano e l'Europa. Le scienze, Bd. 5. Hg. von Antonio Clericuzio und Germana Ernst. Treviso 2008, S. 149-161.

Andrea Mattioli (1500-1577), Ulisse Aldrovandi (1522-1605), Giacomo Antonio Cortusio (1513-1603), Fabio Colonna (1567-1640) und Colantonio Stelliola (1546-1623), welche an vielen Orten in Italien mit Prozeduren und Produktion von Arzneimitteln experimentierten, und tauschte mit ihnen Informationen, Samen und Pflanzen aus. Imperato widmete einen großen Teil seiner Naturgeschichte den Mineralien und Metallen und betonte ihren medizinischen Gebrauch, so empfahl er das Antimon zur innerlichen Anwendung. Imperato, der sich ausdrücklich auf den *Clavis totius chymisticae philosophiae* (1567) des Paracelsisten Gerhard Dorn (1530-1584) beruft, ist in der Tat nicht der erste, der in Italien die innerliche Anwendung des Antimons empfiehlt, vor ihm hatte das schon Mattioli in seinem *Commentarii a Dioscoride* (1544) getan. Gemäß der Analogie von Mikrokosmos und Makrokosmos empfiehlt Imperato das Antimon als Purgativum:

> È famoso l'antimonio nel purgar l'oro nelle miniere di altri metalli e le altre sue impurità e ai tempi nostri è stato introdotto nella purgatione dei corpi umani, ridotto prima nelle sue calci, & a fusion vitrea, e dato in piccole dosi, caccian li chimisti dall'antimonio preparato con l'aceto una tintura di color rosso, che chiamano sangue d'antimonio".[16]

Wie Paracelsus behauptet Imperato, dass die Tinkturen aus Metallen die Kraft haben, eine Anzahl von Krankheiten zu heilen, auch solche, die man im Allgemeinen für unheilbar hält. Er ist auch überzeugt, dass der Äther oder die Quintessenz eine „universelle Form ist, von welcher alle Formen der Körper abhängen" und dass man aus ihr die Universalmedizin erhalten könne.[17] Seine *Historia Naturale* war das Ergebnis seiner Zusammenarbeit mit den verschiedensten Naturhistorikern und Ärzten, unter ihnen Fabio Colonna und Colantonio Stelliola, beide Mitglieder der Accademia dei Lincei. Stelliola hat Werke zur Optik, Mechanik, As-

16 „Das Antimon ist berühmt dafür, dass man damit in den Minen das Gold von den andern Metallen und von anderen Verschmutzungen reinigen kann. Zu unseren Zeiten wurde es als Purgativum für den menschlichen Körper eingeführt. Zuerst wird es zu einem Kalk reduziert und zu Glas geschmolzen, und dann, in kleinen Mengen verwendet, erzeugen die Alchemisten aus ihm mit Weinessig versetzt eine rote Tinktur, die sie Blut des Antimons nennen". (Ferrante Imperato: Dell'Historia Naturale. Napoli 1599, S. 438). Zu Imperato siehe Elena Stendardo: Ferrante Imperato: collezionismo e studio della natura a Napoli tra Cinque e Seicento. Napoli 2001.

17 „universal forma, da cui dipendono tutte le forme dei corpi" (Imperato, wie Anm. 16), S. 438.

tronomie und Medizin verfasst und war ein Anhänger der Iatrochemie. Sein Schüler, Marco Aurelio Severino (1584-1656), war einer der hervorragendsten Ärzte der ersten Hälfte des 17. Jahrhunderts, und er gehörte zu den ersten, die in Italien das Werk Helmonts bekannt machten. Severino war Chirurg am Spital Degli Incurabili in Neapel, ein Anhänger chemischer Arzneimittel (vor allem solcher auf der Basis von Quecksilber und Antimon) und er interpretierte physiologische Prozesse anhand chemischer Theorien. Gemäß Severino bildeten sich die Lebensgeister im menschlichen Körper durch einen fortlaufenden Destillationsprozess. Die Verdauung und die Blutbildung sind chemische Prozesse, schreibt Severino in der *Zootomia Democritea* (1645): wie im Destilliergefäß gibt es auch im menschlichen Körper eine fortschreitende Trennung der reinen und aktiven von den groben und trägen Teilen. Die Anerkennung der fundamentalen Prinzipien der Iatrochemie bzw. die Interpretation der physiologischen Prozesse durch eine chemische Auffassung führte aber nicht dazu, dass Severino die Anatomie abgelehnt hätte. Chemie, Anatomie und Chirurgie koexistieren im medizinischen Werk Severinos wie in dem seines römischen Freundes und Korrespondenten Pietro Castelli (ca. 1575-1661), welcher der Autor eines Traktats über den Missbrauch des Aderlasses ist. Pietro Castelli war Professor für Medizin in Rom und später in Messina, wo er einen botanischen Garten und als Annex ein chemisches Laboratorium gründete. In seinem *De abusu phlebotomiae*, welches seinem Beschützer Kardinal Francesco Barberini gewidmet war, widersetzt sich Castelli nicht dem Aderlass als solchem, aber er zeigt die wegen zu häufiger Anwendung für den Patienten entstehenden Risiken auf: das Blut, stellt er fest, enthält die Lebensgeister und daraus entsteht das Leben. Häufig sieht der Arzt nur auf den Gewinn und nicht auf das für den Patienten Notwendige, er glaubt, er ziehe mit dem Blut die Krankheit heraus, in Wirklichkeit zieht er aber das Leben heraus.[18] Castelli nennt die häufigen Fälle, in denen es nicht oder nur in beschränktem Ausmaß angezeigt ist, den Aderlass anzuwenden: Tertianafieber, Verstopfung, Krankheiten der Gliedmaßen, Appetitlosigkeit, Pestfieber und *cacochimia* (Krankheit der Säfte).[19] Castelli ist einer von denen, die in Italien zentrale Aspekte der paracelsischen Medizin anwendeten, ohne sich jedoch explizit auf den Schweizer Arzt zu beziehen. Es ist offen-

18 Pietro Castelli: De abusu phlebotomiae. Roma 1628, S. 1-2; 43.
19 Ebenda, S. 77-94.

sichtlich, dass Castelli keine frontale Opposition gegen die galenische Medizin betrieb, wie sie das Werk des Paracelsus und van Helmonts charakterisiert, mit denen er aber nicht wenige Aspekte gemeinsam hat.

Severino seinerseits ist an der helmontschen Lehre durchaus interessiert, wie sich in einem Brief von 1644 von Cassiano dal Pozzo (1588-1657), einem wichtiges Mitglied der Accademia dei Lincei an diesen zeigt. Cassiano informiert Severino, dass die *Opuscula medica* von van Helmont herausgekommen seien; 1649 teilt ihm Cassiano auch das Erscheinen des *Ortus medicinae* mit.[20] Zu Severinos Korrespondenten, welche sich für Chemie interessieren, gehört auch der Deutsche Otto Tachenius (1610-1680), der sich in Italien niedergelassen hatte – zunächst in Padua ab 1645 und dann in Venedig. Tachenius begegnet Severino in Neapel im Jahre 1649 und im Jahr danach arbeitet er mit Franciscus Mercurius van Helmont, der sich bei ihm in Venedig aufhielt, an der zweiten Auflage des *Ortus Medicinae* (1652) zusammen, indem er einen sehr detaillierten, analytischen Index erstellte.[21]

Im Jahre 1663 gründeten die Schüler von Severino die Accademia degli Investiganti in Neapel, welche durch den Marquis von Arena, Andrea Concublet (1648-1675), unterstützt wurde. Die Gründung der Accademia degli Investiganti ist dem Engagement von Tommaso Cornelio (1614-1686) und Leonardo di Capua (1617-1695) zu verdanken; der letztere war u.a. Verfasser eines Traktats zur Verteidigung des Chemie-Unterrichts. Zur Akademie, in welcher physikalische, chemische und medizinische Experimente durchgeführt wurden, gehörte auch Sebastiano Bartoli (1630-1676), der in seiner Schrift *Astronomiae Microcosmi-*

---

20 Charles B. Schmitt und Charles Webster: Harvey and M. A. Severino. A neglected medical relationship. In: Bulletin of the history of medicine, 45 (1971), S. 49-75; Oreste Trabucco: Scienza e comunicazione epistolare. Il carteggio fra Marco Aurelio Severino e Cassiano dal Pozzo. In: Giornale Critico della Filosofia Italiana, 16 (1996), S. 204-245.

21 Otto Tachenius: Epistola de famoso liquore Alkahest. Hamburg 1652, Vorwort (http://digital.slub-dresden.de/werkansicht/dlf/6907/1/). Zu Tachenius siehe Heinz-Herbert Take: Otto Tachenius (1610-1680). Ein Wegbereiter der Chemie zwischen Herford und Venedig (Herforder Forschungen, Band 16). Bielefeld 2002. – Anm. der Übersetzerin: In der Artzney-Kunst (wie Anm. 6) wird ein Brief des Tachenius über den Alkahest abgedruckt: „Wir wollen hier hersetzen ein Send-Schreiben / so in vornehmer *Chymicus* unter *dato* 12. *Apr.*1652. aus Venedig an einen guten Freund in Nürnberg gethan / mit folgenen Worten: […]“ (S. 56f.). Der Brief ist gezeichnet O. T. und scheint mit der „Epoistola“ mehr oder weniger identisch zu sein.

cae Systema Novum (1663) die helmontische Medizin unterstützte und einen die galenische Medizin und vor allem die Säftelehre heftig angriff. Das Werk von Bartoli wurde von den kirchlichen Autoritäten verboten, die gedruckten Exemplare wurden eingezogen und zerstört. Die Accademia degli Investiganti nahm ebenfalls eine offen positive Haltung gegenüber der Iatrochemie ein und stellte sich gegen die Theorien und Praktiken der galenischen Ärzte, vor allem gegen den Hofarzt Carlo Pignataro. Dieser zögerte nicht die Aktivitäten der Investiganti zu zensurieren, obwohl sie die Unterstützung einflussreicher Personen des neapolitanischen Adels hatten. Pignataro gründete eine Konkurrenz-Akademie, die Accademia dei Discordanti, welche sich durch die strenge Verteidigung der galenischen Medizin hervortat und die Accademia degli Investiganti fortwährend heftig angriff. Das führte 1668 zur Schließung beider Akademien durch den Vizekönig von Neapel. Die Aktivitäten der Investiganti wurden noch zwei Jahre fortgesetzt, jedoch unter stetig wachsenden Schwierigkeiten, welche schließlich in den sogenannten Atheisten-Prozess mündeten. Dieser wurde von 1688 bis 1697 gegen die Anhänger der Atomtheorie geführt und hatte Gefängnisaufenthalte, Güter-Konfiszierung und Abschwörungen zur Folge.[22]

Lucantonio Porzio (1639-1724) studierte Medizin in Neapel, war ein Schüler von Tommaso Cornelio und nahm an den Aktivitäten der Accademia degli Investiganti teil. Dort hielt er einen Vortrag mit dem Titel *Del sorgimento de' licori nelle fistole* (Vom Aufsteigen der Flüssigkeit in den Geschwüren) (Venezia [i. e. Neapel], 1667).[23] 1670, nach dem Ende der Aktivität der Accademia degli Investiganti ging Porzio nach Rom, wo er bis 1683 blieb. In Rom nahm er an informellen und akademischen Zirkeln teil: am Zirkel des Kardinals Flavio Chigi, an der Accademia Fisico-Matematica, welche von Giovanni Giustino Ciampini geleitet wurde und an dessen *Giornale de' Letterati* er als Redaktor mitarbeitete, und an der sogenannten Akademie der Christina von Schweden. Porzio widmete Christina sein Werk *In Hippocratis librum de veteri medicina paraphrasis* (Rom 1681), in welchem der Dogmatismus

22 Max H. Fisch: The Academy of the Investigators. In: Science, medicine and history. Hg. von E. Asworth Underwood, 2 Bde. Oxford 1953, Bd. 1, S. 521-563; Maurizio Torrini: L'Accademia degli Investiganti. Napoli 1663-1670. In: Quaderni storici 48, 1981, S. 845-883.

23 Zu Lucantonio Porzio siehe Giuseppe Mosca: Vita di Lucantonio Porzio. Napoli 1765; Alessandro Dini: Filosofia della natura, medicina, religione. Lucantonio Porzio (1637-1724). Milano 1985.

der Galeniker der hippokratischen Medizin entgegengestellt wird, wobei er letztere gemäss der atomistischen Lehre interpretierte. Unter seinen römischen Protektoren war auch Michelangelo Ricci (1619-1682), dem Porzio seine rasche Karriere als Arzt und Medizin-Professor an der Sapienza verdankte. Als Anhänger des Mechanizismus und der Korpuskeltheorie von Robert Boyle, führte Porzio Experimente zur Elastizität und zum Druck der Luft, zur Atmung, zu Wärme und Kälte, zu den Eigenschaften der Metalle und zu ihrer Genese, zum Ursprung von Wasserquellen und der Salzigkeit der Meere durch. Nicht weniger relevant waren seine Studien zur Mechanik (Fallgesetze) und zur Medizin. In Rom hat er auch das Werk verfasst, in dem er seine eigene Kritik des Aderlasses formulierte: *Erasistratus sive de sanguinis missione* (Rom 1682), welches ebenfalls Christina von Schweden gewidmet ist. Nach dem Tod seines Protektors Michelangelo Ricci im Jahre 1682 ging Porzio 1683 nach Venedig, wo er an den Aktivitäten der Akademie von Paolo Sarotti teilnahm; 1684 ging er nach Wien, um 1688 wieder nach Neapel zurückzukehren. In Neapel wurde er Professor der Anatomie und war Mitglied der Accademia di Medinacoeli, welche auch als Accademia Palatina bekannt ist. Im Unterschied zu Bartoli, welcher die helmontschen Argumente gegen die traditionelle Medizin ohne Vorbehalt übernahm und eine neue Sicht des Körpers und der Krankheit vertrat, stellte sich Porzio, auch wenn er Helmont in der Ablehnung des Aderlasses folgte, nicht frontal gegen die galenische Medizin. Porzio unterstützte die Iatrochemie, hing aber in seiner Untersuchung der Natur und des Körper der Korpuskeltheorie an, indem er sich, wie erwähnt, auf das Werk von Boyle bezog.

Der *Erasistratus* von Porzio ist in vier fiktive Dialoge unterteilt, an denen vier Ärzte teilnehmen, zwei antike und zwei moderne, von denen wiederum zwei (Galen und Thomas Willis) für den Aderlass sind und zwei (Erasistratus und van Helmont) dagegen.[24] Im *Erasistratus* werden die traditionellen Argumente für den Aderlass systematisch analysiert und zurückgewiesen. Durch den Mund des Erasistratus versichert Porzio, dass die Schäden, welche durch den Aderlass verursacht werden, häufiger und schlimmer sind als dessen positive Wirkung. Als Belege werden im vierten Dialog zahlreiche Fälle, in denen der Aderlass geschadet hat oder gar zum Tod führte, präsentiert. Bei gewissen Krankheiten

24 Willis hat die helmontianischen Ärzte kritisiert, die sich dem Aderlass entgegen gestellt hatten, indem er sie „Pseudochymiker und Fanatiker" nannte (Thomas Willis: *Pharmaceutice rationalis*. Lyon 1676, S. 175.).

wie der Brustfellentzündung und generell im Falle von Erkrankungen der Atemwege, sei es erforderlich, dass der Kranke nicht geschwächt werde, sondern über seine eigenen Kräfte verfüge. [25] Die Gesprächspartner fragen sich, ob es nötig sei, eine Entleerung des Körpers vorzunehmen („examinatur an corpora animalium semper aliqua indigeant evacuatione”). Ein gelegentlicher Übermaß an Blut, meint Porzio/Erasistratus, sei kein genügendes Motiv für einen Aderlass. Im Körper fänden ständig Wandlungen und Veränderungen und ein Austausch mit der Außenwelt (zum Beispiel durch den Schweiß oder Urin) statt, so dass Teilchen aus dem lebendigen Organismus austreten und so die Quantität des Blutes abnehme.[26] Als letzter Grund gegen den Aderlass wird schließlich die Tatsache angeführt, dass das Blut in ständiger Zirkulation ist, weshalb es nach dem Aderlass dieselben Eigenschaften hat wie vorher: „neque detractione corrigitur, aut in melius mutatur reliquum”; wenn man z. B. eine Entzündung hat, so wird mit dem Ablassen von Blut deren Ursache nicht entfernt.[27] Porzio hat nicht die Absicht, die traditionelle Medizin zu bekämpfen, aber er unterstreicht, dass die antiken Ärzte in Wirklichkeit sehr zurückhaltend waren im Anwenden des Aderlasses, den sie nur in wenigen, seltenen Fällen anwendeten. Das Werk wird mit einem kurzen Text mit dem Titel *Apologia Galeni* abgeschlossen, in dem Porzio zwischen Galen und seinen Nachfolgern unterscheidet, die dem Arzt aus Pergamo in sehr unkritischer Weise gefolgt seien, indem sie den Aderlass missbraucht hätten, während dieser vorsichtiger gewesen sei.[28]

Porzio war nicht allein in seiner Verurteilung des Aderlasses. Ähnliche Argumente wie die seinen finden sich auch in *Parere* [Gutachten] von Leonardo Di Capua, mit dem Porzio in Neapel vor allem auch im Kreis der Accademia degli Investiganti zusammengearbeitet hatte. Das Werk von Leonardo Di Capua, welcher zum ersten Mal ein Jahr vor Porzios *Erasistratus* publiziert und danach mehrmals mit Ergänzungen wieder aufgelegt wurde, nimmt sich vor, die Iatrochemie gegen ihre Angreifer zu verteidigen und durch eine historische Untersuchung die Unsicherheit der Medizin zu zeigen.[29] Di Capua behandelt den Aderlass

25 Lucantonio Porzio: Erasistratus sive de sanguinis missione. Rom 1682, S. 10; 103-110.

26 Ebd., S. 20-23.

27 Ebd., S. 24; 88-90.

28 Ebd., S. 93; 293-355.

29 Leonardo di Capua: Parere del signor Lionardo di Capoa divisato in otto ragionamenti, ne' quali partitamente narrandosi l'origine, e 'l progresso della medici-

im fünften „Ragionamento", besonders dort, wo er das Werk von Erasistratus behandelt, den er als einen Arzt lobt, der „assai libero nel filosofare" (ziemlich frei im Philosophieren) gewesen sei. Di Capua beschränkt sich nicht darauf, Erasistratus gegen Galens Beschuldigungen den Aderlass betreffend zu verteidigen, die nach seinem Dafürhalten Erasistratus nicht gerecht werden, sondern er setzt sich in vertiefter Weise mit dem Thema des Aderlasses, sowohl mit theoretischen Argumenten als auch mit solchen aus der Praxis, welche er von van Helmont übernimmt, auseinander.[30] Die Praxis des Aderlasses wird von Di Capua als eine grausame Praxis gesehen, mit der man dem Leben seine Grundlage entziehe, weil das Leben in nichts anderem besteht als im Blut. Wenn man es entzieht, verliert man jene volatilen Teilchen, die für die Verwandlung von Nahrung in Blut verantwortlich sind.[31] Gewöhnlich, schreibt die Capua wird der Aderlass angewendet, wenn es einen Überschuss an Blut gibt oder wenn es verdorben ist. In den Fällen, wo es wirklich einen Überschuss an Blut gibt, schlägt er vor, nicht zum Aderlass zu greifen, sondern – wie Galen selbst in einigen seiner Werke vorgeschlagen hat – das Fasten anzuwenden. Wenn es sich um eine Veränderung des Blutes handelt, welche auf eine externe Ursache zurückzuführen ist, ist es gefährlich das Blut abzuzapfen, weil mit dem Blut auch jene Substanzen abgezogen werden, welche die Krankheit bezwingen können; auf ähnliche Weise, werden, wenn die Bewegung des Blutes unregelmäßig ist, mit dem Aderlass jene spirituellen Teilchen abgezogen, die die Bewegung des Blutes regulieren.[32] Wenn man eine üble Zusammensetzung des Blu-

na, chiaramente l'incertezza della medesima si fa manifesta. Napoli 1681. Über di Capua siehe Dizionario Biografico degli Italiani (Eintrag di Capua) und Maria Conforti: Medicine, history and religion in Naples in the seventeenth and eighteenth centuries. In: Medicine and Religion in Enlightenment- Europe (The History of Medicine in Context). Hg. von Ole Peter Grell und Andrew Cunningham. Aldershot 2007, S. 63-78.

30 Di Capua: Parere (wie Anm. 29), S. 334; 344 und vor allem S. 353-360, wo Di Capua die Nützlichkeit des Aderlasses bei Fieber mit ähnlichen Argumenten wie Helmont bestreitet. Di Capua zitiert im Übrigen das auch von van Helmont angeführte Beispiel vom Kardinal-Infanten, der nach wiederholten Aderlässen starb (ebd., S. 359-360).

31 Di Capua: Parere (wie Anm. 29), S. 346.

32 Di Capua: Parere (wie Anm. 29), S. 347-348; 351. „Ma se il sangue è malvagio, o egli è per se stesso tale, o pur altronde la reezza gli vien comunicata, non che giovi mai il salasso, anzi egli è sommamente nocevole; imperrocché, non che per lo trar del sangue si scemi mai il male, anzi ne monterà egli maggiormente, e più fiero, e rigoglioso diverranne, uscendo insieme col sangue quelle nobilissime sostanze, che

tes feststellt („se il sangue per se stesso è cattivo”), entzieht man mit dem Aderlass nicht nur den „krankhaften” („viziosa”) Teil sondern auch den gesunden (der die Lebensprinzipien enthält), weil sich nämlich wegen der sich im Blut abspielenden Prozesse von Zirkulation und Fermentation, eine Vermischung aller seiner Teile stattfindet. Ja mehr noch, die gesunden Teile, da sie aus feineren und beweglicheren Teilchen bestehen, entweichen leichter aus dem Körper, so dass die kranken Teilchen im Körper verbleiben. Es ist, wie wenn man von einer Viper gebissen wird: wenn das Gift einmal in den Körper eingedrungen ist und man nicht schnell interveniert, gerät es in die Zirkulation und bleibt im Innern, und kein Aderlass kann es je wieder herausholen.[33] In einigen seltenen Fällen, kann es geschehen, dass durch den Aderlass die Teilchen, die die Ursache der Krankheit sind, herausgeholt werden können, noch bevor sie sich mit dem Rest des Blutes vermischt haben. Daraus kann man aber nicht schließen, dass der Aderlass ein gutes Mittel sei, weil es sich nur um zufällige und seltene Ereignisse handelt, deren Ursache der Arzt nicht verstehen kann.[34] Di Capua lehnt auch den Einsatz des Aderlasses ab, wenn man eine Entzündung mit Blutansammlung in einem bestimmten

---

dicemmo: le quali possono, e nel sangue, e in quella parte ond'al sangue discorre il male, rintuzzarne l'impeto: e sciogliendo, e ammendando cacciar via dal corpo per cieche, o per sensibili strade quel cattivo sugo, onde cotanto attristavasi il sangue.” (Ebd., S. 348) („Aber wenn das Blut ‘böse’ ist, ist es so entweder aus sich selbst, oder diese Bosheit kommt von außen, aber in beiden Fällen hilft der Aderlass nicht, im Gegenteil: er ist höchst schädlich. Und noch weiter: durch das Blutabnehmen wird das Übel nie vermindert, sondern es wird nur noch schlimmer und heftiger werden und wird wirklich blühen, denn mit dem Blut kommen auch die edelsten Teilchen heraus, von denen schon die Rede war. Diese Teilchen könnten sonst das Übel bekämpfen, sei es im Blut oder in dem Körperteil, durch den das Übel in das Blut hineingeführt wurde; indem sie ihn lösen oder mildern, könnten sie den bösen Saft vom Körper entfernen, der auch das Blut infiziert hat; sie entfernen ihn auf sichtbare oder unsichtbaren Weise.”).

33 Di Capua: Parere (wie Anm. 29), S. 349-350.

34 „In questo modo, il medico – scrive Di Capua – si pone in mano della fortuna: e il nocimento, e il danno è sicuro, e il giovamento molto incerto, che ne possa all'infermo seguire [...] Perché sciocchi son da riputare senza fallo coloro, che da quelle pochissime volte, che felicemente per opera della natura ciò avvenire scorgono, voglion, che parimente dall'arte sempre mai seguir debba.” („In dieser Weise – schreibt Di Capua –, stellt sich der Arzt in den Dienst des Zufalls, wobei die Schädigung und der Schaden gewiss sind und der Nutzen sehr ungewiss, den der Kranke davon haben kann. [...] Dumm sind auf jeden Fall diejenigen, die in seltenen Fällen eine Besserung feststellen und sie unbedingt auf die ärztliche Kunst zurückführen wollen, während sie hingegen von der Natur selbst bewirkt wurde“.) Ebd., S. 351.

Teil des Körpers hat (was auch bei der Brustfellentzündung der Fall ist): man kann eine beliebige Menge Blut abzapfen, aber das angesammelte Blut bleibt dort, wo es ist.[35] Di Capuas kritischer Auseinandersetzung mit dem Aderlass liegt eine Konzeption der Krankheit zugrunde, welche sich radikal von der Säftelehre unterscheidet. Er bezieht sich auf van Helmont und die Untersuchungen des Blutes, wie sie in England nach William Harvey durchgeführt wurden und schreibt die Herkunft der Krankheit den krankmachenden Agenten oder der chemischen Zusammensetzung des Blutes zu.[36]

Analoge Konzeptionen über das Blut und über die Krankheit gibt es in der *Phlebotomia damnata* (1696) von Domenico La Scala (1632-1697), Professor für Medizin in Messina, die Marcello Malpighi als „helmontanae scholae sectator" definiert.[37] Scala folgt der Lehre des Helmont, aber er beschränkt sich nicht darauf: er ergänzt sie mit den chemisch-medizinischen Konzeptionen von Harvey und Boyle. Im 17. Jahrhundert herrschte in Messina eine besonders lebhafte Atmosphäre in den Bereichen der Medizin, der Naturphilosophie und der Chemie. Pietro Castelli, Giovanni Alfonso Borelli und Marcello Malpighi hatten der Forschung in den verschiedensten Bereichen wie Botanik, Anatomie, Chemie und Physiologie innovative Impulse gegeben.[38] Helmont folgend wies La Scala Galens Argumente zugunsten des Aderlasses zurück. Die Zustimmung zu Helmonts Thesen (vor allem bezüglich des Fiebers) wird begleitet von Überlegungen, welche schon bei Marco Aurelio Severino präsent waren, zu den Analogien zwischen der helmontschen

35 Di Capua: Parere (wie Anm. 29), S. 352. Di Capua nennt die Entzündung, welche von einem Dorn oder von einem andern Fremdkörper, welcher ins Fleisch eingedrungen ist, hervorgerufen wird. Die Entzündung geht nicht weg, wenn man Blut abzieht. Das ist ein Beispiel, das Di Capua Helmont entnommen hat (*De Febribus*, I, 28, S. 8a, Artzney-Kunst, wie Anm. 6, S. 301f., § 28). Helmont braucht das Beispiel, um die Entstehung von Krankheiten zu erklären, welche, wie wir gesehen haben, aus einer Reizung des *Archeus* entstehen.

36 Über die Forschung über das Blut in England in der zweiten Hälfte des 17. Jahrhunderts siehe Robert G. Frank: Harvey and the Oxford physiologists. A study of scientific ideas and social interaction. Los Angeles 1982; Antonio Clericuzio: Mechanism and Chemical Medicine in 17th century England. Boyle's investigation of ferments and fermentation. In: Early Modern Medicine and Natural Philosophy. Hg. von Peter Distelzweig, Benjamin Goldberg, Evan Ragland. Dordrecht 2016, S. 271-294.

37 Marcello Malpighi: Opera Posthuma. London 1697, S. 24.

38 Zu Domenico La Scala (auch Scala) und der Medizin in Messina siehe Corrado Dollo: Modelli scientifici e filosofici nella Sicilia spagnola. Napoli 1984; und den entsprechenden Artikel in: Dizionario Biografico degli Italiani.

Konzeption und derjenigen von Tommaso Campanella. La Scala, der die Einwände vieler italienischer Mediziner gegen Helmonts Werke kennt, wirft ihm vor, dass er in der Kritik der antiken Medizin übertrieben habe, was ein Hindernis für die Verbreitung seiner eigenen Doktrin sei.[39] Die *Phlebotomia damnata* geht über das Thema des Blutentnahme hinaus: der Autor legt eine detaillierte Analyse der wichtigsten im 17. Jahrhundert entstandenen Theorien über das Blut, über seine Zusammensetzung und Funktion im Organismus und über das Fieber vor. La Scala diskutiert die Lehre von van Helmont, Harvey, Charleton, Boyle, Sylvius, Willis, Borelli, Sydenham und von dem weniger bekannten Landovillette, einem Arzt aus Caën, dessen technizistische Theorie durch den *Zodiacus* von Nicolas de Blégny (1646-1722) bekannt wurde.[40] Zu Beginn der *Phlebotomia damnata* werden Bibelstellen angeführt, in denen es heißt, die Seele sei das Blut, worauf La Scala behauptet, dass das Blut und besonders die im Blut enthaltenen Lebensgeister, die *anima sensitiva* („sinnliche Seele“) den Grund des Lebens bilden. Aus dem Blut erfolgt die Ernährung des Körpers, fährt La Scala fort, es ist das Prinzip der Empfindung und der Bewegung und daher kann seine Extraktion nicht helfen, die Krankheit zu bezwingen.[41] La Scala, der das Werk von Porzio über den Aderlass gut kennt, gibt sich besonders Mühe, die Gründe zugunsten des Aderlasses, welche von Thomas Willis vorgebracht wurden, zu widerlegen. Auf Willis Argument, dass der Aderlass im Laufe der Jahrhunderte praktisch allgemein anerkannt sei, entgegnet La Scala, dass die Wahrheit nicht ist „in opinantium numero, sed in naturae libro, in demonstratione scilicet, et experientia.” Dann erinnert er an die Ärzte der Antike und der jüngsten Vergangenheit, die den Aderlass abgelehnt haben, unter ihnen nicht nur die Paracelsisten, sondern auch Tommaso Cornelio, Leonardo di Capua und Lucantonio Porzio. La Scala weist auch Willis’ Argumente, die auf den Eigenschaften des Blutes basieren, zurück: Willis täusche sich, wenn er meine, der Aderlass könne das korrekte Gleichgewicht zwischen den Komponenten des Blutes wieder herstel-

39 Domenico La Scala: Phlebotomia damnata […] Sive, Anidij, Chrisippi-Cnidij, Aschlepiadis, Erasistrati, et Aristogenis contra sanguinis missionem doctrina e vetustatis tenebris in lucem [...] revocata, et luculentius enucleata [...] In qua singula rationum momenta, quae sanguinis eductioni adversantur, aequa veritatis lance expenduntur. Padova 1696, S. 71-73.

40 Nicolas de Blégny: *Zodiacus medico-gallicus*, Annus primus. Genève 1680, S. 113; 134.

41 La Scala: *Phlebotomia* (wie Anm. 39), S. 1-7.

len, denn wenn es zu viele und zu sehr aufgewühlte schwefelartige Teilchen gibt, ist es keineswegs sicher, dass durch den Abzug von Blut der natürliche Zustand wieder hergestellt wird. La Scala hält gegen Willis' Theorie über die Zusammensetzung des Blutes fest, dass sie auf einer Doktrin chemischer Prinzipien, welche durch Boyle und andere schon widerlegt wurde, beruhe.[42]

Die italienischen Ärzte reagierten heftig auf La Scalas Thesen, auch wenn die Argumente des Arztes aus Messina gegen die traditionelle Medizin weniger radikal waren als jene Helmonts. Die Antwort kam schnell: Matteo Giorgi, Bürger von Albenga bei Genua, gab im auf La Scalas Publikation folgenden Jahr eine Schrift zur Verteidigung des Aderlasses heraus: *Phlebotomia liberata* (1697). Giorgi antwortet auf La Scala, indem er ein Argument wieder aufnimmt, das den galenische Ärzten lange Zeit gedient hatte: im Fall des spontanen Nasenblutens, befreit sich der Organismus vom Überschuss an Blut, welches für den Körper schädlich ist. Wenn der Überschuss an Blut auf natürliche Weise ausgestoßen wird, warum soll man dann nicht von dem Mittel im Fall des Überflusses Gebrauch machen?[43] Giorgi bezieht sich auf die Autorität von Lorenzo Bellini (1643-1704), Schüler und Mitarbeiter von Borelli, welcher sich 1683 für den Aderlass ausgesprochen hatte. Er behauptete, die Entzündung komme von einer Stagnierung des Blutes in den Venen und mit dem Aderlass würden die Gefäße befreit und das Blut könne wieder zirkulieren.[44]

Jene, die den Aderlass gänzlich ablehnten, waren weniger zahlreich und hatten aus therapeutischer Sicht keine brauchbare Alternative anzubieten, weswegen sie auch keine bedeutenden Resultate erzielten. Der Aderlass wurde auf breiter Basis noch bis am Ende des 19. Jahrhunderts für zahlreiche Krankenbilder als Therapie gebraucht, auch wenn die Polemik über seine Nützlichkeit noch lange fortgesetzt wurde. Noch gegen Ende des 17. Jahrhunderts stellten die einflussreichsten Ärzte, obwohl sie zur Vorsicht vor einem Missbrauch des Aderlasses mahnten, dessen Wirksamkeit nicht in Frage. Einige hingen mechanizistischen Konzepti-

42 Ebd., S. 263-268.

43 Matteo Giorgi: Phlebotomia liberata, sive Apologia pro sanguinis missione in febribus, alijsque morbis magnis, qua respondetur Dominico La Scala. Genova 1697, S. 36-37.

44 Ebd., S. 46. Lorenzo Bellini: De urinis et pulsibus, de missione sanguinis, de febribus […] Bologna 1683. Zu Bellini, siehe den entsprechenden Artikel im Dizionario Biografico degli Italiani.

onen des menschlichen Körpers an, wie zum Beispiel Marcello Malpighi, Lorenzo Bellini und Giorgio Baglivi und interpretierten die Funktion des Aderlasses auf der mechanischen und quantitativen Ebene. Der Erfolg des Aderlasses war vor allem dem Faktum geschuldet, dass er in einer antiken Tradition begründet war und dass er dem Arzt erlaubte, in einer großen und ziemlich breiten Anzahl von Fällen zu intervenieren. Zugleich wurde er häufig auch von den Patienten verlangt.

Übersetzung von Rosmarie Zeller unter Mithilfe von Laura Balbiani.

Guido Giglioni

Die Vorstellungskraft der Gebärmutter und die Idee der Begierde in Johann Baptista van Helmonts Theorie der Fortpflanzung[1]

ABSTRACT: This article examines the topic of unnatural conceptions in the early modern period through the lense of Jan Baptiste van Helmont's theory of maternal imagination and its effects on the development of the foetus. Helmont acknowledged the maternal imagination's ability to shape the foetus, for in his view the sensitive soul had a direct and privileged link with the imagination of the womb, an organ that, in Helmont's anatomy, acted as an autonomous centre of emotions and representations. He looked at mother and foetus as three bodies (for the womb was quite an independent organ); indeed, he thought that all the parts of a body – including the foetus – consisted of innumerable other bodies (if we consider that countless *archei*, in Helmont's opinion, were supposed to control every single region of the body). From a methodological point of view, Helmont's position rested on firm theological assumptions. He believed that an experimental engagement with nature did not rule out a parallel mystical involvement with the most divine aspects of reality, for the two activities were expressions of the same desire to experience the divine character of natural creation in a direct manner.

Das Thema der unnatürlichen Empfängnis liefert in der Frühen Neuzeit ein Paradigma, in dem sich Metaphysik, Theologie, Medizin und Naturgeschichte mit ihren jeweiligen Interessen vereinigen. Die Metaphysik befasste sich mit der Natur der Veränderung und der damit verbundenen Frage, ob Wissen (Wahrnehmung) und Lust (Emotion) körperliche Veränderungen verursachen können. Die theologische Seite der Frage betraf den Ursprung der Seele und das Problem, wie sie in den Fötus (Beseelung) gelangt. Die Medizin interessierte sich für Fragen der Ernährung und Spezifika der weiblichen Anatomie. Die Naturgeschichte schließlich widmete sich den zahlreichen, oft mit schrecklichen und sensationellen Details angereicherten Fällen und Geschichten, die von der Wirkung der mütterlichen Einbildungskraft auf den Fötus zeugten. Die mütterliche

1 Ich danke Finn Schulze-Feldmann für die Übersetzung dieses Artikels ins Deutsche.

Einbildungskraft hatte die Fähigkeit den im Mutterleib befindlichen Körper des Fötus zu markieren (*signare*) und ihm Merkmale aufzuprägen (*notae*). Die Fähigkeit zu markieren wurde als generelle Eigenschaft der Einbildungskraft aufgefasst, die von einfachen Zeichen wie einem Muttermal auf der Wange (quasi wie ein Pinselstrich der Vorstellung) bis zu komplexeren Produkten wie der Abbildung realer Objekte der Natur: so berichten verschiedene Ärzte über den Fall einer Schwangeren, die sich einen Affen vorstellte und dann ein affenartiges Kind gebar. Der Einbildungskraft wurde demnach die Kraft zugeschrieben, ungeformte und homogene Materie formen zu können. Zwischen dem 16. und 18. Jahrhundert lieferten Theorien der Fortpflanzung konkurrierende Modelle, die die Fähigkeit der Seele, sich auszudifferenzieren, abzubilden versuchten: entweder war alles in der Natur bereits vorgegeben und musste lediglich zur Entfaltung gebracht werden (Präformationslehre) oder alles bedurfte der Formung gemäß eines Planes, der jedoch ausreichend flexibel war, um sich gegebenenfalls an sich wandelnde Umstände anzupassen (Epigenese). In beiden Fällen bezeugten Missbildungen die Risiken, die die Vorstellungskraft während des Prozesses der Zeugung barg. Durch den Akt des Markierens schuf die Vorstellung Objekte, die die Frucht (*conceptus*) der Gedanken und manchmal auch der tiefsten Ängste war.[2]

In Johann Baptista van Helmonts Erklärung der mütterlichen Prägung spielt die Gebärmutter eine zentrale Rolle, denn er betrachtet diese als das wichtigste Organ der weiblichen Anatomie, wie er in seinem 1648 posthum erschienen Hauptwerk *Ortus medicinae,* welches Christian Knorr von Rosenroth auf Deutsch übersetzte,[3] darstellt:[4] „Wie denn we-

---

2 Guido Giglioni: ‘Conceptus uteri / Conceptus cerebri’. Nota sull’analogia del concepimento nella teoria della generazione di William Harvey. In: Rivista di Storia della Filosofia 48 (1993), S. 7-22.

3 Jan Baptist van Helmont: Ortus medicinae, id est, initia physicae inaudita: Progressus medicinae novus in morborum ultionem ad vitam longam. Amsterdam 1648 (ND Brüssel 1966), S. 340b, § 43. Deutsch: Aufgang der Artzney-Kunst / Das ist: nie erhörte Grund-Lehren von der Natur/ zu einer neuen Beförderung der Artzney-Sachen [...]. In die Hochdeutsche Sprache übersetzet [...] [von Christian Knorr von Rosenroth.] Sultzbach 1683, Bl.)(iij^{v}. Reprint: München 1971, S.816a. Christian Knorr von Rosenroth übersetzt „uterus“ mit „Mutter“, „Mutter-Glied“ oder „Bär-Mutter“.

4 Zu Johann Baptista van Helmont siehe Walter Pagel: Joan Baptiste van Helmont. Reformer of Science and Medicine. Cambridge 1982; Guido Giglioni: Immaginazione e malattia. Saggio su Jan Baptista van Helmont. Mailand 2000; Georgiana D. Hedesan: An Alchemical Quest for Universal Knowledge. The ‘Christian Philosophy’ of Jan Baptist Van Helmont (1579-1644). London 2016.

gen desselben [i.e. dem Mutter-Gliede] allein ein Weib das jenige ist / was es ist [„propter solum uterum est mulier id quod est"]", behauptete er in seiner Abhandlung „Von der biß anhero unbekandten Würckung der eignen Herrschaft" („Ignota actio regiminis"). In seinem „Fluxus generationis" („Wie es bey der Zeugung des Menschen nacheinander zugehe") berichtet er von einer etwa fünfminütigen Vision („visio somnialis" „Traum-Gesicht"), die ihm erlaubte habe, die Entwicklung des Fötus von der Zeugung bis zu seiner Geburt zu verfolgen.[5] Dies ist in der Tat eine faszinierende Darstellung, die sich wie eine Reise in die Gebärmutter liest:

> Die Anfänge unserer Zeugung hab ich in einem Traum-Gesicht gesehen und will sie mit der Feder beschreiben / so viel sich mit Worten will thun lassen. Nemlich zum ersten sahe ich / daß die Mutter mit Falten durch eine unvergleichliche Kunst zusammen gezogen ist / welche sich bey vorhabender Empfängnüs durch ihren eigenen Magartischen Trieb aufthut / und zwar eben so weit als sich der Samen erstreckt. Nemlich dieselbige von einander Ziehung und Eröffnung der Falten verursachte ein Ansaugen und eine Anziehung des Samens / damit nichts leer bleibe: und darinnen besteht das Hauptstück der Empfängnüs / so viel das weibliche Geschlecht betrifft.[6]

Helmont dachte, dass die Ausdehnung der gefalteten Gebärmutter („plicati uteri expansio") sich nur im Moment der Empfängnis ereigne. Der Grund für die Ausdehnung war für ihn allerdings übernatürlich und göttlich,[7] denn in der Bibel stand geschrieben, dass Sarahs Gebärmutter von Gott geöffnet wurde:

> Wer nun das Verlangen hat Kinder zu zeugen / der darff nicht bedacht seyn / auf natürliche Geylheit noch auf einen Uberfluß / noch auf die Gesundheit des Samens / sondern vielmehr vornehmlich und gäntzlich auf die vorgemeldte anziehende Kraft der Mutter: Und daß auf seiten des Männlichen Geschlechts der Samen mit keiner Ansteckung beschmitzet sey.[8]

Das Helmontsche Modell der Fortpflanzung baut so konsequent auf der magnetischen Fernwirkung auf, dass körperliche Einflussfaktoren keine bedeutende Rolle spielten. Die Einbildungskraft hingegen wird mit einer

5 Helmont: Ortus medicinae (wie Anm. 3), S. 732b bzw. Artzney-Kunst, S. 1224-1227

6 Helmont: Ortus medicinae (wie Anm. 3), S. 729a) bzw. Artzney-Kunst S. 1124.

7 „Denn einmahl ist dieses der Finger GOttes / der diese Seckel aufziehet sonder Vermittelung einiges Werckzeuges: Wie denn auch die H. Schrifft meldet: GOtt habe die Mutter der Sarah aufgethan." (Artzney-Kunst (wie Anm. 3), S. 1224.

8 Helmont: Ortus medicinae (wie Anm. 3), S. 729b. Artzney-Kunst, S. 1225. Mit „Mutter" ist die Gebärmutter gemeint.

magnetischen Kraft identifiziert, deren Stärke in Frauen doppelt so groß ist als in Männern. Dieser Magnetismus war ein Weg, den ursprünglichen Fortpflanzungsbefehl, den Gott der Natur gegeben hatte, nachzuvollziehen. In seiner Gebärmutter-Vision sah Helmont, dass das Prinzip, welches den Lebensprozess überwacht (archeus), welcher am dritten Tag nach der Zeugung erscheint, am zehnten Tag menschliche Gestalt annahm. Er wunderte sich, dass das Prinzip der Selbstliebe und des Egoismus („egoitatis incepta philautia" / „Ichheit und die eigen Liebe") bereits im ersten Rudiment menschlichen Lebens aktiv ist und wächst. Am einundvierzigsten Tag manifestierte sich dann die „sinnliche Seele" als lebendiges Leuchten („splendor vitalis" / „lebhaffter Glantz").[9] Die Tatsache, dass Eva bereits vor dem Sündenfall ohne Geschlechtsverkehr hatte empfangen können, war Helmonts Meinung nach ein weiterer Beweis dafür, dass die Empfängnis von der magnetischen Kraft der Gebärmutter abhing, und dass ebendieser Magnetismus der Gebärmutter göttlichen Ursprungs war.

Helmont Konzept der unnatürlichen Empfängnis wird in seinem Hauptwerk *Ortus medicinae* an verschiedenen Stellen dargestellt und ist Bestandteil eines komplexen theologischen und biblischen Narrativs. Helmont verstand die Veränderungen des Fötus als unanfechtbaren Beleg dafür, dass seit Adams Zeit Verlangen und Begierde („concupiscentia") den ordentlichen Lauf natürlicher Ereignisse pervertierten. Daher waren die Gefahren gestörter Einbildungskraft real und allgegenwärtig: „Die verpestete Bedingung unserer Natur liegt im Verlangen des Fleisches („concupiscentia carnis") begründet." Helmont verengt den Begriff der Begierde, die sowohl auf Besitz gerichtete Begierde wie sexuelles Verlangen bedeuten kann, auf die sexuelle Begierde was er als „Abscheulichkeit der Begierde" (*foeditas concupiscentiae*) beschreibt.[10] Helmonts Interpretation der Begierde als sexuellem Verlangen war auf natürliche Weise („inclusus, implantatus") in der verbotenen Frucht enthalten. In dem Moment, da der Mensch der Macht des fleischlichen Verlangens („per concupiscentiam") nachgegeben hatte, trat die Sterblichkeit (mortalitas) in die Natur ein und beeinträchtigte die menschliche Natur irreparabel.[11]

9 Helmont: Ortus medicinae (wie Anm. 3), S. 730a, 731a. Artzney-Kunst, S. 1225, 1226.

10 Helmont: Ortus medicinae (wie Anm. 3), S. 674b, 675a. Artzney-Kunst, S. 1188

11 Helmont: Ortus medicinae (wie Anm. 3), S. 677ab, Artzney-Kunst, S. 1191.

Daher begingen Adam und Eva die Erbsünde in dem Moment, da sie sich zur Fortpflanzung der Menschheit durch den Geschlechtsakt („congressus sexualis in hominis propagationem" / „der zu des Menschen Fortpflanzung gebrauchete fleischliche Beyschlaff") entschieden. So erniedrigten sie sich auf die Ebene der Tiere und verrieten damit ihre eigentliche Bestimmung als Ebenbild Gottes.[12] Der Mensch ist aber kein Tier, weil er *mens* (Verstand, - Knorr von Rosenroth übersetzt mit „Gemüth") ist und bleibt, er ist ein körperloser Intellekt. Von diesem Moment an aber, verwandelt er sich jedes Mal, wenn er dem fleischlichen Verlangen nachgibt, in ein Tier, wobei sich der Verstand zurückzieht und der Körper der sinnlichen Seele ausgesetzt ist, d.h. die Leere, die durch den Rückzug des Verstandes als Ergebnis des Sündenfalls entstanden ist, wird durch tierisches Leben gefüllt. Die durch den Verstand hinterlassene Leere zeigt sich immer dann, wenn der Mensch sich der drängenden Begierde, der „concupiscentia", hingibt, so auch „wenn ein schwanger Weib / von einem gählingen Schrecken / ihre menschliche Frucht in ein gewisses Tier verwandelt; so wird nicht das Gemüth in eine thierische Seele verwandelt; sondern das Gemüth gehet fort und kommt seine sinnliche Seele an seine Stelle / die von dem Schöpfer erlanget worden."[13] In seinem kurzen Essay „De sympatheticis mediis" (Von sympathetischen Mitteln), das sich der Analyse derjenigen körperlichen Mittel widmet, durch die „imagines" und „conceptus" von der Einbildungskraft zu den übrigen Körperteilen kommuniziert werden, bezieht sich Helmont auf die mütterliche Vorstellungskraft als Beweis dafür, dass die magnetische Kraft und deren Auswirkungen existieren:

> Daß aber die in den Gedancken formirte Bilder in die Ferne streichen / das ist an einer schwangeren Frau offenbarlich zu sehen: Als welche alle Bilder ihrer [„conceptae imagines"] alsobald in ihre Leibes-Frucht versetzet; die doch sonst mit der Mutter weiter nicht verknüpffet ist / als daß sie mit derselben einerley allgemeine Nahrung hat.[14]

Empfängnis ist in Helmonts Verständnis ein umfassender sowohl natürlicher als mentaler Prozess, die Aktivität der Reproduktion wird als eine Funktion der kognitiven Anpassung gekennzeichnet. Die Empfängnis

12 Helmont: Ortus medicinae (wie Anm. 3), S. 675b, Artzney-Kunst, S. 1189.

13 Helmont: Ortus medicinae (wie Anm. 3), S. 676a, Artzney-Kunst, S. 1189b

14 Helmont: Ortus medicinae (wie Anm. 3), S. 614b. Artzney-Kunst, S. 1001; Vgl. Ortus , S. 340a, Artzeny-Kunst, S. 825.

kann sowohl natürlich als unnatürlich sein. Gemäß Helmonts Meinung ist die Wirkung der Einbildungskraft, insbesondere der weiblichen, auf den Körper eng damit verbunden, wie sich Krankheiten in der Welt verbreiten. Wie die Fortpflanzung durch den Sexualakt ist auch die Verbreitung von Krankheiten ein unglückliches Erbe des Sündenfalls. Helmont schreibt: „es muß nothwendig eine jede Kranckheit in dem Behältniß des Lebensgeistes (*Archei*) in uns selber wohnen.“[15] Seine Theorie der Krankheit ist nach dem Muster des Prozesses gebildet, gemäß welchem seiner Meinung nach die Einbildungskraft fähig war, die körperliche Realität der Menschen zu verändern. Die Art, wie die Einbildungskraft auf der bewussten und unbewussten Ebene auf die Objekte wirkt, ist für Helmont das Kriterium für die Einteilung der Hauptkrankheiten („morborum phalanx“). Die allgemeinste Unterscheidung betrifft die Bilder, die von außen kommen („recepta“) und diejenigen, die im Innern erzeugt werden („retenta“).

Helmont ordnete die Klasse der Bilder, die aus der inneren Handlung der Zeugung („concepta“) resultieren, in dieselbe Kategorie ein wie die durch die Wahrnehmung von Objekten („recepta“) fehlgeleitete Einbildungskraft, die wiederum in die Nähe der Bilder gehört, die durch gewaltsam in den Körper eingeführte Objekte („iniecta“) erregt wurde. „Concepta“ werden als spirituelle Varianten der „recepta“ definiert, denn der Prozess, durch den die Bilder in dem Falle der „concepta“ den aus der externen Realität kommenden Eindruck verarbeitet werden, ereignet sich auf einer abstrakteren Ebene als es bei den „materialia recepta“, den Objekten der externen Sinne, der Fall ist. Zwei Typen der Zeugung („concepta“) beeinflussen daher die Vorstellung und begünstigen zugleich schwere Krankheiten: entweder es sind interne Reaktionen hervorgerufen durch äußere Substanzen (wie Essen, Trinken, Gift oder Medikamente), oder sie rühren direkt von Bildern und Emotionen her, die der „archeus“ selbst hervorbringt.[16] Aus anatomischer Sicht erachtete Helmont die Milz als das Organ, in dem die Einbildungskraft ihre ersten Reaktionen „primi conceptus“) erzeugt.[17] Bei den Frauen fließt diese primordiale Zeugung („concepta“) direkt von der Milz in die Gebärmutter. Dabei sind melancholische Episoden charakteristisch für Krankheiten in

15 Helmont: Ortus medicinae (wie Anm. 3), S. 566a, Artzeny-Kunst, S. 947, § 8.

16 Helmont: Ortus medicinae (wie Anm. 3), S. 609ab, Artzeny-Kunst, S. 995.

17 Walter Pagel: The Smiling Spleen. Paracelsianism in Storm and Stress. Basel, 1984, S. 134-142.

Verbindung mit der Empfängnis („concepta"). Die Krankheit, die alle möglichen depressiven Zustände auslöst, kann sogar plötzlich „gelehrte und kluge Menschen" anfallen. Nichtdestotrotz fährt Helmont fort, fallen ihr Frauen häufiger zum Opfer als Männer wegen ihrer Harmonie und Nähe zur Gebärmutter. Die Gebärmutter, argumentiert er, sei eine zweite Milz, die den Fötus mit ihrer Membran umschließt.[18] Das bedeutet, dass die Gebärmutter in gleichem Maße Bilder hervorbringt wie die Milz und dass Frauen zwei Quellen der Einbildungskraft besitzen. Dies bestätigt außerdem die These, dass die Vorstellungskraft der Frau doppelt so stark sei wie die des Mannes.

Für Helmont übt die Gebärmutter ein „Regiment" über den weiblichen Körper aus und ist sogar in der Lage, ihre eigenen Krankheiten zu generieren: „Nemlich ein jeder übermässiger Mutter-Zustand ist eine gewisse Unsinnigkeit oder Dollheit des in der Mutter wohnenden Lebens-Geistes."[19]

> Denn in der Mutter läst sich eine Krafft befinden / so der Einbildung davon unsere erste Bewegungen [„primi motus"] herkommen / gantz gleich / und einen überaus hefftigen Trieb *(Blas)* hat / nicht anders als die Sternen / welcher alles übern Hauffen werffen / und das unterst zu oberst kehren kan. Denn die Mutter hat je und allweg und behält auch ihr Regiment über den gantzen Leib / und führet solches mit grosser Grausamkeit und gäntzlicher Betäubung des durch Mitleiden wohl zu betaurenden Weiblichen Geschlechts.[20]

In einigen Fällen war die Gebärmutter so stark, dass sie sogar den Tod der Frau überleben konnte. Helmont erinnert daran, dass dieses Phänomen auch Plato bekannt war. In seinem *Timaios* (91 v. Chr.) hatte er die Gebärmutter „ein wütendes Thier genandt.".[21]

Zusammenfassend: Helmont hatte also keine Bedenken, der mütterlichen Einbildungskraft die Fähigkeit zuzuschreiben, den Fötus zu formen, denn die sinnliche Seele hat eine direkte und sogar privilegierte

18 Helmont: Ortus medicinae (wie Anm. 3), S. 605b, Artzeny-Kunst, S. 992, § 6.

19 Helmont: Artzney-Kunst (wie Anm. 3), S. 994, § 13.

20 Helmont: Ortus medicinae (wie Anm. 3), S. 607b, Artzney-Kunst, S. 994. Mit dem Begriff „Blas" meint Helmont das Prinzip der Bewegung und Veränderung mit sternförmigem Ursprung, das jeder Sache in der Natur eigen ist. Siehe *Blas meteoron*, *Vacuum naturae* und *Blas humanum* in: Helmont: Ortus medicinae, S. 81a-97b, 178a-192b, bzw. Artzney-Kunst, S.117-126, 227-244.

21 Helmont: Ortus medicinae (wie Anm. 3), S. 607b-608b, Artzney-Kunst, S. 995, § 18.

Verbindung zu der Vorstellung der Gebärmutter, ein Organ, das in Helmonts Anatomie als autonomes Zentrum von Emotionen und Vorstellungen agiert. Er sah die Mutter und den Fötus als drei Körper an, da die Gebärmutter für ihn ein unabhängiges Organ war. In der Tat vertrat er die Auffassung, dass alle Teile des Körpers einschließlich des Fötus aus unzähligen anderen Körpern bestehen, wenn wir bedenken, dass unzählige *archei* gemäß Helmonts Meinung jede einzelne Region des Körpers zu kontrollieren.

Von einem methodologischen Standpunkt aus basierte Helmonts Position auf festen theologischen Grundannahmen. Er glaubte, dass eine experimentelle Beschäftigung mit der Natur eine parallele mystische Befassung mit den göttlichen Aspekten der Realität nicht ausschloss. Für ihn waren beide Beschäftigungen Ausdruck des einen Verlangens, den göttlichen Charakter der natürlichen Schöpfung auf direkte Weise zu erfahren. In diesem Sinn war seine Reise in die Gebärmutter eine außerordentliche Leistung der experimentellen Vorstellung.

Die Welt, welche ich aus der Perspektive Helmonts darzustellen versuchte, war eine Welt, welche noch durch das Prinzip der Ähnlichkeit („similitudo") regiert wurde und in welcher mentale Bilder (*species phantasticae*) noch eine entscheidende Rolle spielten. Es war eine Welt, in der, wenn man diese Voraussetzungen anerkennt, die Einbildungskraft eine Fähigkeit war, die es zu fürchten galt. Der unbeschränkte Vorrat an Objekten und Möglichkeiten, die vermeintliche Geschwindigkeit, mit der Bilder an allen Teile des Körpers übermittelt werden konnten, und vor allem die Beziehung, welche Verlangen und Einbildungskraft aneinanderband, die Möglichkeit, dass die Macht ihrer Einbildungskraft, ihre Wünsche und Erwartungen Realität werden ließ, verunsicherten und verängstigten die Menschen zutiefst.

Kathrin Pfister

„Die güldene Lehre handgreiflich dargestellet" – Joachim Polemanns Verteidigungsschrift (1659) zu Johann Baptista van Helmont

ABSTRACT: In 1659 the German alchemist Joachim Polemann (c. 1624 – after 1672) published his Novum Lumen Medicum, in which he defended Jan Baptista van Helmonts Ortus medicinae (Amsterdam 1648). The article focuses on the content of the Lumen, and how Polemann understood van Helmont's alchemical work. It sheds light on Polemann's biography and his communications with Samuel Hartlib (c.1600–1662) and Hartlib's son-in-law Frederik Clodius (1629–1702). Polemann's rivalry with Franciscus Mercurius van Helmont when it came to publishing the elder van Helmont's writings is also discussed.

Im Jahr 1659 veröffentlichte ein heute kaum noch bekannter Alchemiker namens Joachim Polemann (um 1624 - nach 1672) eine umfangreiche Verteidigungsschrift des 1648 in Amsterdam erschienenen *Ortus medicinae* des Johann Baptista van Helmont (1579-1644). Das (deutschsprachige) *Novum Lumen Medicum*, ebenfalls in Amsterdam verlegt,[1] erregte sofort das Interesse der Bildungselite Europas: Der englische Diplomat und Gründungsmitglied der Royal Society, Robert Southwell (1635-1702), schrieb aus London nach Paris: „Mr Polemans Novum Lumen Medicum is exceedingly desired in this place, and the Translator at London wants not [es mangelt nicht an] a great many earnest wishes to ye successe and dispatch of that work".[2] Sein Briefpartner Henry Oldenburg (1618/1620-1677), der spätere Sekretär der Royal Society, antwortete aus

1 Joachim Polemann: Novum Lumen Medicum. Amsterdam: Henricus Betkius [Hendrik Beets] 1659. Weitere Ausgaben: Amsterdam: Henricus Betkius 1660; Amsterdam und Leipzig: Welmsonius und Kloß 1699; Frankfurt und Leipzig: Johann Friedrich Fleischer 1747.

2 Southwell an Oldenburg, Brief 196. In: The Correspondence of Henry Oldenburg. Hg. von A. Rupert Hall und Marie Boas Hall. 13 Bde. Madison / London 1965-1986; hier Bd. 1 (Amsterdam 1965), S. 355-356. – Die englische Übersetzung *Novum lumen medicum wherein the doctrine of Helmont is declared* erschien 1662 in London.

Paris, dass man auch in Frankreich hoffe, eine (lateinische) Übersetzung möge schnellstens erscheinen, da Polemann bei seinen Frankreichreisen sich in Fachkreisen als „able chymist" gezeigt habe;[3] unter anderem erfahren wir, dass Polemann in Montpellier mit einem Angehörigen der medizinischen Fakultät, Jean de Beauxhostes (1617-1688), laboriert habe.[4]

In historiographischen Werken irrlichtert Joachim Polemann heute nur durch die Fußnoten, im 17. Jahrhundert aber war er ein international vernetzter und hochgeachteter Alchemiker, dessen Fachkenntnisse geschätzt wurden von – um nur einige zu nennen – Johann Amos Comenius (1592-1670), Robert Boyle (1627-1691), Kenelm Digby (1603-1665), von Samuel Hartlib (um 1600-1662) und dessen Schwiegersohn Frederick Clodius (1629-1702)[5] oder dem bedeutenden Oxforder Chemiker Peter Stahl (gest. ca. 1675). Sie alle suchten Polemanns Rat in alchemo-medizinischen Fragen.

Polemanns *Novum Lumen Medicum*

Mit dem Titel seiner Schrift: *Novum Lumen Medicum, in welchem des hochbegabten Philosophi Helmontii* [...] *Lehre von dem hohen Geheimnis des Sulphuris Philosophorum* [...] *gegen die Unwissenden und Irrenden* [...] *gründlich erkläret wird* bezieht Polemann deutlich Stellung gegen die Kritiker Helmonts. In der Widmungsvorrede an den selbst alchemisch laborierenden Sulzbacher Pfalzgrafen Christian August (1622-1708)[6] begründete Polemann sein Unterfangen damit, dass die auf

3 Oldenburg an Samuel Hartlib, Brief 138. In: Correspondence Oldenburg (wie Anm. 2), Bd. 1, S. 277-279. – Die lateinische Übersetzung durch Johann Jacob Heilmann, Arzt in Zweibrücken, erschien in: Theatrum Chemicum. Bd. VI. Straßburg 1661.

4 Oldenburg an Hartlib, Brief 193. In: Correspondence Oldenburg (wie Anm. 2), Bd. 1, S. 350.

5 Zur Biographie von Clodius s. Vera Keller und Leigh T. Penman: From the Archives of Scientific Diplomacy. Science and Shared Interests of Samuel Hartlib's London and Frederick Clodius's Gottorf. In: Isis, Vol. 106, Nr. 1 (März 2015), S. 17-42.

6 Zu Christian Augusts alchemischen Interessen s. Laura Balbiani: Medizin und Pharmazie in Sulzbach zur Zeit des Herzogs Christian August (1622–1708). In: Pharmazie in Geschichte und Gegenwart. Festgabe für Wolf-Dieter Müller-Jahncke zum 65. Geburtstag. Hg. von Christoph Friedrich und Joachim Telle. Stuttgart 2009, S. 47-69. Zu den Beziehungen zwischen dem Sulzbacher Hof und Vater und Sohn Helmont s. die grundlegende Studie von Klaus Jaitner: Der Pfalz-Sulzbacher Hof in der

Paracelsus fußende Alchemomedizin Helmonts der näheren Erläuterung bedürfe, da viele Ärzte es nicht vermöchten, dessen Anweisungen in die Praxis umzusetzen. Er, Polemann, wolle nun Helmonts oft dunkle Worte zum Nutzen aller Kranken in die *chymia practica* überführen.

Die Dedicatio ist auf den 30. Januar 1659 datiert und Polemann erinnert darin an einen kürzlich erfolgten Besuch in Sulzbach, bei dem er sich mit Christian August über Helmont und über dessen Ausführungen zum Laborieren mit Antimon unterhalten habe. Er hätte, so fährt Polemann fort, die Wahrheit von Helmonts Lehre gerne auch im Experiment bewiesen, was aber aufgrund der Kürze seines Aufenthalts nicht möglich gewesen sei.

Der Hinweis auf die – nicht erfolgte – Labortätigkeit untermauert Polemanns eigene Position als Vertreter einer *chymia practica*: Obwohl er Helmont als „besonderes helles Licht in der Medizin“ apostrophiert, äußert er eben auch Kritik an dessen „hinterlassenen tieffgegründeten schriften“, die aufgrund ihrer „Tunckelheit“ für die Praxis nicht zu verwerten seien; diese wolle er – Polemann – nun erhellen.[7] Polemann fühlt sich von Gott direkt und als Einziger auserwählt, diese Aufgabe zu übernehmen – Konkurrenten duldete er nicht.

So wird in seinem Werk die (bereits verstorbene) Alchemikerelite als nutzlos verworfen; namentlich erwähnt werden Oswald Croll (1560-1609) und sein iatrochemisches Werk *Basilica Chymica* (1609), der Marburger Professor für Chymiatrie Johannes Hartmann (1568-1631), Andreas Libavius (1555-1616), der Salinist Johannes Rhenanus (1528-1589), der französische Chemiker Jean Beguin (1550-1620) und der Transmutationsalchemiker Bernard Gilles Penot (1519-1617).

Doch auch lebende Rivalen in der Auslegungskunst der Helmontischen Lehre hatten für Polemann keinen Bestand; das macht ein Brief vom 5. Dezember 1659 deutlich, den er aus Amsterdam nach London an Samuel Hartlib schickte:

> Deß Oswaldi Grems arbor integra super Helmontij doctrinam fundata ist mir wol bekant vnd hat er ein gutes werck gethan, in dem er den Helmontiam in richtiger ordnung gebracht, vnd seine zerstrewete pathologiam in gewiße capita gebracht, vnd vnter die abgetheilete morbos reducirt. Dieses ist aber zu beklagen, daß er nimmer allegirt von wannen er die wort vnd lehr des Helmontij genommen, sondern

europäischen Ideengeschichte des 17. Jahrhunderts. In: Wolfenbütteler Beiträge 8 (1988), S. 273-404.

7 Polemann: Lumen (wie Anm. 1), Bl. Aiii r-v.

> setzt nur simpliciter die verba dahin: Außer diesen bringt er nicht das geringste licht dem Helmontio zu; den da er endtlich von der præparation der Medicamentorum handelt, da erzehlt er auch wohl des Helmontij wort, erklährt aber nichts, sondern setzt loco explicationis die processus Hartmanni, Crollij, Quercetani, Penoti etc etc dahin.[8]

Bei der kritisierten Schrift handelt es sich um das zwei Jahre zuvor (1657) in Frankfurt erschienene Werk *Arbor integra et ruinosa hominis* des Salzburger Stadtarztes Franz Oswald Grembs (um 1620-1659).[9] Polemann lobte zwar Grembs Versuche, Helmonts Ausführungen besser zu strukturieren und zu ordnen, doch tadelt er dessen mangelnde philologische Sorgfalt und die fehlende tiefergehende Interpretation. Grembs Methode, zur Erläuterung ‚dunkler' Herstellungsverfahren Helmonts vergleichbare Anleitungen aus den Werken von Hartmann, Croll, Joseph Duchesne (1544-1609) oder Penot beizuziehen, fand keine Gnade in Polemanns Augen.

Polemann unternimmt es nun im Vorwort des *Novum Lumen Medicum*, seinen Alleinstellungsanspruch als Helmont-Ausleger zu untermauern: Er habe in seinem Bemühen, Helmonts Anleitungen zur praktischen Herstellung des Alkahest zu entschlüsseln, „unter Lebensgefahr" internationale Alchemiker aufgesucht – international ist hier wörtlich zu nehmen, denn Polemanns Lebensweg führte ihn von Böhmen nach Hamburg und Stockholm, Wien und Ungarn, Montpellier und Lyon, London, Oxford und Amsterdam, um nur einige seiner Wirkungsstätten zu nennen[10] – allerdings ohne Erfolg. Er habe sich dann zurückgezogen und nochmals Helmonts Schriften eingehend studiert – besonders das Kapitel „De venatione scientarum" („Wie den Wissenschaften nachzujagen"), in dem Helmont die Vernunft als nützliches Instrument zum Erkenntnisgewinn abwertete und die göttliche Inspiration als einzigen Weg postulierte: Er, Polemann, habe – philologisch gründlich – „genaue Achtung auff

---

8 H[artlib]P[apers] 60/4/154B: Brief Nr. 17 vom 5. Dezember 1659. In: The Hartlib papers. 2nd edition. HROnline. Sheffield University 2002; der Briefwechsel ist online einsehbar: https://www.hrionline.ac.uk/hartlib/.

9 Für die Berichtigung der Lebensdaten danke ich herzlich Dr. Peter F. Kramml, Leiter des Stadtarchivs Salzburg.

10 Zur Biographie Polemanns s. Kathrin Pfister: Joachim Polemann. Biographische Notizen zu einem Fachschriftsteller und Alchemiker des 17. Jahrhunderts. In: Minera discipulorum. Vorstöße in das Fachschrifttum der frühen Neuzeit. Gedenkschrift für Joachim Telle. Hrsg. von Laura Balbiani und Kathrin Pfister. Heidelberg 2014, S. 161-170.

seine [Helmonts] Worte und Sinn gegeben, eines gegen dem andern gehalten und conferiert, und dann fleissig gearbeitet“[11] und dies habe ihn durch göttliche Erleuchtung zur Wahrheit geführt. Helmonts Überzeugung, dass der Erkenntnisprozess nicht über die Vernunft (ratio), sondern nur über göttliche Eingebung erfolge, ist Polemann so wichtig, dass er über 9 Seiten hinweg seine lateinische Vorlage zitiert. Polemann übernimmt Helmonts Überzeugung, dass durch „imagines und visiones“ größere Fortschritte in der Naturwissenschaft gemacht werden könnten als durch den „discursus rationis“.[12] Die Aneignung von Wissen erfolgte auch für Polemann durch eine „adaequatio intellectus ad res ipsas“; das heißt der Verstand muss sich mit den zu erforschenden Dingen gleichsetzen, „gleichsam das verstandene Ding selbst werden“. Ganz in der Nachfolge Helmonts formuliert nun auch Polemann „dass man alles seiner ganzen Natur nach inniglich betrachte, ehe mans ins Feur bringet“ – das heißt, dass jeder handwerklichen Tätigkeit im Labor eine kontemplative Phase vorangehen müsse. „[Diese] Einschauung der natürlichen Dinge“ sei nötig, um in den „inwendigen Grund zu gehen“, aus welchem sowohl das Gemüt als auch der zu untersuchende Gegenstand „herausgeflossen“ seien, und dieser inwendige Grund war für Helmont und Polemann Gott.[13]

Angesichts solcher Aussagen mag es kaum verwundern, dass Polemann als zweiten Lehrmeister den in Alchemikerkreisen hochverehrten böhmischen Mystiker Jakob Böhme anführt. Böhme wurde aufgrund seiner von Paracelsus beeinflussten Naturphilosophie von Alchemikern sozusagen zwangsrekrutiert; besonders die Schrift *De signatura rerum* wurde als (verschlüsselter) Basistext der laborantischen Praxis verstanden und so Böhmes Theosophie ‚alchemisiert‘.[14] Polemann berichtet von 30 Werken Böhmes, die er gelesen habe, und überhäuft den „Wundermann“ mit epitheta ornantia: Er sei hocherleuchtet und von Gott gesalbt,

11 Polemann: Lumen (wie Anm. 1), Bl. Av r.

12 Zu Helmonts visionärer Erkenntnisschau s. Michael Stolberg: Die Vision als Modus der medizinischen Wissenschaftsautorisierung. Johann Baptist van Helmont (1579-1644) und sein „Aufgang der Arzney-Kunst“. In: Morgen-Glantz 13 (2003), S. 47-72.

13 Polemann: Lumen (wie Anm. 1), S. 233–235.

14 Joachim Telle: Jakob Böhme unter deutschen Alchemikern der frühen Neuzeit. In: Offenbarung und Episteme. Zur europäischen Wirkung Jakob Böhmes im 17. und 18. Jahrhundert. Hrsg. von Wilhelm Kühlmann u. Friedrich Vollhardt. Berlin/Boston 2012 (Frühe Neuzeit 173), S. 165-182.

„ein auffgestecktes Gnadenliecht“, dem die „allergrößten Geheimnisse“ geoffenbart wurden und von „überschwenglicher Weisheit“.[15]

Die enge Verbindung von Alchemie und Theologie findet sich schon früh in Polemanns Biografie. Vom Vater hatte er wohl die medizinisch-pharmazeutischen Neigungen geerbt, denn er berichtet, sein Vater habe mit dem Paracelsus-Anhänger Elias Johann Heßling (um 1605 - um 1667), Verfasser der Schrift *Theophrastus redivivus* (Frankfurt 1659), paracelsische Medizinalia ausgetauscht.[16] Polemann war also schon früh mit paracelsischem Gedankengut und paracelsischer Medizin in Berührung gekommen. Als junger Mann hatte er Visionen und berichtet von religiösen Erweckungserlebnissen:

> Den ab ipsis fere cunabulis mir wunderbahre dinge von Gott geoffenbahret, Und eine große thüre geöffnet, welches bishero ich noch gegen keinen lebendigen menschen gesagt habe noch auch nicht sagen werde, biß Gott selbst solche beÿgelegte gnaden gaben außwickelen, und mir krafft und vermögen geben wirdt, solchs der welt gantz klar und deutlich darzustellen und sie zu uberzeugen der einfältigen warheit. Wo hat auch Gott durch einen Prophetischen Mundt meiner Unwürdigkeit solches zum newen jahrs geschencke Anno 1646 anmelden, und darzu erestlich erwecken lassen, ja mich selbst auch durch visiones darzu ermahnet, und nach newem jahr, in dem ich die Bibel aufgeschlagen und mich darin ergetzen wollen, mit dem ersten eröffnen der Bibel mir primo intuitu einen solchen Spruch vorgeleget, und in mein hertz dergestalt eingedrucket, dass ich dafür weder tag noch nacht ruhe habe.[17]

Durch seine Heirat kam Polemann mit religiös-heterodoxen Kreisen in Berührung: Die Schwiegermutter Anna von Medem (1613-1674) war Verfasserin einer philo-judaistischen Schrift *Geistig Jüdischer Wundbalsam* (o. O. 1646) und mehrerer Prophezeiungen. Der Schwiegervater Tobias König (gest. vor 1660) war Arzt in Riga und korrespondierte mit dem schlesischen Mystiker Abraham von Franckenberg (1593-1652) über das Kommen des Elias Artista.[18] Vielleicht wurde Polemann über Franckenberg, den ersten Biographen Böhmes, mit dessen Schriften be-

---

15 Polemann: Lumen (wie Anm. 1), S. 137 und 141. – Im *Lumen Novum Medicum* werden die folgenden Böhme-Schriften namentlich genannt: *De Tribus Principiis* (1619), *De Triplici Vita Hominis* (1620), *De Signatura Rerum* (1622) und *Mysterium Magnum* (1623), ebenda, S. 137.

16 HP 60/4/192A (wie Anm. 8): Brief Nr. 8 vom 15. September 1659 und HP 60/4/192B: Brief Nr. 15 vom 7. November 1659.

17 HP 60/4/140B (wie Anm. 8): Brief Nr. 12 vom 17. Oktober 1659.

18 Abraham von Franckenberg: Briefwechsel. Hg. von Joachim Telle. Stuttgart-Bad Cannstatt 1995, S. 232.

kannt; der früheste Kontakt zwischen Polemann und Franckenberg lässt sich auf das Jahr 1646 datieren, als er diesem ein selbst entwickeltes chemiatrisches Arzneimittel gegen Augenleiden übersandte:

> alß ich vor 13. Jahren [1646] zu Riga, vnd der sälige Franckenberg zu Dantzig war, hat er mir verständiget, dass sein gedächtnuß vnd gesicht sehr schwach würden, deßwegen von mir consilium vnd auxilium begert, ich hatte damahls fertig die Tincturam sulphuris communis Welche so schön gerochen hatt alß Moscus, davon sandte ich ihm[;] welches durch täglichen gebrauch [ihm] in einem Mohnat dergestalt geholfen, dass er an mich geschrieben, er were alß ob er verjüngert were.[19]

Franckenberg teilte Polemanns Begeisterung für Helmonts Werk und lobte dessen *Ortus medicinae* als „insignis Seculi Eliani prodromus“, als einen „hervorragenden Vortrab des Elianischen Zeitalters“.[20]

Trotz aller Mystifizierung alchemischen Laborierens liegt mit dem *Novum Lumen Medicum* ein praktisches Werk vor, das zeigen u.a. auch handschriftliche Einträge späterer Leser.[21] Polemann hatte zwar im Vorwort berichtet, Pfalzgraf Christian August sei von seiner „Elucidation über die Tinctur des Antimonii“ sehr angetan gewesen, doch es folgen keine praktischen Anleitungen, wie nach Helmonts Vorgaben eine Tinctura Antimonii herzustellen sei. Vielmehr beschreibt Polemann auf 140 seiner insgesamt 240 Seiten umfassenden Schrift die Herstellung der von ihm favorisierten Kupfertinktur. Ein Blick in das Register des *Ortus medicinae* zeigt, dass Kupfer bei Helmont eine eher untergeordnete Rolle spielte, denn seiner Aussage nach war Kupfer eines der Metalle, die sich nur schwer schmelzen und verarbeiten ließen.[22]

Es scheint so, als ob Polemann unter dem Schutzmantel des verehrten Helmont seine Kupferalchemie etablieren wollte; zudem präsentierte er sich als Alchemiker, dem im Labor auch die schwierigsten Vorgänge gelangen. In neun umfangreichen Kapiteln gibt Polemann detaillierte, praktische Anweisungen zum Teil in Rezeptform, wie mit Kupfer zu la-

---

19 HP 16/1/23A (wie Anm. 8): Brief Nr. 7 vom 12. September 1659.

20 Franckenberg: Briefwechsel (wie Anm. 18), S. 229-231.

21 Zum Beispiel die Recipe-Zeichen im Exemplar der Sächsischen Landesbibliothek – Staats- und Universitätsbibliothek Dresden: Chem. 1138, online abrufbar http://digital.slub-dresden.de/werkansicht/dlf/12302/1/.

22 So z. B. im Kapitel „Vom Stein“; Jan Baptist van Helmont/ Christian Knorr von Rosenroth: Aufgang der Artzney-Kunst. Sulzbach 1683, S. 488. Online abrufbar http://reader.digitale-sammlungen.de/de/fs1/object/display/bsb10869856_00001.html.

borieren sei, und beruft sich dabei hauptsächlich auf die Kapitel „De febribus“ und „De lithiasi“, in denen Helmont u.a. Kupfer erwähnte. Durch sorgfältiges Laborieren habe Polemann nun durch eine Art *trial and error*-Verfahren als Einziger die ‚Leerstellen' in den Anweisungen Helmonts füllen können.

Für die Herstellung eines medizinisch verwendbaren Kupferöls hatte sich Polemann schon früh interessiert. 1640 hatte er begonnen, ‚die Hände in die Kohlen zu stecken'; er berichtet, dass er nach jahrelangem vergeblichem Bemühen, Antimon-Öl nach den Anweisungen des Basilius Valentinus herzustellen, dessen Schriften verworfen und sich stattdessen der Präparation des Kupferöls zugewandt habe. Er habe unter anderem mit dem späteren Leibarzt des brandenburgischen Kurfürsten, Andreas Nikolaus de Bonnet (Leibarzt von 1661-1669), den er seit 1643 kannte, chemisch laboriert, allerdings mit zweifelhaftem Erfolg:

> ich hab sonsten erfahren dass er [Andreas Nikolaus der Bonnet] mir eins auffgebunden. den als ich fürgangen frujahr [Frühjahr 1658] beÿ ihm durchreisete, vndt ihm eine schöne raritet communicirte gab er mir wieder den modum den Kupffer in eine grüne vndt süßes oehl in kürtzer zeit zu übertreÿben, vndt solte also prepariret werden, man solte Mercurium Sublimatum mit Limatura vermischen, so würde alsbaldt daß cuprum als ein grün vndt zuckersüßes öhl übergehen, ich habs auff seine hohe Certification also eingesetzet, so habe ich ein mercurius currentem in der vorlage bekommen, vndt in der retort blieb daß calx concalciniert zurücke etc. Daß war die schöne kunst, nach diesem hab ich noch weniger von seiner dexterität gehalten als zuvor.[23]

Der Hartlib-Kreis

Mit dem Erscheinen des *Novum lumen medicum* wurde Polemann schlagartig bekannt und trat dadurch auch in das Korrespondentennetzwerk des Hartlib-Kreises ein. Im Hartlib-Kreis hatte man sich schon früh für die Werke Helmonts und dessen Chemiatrie interessiert – das belegen Eintragungen Hartlibs in seinen *Ephemeriden* und Briefe[24] – so dass Polemanns Werk auf großes Interesse stieß. Der Schwiegersohn Hartlibs,

---

23 HP 60/4/72A (wie Anm. 8): Brief Nr. 8 vom 19. September 1659.

24 S. dazu Antonio Clericuzio: From van Helmont to Boyle. A study of the transmission of Helmontian chemical and medical theories in seventeen-century England. In: British Journal for the History of Sciences 26 (1993), S. 303-334, bes. 310-313.

Frederick Clodius, der selbst alchemisch laborierte, zeigte sich begeistert. Clodius war sehr daran gelegen, die schweren Steinleiden seines Schwiegervaters zu lindern und so schickte Polemann in seinen Briefen bald Rezepte und auch Medikamente, wie die von ihm favorisierte Kupfertinktur:

> Wan Ich ein pahr leute im Laboratorio halten könte so hätte Ich dem Herrn anstatt der Animæ Antimonii, das Sulphur Philosophorum Helmontii auß dem Kupfer vbersenden wollen, welches das höheste vnd allersicherst Anodynum dem Herrn nechst Göttlicher hulffe seinen pein bald aufgehoben hätte, ist aber in meiner macht nicht solche schwere vnd kostbahre labores zu dieser zeit anzufangen.[25]

Verschiedentlich beklagt sich Polemann, dass seine Kupfertinktur zwar wirksamer als andere Tinkturen sei, allerdings auch kostspieliger und aufwändiger in der Herstellung. Dahinter steckte wohl auch der Versuch, seine Kupferalchemie gegen andere konkurrierende Medizinalien zu etablieren. Besonders die kommerziell äußerst erfolgreiche Salzalchemie des Johann Rudolf Glauber (1604-1670), der in seinem Amsterdamer Labor in fast schon vorindustrieller Weise produzierte, erregte Polemanns Abscheu. In den folgenden Monaten entwickelte sich eine erbitterte Feindschaft Polemanns gegen Friedrich Kretschmar, einen Glauber-Anhänger, um die wirksame Herstellung einer Vitriol-Tinktur. Die Briefstellen, in denen der in prekären Verhältnissen lebende[26] Polemann Glauber und Kretschmar mit Invektiven überzieht, gehören zu den schönsten Beispielen der Schimpfkultur des 17. Jahrhunderts.[27]

Der schwer kranke Hartlib, der ab 1656 kaum noch das Haus verlassen konnte, war anfänglich hauptsächlich an Polemanns medizinischen Fähigkeiten interessiert, hatte dieser doch Elisabeth, die Ehefrau des Petrus Figulus (1619-1670), Schwiegersohn von Comenius, nach einer Fehlgeburt innerhalb von drei Tagen geheilt.[28] Doch schon bald rückte

---

25 HP 16/1/39A (wie Anm. 8): Brief Nr. 15 vom 7. November 1659.

26 Es finden sich häufig Klagen, „das mein geringe Condition so sehr in decadents gekommen, dass ich mich nebst den meinigen kaum kummerlich erhalten können", so in H 60/4/184B (wie Anm. 8): Brief Nr. 20 vom 2. Januar 1660.

27 Polemann hielt Glauber für einen betrügerischen Goldmacher (HP 60/4/150B (wie Anm. 8): Brief Nr. 16 vom 21. November 1659) und warf ihm und dem befreundeten Friedrich Kretschmar „grewliche aufschneyderey" und „falscheit" vor (HP 60/4/149B (wie Anm. 8): Brief vom 12. September 1659).

28 HP 29/8/3A (wie Anm. 8): Ephemeriden 1659. S. auch Ruud Lambour: De alchemistische wereld van Galenus Abrahamsz (1622-1706). In: Doopsgezinde Bijdra-

neben medizinischen Fragen das Thema Reformgesellschaften in den Mittelpunkt der Korrespondenz. Hartlib hatte seit 1628 geplant, eine „christliche Sozietät Antilia" entweder in Virginia oder auf einer Insel in der Nähe von Riga anzusiedeln.[29] Dieses Unterfangen hatte sich zerschlagen – wahrscheinlich auch aus Geldgründen; die Pläne flammten aber 1659 auch auf Betreiben von Comenius wieder auf und Polemann wurde gebeten, Mitglied dieser Gesellschaft zu werden. Hartlib versprach sich von Polemann Unterstützung in der Finanzierung der Reformgesellschaft und Polemann entwickelte allerlei Pläne, wie man zu Geld kommen könne. So behauptete er, er kenne chemische Verfahren, mit denen man gelbe Perlen weißer machen könne, um sie teurer zu verkaufen; auch gebe es ein „Wasser", mit dem man „auß vielen kleinen eine große Perle" herstellen könne.[30] Mit dem Tod Hartlibs im Jahre 1662 scheinen sich aber diese Pläne zerschlagen zu haben.

Polemann und Franciscus Mercurius van Helmont (1614-1698)

Im November 1659 traf Franciscus Mercurius van Helmont in Amsterdam ein, wo sich Polemann aufhielt. Der jüngere Helmont plante für mehrere Monate bei dem holländischen Theologen und Alchemiker Abraham Galenus (1622-1706) zu logieren. Polemanns Verhältnis zu Franciscus war – bei aller Verehrung für den Vater – recht kühl und von Konkurrenz geprägt. Schnippisch bemerkte er, Franciscus habe sich vor zwei Jahren in Frankfurt zum Baron machen lassen[31] und werde von einigen „admirabunde adorieret".[32]

---

gen nieuwe reeks 31 (2005), S. 91-168.

29 S. dazu Donald R. Dickson: The Tessera of Antilia. Utopian Brotherhood and Secret Societies in the Early Seventeenth Century. Leiden / Boston / Köln 1998 (Brill's Studies in Intellectual History, 88).

30 HP 16/1/29B-30A (wie Anm. 8): Brief Nr. 13 vom 24. Oktober 1659 und Brief Nr. 16 vom 7. November 1659.

31 Franciscus Mercurius erhielt 1658 den Adelsbrief; zu F.M. van Helmont s. Allison P. Coudert: The Impact of the Kabbalah in the Seventeenth Century. The Life and Thought of Francis Mercury van Helmont (1614–1698). Leiden u.a. 1999 (Brill's Series in Jewish Studies, Vol. IX).

32 HP 60/4/153B (wie Anm. 8): Brief Nr. 15 vom 7. November 1659.

Polemann, der sich als von Gott auserkorenes Sprachrohr der Helmontischen Lehre sah, empfand es als Affront, dass der jüngere Helmont und Galenus hinter verschlossenen Türen alchemische Geheimnisse austauschten und ihn dabei ausschlossen:

> Was Helmontius mit Galeno gutes mache, vnd mit einander operiren, ist nicht wohl zu penetriren: den diese leute beiderseits [sind] so sehr geheim, dass auch nicht das geringste zu errathen, viel weniger zu erfahren: Mag derowegen mich auch deßwegen nichts bemühen, weil sie ja so secret ihre dinge wollen gehalten haben. Zu dem finde ich in meinem geringen hausse so viel zu thun, dass mir wohl vergehet anderer leute thun zu vntersuchen.[33]

Polemann kam es besonders bitter an, dass Galenus bereits im Manuskript ein demnächst erscheinendes Frühwerk des älteren Helmont, *Dageraed oft Nieuwe Opkomst der Geneeskonst* (Amsterdam 1659), hatte lesen können. Es folgten nun dringliche Briefe nach England, ihm Manuskripte Helmonts zukommen zu lassen, da Polemann von Clodius, der mit der Witwe Helmonts[34] persönlich bekannt war, wusste, dass ungedruckte Schriften Helmonts zirkulierten:

> Seines Sal[is] natur[am] tractatu[m] manuscr[iptum] in verbis et lapidibus magna est virtus,[35] welchen mir der Her [Hartlib] für etliche wochen communicirt hatt wolte ich gern dieser tagen durch Hern Beet drucken lassen, welcher auch willig darzu ist, habe doch zuvor Meines Hern guhtachten vndt consensum hiermit erbitten wollen, mit bitte ehester post sein meinung hierüber zu melden, auch zu berichten ob noch beÿ Hern Clodio[36] oder andern freunden noch mehr MSS Helmontii verhan-

33 HP 60/4/154A (wie Anm. 8): Brief Nr. 17 vom 5. Dezember 1659.

34 Die Witwe des älteren Helmont, die mit Clodius persönlich bekannt war, wird in Briefen des Hartlib-Kreises erwähnt: Am 19. April 1652 schreibt Johann Moriaen (c. 1591-1668), die Mutter von Franciscus Mercurius wisse nicht, wo er sich aufhalte, wie sie Clodius mitgeteilt habe (HP 63/14/19A); Moriaen berichtet auch, dass Herzog Friedrich III. von Schleswig-Holstein-Gottorf (1597-1659) seinen ‚Hofmathematicus' Adam Olearius (1599-1671) zur Witwe geschickt habe, um Medikamente zu erlangen (HP 28/2/18a). Persönliche Bekanntschaft mit Clodius belegt unter anderem ein Eintrag in den *Ephemeriden*, dass die Witwe Clodius das Rezept eines wohlriechenden „Odoriferum“ ihres Mannes [van Helmont] mitgeteilt habe (HP 28/2/19A; alle wie Anm. 8).

35 Es könnte sich hier um den 1659 noch nicht gedruckten „Tractatus novus de virtute magna verborum ac rerum“ handeln, der erst in die 1682 erschienenen *Opera omnia* (Frankfurt ^{6}1682, S. 753-765) aufgenommen wurde. Mein Dank gilt Sietske Fransen für den Hinweis. Zur Druckgeschichte s. auch den Beitrag von Rosmarie Zeller in diesem Band.

36 Clodius besaß Handschriften Helmonts, die er nicht zurückgab: „Several Treatises

> den, vndt ob man dieselben nicht könte oder wolte citò übersenden damit dieselben beÿ den itztgedachten zugleich gedruckt vndt aussgegeben werden möchten [...] Von des Helmontij Manuscripto de Fermentatione, habe ich zwar zuvor wohl mehrmahls gehört, aber niemahls etwas darin gelesen. Ich möchte aber gern wissen, an welchem orthe H. Clodius solches Manuscriptum gelesen; vnd ob man nicht von dannen noch dessen Copey haben könnte. In gleichen, möchte ich wohl gern auch wissen, ob noch andere Tituli vnd Manuscripta von Helmontio übrig, so noch nicht gedruckt seÿn. [...] Ich bitte Mein Herr wolle doch beÿm Herrn Clodio oder andern lieben freunden nachfragen, woher man doch wohl noch die restirenden Manuscripta Helmontiana latina erlangen könte.[37]

Doch diese von Polemann gehegten Pläne zerschlugen sich und er verließ Amsterdam, um sich ab 1663 dauerhaft in London niederzulassen. Dort betrieb er ein Laboratorium und genoss hohes Ansehen: Er experimentierte mit dem Oxforder Chemiker Peter Stahl (gest. ca. 1675),[38] pflegte Kontakte zu Mitgliedern der Royal Society,[39] der dänische Polyhistor Ole Borch (1626-1690) besuchte ihn im Labor,[40] er verkehrte mit dem englischen Helmont-Übersetzer Daniel Foote[41] und erzielte Heilerfolge mit seinen alchemisch hergestellten Medizinalia.[42] Das *Novum Lumen Medicum* blieb Polemanns einzige Druckschrift, die aber noch bis ins 18. Jahrhundert von alchemischen Fachschriftstellern herangezogen wurde.[43]

Manuscripts of Helmont Mr Clodius reserved to himself and which were never delivered back to young Helmont“, schreibt Hartlib in seinen *Ephemeriden* von 1653, HP 28/2/63A (wie Anm. 8).

37 HP 60/4/153Br-v (wie Anm. 8): Brief Nr. 15 vom 7. November 1659 und Brief Nr. 17 vom 5. Dezember 1659.

38 Ole Borch: Itinerarium 1660–1665. 4 Bde. Kopenhagen 1983; hier Bd. 3, S. 61, 71, 72.

39 Oldenburg berichtet Boyle von einem Besuch bei Polemann und von Gesprächen über prophetische Literatur. In: Correspondence Oldenburg (wie Anm. 2), Bd. 2, S. 33.

40 Borch: Itinerarium (wie Anm. 38), Bd. 3, S. 22.

41 Sietske Fransen: Daniel Foote als Übersetzer im Kontext von Vater und Sohn Van Helmont. In: Morgen-Glantz 23 (2013), S. 169-184, hier S. 178.

42 Borch: Itinerarium (wie Anm. 38), Bd. 3, S. 433 berichtet, dass Polemann 1664 den schwer an Fieber erkrankten Harrell geheilt habe.

43 Als Beispiele seien genannt: Johann Conrad Creiling: Ehrenrettung der Alchymie. Herrenstadt 1730; Johann Joachim Becher: Physica subterranea. Hrsg. von Georg Ernst Stahl. Leipzig 1703; Aletophilus Sincerus [Sigismund Schmieder]: Via ad Transmutationem Metallorum fideliter aperta. Nürnberg 1742.

Ernst Rohmer

Pharmazeutisches Wissen in Hohbergs „Lust- und Artzeney-Garten des Königlichen Propheten Davids" (1675)

ABSTRACT: Wolfgang Helmhard von Hohberg in his *Lust- und Artzeney-Garten* (1675) combines the translation of every psalm with an emblem and the picture of a plant which is interpreted by an epigram. At selected examples the contribution tries to describe the position of the book of meditations in the history of Lutheran piety and to demonstrate that Hohberg belongs to the orthodox Lutherans of his time. The *Lust- und Artzeney-Garten* is on the one hand a medium for private devotion, on the other hand, refers with the help of many of the used pictures to the church of Christ as an essential institution. In his *Georgica curiosa* (1682), one of the most important examples of the household literature in early modern times, Hohberg shows detailed knowledge about pharmaceutical effects from plants up to the current medical findings in Jan Baptist van Helmonts *Ortus medicinae* (1648). For some of his allegorical used plants this knowledge is a key to establish adequate understanding.

Im Jahr 1675 erschien in Regensburg der *Lust- und Artzeney-Garten des Königlichen Propheten Davids*.[1] So jedenfalls wird das Werk in seinem Titelkupfer bezeichnet. Der Haupttitel *Der gantze Psalter* signalisiert dann schon genauer den Gegenstand, der in dieser Publikation allerdings in einer Form behandelt worden ist, dass er der Literaturwissenschaft Rätsel aufgegeben hat, denn die weiteren Titelbestandteile zeigen die außergewöhnliche Komplexität des Werkes an. Er lautet „in teutsche Verse übersetzt/ samt anhangenden kurtzen Christlichen Gebetlein. Da zugleich jedem Psalm eine besondere neue Melodey/ mit dem ‚Basso Continuo', auch ein in Kupffer gestochenes ‚Emblemæ', so wol eine liebli-

1 [Wolfgang Helmhard von Hohberg:] Lust- und Artzeney-Garten des königlichen Propheten Davids; Das ist der gantze Psalter in teutsche Verse übersetzt, samt anhangenden kurtzen Christlichen Gebetlein ... Neben Johann Gerharden täglicher Übung der Gottseligkeit (etc.). Regensburg 1675. Exemplar der Österreichischen Nationalbibliothek http://data.onb.ac.at/ABO/%2BZ202755708; Exemplar der Staats- und Stadtbibliothek Augsburg, urn:nbn:de:bvb:12-bsb11290964-3; das Werk wird im Folgenden nach dem Digitalisat aus Augsburg zitiert.

che Blumen oder Gewächse/ sammt deren Erklärung und Erläuterung beygefüget worden".

Das Schema ist im Beispiel des ersten Psalms in idealtypischer Weise realisiert. Der Buchbinder wird angewiesen, vor den Texten ein Blatt mit einem Emblem auf der Vorderseite und einer Pflanze auf der Rückseite einzubinden,[2] so dass Emblem und auf dessen Rückseite das Pflanzenbild mit ihren jeweiligen lateinischen und deutschen Begleitversen voranstehen. Der Buchabschnitt selbst beginnt nicht unüblich mit einer inhaltlichen Charakterisierung des Psalms in einer Art Summe. Darauf folgt der Notentext und die daran anschließende Psalmnachdichtung. Ein Bibelvers und ein Gebet schließen den Abschnitt zum jeweiligen Psalm ab. Da die Texte unterschiedlich lang sind und zudem derjenige zum nächsten Psalm auf dem noch verbliebenen Platz der letzten Seite zum vorherigen Psalm abgedruckt wird, ergibt sich über das gesamte Buch hinweg, dass die eingehefteten Emblemblätter nicht exakt beim Beginn des Psalms stehen. Das ist aber allein den Einschränkungen des Mediums Buch zuzuschreiben und ändert nichts an der Intention Hohbergs, dass das Emblem zum Psalm diesem grundsätzlich vorauszugehen hat.

Das Titelblatt macht zudem noch klar, dass zu dieser Publikation eine Beigabe gehört, die aber drucktechnisch wohl ein eigenständiges Produkt ist. Auch wenn diese Beigabe in den überlieferten Exemplaren mit angebunden ist, besitzt sie doch ein eigenes Titelblatt und in der Folge auch eine eigene Seitenzählung. Es handelt sich um Johann Gerhards *Exercitium Pietatis* von 1612 in einer deutschsprachigen Übersetzung und in einem von einer weiteren Regensburger Offizin (August Hauckwitz, die Psalter-Übertragung hat Christoph Fischer gedruckt) besorgten Druck. Es ist davon auszugehen, dass Hohberg auch der Übersetzer des Gerhardschen Textes ist, denn der Titel benennt für beide Teile gemeinsam das anonyme „Mitglide der hochlöbl. Fruchtbringenden Gesellschaft" als Urheber.[3]

Die Tatsache, dass es schon 1680 eine weitere Ausgabe dieses Werkes unter dem veränderten Titel *Die Mit Teutschen Saiten überzogene,*

2 Ebd., S. [24].

3 Gerhards *Tegliche übung der Gottseligkeit* ist parallel zur lateinischen Ausgabe schon 1612 veröffentlicht worden. Der Wortlaut der Hohbergschen Ausgabe weicht aber erheblich von der Gerhardschen Fassung ab, wie ein Blick in Johann Gerhard: Exercitium pietatis quotidianum quadripartitum (1612). Lateinisch – deutsch. Hg. von Johann Anselm Steiger. Stuttgart 2008 (Doctrina et pietas. Zwischen Reformation und Aufklärung. Text und Untersuchungen I,12) zeigt.

Heilige Kron-Harffe; Oder, Verfassung des gantzen Psalter Davids in Teutsche Reim-Gebände im Verlag Endter in Nürnberg gegeben hat, muss bei aller Beliebtheit emblematischer Werke nicht darauf schließen lassen, dass Hohbergs Werk ein Erfolg gewesen sei.[4] Wie schon Gerhard Dünnhaupt in seiner Bibliographie mitteilt, handelt es sich um eine Titelauflage mit verändertem Vorspann.[5] Hohberg hat die Vorreden neu gefasst und insbesondere die Widmung an das Oberhaupt der Fruchtbringenden Gesellschaft getilgt, vor allem aber ist der Hinweis im Titel auf den Anhang in Form des Gerhardschen Andachtsbuchs entfallen. Einem Brief Hohbergs an Sigmund von Birken, der für den Verfasser als Literaturagent in Nürnberg Verhandlungen mit dem Verleger Endter führte, kann man entnehmen, dass er von dem in Regensburg veranlassten Druck noch Exemplare besaß und vor allem auch noch über die Kupferplatten verfügte, so dass er den Verleger darum bat, im Zusammenhang mit einem anderen seiner Werke, der *Georgica curiosa,* die dann 1682 tatsächlich im Nürnberger Verlag erschien, den *Lust- und Artzeney-Garten* ebenfalls zu vertreiben.[6] Diese Ausgabe, bei der der Aspekt des Medizi-

4 [Wolfgang Helmhard von Hohberg]: Die Mit Teutschen Saiten überzogene, Heilige Kron-Harffe; Oder Verfassung des gantzen Psalter Davids in Teutsche Reim-Gebände: Vermittelst sonderbarer darzu, mit dem Basso continuo, neu-verfertigter Kunst-Melodeyen, abzusingen, unter lieblichen Sinn-Blumen und Bildungs-Gewächsen, als wie in einem Geist-erfreulichen Lust- und Artzney-Garten; so nebst behöriger Erläuterung, wie auch einer kurtzen Gebets-Andacht, jedwederm Psalm, aus Christlicher Bewegung beygepflantzet, ausgesonnen, und in gesamt verfertiget worden. Nürnberg 1680. Bayerische Staatsbibliothek, urn:nbn:de:bvb:12-bsb00103451-7; vgl. Klaus Conermann: Wolf Helmhard Freiherr von Hohberg: Lust- und Arzeneigarten (1675). In: Von der Augsburger Bibelhandschrift zu Bertolt Brecht. Zeugnisse der deutschen Literatur aus der Staats- und Stadtbibliothek und der Universitätsbibliothek Augsburg. Ausstellung der Staats- und Stadtbibliothek Augsburg in Zusammenarbeit mit der Universität Augsburg anläßlich des Deutschen Germanistentags 1991 Augsburg. Katalog hrsg. v. Helmut Gier und Johannes Janota. Weissenhorn 1991, S. 310-313 geht angesichts dreier Auflagen davon aus, dass von dem Werk eine Wirkung ausgegangen ist. Tatsächlich werden aber vor allem die Embleme in anderen Zusammenhängen rezipiert (vgl. dort S. 313).

5 Gerhard Dünnhaupt: Personalbibliographien zu den Drucken des Barock. Dritter Teil: Franck – Kircher. Stuttgart 1991, S. 2155.

6 Auch wenn der neue Titel den Hinweis auf Gerhards Andachtsbuch nicht mehr enthält, findet sich unter den Exemplaren des Drucks von 1680 eines, an das die Übersetzung der Gerhardschen *Täglichen Ubung der Gottseeligkeit* nun mit neuem Titelblatt mit dem Verweis auf Endter angehängt ist (München, Bayerische Staatsbibliothek -- Rar. 1419#Beibd.1; dieses Exemplar enthält ebenso wie die Exemplare von 1675 am Schluss ein Gesamtregister, das sowohl die Anfänge der Psalmen und die verwendeten Pflanzenbilder nachweist als auch die Gerhardsche

nischen an den Schluss des Titels verschoben ist, dafür der Musikanteil prominenter herausgestellt wird, interessiert hier im Folgenden wegen des geänderten Vorworts. Spätere Ausgaben, in denen dann tatsächlich nur noch die Embleme und Pflanzenbilder gedruckt worden sind, können ausgeklammert werden, auch weil sie nach dem Tod Hohbergs und offenkundig vor allem in der Erwartung veröffentlicht worden sind, dass sich die Embleme gut verkaufen ließen.[7]

Die kunsthistorische wie die literaturwissenschaftliche Emblemforschung hat Hohbergs Psalter-Übersetzung schon sehr früh in den Blick bekommen, ist allerdings bisher über die Feststellung, dass es sich hier um ein einzigartiges Werk handelt, nicht wesentlich hinausgekommen. So spricht Albrecht Schöne von dem „einzigartige[n] Buch der Psalter-Embleme".[8] Dietmar Peil hat auf seine Ausnahmestellung hingewiesen[9] und Volker Meid hält in seiner Literaturgeschichte des Barock fest,

---

Ubung erschließt. Das Buch wurde wohl aber auch selbständig rezipiert, wie das Exemplar der HAB Wolfenbüttel, Sign. Th 926, belegt). Diese Titelauflage verzeichnet Dünnhaupt nicht. Zum Komponisten Hieronymus Gradenthaler und dem Kupferstecher Georg Christoph Eimmart sowie die Verhandlungen mit dem Verleger Endter vgl. Ernst Rohmer: Barocke Universalpoesie? Zur Plurimedialität von Wolf Helmhardt von Hohbergs ‚Lust- und Artzney-Garten deß Königlichen Propheten Davids'. In: Positionierungen. Pragmatische Perspektiven auf Literatur und Musik der Frühneuzeit. Hrsg. v. Dirk Niefanger und Werner Wilhelm Schnabel. Göttingen 2017 (Schriften des Frühneuzeitzentrums Potsdam 4), S. 317-335, S. 329f.

7 [Wolfgang Helmhard v. Hohberg]: Emblematische Psalmen-Lust das ist 150 Lehrreiche Sinnbilder darinnen auß einen jeden Psalm ein gewießer Kern-Spruch in einen nachdencklichen Sinnbild vorgestellet, und zu Aufmunterung, guter Andacht und Anreizung zu einem wahren Tugend-wandel in beweglichen Teutsch und Lateinischen Versen erkläret wird. Nürnberg o. J. [um 1710]. Daran angebunden [Ders.]: Davidischer Lust und Blumen Garten, das ist 150 der fürtrefflichsten Blumen, Kräuter und Garten-Gewächse. Nürnberg o.J. [um 1710]; Nachweis bei Dünnhaupt: Personalbibliographien (wie Anm. 5), S. 2155f.

8 Albrecht Schöne: Hohbergs Psalter-Embleme. In: Deutsche Vierteljahresschrift für Literaturwissenschaft und Geistesgeschichte 44 (1970) H. 4, S. 655-669, hier S. 664. Hier auch der Hinweis darauf, dass die Multimedialität in der Form des Nebeneinanders von Text, Bild und Musik keinen Ausnahmefall darstellt. Gestützt auf die Bibliographie von Mario Praz: Studies in seventeenth-century imagery. Rom ²1964) nennt Schöne sechs weitere Autoren des 17. Jahrhunderts mit ihren der Andacht gewidmeten Werken. Die Singularität Hohbergs gilt demnach im Wesentlichen der Tatsache, dass es keine weiteren Psalmübersetzungen gibt, die so verfahren.

9 Dietmar Peil: The Emblem in the German-Speaking Regions. In: Companion to emblem studies. Hrsg. von Peter Maurice Daly. New York 2008. S. 187-222, hier S. 197-199.

dass „Hohberg mit einer derartigen emblematisch-musikalischen Umsetzung des ganzen Psalters wohl alleine dasteht.“[10]

Die Grazer Kunsthistorikerin Grete Lesky hat in einem umfangreichen Vorwort zu einem Reprint der Embleme und Pflanzenbilder schon im Jahr 1969 versucht, die Embleme und die Pflanzenbilder aufeinander zu beziehen und Quellen für die Embleme zu identifizieren.[11] Für sie ist angesichts der Bedeutung des Emblems in der katholischen Andachtspraxis und angesichts der Tatsache, dass sie einige von Hohbergs Emblemen auch in österreichischen Klöstern nachweisen kann, klar, dass der Protestant Hohberg gleichwohl in dieser katholischen Tradition seiner Heimat stehen müsse,[12] im übrigen sich mehr oder weniger geschickt die Vorlagen der Emblemliteratur (hier insbesondere die *Symbola et emblemata* des Joachim Camerarius) aneigne. Ausgeblendet bleiben bei ihren Zuordnungen die Bezüge zum Psalter, aber auch die deutliche Positionierung Hohbergs, die er mit der Aufnahme eines protestantischen Erbauungsbuches in sein Werk vornahm. Heute wissen wir zudem, dass das Emblem als Mittel geistlicher Andacht und Erbauung sehr früh schon Einzug bei den Protestanten gehalten hat. Die Praxis ist im süddeutschen Raum durch Johann Saubert den Älteren und Johann Michael Dilherr und unter Mitwirkung des Fruchtbringers Georg Philipp Harsdörffer längst etabliert, als Hohberg in Regensburg sein Werk veröffentlicht.[13] Hier ist auch gängige Praxis, was Lesky als Verstoß gegen die Regeln des Emblems brandmarkt, nämlich das Vorkommen von Menschen in den Picturae.[14]

---

10 Volker Meid: Die deutsche Literatur im Zeitalter des Barock. Vom Späthumanismus zur Frühaufklärung. 1570 - 1740. München 2009 (Geschichte der deutschen Literatur von den Anfängen bis zur Gegenwart 5), S. 271.

11 Grete Lesky: Einführung. In: Wolf Helmhardt von Hohberg: Lust- und Arzeneygarten des königlichen Propheten Davids. Hrsg. von Grete Lesky. Nachdr. d. Ausg. Regensburg, 1675. Graz 1969 (Instrumentaria artium 8), S. VII-LXXIV.

12 Ebd., S. XV.

13 Vgl. dazu auch Ernst Rohmer: Barocke Universalpoesie (wie Anm. 6), S. 317-335.

14 Noch 1645 vertritt Henri Estienne in *L'Art de Faire les Devises* (1645) die Position, es dürften im Emblem keine Menschen abgebildet werden. Vgl. dazu Bernhard F. Scholz: Emblem und Emblempoetik. Historische und systematische Studien. Berlin 2002 (Allgemeine Literaturwissenschaft – Wuppertaler Schriften 3), S. 95. Dagegen diskutiert die Gesprächsrunde in Georg Philipp Harsdörffer: Frauenzimmer Gesprechspiele. Vierter Theil. Nürnberg 1644. Exemplar der Bayerischen Staatsbibliothek, Sign. Res/L.eleg.m. 401 m-4, http://www.mdz-nbn-resolving.de/urn/resolver.pl?urn=urn:nbn:de:bvb:12-bsb10922103-2, S. [256f], in welchem Zusammenhang Menschen in Emblemen vorkommen können.

Vor dem Hintergrund der nicht zuletzt in Nürnberg betriebenen Verwendung von Emblemen in Erbauungsliteratur[15] muss man die isolierte Betrachtung der Embleme in Hohbergs *Lust- und Artzeney-Garten* aufgeben und sie in den Zusammenhang des Gesamtwerkes stellen, dessen spezifischer Platz unter den Psalmen-Übertragungen der Frühen Neuzeit hier zunächst beschrieben werden soll, um dann danach zu fragen, ob und in welchem Umfang pharmazeutisches Wissen bei Hohberg vorhanden war und insbesondere für die Auswahl der abgebildeten Pflanzen eine Rolle gespielt hat.

Zunächst ist die Übertragung der Psalmen Davids und auch ihre musikalische Ausgestaltung ein frommes Werk, dem sich im 16. und 17. Jahrhundert eine ganze Reihe von Autoren widmen.[16] Begründet ist das theologisch mit der besonderen Wertschätzung dieses Teils der Bibel, die sich auf lutherischer Seite auf die Psalmenübersetzung und -auslegung des Reformators beruft.[17] In einem nur fünf Jahre vor Hohbergs *Lust- und Artzeney-Garten* gedruckten Übersetzung des Augsburger Lateinschullehrers Narciss Rauner[18] mit dem Titel *Davidischer Jesus-Psalter*[19] findet man in der von Philipp Jakob Spener verfassten „Vorrede" den Hinweis auf das „Psalter-Buch als eine kleine Bibel (wie unser theure Mann Gottes D. Luther solches nennet / und rühmet / daß darinnen alles

15 Ernst Rohmer: Literatur und Theologie in Nürnberg. Johann Michael Dilherr und der Pegnesische Blumenorden. In: Aedificatio. Erbauung im interkulturellen Kontext in der Frühen Neuzeit. Hrsg. v. Andreas Solbach. Tübingen 2005, S. 267-283; Ernst Rohmer: Emblematischer Gebrauchszusammenhang in der Frühen Neuzeit: Bild und Text zwischen Mnemonik und Erbauung bei Nürnberger Theologen. In: Das Emblem im Widerspiel von Intermedialität und Synmedialität. Symposium an der Universität Hildesheim (30. April - 1. Mai 2004). Hrsg. v. Johannes Köhler und Wolfgang Christian Schneider. Hildesheim 2007 (Philosophische Texte und Studien 89), S. 103-128.

16 Einen Überblick bietet Inka Bach, Helmut Galle: Deutsche Psalmendichtung vom 16. bis zum 20. Jahrhundert. Untersuchungen zur Geschichte einer lyrischen Gattung. Berlin u.a. 1989 (Quellen und Forschungen zur Sprach- und Kulturgeschichte der germanischen Völker N.F. 95), S. 79-221.

17 Ebd., S. 99.

18 Karl Pörnbacher: Schwäbische Literaturgeschichte. Tausend Jahre Literatur aus Bayerisch Schwaben. Weißenhorn 2002, S. 132f.

19 Narziß Rauner: M. Narziß Rauners wolgestim[m]ter und mit doppelten Saiten neubezogener Davidischer Jesus-Psalter. Also inn Lateinisch und teutsche Reimen Gesangsweiß eingerichtet, daß eine Jesus-liebende Seel ieden Psalmen in einer besondern, neu darzugemachten Melody, anstimmen oder [...] ausüben kann. Hg. v. Philipp Jakob Spener. Augsburg 1670. Exemplar der Bayerischen Staatsbibliothek http://www.mdz-nbn-resolving.de/urn/resolver.pl?urn=urn:nbn:de:bvb:12-bsb10591492-5.

auffs schönest und kürzest / so in der ganzen Biblia stehet / gefasset / und zu einem feinen 'Enchiridio' und Hand-Buch von dem H. Geist gemachte und bereitet ist)".[20] Nach einem umfangreichen Überblick Speners über die vorliegenden Übersetzungen und die dabei verfolgten unterschiedlichen Ansätze vor allem der Verbindung von Psalmtext und musikalischer Ausgestaltung verweist Spener auch darauf, dass nicht alle in privater Andacht erfolgten Übersetzungen veröffentlicht seien:

> Nebens deren bereits durch den Truk heraußgegebenen Ubersetzungen / sind noch an einigen Orten mehrere / die von gottseligen Herzen zu ihrer eignen geistlichen Vergnügung und Andachts-Ubung verfertiget worden / die sie aber allein geschrieben bey sich behalten.[21]

Dass Spener hier auch an die zu diesem Zeitpunkt noch unveröffentlichte Nachdichtung Hohbergs gedacht haben mag, ist nicht auszuschließen, denn Spener stand mit Hohberg in Verbindung, wobei diese sich aber wohl weniger aus der religiösen Orientierung ergeben hat. Beide teilten vielmehr genealogische Interessen und Spener, der seinen Zeitgenossen auch als Experte in dieser Hinsicht galt,[22] hat Hohberg diesbezüglich kontaktiert.[23]

Unter den zahlreichen weiteren neuen Übersetzungen und den Neuauflagen von Übersetzungen aus dem 16. Jahrhundert, die im Umfeld von Hohbergs *Lust- und Artzeney-Garten* zu beobachten sind,[24] muss wohl eine hervorgehoben werden, weil sie den in Hohbergs Titel hervorgehobenen Aspekt der heilsamen Wirkung in der dort abgedruckten Vorrede betont und weil es sehr wahrscheinlich ist, dass Hohberg den Verfasser und vor allem sein Werk gekannt hat. Es ist der in Amberg 1674

---

20 Ebd., [S. 16].

21 Ebd., [S. 25].

22 Johannes Wallmann: Philipp Jakob Spener und die Anfänge des Pietismus. Tübingen ^{2}1986 (Beiträge zur historischen Theologie 42), S. 87.

23 Carl Leisewitz: Art. „Hohberg, Wolfgang Helmhard Freiherr von". In: Allgemeine Deutsche Biographie 12 (1880), S. 653-655, hier S. 654.

24 Zum Beispiel Cytharoedi Mystici Symphonia, Das ist Des Geist-vollen Harffen-spielenden Davids Mehr-wohlklingende Psalter-Lieder 1666; Psalter Des H. Propheten Davids. Unter allerley Melodeyen in Teutsche Gesang-Reimen bracht; Mit sampt ersetzten und verbesserten Noten/ auch uhralten bewährten Lob- und Kirchen-Gesängen des alten und neuen Testaments/ [et]c. Hg. von Kaspar Ulenberg. Köln 1671; Johann Dietenberger: Psalter Davids. Sammt den Lobgesängen der hl. Väter u. weisen Sprüchen Salomonis. Sulzbach 1672.

gedruckte *Teutsche Psalter Davids*[25] des Gedeon Forster, der als Visitator des Bistums Regensburg große Anstrengungen zur Verbesserung des Glaubenslebens in der Diözese unternahm.[26] Forster beruft sich in seiner Vorrede zum *Psalter Davids* auf den Bischof Lindanus (d.i. Willem van der Lindt), den er so zusammenfasst:

> Der Psalter / spricht er / ist ein rechtes Repositorium oder geistliches Artzney-Kästlein / vnd Lädlein aller Tugenden / ein Kammer aller Gottseligkeit / ein Hand-Büchlein wider aller sicht- und vnsichtbarer Feind Anlauff / vnd Nachstellung / ein kräfftige gewisse Artzney wider aller Liebkosen / schnöden Gelüsten vnd Begierden deß Fleischs vnd betrieglichen Versuchung diser Welt.[27]

Entwickelt Forster in seiner „Vorrede" eine Theologie der Psalmen aus den Schriften der Kirchenväter und katholischer Gelehrter, in der das nützliche Singen auch als Abwehr der Sünde betont wird, so findet man diese Begründung auch bei Hohberg, allerdings erst in der zweiten Auflage seines Werkes mit dem neuen Titel *Die Mit Teutschen Saiten überzogene, Heilige Kron-Harffe*. Dort ist sie gut lutherisch gestützt auf den Reformator selbst und dessen Autorität, den Kirchenvater Augustinus. Auch Nikolaus Selnecker wird genannt. Dass schließlich auch noch Cassiodor als Gewährsmann aufgerufen wird, der den Psalter als „vom Himmel gefallnen" bezeichnet habe, dem der „Königliche Prophet" Sprache gegeben habe, ordnet die Übersetzungsbemühungen Hohbergs erkennbar in eine orthodox-lutherische Tradition ein,[28] der es leichter fällt, das katholische Psalmenverständnis anspielend zu übernehmen als sich an

25 Teutsche Psalter Davids deß heiligen h. Königs und Prophetens, welcher von denen hh. Aposteln, gantzer uhralten Christenheit, hh. Vättern und Lehrern hoch geprysen, [...] zu allen Zeiten anmüthig gelesen, gebettet, gesungen und betrachtet wird. Amberg 1674. Staatliche Bibliothek Regensburg http://www.mdz-nbn-resolving.de/urn/resolver.pl?urn=urn:nbn:de:bvb:12-bsb11116240-5.

26 Karl Hausberger: Die Regensburger Bischöfe von 1649 bis 1817. Die Bistümer der Kirchenprovinz Salzburg. Das Bistum Regensburg 1. Berlin/Boston 2016 (Germania Sacra. Dritte Folge 13), S. 58-60; vgl. Johann Gruber: Gedeon Forster (1616-1675), Erzdekan von Pondorf. In: Beiträge zur Geschichte des Bistums Regensburg 23/24 (1989), S. 294-302.

27 Forster: Psalter Davids (wie Anm. 25), [S. 15].

28 Vgl. Hohberg: Heilige Kron-Harffe (wie Anm. 4), S. [16]. Auch die Verbindung der Psalmen-Übertragung mit Johann Gerhards Andachtsbuch ist nicht zufällig. Zum Verhältnis der Gerhardschen Orthodoxie zum Pietismus Speners jetzt ausführlich Tim Christian Elkar: Leben und Lehre. Dogmatische Perspektiven auf lutherische Orthodoxie und Pietismus. Studien zu Gerhard, König, Spener und Freylinghausen. Frankfurt, M. u.a. 2015.

Vorstellungen von Christus als Arzt zu orientieren, wie sie sich bei Kaspar Schwenckfeldt in *Von der himmlischen artzney des waren Artztes Christi* (zuerst 1545) finden. Dort nämlich ist die lutherische Bindung des Glaubens an das Wort, das Prinzip des ‚sola scriptura', aufgelöst durch einen Christusglauben, der in der Betrachtung des Opfertodes Jesu das Wort Fleisch werden sieht und darin Genesung bzw. Erlösung findet. In der Apotheken-Bildlichkeit Schwenckfeldts:

> Die artzney sol auch im geiste des glaubens allein darinn / damit vnnd dadurch empfangen / genossen vnnd behalten werden / Vnd zugleicher weise / wie vnsere artzney für den leib in essen und trincken eusserlich fein lieblich wirt geordnet / Also steht die innerliche artzney der seelen in kostlichen Electuarien / Lattwergen / Confortatiff/ Syropen / Confecten / krafftwassern vnnd süssem geruch des Fleisches Christi vnd gezuckertem tranck seines heilmachenden Bluts im Worte des lebens/ wirt durch den heiligen Geist zum gantzen heil des sünders [...]. Jesus Christus [...] ist auch die artzney selbs worden / damit vnserer krancken seel / vnserm zerschlagenen hertz / vnd verwundten gewissen / on vnderlaß wirt geholffen / wenn wir solche artzney in der himlischen Apotheck / die nu immer offen stehet / zur Rechten Gottes holen / im glauben einnemen vnd ihr geniessen / wenn wir vns mit seinem heilsamen krefftigen Blute besprengen / die wunden vnserer seelen damit bestreichen / artzneien und heilen durch den glauben [...].[29]

Das hier deutlich werdende Verständnis von Christus als Arzt, das sich im 17. Jahrhundert allmählich zu Christus als Apotheker wandelt,[30] ist erkennbar nicht die Grundlage für Hohbergs *Lust- und Artzeney-Garten.* Die vor allem bei Schwenckfeldern und Weigelianern verbreitete Vorstellung hindert Hohberg aber auch offenkundig daran, den Christusbezug prominent herauszustellen.[31] Ihm genügt die Charakterisierung des Psalters als Bibel im Kleinen, um den Bezug zum Neuen Testament auf der Ebene der Worte zu suchen. Das schließt ein christologisches Verständnis des Psalters in der Nachfolge Luthers und Johann Gerhards mit ein.

---

29 Caspar Schwenckfeld: Von der himmlischen artzney des waren Artztes Christi, zur gesundwerdung und zum ewigen heil des ellenden krancken verdorbenen menschens. s.l. 1593. Bayerische Staatsbibliothek urn:nbn:de:bvb:12-bsb00020033-6, S. [262].

30 Fritz Krafft: Christus als Apotheker. Ursprung, Aussage und Geschichte eines christlichen Sinnbildes. Marburg 2001 (Schriften der Universitätsbibliothek Marburg 104), S. 19-24.

31 Angelika Reich: Übersetzungsprinzipien in den deutschsprachigen liedhaften Gesamtpsaltern des 16. und 17. Jahrhunderts. Diss. Universität Regensburg 1977, S. 296 stellt für Hohberg den Verzicht auf christologische Ausdeutung fest. Sie liest Hohbergs Buch vor allem als poetische Leistung. Dem schließen sich Reich referierend Bach/Galle: Deutsche Psalmendichtung (wie Anm. 16), S. 189 an.

Es ist deutlich geworden, dass Wolf Helmhardt von Hohberg hinsichtlich seiner Arbeit an der Psalmübertragung und vor allem dessen Veröffentlichung um die Fallstricke theologischer Art gewusst hat. Noch im biographischen Abriss in der Leichenpredigt wird bei aller zu unterstellenden Stereotypie solcher Würdigungen zuerst sein *Lust- und Artzeney-Garten* angeführt, an dem die Gelehrten neben seiner Frömmigkeit seine Achtung gebietende Gelehrsamkeit und seine Kompetenz nicht zuletzt in theologischen Fragen erkennen könnten.[32]

Hohbergs Wissen erstreckte sich aber auch und vor allem auf Fragen des adeligen Haushalts und der Bewirtschaftung eines Landguts. Die von ihm verfasste Ökonomik, die *Georgica curiosa*, der er seinen Ruf als einer der Hauptvertreter der Gattung der Hausväterliteratur verdankt, machte ihn für den Wirtschaftshistoriker Otto Brunner zum Paradebeispiel des im 17. Jahrhundert allmählich aussterbenden, altständischen adeligen Landmanns, weil er in seiner Ökonomik ein letztes Mal die Kultur des Ganzen Hauses in Reinform zur Darstellung gebracht habe.[33] Und tatsächlich ist es faszinierend, wie sich in Hohbergs *Georgica curiosa* das Wissen der Zeit (und das ist ja immer auch ein Wissen, das bis in die Antike zurückreicht) niederschlägt. Hier interessiert nun vor allem das Wissen um Pflanzen.

Die *Georgica curiosa* umfasst in ihren zwei Teilen insgesamt 12 Bücher, in denen von den Aufgaben des Hausvaters und der Hausmutter über rechtliche Fragen hinsichtlich eines Gutsbesitzes bis hin zu Feldbau und Viehzucht alle Aspekte des Wirtschaftens auf dem Land behandelt werden. Das fünfte Buch widmet sich dabei dem „Küchen- und Kräutergarten", das sechste Buch dem „Blumengarten". Die Frage ist, in welchem Verhältnis die in der *Georgica curiosa* gegebenen Informationen über Pflanzen zu den Pflanzendarstellungen im *Lust- und Artzneygarten* stehen. Zunächst scheint es auch so, dass in diesem Zusammenhang eine

32 Hierzu, aber auch zum autodidaktischen Erwerb seiner Sprach- und Wissenschaftskenntnisse der seiner Leichenpredigt beigefügte Lebensabriss Christian Eschenbach: Gottes Treu und Gütigkeit / Jacobs Danck und Niedrigkeit/ Auß 1. B. Mos. Cap. 32. v. 10.: Uns zum Trost und Exempel fürgestelt / In einer Christlichen Leich-Predigt/ Welche zu Ehren Dem [...] Herrn Wolff Helmhardt Von Hohberg / auf Rohrbach [...] Alß derselbe in der Kirchen zu S. Bartholomaei zu Wehr/ Nürnberg. Vorstadt / beygesetzet war. Regenspurg 1688. (Staatsbibliothek Berlin, http://resolver.staatsbibliothek-berlin.de/SBB0000706600000000, S. [22].

33 Otto Brunner: Adeliges Landleben und europäischer Geist. Leben und Werk Wolf Helmhards von Hohberg 1612 - 1688. Salzburg 1949.

Spur zu Christian Knorr von Rosenroth und zu Vater und Sohn Helmont führen könnte. Tatsächlich findet sich nämlich im Vorwort zur *Georgica curiosa* im Rahmen der detaillierten Aufzählung der verwendeten Literatur und der persönlichen Unterstützer auch der Name Knorr von Rosenroths. Allerdings bleibt der Dank hier sehr allgemein und es lässt sich nicht sagen, worin dieser Hohberg wie einige andere genannte Helfer „treuhertzig und gutwillig in vielen an die Hand gestanden".[34] Ausgeschlossen ist es nicht, dass er ihm die Schriften Helmonts zugänglich gemacht hat, wie schon Otto Brunner vermutet hat.[35] Allerdings nehmen Helmonts Schriften in der Ökonomik keinen solchen Raum ein, dass sie schon in der Vorrede, die die verwendete Literatur sonst detailliert benennt, mit vorgestellt werden. Aber innerhalb des Buches zum „Küchen- und Kräutergarten" werden sie zitiert. Dass es bei nur zwei Erwähnungen bleibt, ist bezeichnend, denn eines der Zitate ist eher eine Zurückweisung als eine Zustimmung. Im Zusammenhang mit dem Säen und dem Samen weist Hohberg auf die Tatsache hin, dass sich die Philosophen viele Gedanken um die Eigenschaften des Samens gemacht hätten.

> Von der wundersamen Krafft und Wirckung des angesäeten Saamens / damit die Natur / als Gottes Haus- und Hofmeisterin gleichsam spielet / haben die Philosophi artliche Meynungen gehabt. Davon Helmont *de Ortu Medicinae* also schreibet: *Singulis rebus naturalibus suus Archeus est* [...].[36]

Der Archeus ist nach Helmont „die würckende Ursache", der „sämliche Geist". Er steht dafür, dass „in den Gesämen etwas ist / das der Zusammenstrahlung der Gestirne gleichet".[37] Dem freilich will Hohberg in seiner Schrift weiter keinen Raum geben. Das Helmont-Zitat wird lapidar fortgesetzt mit:

---

34 Wolf Helmhard von Hohberg: Georgica curiosa: das ist: Umständlicher Bericht ... von dem adelichen Land- und Feldleben. Bd. 1. Nürnberg 1682. Universitäts- und Landesbibliothek Düsseldorf urn:nbn:de:hbz:061:1-23007, S. [15].

35 Otto Brunner: Wolf Helmhart von Hohberg 1612-1688. In: Jahrbuch der Gesellschaft für die Geschichte des Protestantismus in Österreich 65-70 (1944), S. 5-20, hier S. 16.

36 Hohberg: Georgica curiosa (wie Anm. 34), S. [477].

37 Jan Baptista van Helmont, Christian Knorr von Rosenroth: Aufgang der Artzney-Kunst, das ist: Noch nie erhörte Grund-Lehren von der Natur. Zu einer neuen Beförderung der Artzney-Sachen. Sultzbach 1683. Staats- und Stadtbibliothek Augsburg, http://www.mdz-nbn-resolving.de/urn/resolver.pl?urn=urn:nbn:de:bvb:12-bsb11199978-0, S. [86].

> Wir wollen aber allhier nicht mit Gelehrten / sondern mit den Gärtnern reden / und ihnen anzeigen / wie sie damit umgehen sollen; wiewol es den Erfahrnen vorhin bekant ist.[38]

Das heißt nicht, dass Hohberg Helmonts Schrift damit endgültig beiseiteschiebt. Am Ende seiner Aufstellung der Heilpflanzen empfiehlt er gestützt auf Helmont die Ernte der Gewächse kurz vor der Reife, weil die endgültige Reife bereits einen Verfall bedeute.[39] Ansonsten allerdings dominiert die praktische Anleitung, die zunächst die korrekte Anlage des Küchengartens und die Vorbereitung des Bodens betrifft, dann in einem eigenen Abschnitt die besonderen Erfordernisse für den Arzneigarten behandelt. Hohberg beschreibt dabei sowohl die Anlage eines Kräutergartens, der Vollständigkeit anstrebt und für den er als ein Muster den ‚Hortus Medicus' der Hohen Schule in Altdorf[40] benennt, als auch den normalen Arzneigarten, der nur ein Beet im Küchengarten beansprucht. Er soll ja lediglich die Kräuter bereithalten, die man nicht in der freien Natur findet oder die im Notfall rasch zur Hand sein müssen, um die Gesundheit der Hausgenossen gewährleisten zu können.[41] Gleichwohl beschränkt sich Hohberg nicht auf wenige Hausmittel, sondern gibt einen Überblick über all jene Pflanzen, denen die Botaniker und Pharmazeuten eine Wirkung zuschreiben. Die Anordnung erfolgt dabei anhand der Himmelsrichtungen, in denen die Pflanzen entsprechend ihres Lichtbedarfs anzupflanzen sind. Das geschieht auch in der Absicht, die Festlegung auf eine bestimmte Systematik zu vermeiden, da er weiß, dass diese von den Gelehrten kontrovers diskutiert werden.

In den Auflistungen der Pflanzen steht jeweils ihr medizinischer Nutzen im Mittelpunkt. Wo es nötig ist, wird dabei auch auf divergierende Einschätzungen eingegangen. So heißt es zum Sonnentau:

> ist einer sehr hitzigen und trockenen Natur / zwischen dem dritten und vierdten Grad / ist derhalben inwendig in dem Leib nicht leicht zu brauchen / und irren diejenigen nach *Dodonaei*, *Tabernaemontani* und *Durantis* Meynung / sehr / welche das davon distillirte Wasser zur Schwind- und Lungensucht verordnen; es ist so brennend / daß man mit diesem mit wenigem Salz vermischten Kraut die Haut auf-

38 Hohberg: Georgica curiosa (wie Anm. 34), S. [477].

39 Ebd., S. [579].

40 Heinz Röhrich: Zur Geschichte des ‚Doctorgartens' oder ‚Hortus medicus' der ehemaligen Nürnberger Universität Altdorf. In: Erlanger Bausteine 11 (1964), S. 31-43.

41 Hohberg: Georgica curiosa (wie Anm. 34), S. [541].

> ätzen und Blasen aufziehen kan; daher es unter die *Caustica* [Mittel mit ätzender Wirkung, E.R.] zu rechnen ist.[42]

Nennt Hohberg mit den Flamen Rembert Dodoens (Dodonaeus) und Jakob Dietrich (Tabernaemontanus nach seinem Geburtsort Bergzabern) sowie dem Italiener Castore Durante Botaniker und Ärzte, deren Kräuterbücher mehrfach wieder aufgelegt wurden und in ganz Europa rezipiert wurden, so kennt er mit Matthias de L'Obel auch einen Experten, der den eben genannten Autoritäten entgegensteht und die Verwendung des Sonnentaus empfiehlt, weil

> sie die zähen / leimichten und faulen Schleime der Dörrsüchtigen zertheile / und die natürliche in ihnen fast erstorbene Wärme wieder aufmuntere / soll sonderlich der alten Leute *Spiritus* erfrischen [...].[43]

Diese Bemerkungen sollten ausreichend demonstriert haben, dass Hohberg über vertieftes und spezialisiertes Wissen über Heilpflanzen und ihre Wirkungen verfügte. Ob und wenn, in welcher Weise dieses Wissen in dem *Lust- und Artzeney-Garten des Königlichen Propheten Davids* ebenfalls präsent ist, ist bisher noch nicht untersucht.

Auf den ersten Blick scheint die Vermutung eines Zusammenhanges auch abwegig zu sein: sucht man die im *Lust- und Artzeney-Garten* verwendeten Pflanzen in der *Georgica curiosa*, stellt man fest, dass keineswegs alle dort auch vorkommen. Andererseits beschränkt sich Hohberg aber auch nicht auf die im Psalter vorkommenden ‚biblischen' Pflanzen. Die Auswahl ist bestimmt durch eine Kombination aus medizinischer Wirkung und religiöser Bedeutungszuschreibung, die in vielen Fällen von der Wirkung, manchmal aber auch vom Äußeren der Pflanze ausgeht. Gerade für den 1. Psalm spielen die Kenntnisse aus der *Georgica curiosa* auch deshalb keine Rolle, weil die dem Psalm zugeordnete Dreifaltigkeitsblume oder „viola flammea" in Hohbergs Buch nicht vorkommt. Trotzdem muss der 1. Psalm am Anfang einer Befassung mit der Psalterübertragung stehen, denn Hohberg stellt schon in der Summe zum Psalm fest, er sei „eine Vorrede, Eingang und Vorbereitung auf den gantzen folgenden Psalter". Insofern kommt der Ausgestaltung und Kombination von Emblem und Pflanzenbild ein entsprechendes Gewicht zu.

42 Ebd., S. [549].
43 Ebd.

Das Emblem zeigt in der Pictura zwei Bäume, von denen der eine erkennbar gesund ist, während der andere seine Blätter abwirft und wohl aus diesem Grund gefällt wird. Die Inscriptio „Similes super arbore fructus" kann man mit „An ihren Früchten sollt ihr sie erkennen" wiedergeben. Das deutschsprachige Epigramm lautet

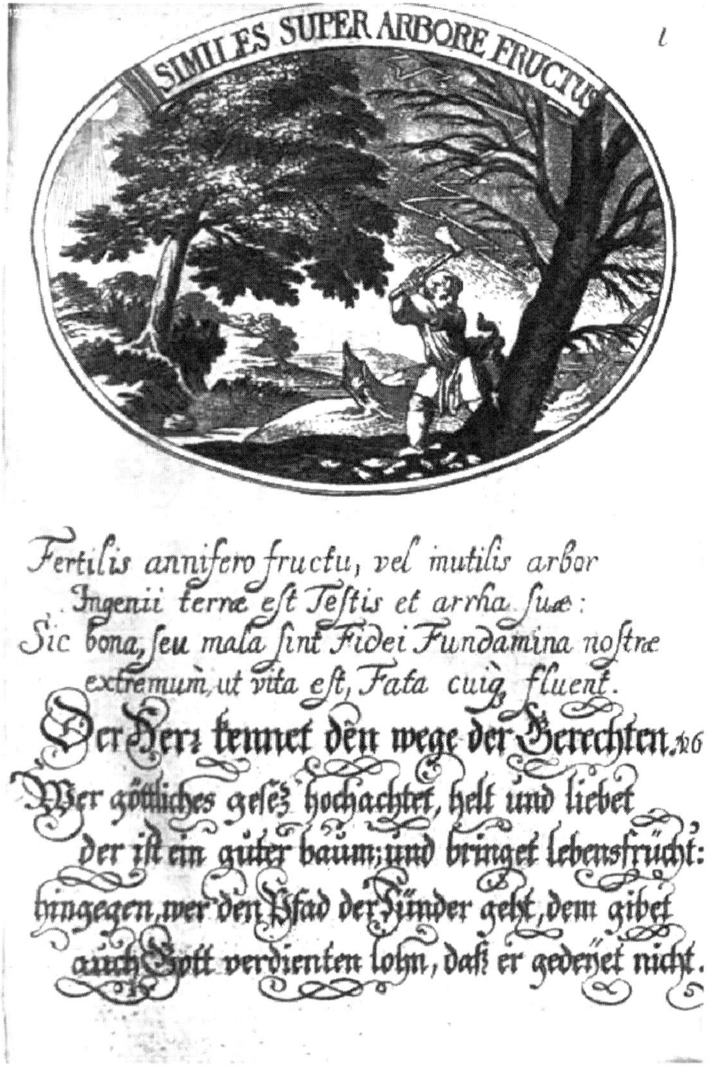
SIMILES SUPER ARBORE FRUCTUS
Fertilis annifero fructu, vel inutilis arbor
Ingenii terrae est Testis et arrha suae:
Sic bona, seu mala sint Fidei Fundamina nostrae
extremum, ut vita est, Fata cuiq; fluent.
Der Herr kennet den wege der Gerechten.
Wer göttliches gesez hochachtet, helt und liebet
der ist ein guter baum; und bringet lebensfrucht:
hingegen, wer den Pfad der Sünder geht, dem gibet
auch Gott verdienten lohn, daß er gedeyet nicht.

Abb. 1: Hohberg: Lust- und Artzeney-Garten, Emblem zu Psalm 1.

Wer göttliches gesez hochachtet, helt und liebet
der ist ein guter baum; und bringet lebensfrücht,
hingegen, wer den Pfad der Sünder geht, dem gibet
auch Gott verdienten lohn, daß er gedeyet nicht.[44]

Verknüpft wird das Emblem mit dem Psalmtext, indem als Überschrift über das Gedicht die 6. Psalmzeile im Wortlaut der Lutherübersetzung wiedergegeben wird: „Der Herr kennet den [!] wege der Gerechten". In Hohbergs Übertragung schwillt diese Psalmzeile dann auf vier Verszeilen an:

6. Der HERR kennt eigentlich der Sterblichen Geschlechte
Er weis die Pfad / worauf fortwandelt der Gerechte
Was neben-Wege sind / darauf die Bösen gehen.
Sind irrig und verflucht / und mögen nicht bestehn.[45]

Zugeordnet ist dem Psalm, wie schon angedeutet, die Dreifaltigkeitsblume oder „viola flammea", zu der überdies als erster Blumenname „Tag und Nacht" angegeben wird. Schon durch die Tatsache, dass die Pflanzennamen die Stelle der Überschrift einnehmen, wird klar, dass es hier nicht um eine emblematische Struktur gehen kann. Pflanzenbilder eignen sich nach zeitgenössischer Einschätzung nicht zur Verwendung in Emblemen, weil die reine Abbildung den Betrachter überfordert; um sie erkennen zu können, braucht man die Information über die Bezeichnung der Pflanze. Sie ruft zusätzliche Aspekte hervor, die in der Schwarz-Weiß-Abbildung des Kupferstichs nicht sichtbar gemacht werden können, insbesondere ihre Färbung, darüber hinaus aber auch Geruch und Haptik.

Auch wenn Hohberg die „viola flammea" in seine *Georgica curiosa* nicht aufgenommen hat, handelt es sich doch um ein Gewächs, das zum Beispiel in dem wohl bedeutendsten und vielfach wieder aufgelegten Kräuterbuch des ausgehenden 16. Jahrhunderts, dem des Hieronymus Bock, mit seinen medizinischen Wirkungen beschrieben wird.[46] Die

44 Hohberg: Lust- und Artzeney-Garten (wie Anm. 1), S. [26].

45 Ebd., S. [28].

46 Hieronymus Bock: Kräutterbuch Weylandt des Weitberhümmten vndt Hocherfharnen Herren Hieronymi Tragi genant Bock. Straßburg [1630]. Bayerische Staatsbibliothek, http://www.mdz-nbn-resolving.de/urn/resolver.pl?urn=urn:nbn:de:bvb:12-bsb10214574-7, S. [452]. Bock bezeichnet die Blume auch als Phlox; der verbreitete Name Freissam-Kraut verweist auf die Freise, im engeren Sinn lebensbedrohliche Krämpfe insbesondere bei Kindern; vgl. Art. ‚Freise'. In: Deutsches

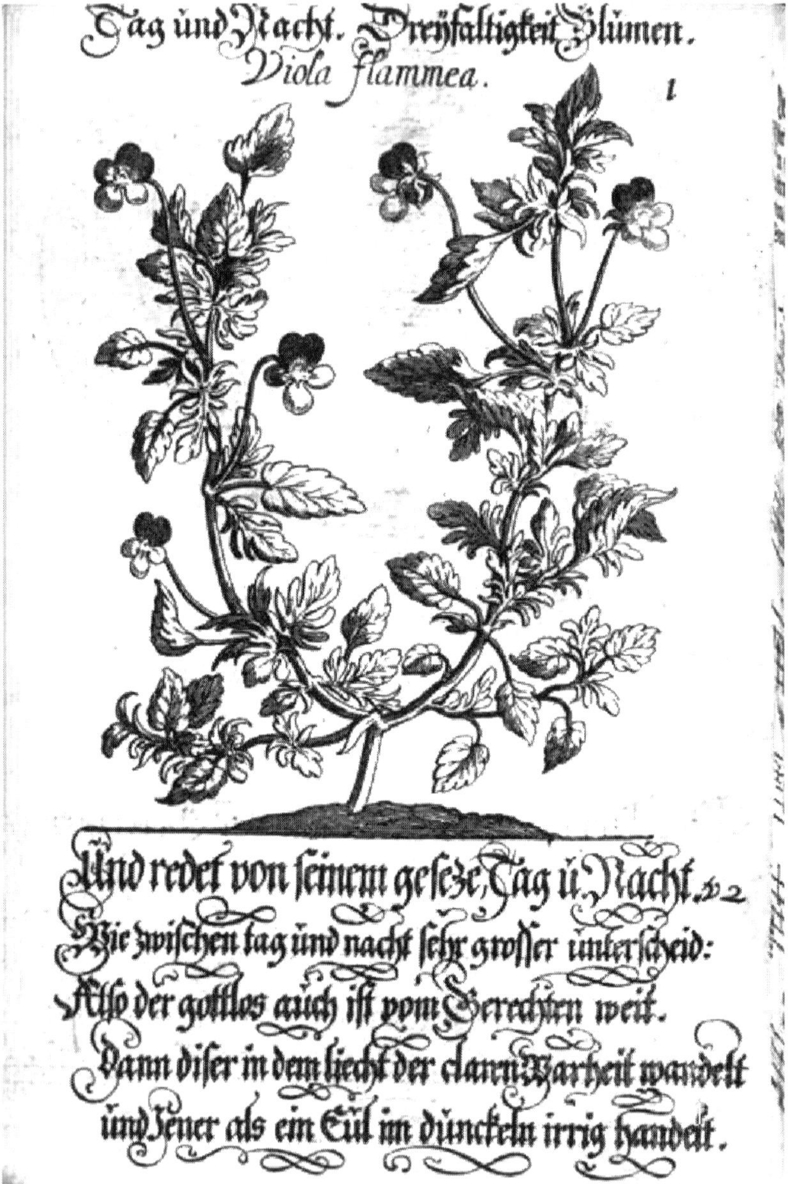

Abb. 2: Hohberg: Lust- und Artzeney-Garten, Pflanzenbild zu Psalm 1.

spielen aber für Hohberg in diesem Zusammenhang keine Rolle. Die Bildunterschrift verweist vielmehr noch einmal auf den durch den Pflanzennamen „Tag und Nacht" nahegelegten Antagonismus zwischen einem sündigen und einem Gott wohlgefälligen Leben. Die Anbindung an den Psalmtext „Und redet von seinem geseze Tag u. Nacht" wird dabei ausgedeutet zum Gegensatz zwischen sündhaftem Leben und Leben des Gerechten:

> Wie zwischen tag und nacht sehr grosser unterscheid:
> Also der gottlos auch ist vom Gerechten weit.
> dann diser in dem liecht der claren warheit wandelt
> und jener als ein Eul im dunckeln irrig handelt.

Neben dem Antagonismus, der sich in der Blume im Hell und Dunkel ihrer Blüten zeigt, ist aber auch ihre deutsche Bezeichnung als „Dreifaltigkeitsblume" von Bedeutung. Dass Hohberg für viele, aber nicht alle der vorkommenden Pflanzen mehrere Bezeichnungen angibt, liegt in der Regel daran, dass die Namen als sprechend aufgefasst werden. Hieronymus Bock rechtfertigt den Namen mit der Färbung der Blütenblätter, die zwar als variierend angegeben wird, immer aber auf das Prinzip hinausläuft, dass sich in den fünf Blütenblättern drei Farben zeigen. Der lateinische Name „viola trinitatis", den auch Bock in seinem Kräuterbuch neben den anderen angibt, weist über den im Gedicht dominierenden Antagonismus von Sünder und Gerechtem aber hinaus. Überlegungen dazu finden sich schon im 16. Jahrhundert etwa bei dem Lutheraner Wilhelm Sarcerius, der in seinem *Geistlichen Herbarius* unter Verweis auf Erasmus Alberus die Gegenwart Gottes in seiner Schöpfung zum Ausgangspunkt für die folgenden Überlegungen nimmt:

> So bedeuten nun die drey Bletter / so an einander stehen / Gott den Vatter / Gott den Son / vnd Gott den heiligen Geist / vnd wie die Bletter an einander stehen / gleich als weren sei ein *corpus*, vnd ist doch dreyfaltig / also sind der einigen Gottheit / vnd in dem einigen Göttlichen wesen / drey vnterschiedliche Personen. Die Golt oder Sonnenfarb mitten zwischen den dreyen Blettern / die sich mit jrem schönen glentzen / in alle drey Bletter außgeust / bedeut die Gottheit / so den dreyen Personen gemein ist.[47]

Wörterbuch von Jacob Grimm und Wilhelm Grimm. Bd. 4. Stuttgart 1863. http://www.woerterbuchnetz.de/DWB?lemma=freis.

47 Mustergültig durchgeführt findet man diesen Denkprozess bei Wilhelm Sarcerius: Geistlicher Herbarius, oder Kreuterbuch Jn welchem erzehlet vnd allerhand vmbstenden nach beschrieben werden allerley Erdgewechs Samen Kreuter Baeume vnd

Der Dreifaltigkeitsblume kommt im Rahmen lutherischer Frömmigkeit eine nicht geringe Bedeutung zu, ist sie doch in den im 16. und 17. Jahrhundert veröffentlichten evangelischen Pflanzenpredigten ein zentraler Gegenstand.[48] Die für die Verkündigung in der Predigt geltenden Prinzipien finden auch bei Hohberg ihre Anwendung und begründen so bis hinein in die Struktur des Emblembuchs – die Pflanzenbilder grundsätzlich auf der Rückseite der Embleme – den zugrunde liegenden Modus von Textproduktion und -rezeption. In Abwendung von einer scholastischen hermeneutischen Allegorese, die einem Schriftsinnsystem folgend in den Worten der Bibel verborgenen Sinn sucht und sich in der Konsequenz auch auf die in der Bibel vorkommenden Pflanzen beschränken müsste, wird hier eine rhetorisch begründete Allegorie eingeführt. Das Verfahren, das Maria Marten für die Pflanzenpredigten jener Zeit beschrieben hat, lässt sich auf Hohberg übertragen: „die Pflanzenallegorien waren dazu da, einen theologischen Gegenstand zu charakterisieren, ein Abstraktum zu veranschaulichen oder überhaupt erst zur Sprache zu bringen. [...] Das Bedeutete ist der Ausgangspunkt des Denkprozesses“.[49]

Der Denkprozess ist aber mit dem Angebot einer Allegorie nicht abgeschlossen. Dem zeitgenössischen Leser ist ja bewusst, dass die ausdeutenden Poesien, die die Pflanzenbilder begleiten, in den meisten Fällen nur eine von mehreren Deutungsmöglichkeiten wiedergeben. Als Beispiel seien hier Emblem und Pflanzenbild zu Psalm 12 herangezogen. Das Emblem setzt die Läuterung des Goldes im Schmelzofen in Bezug zur Psalmzeile „Die rede des Herren ist lauter“ und charakterisiert damit die Wirkung des göttlichen Wortes auf den Gläubigen, das ihn „in dem feur des Creuzes schwitzen lässt“.[50] Diese Stärkung im Glauben durch das Wort greift das Pflanzengedicht auf. Die Distel, von der vor allem die Bitterkeit bei ihrer inneren Anwendung durch Hohberg erwähnt wird, steht für das Wort, „das hart in den ohren klinget | Jedoch der seelen heil

---

Fruechte deren in heiliger Goettlicher Schrifft zufoerderst vnd demnach in den Deutschen Buechern D.Martin Luthers seligen gedacht wirdt [...] Alles [...] zusamen gefasset vnd [...] beschrieben. 3 Teile. Frankfurt a. M. 1573. Staatsbibliothek zu Berlin, http://resolver.staatsbibliothek-berlin.de/SBB000162CD00000000, Teil 2, S. [184-186].

48 Maria Marten: Buchstabe, Geist und Natur. Die evangelisch-lutherischen Pflanzenpredigten in der nachreformatorischen Zeit. Bern 2010 (Vestigia Bibliae 29/30), S. 260f.

49 Ebd., S. 148f.

50 Hohberg: Lust- und Artzeney-Garten (wie Anm. 1), S. [81].

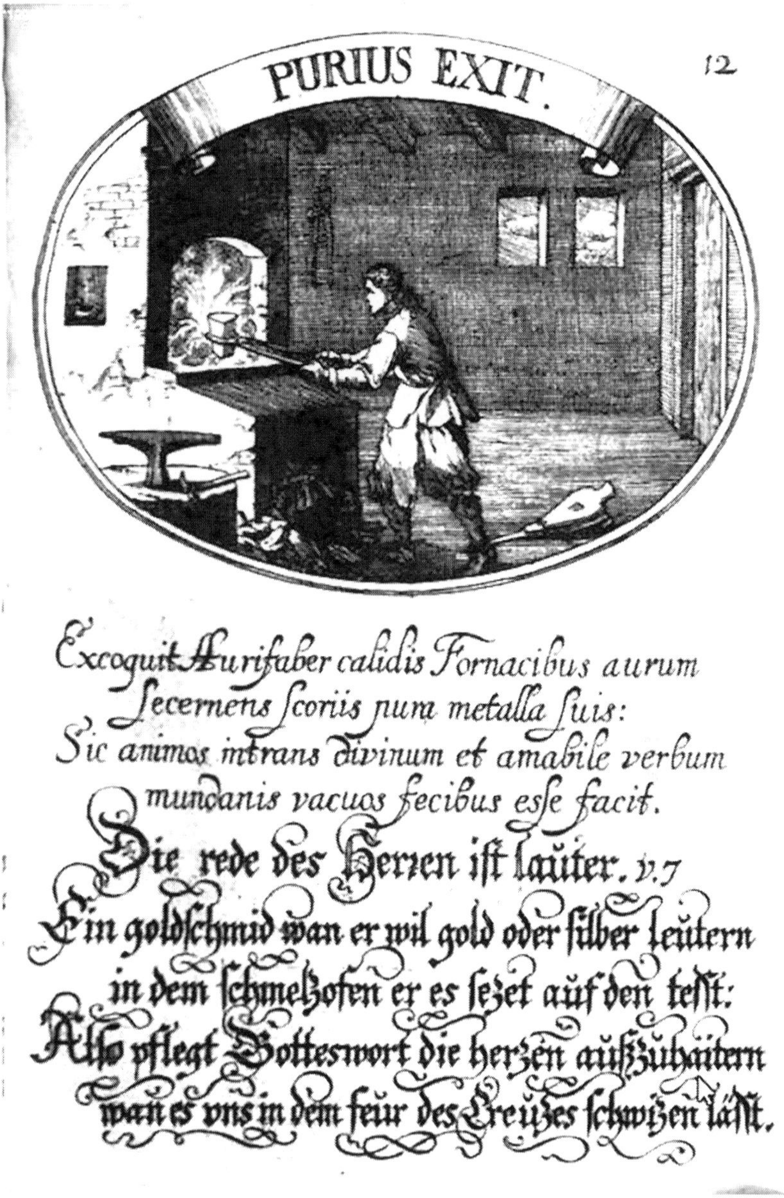
PURIUS EXIT.
12
Excoquit Aurifaber calidis Fornacibus aurum
Secernens scoriis pura metalla suis:
Sic animos intrans divinum et amabile verbum
mundanis vacuos fecibus esse facit.
Die rede des Herren ist laüter. v.7
Ein goldschmid wan er wil gold oder silber leütern
in dem schmelzofen er es sezet aüf den tesst:
Also pflegt Gotteswort die herzen aüszubaitern
wan es vns in dem feür des Creüzes schwizen lässt.

Abb. 3: Hohberg: Lust- und Artzeney-Garten, Emblem zu Psalm 12.

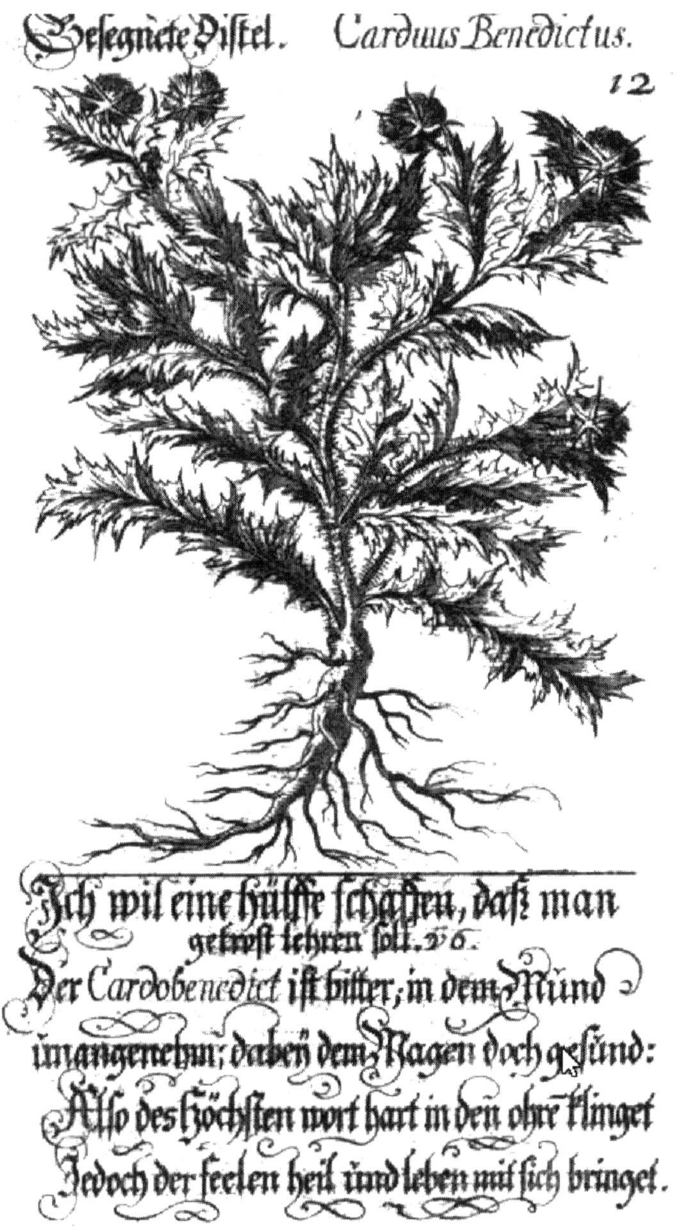
Gesegnete Distel. Carduus Benedictus.
12
Ich wil eine hülffe schaffen, daß man getrost lehren soll. v. 6.
Der Cardobenedict ist bitter, in dem Mund
unangenehm; dabey dem Magen doch gesund:
Also des Höchsten wort hart in den ohrē klinget
Jedoch der seelen heil und leben mit sich bringet.

Abb. 4: Hohberg: Lust- und Artzeney-Garten, Pflanze zu Psalm 12.

und leben mit sich bringet." Indem Hohberg sich bewusst für den medizinischen Aspekt entscheidet, bleiben andere Deutungsmöglichkeiten zunächst ausgeblendet, die aber im abschließenden Rückbezug auf den theologischen Gehalt doch immanent präsent sind. Der „seelen heil und leben" ist ja abhängig von der Passion Christi, mit der das Kraut „Carduus Benedictus" aber auch in Verbindung gebracht werden kann. So ist in Johann Fabricius' *Rosengart* im Anschluss an das Benediktenkraut Christus „die rechte Distel / der ware gebenedeyte Weibes Samen / [.] Christus soll der scharpffen stachlichten Distel vnnd Dorn / das ist / Teuffel vnnd Welt überwinden / vnnd alle Christglaubige Menschen auß jhrer Macht und gewalt erretten".[51] Im Unterschied zu den eigentlichen Disteln, die häufig ihrer Stacheln wegen mit dem Leiden Christi und insbesondere mit der Dornenkrone in Verbindung gebracht werden, gilt das Benediktenkraut als nur dem Aussehen nach stachlich.[52] Es ist damit ein Sinnbild für die nur scheinbare Härte des Wortes Gottes, das für den Gläubigen zur Anfechtung werden kann, das aber bereits für die Erlösung des Menschen durch die Passion Christi steht.

Auch für das Dukatenröslein oder „goldfarbe maußöhrlein", lateinisch „Pilosella" (heute bekannt als Kleines Habichtskraut), das Hohberg mit dem Psalm 16 in Verbindung bringt (hier mit Vers 10 „Du wirst meine Seele nicht in der Hölle lassen") spielen die medizinischen Wirkungen, die er in der *Georgica curiosa* benennt,[53] keine Rolle. Aber er greift auf die im Zusammenhang mit der medizinischen Wirkung von anderen mitgeteilten Eigenschaften zurück, wenn es im Gedicht zur Pflanze heißt:

> Von dises kräutleins safft gehärtet wird der stahl
> daß er durch eysen schneidt. Also des todes quahl
> hat Christum nicht gehemmt, denn Er von seinen banden
> sich loßgerissen hat, ist herrlich aufferstanden.[54]

Den Zusammenhang zwischen wundheilender und härtender Wirkung stellt z.B. Leonhart Fuchs her:

51 Johann Fabricius: Christlicher Rosengart, darauß ein jeder Christ in allerley Creutz, Trübsal, Angst vnd Not, Kräuterlein, Blümblein vnnd mancherley schöne Rößlein zur Labung vnd Erquickung abbrechen mag. Nürnberg 1612, fol. Evj^{v}, zit. nach Marten: Buchstabe, Geist und Natur (wie Anm. 48), S. 238, Anm. 204.

52 Fabricius: Rosengart, fol. Evj^{v}, zit. nach Marten: Buchstabe, Geist und Natur (wie Anm. 48), S. 159.

53 Hohberg: Georgica curiosa (wie Anm. 34), S. [561].

54 Hohberg: Lust- und Artzeney-Garten (wie Anm. 1), S. [102].

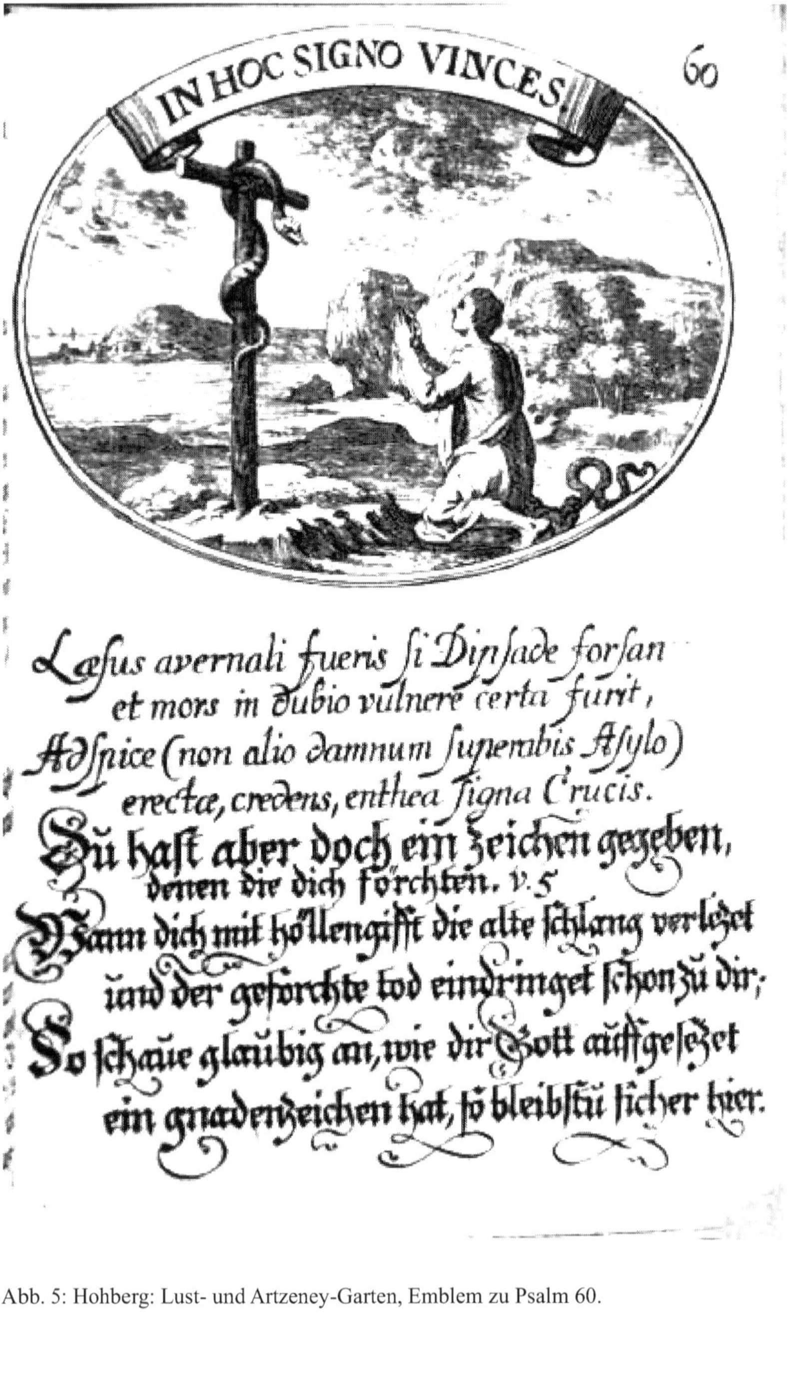
IN HOC SIGNO VINCES
60
Læsus avernali fueris si Dipsade forsan
et mors in dubio vulnere certa furit,
Adspice (non alio damnum superabis Asylo)
erectæ, credens, enthea signa Crucis.
Dü hast aber doch ein zeichen gegeben,
denen die dich förchten. v. 5
Wann dich mit höllengifft die alte schlang verlezet
und der geförchte tod eindringet schon zü dir;
So schaüe glaübig an, wie dir Gott aüffgesezet
ein gnadenzeichen hat, so bleibstü sicher hier.

Abb. 5: Hohberg: Lust- und Artzeney-Garten, Emblem zu Psalm 60.

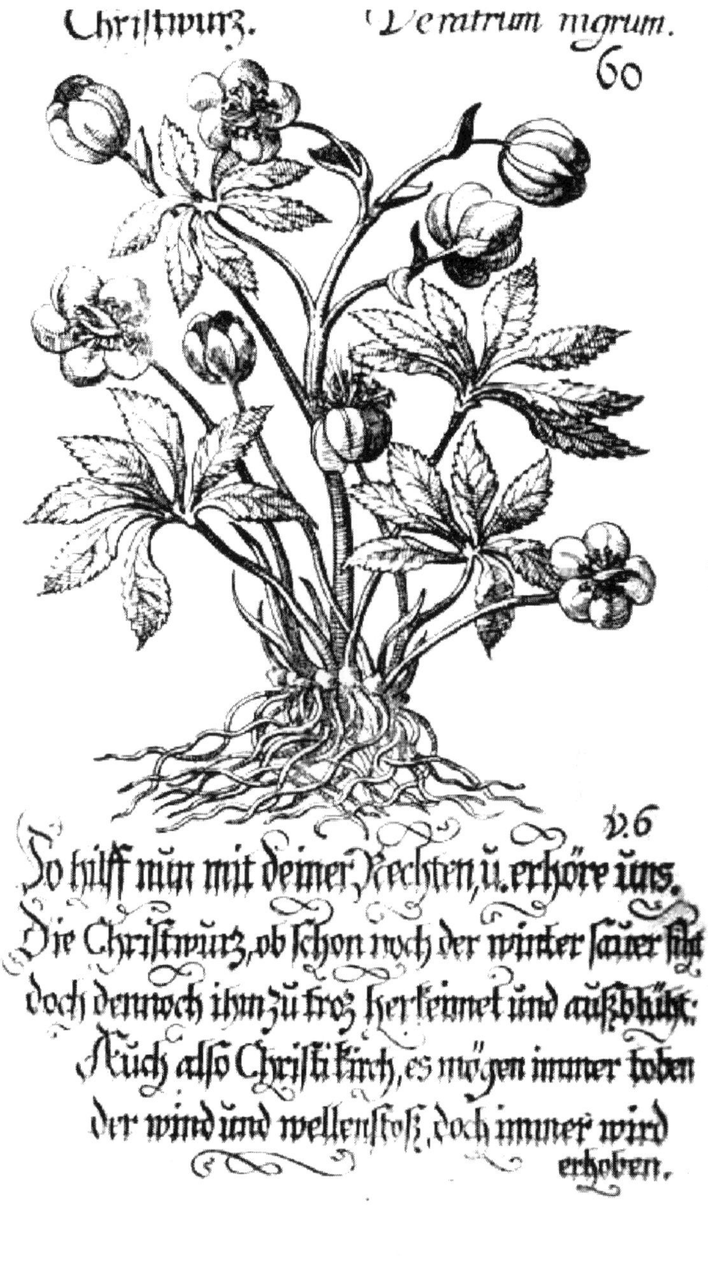
Christwurz.
Veratrum nigrum.
60
v.6
So hilff nün mit deiner Rechten, ü. erhöre üns.
Die Christwürz, ob schon noch der winter saüer sicht
doch dennoch ihm zü troz herkeimet ünd aüßblüht;
Auch also Christi kirch, es mögen immer toben
der wind ünd wellenstoß, doch immer wird
erhoben.

Abb. 6: Hohberg: Lust- und Artzeney-Garten, Pflanze zu Psalm 60.

> Gedachte wurtzel in wasser gesotten / oder mit der speiß gessen / heylet den bruch. Gleiche würckung hat auch der safft / der auß den grünen blettern getruckt würdt. Darumb bestreichen ettlich mit disem safft die schneid der messer vnd weeren / auff das sie allerley eisen durchschneiden vnnd zerteylen.[55]

Die Glaubenszuversicht des Beters, der auf die persönliche Auferstehung vertraut, wie es im Psalmvers heißt, speist sich aus dem Vorbild Christi. Dessen überwindende Kraft aber wird sichtbar in der härtenden Wirkung, die vom Pflanzensaft des Dukatenrösleins ausgeht.

Das Herstellen von Beziehungen zwischen Pflanzenbestandteilen, ihrem Aussehen insgesamt oder aber ihrem Lebenszyklus zu Christus begegnen häufiger und schließen vielfach dann auch diejenigen ein, die ihm als Christen nachfolgen. So heißt es bei Psalm 60 zur Christwurz, lateinisch ‚veratrum nigrum':

> Die Christwurz, ob schon noch der winter sauer siht
> doch dennoch ihm zu troz herkeimet und außblüht;
> Auch also Christi kirch, es mögen immer toben
> der wind und wellenstoß, doch immer wird erhoben.[56]

Die Kombination aus Pflanzenbild und zugehörigem Epigramm mit dem Bild- und Textinhalt des Emblems zum gleichen Psalm ist bewusst hergestellt. Hier wird etwas besonders greifbar, was sich als Tendenz durch die gesamten Bild- und Textbeigaben Hohbergs zum Psalter zieht, nämlich die Gegenüberstellung von einzelnem Frommen und der Gemeinschaft der Gläubigen in der Kirche Christi. Das Emblem zeigt einen Beter vor dem Kreuz, dem sich hinterrücks eine Schlange nähert, die ihn an der Ferse verletzt. Eine zweite Schlange windet sich um das Kreuz. Die Bildinhalte verweisen auf die Schlange des Paradieses, von der es 1. Gen. 3,15 heißt: „Derselbe soll dir den Kopf zertreten, und du wirst ihn in die Ferse stechen", zugleich aber auch auf den in einem christologischen Verständnis dieser Textstelle gemeinten Messias, der durch seinen Tod am Kreuz den Sündenfall überwindet.[57] Die zweite Schlange kann

55 Leonhart Fuchs: New Kreuterbuch, in welchem nit allein die gantz histori, ... des meysten theyls der Kreuter so in Teutschen und andern Landen wachsen, ... beschriben, sonder auch aller derselben wurtzel, stengel, ... abgebildet und contrafayt ist, Basel 1543. UB Braunschweig, urn:nbn:de:gbv:084-11050511000, S. [601].

56 Hohberg: Lust- und Artzeney-Garten (wie Anm. 1), S. [354].

57 Heinrich Schmidt / Margarethe Schmidt: Die vergessene Bildersprache christlicher Kunst. Ein Führer zum Verständnis der Tier-, Engel- und Mariensymbolik. München 1981 (Beck'sche Sonderausgaben), S. 102-104.

man wohl sowohl als Bild für die Anfechtung im Glauben als auch als Überblendung mit der Schlange des Äskulap ansehen. Beides würde vom Kreuz wegführen: die Schlange als Bild für den Widersacher Gottes, der den Menschen verführt, aber auch die Suche nach Heil in der Welt unter Nutzung weltlicher Medizin.

Diesem einzelnen Christen steht nun in der Pflanze die alle widrigen Umstände überwindende Natur und in ihr versinnbildlicht die Kirche gegenüber. Für sie findet Hohberg auch an anderer Stelle Pflanzenmuster, die Ähnliches beinhalten, etwa zu Psalm 66 „Tausentschön. Amaranthus", der dem „winter u. der zeit nicht weicht" und dessen „blumen farb nie pfleget abzugehen". Er ist für Martin Luther ein „Gleichnis vnd Bild der Kirche", weil er auch dann wächst und gedeiht, wenn man ihm Zweige abbricht, weil seine Blüten die rote Farbe auch bei Trockenheit nicht verlieren und sich die Pflanze rasch von solcher Trockenheit erholt.[58] Deutlich zu erkennen ist, dass Hohberg über solche ‚Gleichnisse' die Bedeutung der Kirche als Gemeinschaft der Gläubigen betont. So sehr das Erbauungsbuch Frucht privater Frömmigkeit Hohbergs ist und als solches auch wieder vor allem von einzelnen Gläubigen genutzt werden soll, hält es durch seine Inhalte gegen die pietistische Kritik an der Kirche als Institution in lutherisch-orthodoxer Haltung an ihr als Gefäß des Glaubens fest.

Schon Grete Lesky hat in ihrem Reprint der Illustrationen aus Hohbergs Psalmenübersetzung keine zugrundeliegende Ordnung oder Systematik beschreiben können.[59] Sie liegt tatsächlich in der Sache, dem Psalter selbst, begründet. Gewählt werden offenkundig jeweils solche, die geeignet sind, die gewählte Textstelle aus dem Psalm zu illustrieren bzw. zur Andacht über sie anzuregen. Ein darüber hinaus gehendes Ordnungsprinzip besteht nicht und ist aller Wahrscheinlichkeit nach nicht gewollt, denn das würde ja auch ein Gegenmodell zur Ordnung des Psalters selbst bedeuten. So können die Ceder, die Tulpe, der Mohn, die Himmelsschlüssel, der Granatapfelbaum, der Palmbaum, die Kreuzbeere, das Balsamkraut, der indianische Jasmin und der Enzian aufeinander folgen – genannt sind hier exemplarisch die Gewächse, die die Psalmen 29 bis 37 begleiten.

---

58 Martin Luther: Werke. Abt. 2: Tischreden. Bd. 6: 1531-1546. Hg. von Joachim Karl Friedrich Knaake. Weimar 1912, Nr. 6780.

59 Im Mittelpunkt stehen bei ihr die von Hohberg benutzten Quellen; vgl. Lesky: Einführung (wie Anm. 11), S. XXXI-LXXIV.

Dass die Buntheit nicht nur der Pflanzenbilder sondern auch der emblematischen Darstellungen nicht auf Konzeptionslosigkeit Hohbergs zurückzuführen ist, sondern für sich genommen doch wieder etwas zeigen soll, geht aus der „Dedicatio“ des Werkes an das Oberhaupt der Fruchtbringenden Gesellschaft hervor. Das ist zu der Zeit Herzog August von Sachsen-Weißenfels, der ‚Wohlgeratene‘. Ihm gegenüber erläutert Hohberg die beabsichtigte Wirkung der Bestandteile seiner Publikation. Die Pflanzenbilder treffen den Geruchs- und Geschmackssinn, die Embleme richten sich an die Augen, die Musik an das Gehör. Vor allem aber stehen die Pflanzen einerseits, die Bildgegenstände der Embleme (Wölfe, Löwen, Schlangen, Basilisken und Drachen, Schafe, Tauben, Hirsche und Seidenwürmer nennt er ausdrücklich, dass er auch Elefanten und Schweine in den Emblemen zur Darstellung bringt, wird nicht erwähnt) andererseits für die gesamte Schöpfung:

> Weil in dem Hause und Garten der Christlichen Kirchen / böses und gutes untermischet / von Gott dem Allweisen Welt-gartner und Haußhalter auch mit gleich-gebührender wartung und Gebrauch angesehen; alles aber ins gemein seine GnadenSonne / Weißheit und Vatersgüte zuerkennen / zu lieben und zu loben/ ermahnet und angetriben wird.[60]

Die Begründung, die hier Hohberg für seine Bemühungen um den Psalter angibt, bewegt sich in den Bahnen der zeitgenössischen Theologie. Johann Gerhard, dessen Andachtsbuch – daran sei noch einmal erinnert – sicher nicht zufällig als Anhang zur Psalterübertragung Verwendung gefunden hat, hebt die besondere Bedeutung dieses Teils der Bibel in einem Vorwort zu dem von ihm herausgegebenen Psalmenpredigten Johann Arndts hervor:

> Von diesem Psalmbuch sagt der alte Kirchenlehrer Basilius Magnus, daß es sey Compendium universae Theologiae, ein kurtzer Begriff alles dessen was zur seligmachenden Erkäntniß Gottes gehörig / weil die Lehre deß Gesetzes und Evangelii von Gottes Wesen und Willen / vom Glauben und guten Wercken / und in Summa / von allem was zur himmlischen Weißheit gehöret / kürtzlich und artig darinnen begriffen.[61]

---

60 Hohberg: Lust- und Artzeney-Garten (wie Anm. 1), S. [17].

61 Johann Gerhard: Vorrede [1617]. In: Johann Arndt: Der gantze Psalter Davids/ deß H. Königs und Propheten: In 451 Predigten außgelegt und erklärt. Frankfurt a. M. 1665. Universitäts- und Landesbibliothek Sachsen-Anhalt, urn:nbn:de:gbv:3:1-366366, [S. 17].

Und in der Charakterisierung der Auslegung der Psalmen durch Johann Arndt bedient sich Gerhard dann bezeichnenderweise einer Bildlichkeit, die dem Bereich der Medizin und Pharmazie entnommen ist. Wie der Pharmazeut geht Arndt mit den Worten der Schrift um, denn

> wie emsig er die mit den Händen der Andacht zudrücket / daß sie einen lieblichern und stärckern Geruch geben möchten / dasselbe wird ein jeder befinden / welcher diese Erklärung für die Hand nehmen / und mit gebührender Andacht lesen wird.[62]

Bleibt Gerhard damit noch im Rahmen einer Vorstellung von den Wirkungen des Heiligen Geistes, der in der Arbeit des Auslegers mitwirkt, so geht Hohberg in seiner „Dedicatio" noch einen Schritt weiter. Alle Objekte seines Werkes sind Glieder des einen Schöpfungsleibes. Und so stellt er fest:

> Was mich als den Urheber dises betrifft / habe ich billich in beobachtung gezogen / daß wie alle Glider des gesunden menschlichen Leibes / welcherley verrichtungen sie / auch Immer / gewöhnlich abwarten / doch derselben würckung und bemühungen dem Haubt (davon sie auch grosses theils Krafft und Safft / Regung und bewegung empfangen) durch willige Dienstlaistung / gehorsame Folge / und liebliche aufwarts-steigende dauungs-Geister zugesendet werden: Nicht anders als wie alle Elementen und Gewächse von der Sonnen / nächst Gott / ihre belebung und wesen in sich säugende/ mit ihren übersichwallenden Auffdünstungen (als wolten sie hierdurch den Zinß ihrer willig-schuldigen Danckbarkeit abstatten) so viel sie können und vermögen / sich empor schwingen.[63]

Die „aufwartssteigende dauungs-Geister" und die „übersichwallenden Auffdünstungen" antworten auf die belebenden Wirkungen Gottes, etwa der von ihm eingesetzten Leben spendenden Sonne. Mikrokosmos und Makrokosmos werden zueinander in Beziehung gesetzt, kommunizieren miteinander. Das geschieht allerdings nicht in den Bahnen des Paracelsismus, sondern geht bei aller Bindung des präsentierten Wissens an die Tradition doch bis hin zu aktuellsten wissenschaftlichen Erkenntnissen. So verbindet sich die religiöse Sicht auf den menschlichen Körper mit der Entdeckung des Gases als Naturphänomen durch Johann Baptista van Helmont. Das freilich sage ich mit aller gebotenen Zurückhaltung: Der Autodidakt Freiherr von Hohberg war vorsichtig genug, sich auf den Streit der Gelehrten nicht einzulassen und auch hinsichtlich der Theolo-

62 Ebd. [S. 18].

63 Hohberg: Lust- und Artzeney-Garten (wie Anm. 1), S. [17f].

gie sensibel genug für die Fallstricke der konfessionellen Unterschiede. Gleichwohl boten zum einen die naturwissenschaftlichen Erkenntnisse, zum anderen der konfessionsübergreifende Konsens über die Bedeutung des Psalters einen Neuansatz für die persönliche Erbauung. Der wird im letzten, dem 150. Psalm und seiner Ausstattung mit Emblem und Pflanzenbild sichtbar.

Über einem Landgut schwingt sich die Lerche in die Luft und lobt ihren Schöpfer. Geist und Atem sind Voraussetzung für das Dankopfer, das die Natur selbstverständlich bringt und den Menschen nicht nur einfach in diese harmonia mundi mit einstimmen lässt, sondern ihn zu einer Erkenntnis der Notwendigkeit dieses Lobes führt. Darauf folgt das Kraut Engelsüß bzw. Polypodium Filicula. Dem so unscheinbaren Kraut, das hier nur seiner Süße wegen erwähnt zu sein scheint, werden in Hohbergs *Georgica curiosa* allerdings weitere Wirkungen zugeschrieben, die mit dem frohen Sinn des Psalmisten übereinstimmen: „das gebrannte Wasser davon […] benimmt […] melancholische Schwermuht und böse Träume“.[64] Es bereitet schon jetzt, wie es im Epigramm heißt, „ein vorschmack vons himmels süssem leben“.[65] Der *Lust- und Artzeney-Garten* ist damit an seinem Ziel angekommen.

64 Hohberg: Georgica curiosa (wie Anm. 34), S. [559]
65 Hohberg: Lust- und Artzeney-Garten (wie Anm. 1), S. [836].

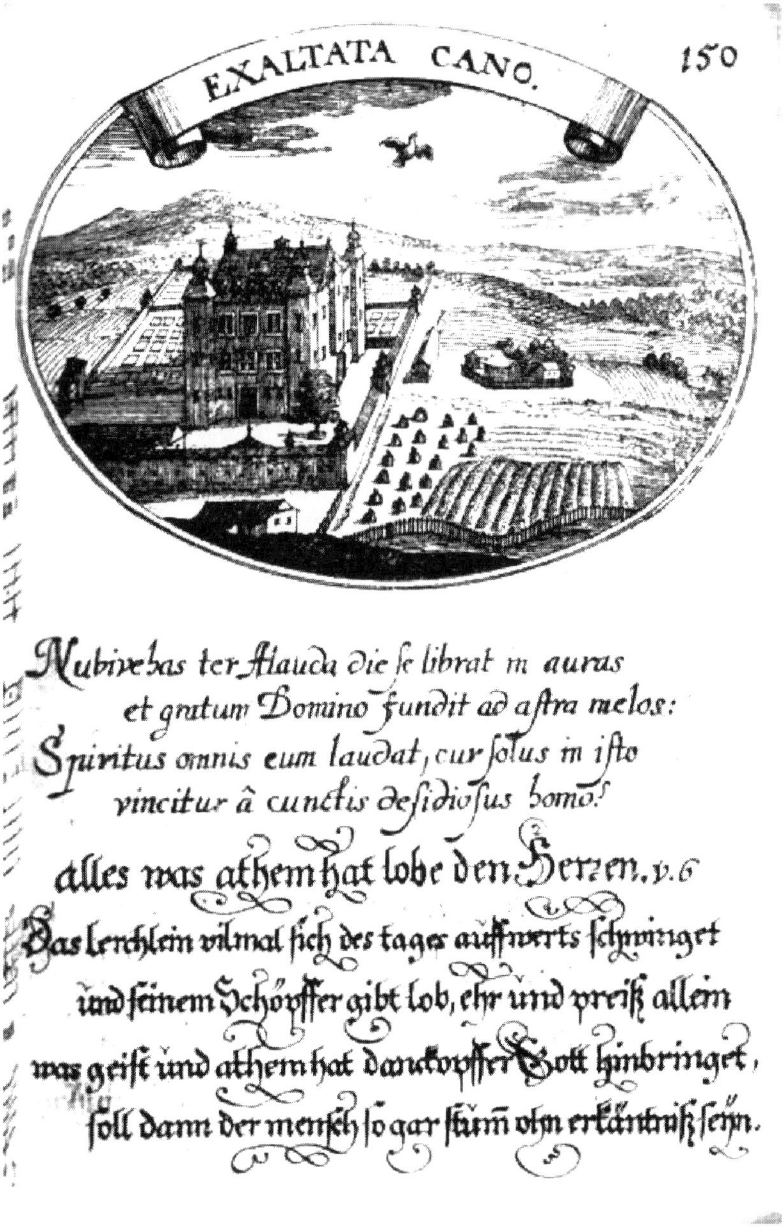
EXALTATA CANO.
150
Nubivebas ter Alauda die se librat in auras
et gratum Domino fundit ad astra melos:
Spiritus omnis eum laudat, cur solus in isto
vincitur â cunctis desidiosus homo?
alles was athem hat lobe den Herzen. v. 6
Das lerchlein vilmal sich des tages aufwerts schwinget
und seinem Schöpffer gibt lob, ehr und preiß allein
was geist und athem hat danckopffer Gott hinbringet,
soll dann der mensch so gar stum̃ ohn erkäntnuß seyn.

Abb. 7: Hohberg: Lust- und Artzeney-Garten, Emblem zu Psalm 150.

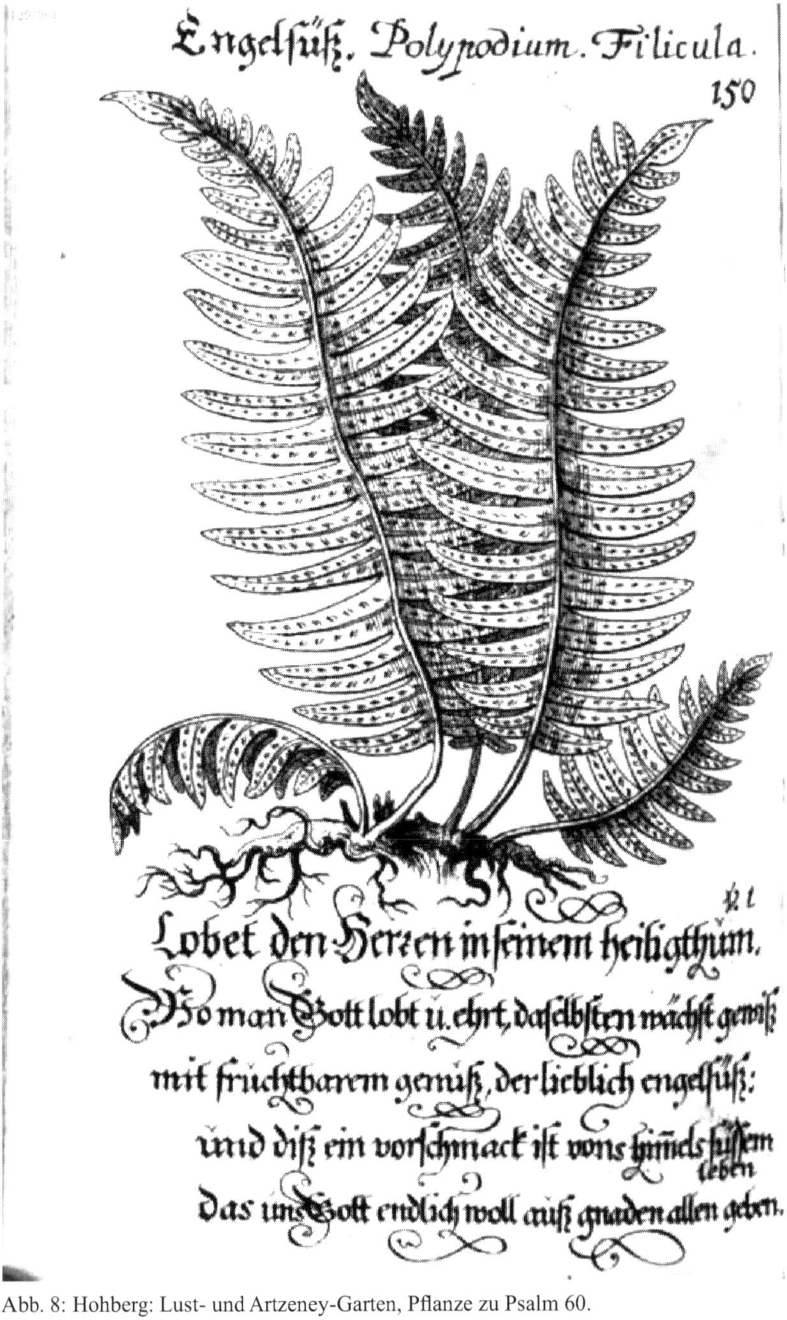
Engelsüß. Polypodium. Filicula.
150
Lobet den Herren in seinem heiligthum.
Wo man Gott lobt u. ehrt, daselbsten wächst gewiß
mit fruchtbarem genuß, der lieblich engelsüß:
und diß ein vorschmack ist vons himels süssem leben
Das uns Gott endlich woll auß gnaden allen geben.

Abb. 8: Hohberg: Lust- und Artzeney-Garten, Pflanze zu Psalm 60.

Miszellen und Rezensionen

Hans-Joachim Jakob

„Ich bin entschlossen den Democrit und Heraclit fortzusetzen". Der zweite Teil von G. Ph. Harsdörffers Erzählsammlung *Heracljtus und Democrjtus* (1652-1653)

HEraclitus beweint das Wesen dieser Er- | den; | weil alles / was darinn / erfüllet ist mit Leid. | Es zeugt zwar auch die Schrift von diesen | Welt-Beschwerden / | doch gönnt uns GOtt darbey jemals ein | Stündlein Freud.
DEmocritus verlacht / was er auf Erden | findet / | und hält es alles nur für närrisch Eitelkeit. | Die wahre Klugheit sich auch an die Zeiten | bindet / | drum lacht ein weiser Mann nur zu der rech- | ten Zeit.

Joachim von Sandrart: *Der Teutschen Academie Zweyter Theil* (1675)

ABSTRACT: The second part of the anthology „*Heracljtus und Democrjtus*" (1653) by G. Ph. Harsdörffer strongly refers to allegorical and emblematic traditions e. g. from the Netherlands. The „Zugabe" of „*Heracljtus und Democrjtus*" offers an exegetical instruction based on the Seven Deadly Sins to decipher the preceding 100 stories. Finally, the virtues defeat the vices, which was also shown before in Harsdörffer's publication „*Pentagone histoirique*" (1652).

I. Präliminarien

Georg Philipp Harsdörffers Anthologien *Der grosse Schau-Platz Lust- und Lehrreicher Geschichte* (ab 1648) und *Der grosse Schau-Platz jämmerlicher Mord-Geschichte* (ab 1649) haben als barocke Erfolgspublikationen zu gelten.[1] Harsdörffer verstarb 1658 und konnte den weiteren Siegeszug seiner bekanntesten Erzählsammlungen nicht mehr miterle-

1 Für die Bearbeitung der Abbildungen im vorliegenden Aufsatz danke ich wieder einmal – wie könnte es anders sein – Johannes Duschner (Münster).

ben. Die *Lust- und Lehrreiche Geschichte* wurde sogar noch im 18. Jahrhundert gedruckt.[2] Harsdörffers besondere Sympathie galt aber der einige Jahre später publizierten Sammlung *Heracljtus und Democrjtus*.[3] Ihr Novum gegenüber den Historien aus den *Schauplätzen* ist die konsequente und durchgängige Funktionalisierung von Bibelzitaten zur abschließenden Moral am Ende der jeweiligen Erzählung, dem Epimythion. Eine derartige Legitimierung durch die höchste Autorität der Heiligen Schrift veredelt vorzüglich die moraldidaktische Wirkungsabsicht der Historien zur Basis der Tugendinstruktion und ethischen Grundausbildung des Lesers.

Eine ganz bestimmte Gruppe von Lesern hat Harsdörffer dann im Blick, wenn er im Brief vom 4. Juli 1652 an den Weimarer Kammerjunker Heinrich von Schwechhausen die Fortsetzung des ersten *HuD*-Teils ankündigt.[4] In dem Schriftstück geht es zunächst um ein Mitglied der Fruchtbringenden Gesellschaft, Johann Wilhelm von Stubenberg. In seiner Angelegenheit und weiteren Belangen der Gesellschaft empfiehlt sich Harsdörffer, „wie jüngst gebetten worden, förderliche Antwort mit dienstlicher Bitte, S. F. G. und den jungen Printzen meine Wenigkeit in

2 Vgl. die Übersicht der Auflagen bei Stefan Manns: *Grenzen des Erzählens. Konzeption und Struktur des Erzählens in Georg Philipp Harsdörffers ‚Schauplätzen'*. Berlin 2013, S. 84-88 (Deutsche Literatur. Studien und Quellen 14).

3 Georg Philipp Harsdörffer: *HERACLJTUS | und | DEMOCRJTUS | Das ist | Trauriger und Frölicher | Geschichte/ | zweytes C.* […]. Nürnberg 1653 (Österreichische Nationalbibliothek, Wien. http://data.onb.ac.at/ABO/%2BZ165978000). Vgl. die ausführliche Titelaufnahme von Gerhard Dünnhaupt: *Personalbibliographien zu den Drucken des Barock. Zweite, verbesserte und wesentlich vermehrte Auflage des Bibliographischen Handbuches der Barockliteratur*. Teil 3. Stuttgart 1991, S. 1969-2031 (Hiersemanns bibliographische Handbücher 9), hier S. 2009f., Nr. 77.II.1. In der Folge abgekürzt als *HuD* II. Von der vorherrschenden Drucktype abweichende Zeichen werden im Zitat kursiv umgesetzt. *HuD* I steht für den ersten Teil von 1652. – Zu *HuD* I vgl. Hans-Joachim Jakob: „Also ist auch nichts geschehen/ daß nicht aus heiliger Schrifft beurtheilt werden könte". Der erste Teil von G. Ph. Harsdörffers *Heracljtus und Democrjtus* (1652-1653) – Quellen, Paratexte und die Spezifik des biblischen Epimythions. In: *Morgen-Glantz* 25 (2015), S. 349-379, ebendort auch zu den neuesten Tendenzen der Harsdörffer-Forschung und dem Heraklit-und-Demokrit-Stoff in der literarischen Tradition und in den einschlägigen Untersuchungen.

4 Carl August Hugo Burkhardt: *Aus dem Briefwechsel Georg Philipp Harsdörffers. Zur Geschichte der Fruchtbringenden Gesellschaft 1647-1658*. In: *Altes und Neues aus dem Pegnesischen Blumenorden*. Bd. III. Nürnberg 1897, S. 23-140, hier S. 104f.

Unterthänigkeit zu befehlen.“[5] Mit den „Printzen“ dürften die Herzöge Johann Ernst von Sachsen-Weimar, Adolph Wilhelm von Sachsen-Eisenach, Johann Georg I. von Sachsen-Eisenach, Bernhard von Sachsen-Jena und Friedrich von Sachsen-Weimar gemeint sein, schließlich hatte Harsdörffer ihnen *HuD* I gewidmet.[6] Unmittelbar an die Erwähnung der „Printzen“ schließt sich die Ankündigung an: „Ich bin entschlossen den Democrit und Heraclit fortzusetzen und noch 100 dergleichen Geschichte zu samlen, weil ich höre, daß diese sehr beliebet und den Gedichtbüchern, wie die Eromena und Ibrahim vorgezogen werden.“[7] Die Erfolgsmeldung für *HuD* I könnte sich auf den barocken Buchmarkt beziehen. Der enge Kommunikationsrahmen des Briefes mit dem Kammerjunker als Adressaten und die explizit genannten „Printzen“ deuten aber vielmehr auf das höfische Lektüreprogramm hin. Hier kann Harsdörffer nun freudig vermerken, dass die – potentiell – ‚wahren‘ Geschichten aus *HuD* I die „Gedichtbücher“, also die auf den *res fictae* basierenden, erdichteten Erzählungen, überflügelt haben. Angespielt wird auf Madeleine und Georges de Scudérys Roman *Ibrahim, ou l'Illustre Bassa* (1641), hier gegebenenfalls in der Bearbeitung Philipp von Zesens aus dem Jahr 1645, und Giovanni Francesco Biondis *Eromena* (1624), hier möglicherweise bereits in der vierteiligen Übersetzung von Stubenberg (1650-1652). Harsdörffer begnügt sich im Kontext der Privatkommunikation mit seiner stillen Freude über die Bevorzugung seiner Sammlung und hütet sich vor Invektiven gegen die angeblich sittenverderbenden Romane, hatte er doch eine „Vorrede“ zu Stubenbergs Übersetzung beigesteuert.[8] Im *Schau-Platz jämmerlicher Mord-Geschichte* lässt sich hingegen die harsche Polemik gegen die lasterhaften Lügen- und Liebesgeschichten vorzüglich aus Spanien und Italien mit deutlichen Worten formuliert nachlesen.[9]

---

5 Ebd.

6 Vgl. zur Widmung Jakob: Schrifft (wie Anm. 3), S. 366f.

7 Burkhardt: *Briefwechsel* (wie Anm. 4), S. 105.

8 Vgl. zu Harsdörffer und der *Eromena* Martin Bircher: *Johann Wilhelm von Stubenberg (1619-1683) und sein Freundeskreis. Studien zur österreichischen Barockliteratur protestantischer Edelleute.* Berlin 1968, S. 52-68 (Quellen und Forschungen zur Sprach- und Kulturgeschichte der germanischen Völker N. F. 25).

9 Vgl. Georg Philipp Harsdörffer: *Der Grosse Schau-Platz jämmerlicher Mord-Geschichte.* Hildesheim/New York 1975, unpag. (ND der Ausgabe Hamburg 1656): „Nothwendige Vorrede | an den | Neugierigen Leser“. Harsdörffer distanziert sich insbesondere von Vicente Gómez Martinez-Espinel und seinem Picaro-Roman *Relaciones de la vida del Escudero Marcos de Obregón* (1618) und nennt gleich wei-

So stellt laut Harsdörffers Brief an Schwechhausen vom 4. Juli 1652 das edle Ziel der Fürstenerziehung die vordringliche Sammel- und Schreibmotivation für die Texte in *HuD* II dar, die mit ihrer Verwurzelung in der *historia* dem fürstlichen Publikum zur Einübung in die *prudentia civilis* dienen können.[10] Im zweiten Teil der Anthologie gilt es daher erneut Harsdörffers moraldidaktische Vermittlungsstrategien in den Blick zu nehmen und dabei sowohl die Funktionalität des wichtigen biblischen Epimythions als auch die Variabilität von Historien mit positivem und negativem Ausgang zu beachten. Das Korpus der Erzählungen ist wieder umgeben von einer Reihe von Paratexten, die die Wirkungsabsicht der Tugendinstruktion aus verschiedenen Perspektiven entfalten. Die emblematische „Zugabe" am Ende von *HuD* II sucht den Anschluss an die Tradition *ut pictura poesis*[11] und bezieht sich dabei explizit – ungleich stärker als *HuD* I – auf den Deutungsrahmen der Sieben Todsünden, die als Leitfaden für eine visualisierte Affektenlehre dienen. Text und Bild sind damit im auslegungsbedürftigen Kontext der „Einübung ins allegorische Verstehen" (Dieter Breuer)[12] angesiedelt. Das Erzählkorpus der 100 Historien folgt dabei dem Textmodell des Exempels, wenn

tere unerfreuliche Fiktionen, „der dritte [*Marcos de Obregón*] aber / (den eine gute Feder Frantzösisch gedolmetscht) ist mit etlichen ärgerlichen Possen angefüllet / daß er nicht viel höher zu achten / als *Gusmann, Lazarillo, oder die Picara Iustina deß Vbeda.*" In der italienischen Literatur sieht es auch nicht besser aus: „Die Italiäner haben eine grosse Anzahl allerhand Erzehlung außgedichtet / daraus mehr böses als gutes zuerlernen / und zu folge ihrer Neigung viel Liebshandel beschrieben wie in *Boccacio, Bisaccioni Nave, und den nouvellen der Venetianischen Academie* [...]."

10 Vgl. zu Harsdörffers *Schauplatz*-Sammlungen bündig Manns: *Grenzen* (wie Anm. 2), S. 103: „Die Historie ist zunächst Fallgeschichte und als solche immer exemplarisch. Durch die Kommentarstruktur auf der Erzählerebene wird das historisch-exemplarische Erfahrungswissen zu einem prudentistischen Handlungswissen aufbereitet, das zur Urteilsfindung und zur Problembewältigung in Fragen der Moral- und Tugendlehre beitragen soll."

11 Vgl. Barbara Becker-Cantarino: Ut pictura poesis? Zu Harsdörffers Theorie der „Bildkunst". In: *Georg Philipp Harsdörffer und die Künste.* Hg. von Doris Gerstl. Nürnberg 2005, S. 9-21 (Schriftenreihe der Akademie der Bildenden Künste in Nürnberg 10).

12 Vgl. den grundlegenden Beitrag von Dieter Breuer: Einübung ins allegorische Verstehen. Zur Funktion des Erzählens in Harsdörffers „Gesprächspielen". In: *Georg Philipp Harsdörffer. Ein deutscher Dichter und europäischer Gelehrter.* Hg. von Italo Michele Battafarano. Bern u.a. 1991, S. 127-142 (IRIS 1). – Und gleich eine Korrektur an meinem *HuD*-I-Aufsatz: dort müssen der Titel und die Titelparaphrase des Breuer'schen Aufsatzes ‚Einübung ins allegorische Verstehen' und *nicht* ‚Verfahren' lauten; Jakob: Schrifft (wie Anm. 3), S. 356, Anm. 26, 367, 375, 379.

im Vergleich zu den Ausgangstexten auch einige Modifikationen notwendig waren.

II. Die Quellen

Das Kontrastprogramm zu den in den *Mordgeschichten* kritisierten possenhaften Picaro-Romanen aus Spanien und den aufreizenden italienischen Liebesgeschichten kommt aus Frankreich. Auch für *HuD* II bietet das nahezu unerschöpflich erscheinende Erzählwerk des französischen Bischofs Jean-Pierre Camus (1584-1652) eine sichere Quellenbasis. Harsdörffer übersetzt die Historien des Theologen jedoch nicht, sondern kürzt sie in der Regel auf ihren Erzählkern zusammen und erweitert sie um ein Pro- und Epimythion, hier bezogen auf Camus' *Mémoriaux historiques*: „Weil aber in solchen *memorialen* die Geschicht allein kürtzlich entworffen / hat der Dolmetscher jeder einen Eingang vorgefüget / und nach gleichständiger Art des ersten Theils / einen kurtzen Schluß / und die dardurch beleuchte Lehren beygerucket.“ (*HuD* II 509f.)

So dienen Camus' Historiensammlungen – in der Reihenfolge ihrer Nutzung – *Les entretiens historiques* (1639), les *Mémoriaux historiques* (1643), *Les spéculations historiques* (1643) und *Les spectacles d'horreur* (1630) als Fundus und ‚Steinbruch‘ für *HuD* II.[13] Pionierarbeiten bei den Quellenzuweisungen hat auch hier Günther Weydt geleistet, dessen maßgebliche Übersicht erneut zu Rate gezogen wird.[14]

1. Erfreulicherweise hat Harsdörffer die jeweils für bestimmte Gruppen von Erzählungen ausgewertete Sammlung jedes Mal explizit angegeben. So hat für die 35 Historien Nr. CI bis CXXXV zu gelten:

---

13 Vgl. den entscheidenden Hinweis von Jean-Daniel Krebs: *Georg Philipp Harsdörffer (1607-1658). Poétique et Poésie*. 2 Vols. Berne et al. 1983. Vol. 2, S. 303, Anm. 126 (Publications universitaires Européennes. Série I 642). Zur genauen bibliographischen Verzeichnung der Sammlungen vgl. Jean Descrains: *Bibliographie des Oeuvres de Jean-Pierre Camus, Eveque de Belley (1584-1652)*. Paris 1971 (Publications de la Société d'Étude du XVIIe siècle I). Vgl. S. 28, Nr. 072 (*Spectacles*, in der Folge abgekürzt als *SdH*); S. 44, Nr. 166 (*Entretiens*, in der Folge abgekürzt als *EH*); S. 55, Nr. 225 (*Spéculations*, in der Folge abgekürzt als *SH*) und Nr. 228 (*Mémoriaux*, in der Folge abgekürzt als *MH*).

14 Vgl. Günther Weydt: *Nachahmung und Schöpfung im Barock. Studien um Grimmelshausen*. Bern/München 1968, S. 64.

„Vorhergesetzte Geschichte sind genommen aus *H. de Belley Entretiens Historiques*, gedruckt zu Pariß 1639, mit Königlicher Freyheit.“ (*HuD* II 222) Wie auch im ersten *HuD*-Teil übernimmt der Kompilator keinesfalls alle Historien aus den Textsammlungen Camus', sondern trifft eine strikte Auswahl. Legt man die Titelei zugrunde, lässt sich ein evidenter Zusammenhang von 34 Historien Harsdörffers mit den Titeln der Texte aus den *EH* ermitteln, die sich aus insgesamt 48 Historien zusammensetzen.[15]

2. Ungleich verwickelter und unübersichtlicher ist Harsdörffers Kompilationsstrategie in den nächsten 55 *HuD*-II-Texten (Nr. CXXXVI bis CXC). Dabei vermerkt der Kompilator auch hier wieder am Ende ordentlich die Herkunft seiner Vorlagen: „DJe bißhero angeführten Erzehlungen sind alle genommen aus den *Memoriaux Historiques* beschrieben / *par Jean Pierre Camus Evesque de Belley*, gedruckt zu Pariß 1643.“ (*HuD* II 509) Hier stehen nun die 55 Texte Harsdörffers 80 Historien aus Camus' *Mémoriaux historiques* gegenüber. Die Methode der Titelei-Zuweisungen stößt hier endgültig an ihre Grenzen. Gerade einmal 42 Texte Harsdörffers lassen sich qua Titel mit den Camus'schen Originalen verbinden.[16] Für 13 Historien bleibt der Bezug unklar. Hier

15 Vgl. *EH*, unpag. („TABLE DE CES ENTRETIENS“) im Abgleich mit *HuD* II, unpag. („OrdnungsRegister“). Die erste Ziffer registriert die Zählung der jeweiligen Historie in den *EH*, die zweite die in *HuD* II: I/CII, II/CI, IV/CIII, V/CIV, VI/CV, VII/CVI, VIII/CVII, IX/CVIII, X/CIX, XIII/CXI, XIV/CXII, XV/CXIII, XVI/CXIV, XX/CXV, XXI/CXVI, XXIII/CXVII, möglicherweise XXIV/CXVIII (oder XXV/CXVIII), XXVII/CXIX, möglicherweise XXVIII/CXX, XXIX/CXXI, XXX/CXXII, XXXI/CXXIII, XXXII/CXXIV, XXXIV/CXXV, XXXV/CXXVI, XXXIX/CXXVII, XL/CXXVIII, XLI/CXXIX, XLII/CXXX, XLIII/CXXXI, XLIV/CXXXII, XLVII/CXXXIV, XLVIII/CXXXV.

16 Vgl. *MH*, unpag. („TABLE DES HISTOIRES“) wieder im Abgleich mit dem Inhaltsverzeichnis am Ende von *HuD* II, unpag. Zugrunde gelegt wurde die zweite Ausgabe der *Mémoriaux* Rouen 1658, vgl. Descrains: *Bibliographie* (wie Anm. 13), S. 55, Nr. 228-02. Die erste Ziffer registriert die Zählung der jeweiligen Historie in den *MH*, die zweite die in *HuD* II: möglicherweise VII/CXL, VIII/CXLI, möglicherweise XIV/CXLIV, XVI/CXLVI, XIX/CXLVIII, XXI/CL, XXII/CLI, möglicherweise XXX/CLXI, XXXVII/CXLV, XXXVIII/CLVI, XXXIX/CLVII, XL/CLVIII, XLI/CLIX, XLII/CLX, XLIII/CLXI, XLIV/CLXII, XLV/CLXIII, XLVI/CLXIV, XLVII/CLXV, XLVIII/CLXVI, XLIX/CLXVII, LI/CLXVIII, LII/CLXIX, LIV/CLXX, LV/CLXXI, LVI/CLXXII, LVII/CLXXIII, LX/CLXXIV, LXI/CLXXV, LXIII/CLXXVI, LXIV/CLXXVII, möglicherweise LXV/CLXXVIII, LXVII/CLXXIX, LXVI/CLXXX, LXVIII/CLXXXI, LXXIII/CLXXXIV, LXXV/CLXXXV, LXXVI/CLXXXVI, LXXVII/CLXXXVII, LXXVIII/CLXXXVIII, LXXIX/CLXXXIX, LXXX/CXC.

kann Harsdörffer bewusst ganz andere Titel erfunden oder gegebenenfalls auf ganz andere Quellen zurückgegriffen haben. Einmal mehr muss hier das Desiderat einer vergleichenden Textanalyse zwischen Camus und seinem Bearbeiter speziell für *HuD* II angemahnt werden, mithin ein aufwendiges Unterfangen, das eine monographische Darstellung erfordern würde.[17]

3. In den letzten zehn Historien (Nr. CXCI bis CC) erlaubt sich Harsdörffer – wie auch am Ende von *HuD* I – einige erzählerische Experimente, die mit einer zusätzlichen Verschiebung der Quellenbasis einhergehen. So resümiert der Kompilator nach der Präsentation von Historie CXCI bis CXCVII: „DJe bishero erzehlte Geschichte sind zu lesen *aux speculations Historiques,* geschrieben von *Jean Pierre Camus Evesq; de Belley*, gedruckt zu Paris / 1643.“ (*HuD* II 557) Von den sieben Texten Harsdörffers lassen sich immerhin vier qua Titelei auf Anhieb in den 16 Historien der *Spéculations* identifizieren.[18] Höchst beiläufig und mitten im Erzählfluss erwähnt Harsdörffer seine Quelle mindestens für Text Nr. CXCIX: „Der Thäter wurde auf die Galleren verurtheilt / da er sein Unglück H. von Belley erzehlet / als er einen andern / eine Rube essen sehen / wie diese / und nachfolgende Geschicht zu lesen ist / *aux Spectacles d' horreur du Belley.*“ (*HuD* II 568) Aus den 50 Historien der *Spectacles* lassen sich *prima vista* zwei herauslösen, die Titelei-Entsprechungen zu Harsdörffer aufweisen.[19] Wie in den letzten zehn Texten von *HuD* I bleibt auch im letzten Erzählblock von *HuD* II unklar, ob die in den Erzählungen genannten Werke als Quellen gedient haben oder nur

---

17 Zur Quellenverwendung in früheren Anthologien Harsdörffers ist die Forschungslage positiv zu beurteilen. Vgl. zukünftig die Promotionsschrift von Judit M. Ecsedy: *Zu Harsdörffers Kompilationsstrategie in den ‚Schauplätzen‘* (Publikation geplant für 2017).

18 *SH*, unpag. („TABLE DES HISTOIRES contenuës en ce Liure“), nochmals im Abgleich mit dem Inhaltsverzeichnis von *HuD* II. Die erste Ziffer registriert die Zählung der jeweiligen Historie in den *SH*, die zweite die in *HuD* II: II/CXCI, III/CXCII, XIII/CXCV, XVI/CXCVII.

19 *SdH*, unpag. („TABLE DE CES SPECTACLES“), letztmalig im Abgleich mit dem Inhaltsverzeichnis von *HuD* II. Die erste Ziffer registriert die Zählung der jeweiligen Historie in den *SdH*, die zweite die in *HuD* II: IV/CXCVIII, XX/CXCIX. – Für die *HuD*-II-Historie Nr. CXCIX nimmt Weydt gleich die Verschmelzung mehrerer Geschichten u.a. aus den *SdH* an: „199 ‚Die tödtliche Einbildung‘ (mehrere Geschichten wie oben) | a) der zwei Soldaten (ohne Angaben) | b) des Grafensohns (ohne Angabe) | c) des Bürgers zu Florenz (‚Spectacles d'Horreur') | d) des niederländischen Poeten (‚Spectacles d'Horreur')“. – Weydt: *Nachahmung* (wie Anm. 14), S. 64.

dem Vergnügen Harsdörffers an der gelehrten Anspielung entspringen. Das Ende von Historie Nr. CXCI verweist explizit auf eine Quelle: „Diese Geschichte wird beschrieben / von *Johanne Vitriaco in praefat. S. Mariae Ognieziae*“ (*HuD* II 517), mithin eine Anspielung auf die hagiographische Darstellung des Lebens der Maria von Oignies durch Jakob von Vitry (zwischen 1160 und 1170-1240).[20] Und auch der Verweis auf die Quelle wiederum von Camus kann erfolgen: „Hiervon erzehlet H. Belley eine alte / aber merkwürdige Geschichte / aus Hieronymo den frommen Kirchenlehrer / welche unter so vielen neuen / noch wol eine Stelle finden wird / nachgehenden Begriffs.“ (*HuD* II 533) Schwer zu entscheiden für Historie Nr. CXCVI: „Hiervon erzehlet *Francois de Sales*, weiland Bischoff zu Genv / in dem Leben des H. Johannis / bey genamt des Almosgebers / folgende denkwürdige Geschichte.“ (*HuD* II 545) Hier ist neben Franz von Sales als Primärquelle auch eine Vermittlung über Camus nicht gänzlich auszuschließen. Camus war mit Franz von Sales befreundet, verehrte ihn, schrieb über ihn und war mit seinen Schriften vertraut.[21]

III. Die Paratexte

Der paratextuelle Aufwand in *HuD* II ist im Vergleich zum Vorgängerband deutlich geringer. Überbordend enthält *HuD* I ein Titelkupfer, eine Erklärung dazu, eine Dedikation, eine „Zuschrifft“, eine Vorrede, zwei „Schutzreden“ und einen „Ausspruch“.[22] *HuD* II begnügt sich mit dem aus *HuD* I übernommenen Titelkupfer, einer Dedikation, einer „Zuschrifft“ und einer „Vorrede“.

1. Harsdörffers Beschäftigung mit Bild-Text-Relationen im letzten Zehntel von *HuD* II in der „Zugabe“ schärft erneut den Blick für das Ti-

20 Während der Verwüstung von Lüttich im Mai 1212 durch die Truppen Herzog Heinrichs I. von Brabant entgeht eine fromme Frau den marodierenden Soldaten durch Gottes Hilfe. Vgl. Jakob von Vitry: *Das Leben der Maria von Oignies*. Thomas von Cantimpré: *Supplementum*. Einleitung, Übersetzung und Anmerkungen von Iris Geyer. Turnhout 2014, S. 69f. (Corpvs christianorvm in translation 18).

21 Vgl. Alexander T. Pocetto: Jean-Pierre Camus (1584-1652). Ein Vermittler des salesianischen Geistes. In: *Jahrbuch für salesianische Studien* 34 (2002), S. 75-97, zu Camus’ Franz-von-Sales-Rezeption und zu ihrer Umsetzung bes. S. 82-84.

22 Vgl. zu den *HuD*-I-Paratexten Jakob: Schrifft (wie Anm. 3), S. 364-372.

telkupfer.[23] Den entscheidenden Hinweis auf die Vernetzung des Titelbildes mit der niederländischen Kunst-, Titelgraphik- und Literaturgeschichte hat bereits Andreas Brandtner gegeben. Laut Brandtner steht das *HuD*-Titelkupfer „in unmittelbarer interikonizitärer Beziehung“[24] zu dem des Emblem-, Lieder- und Gedichtbuchs *Zinne-beelden, oft Adams Appel* (1642) von Jan van der Veen (1587-1659).[25] Angefertigt wurde das Titelbild der *Zinne-beelden* von Salomon Saverij (1593 oder 1594-1683).[26] Van der Veen und Saverij stellen sich damit in eine so lange wie erfolgsversprechende Tradition der bildenden Kunst in den Niederlanden.[27] Hier kam es im ersten Drittel des 17. Jahrhunderts, vermutlich ausgelöst durch eine affekttheoretische Passage über das Lachen und Weinen aus dem sechsten Kapitel von Karel van Manders immens einflussreichem *Schilder-Boeck* (1604), zu einem Boom von Heraklit-und-Demokrit-Bildern. Harsdörffer hatte wiederum eine gewisse Affinität für die niederländische Literatur, speziell für Emblembücher. Jan Konst hat Harsdörffers Übernahme von Sinnbildern aus dem Emblembuch *Sinnepoppen* (1614) von Roemer Visscher (1547-1620) in die *Frauenzimmer Gesprächspiele* nachgewiesen, insbesondere im dritten Band im Gesprächspiel Nr. CXXX „von der Welt Eitelkeit“.[28]

---

23 Vgl. ebd., S. 364-366, Abbildung S. 365.

24 Andreas Brandtner: Das Demokrit-Heraklit-Thema in der Frühen Neuzeit. Rezeptions- und wirkungsgeschichtliche Skizze in Text und Bild. In: *Frühneuzeit-Info* 2 (1991), H. 2, S. 51-62, hier S. 58.

25 Vgl. zu van der Veen und seinem Emblembuch Eddy K. Grootes: Jan van der Veen's *Zinne-beelden, oft Adams Appel* (1642). In: *The emblem tradition and the Low Countries. Selected papers of the Leuven International Emblem Conference* 18-23 August, 1996. Ed. by John Manning, Karel Porteman and Marc van Vaeck. Turnhout 1999, S. 243-259 (Imago Figurata. Studies 1b), Abbildung des Titelkupfers S. 251.

26 Vgl. zu Saverij Jasper Hillegers/Lotte Jaeger: Salomon Saverij, een plaatsnijder en zijn vrienden. In: *Gedrukt tot Amsterdam. Amsterdamse prentmakers en -uitgevers in de gouden eeuw*. Redactie Elmer Kolfin en Jaap van der Veen. Zwolle 2011, S. 120-163, zum Geburtsjahr S. 121, zum Sterbejahr S. 159; zum Titelbild S. 136f.

27 Vgl. die maßgebliche Übersicht von Albert Blankert: Heraclitus en Democritus in het bijzonder in de Nederlandse kunst van de 17de eeuw. In: Nederlands Kunsthistorisch Jaarboek 18 (1967), S. 31-124.

28 Jan Konst: „Galathe gehab dich wol!“ Roemer Visschers *Sinnepoppen* (1614) und die *Frauenzimmer Gesprächspiele* (1641-1649) von Georg Philipp Harsdörffer. In: *Niederländische Lyrik und ihre Rezeption in der Frühen Neuzeit*. Hg. von Lothar Jordan. Wiesbaden 2003, S. 75-107 (Wolfenbütteler Forschungen 99). Konst geht davon aus, dass es keine Sprachbarrieren gab: „Es besteht kein Zweifel daran, daß Harsdörffer eine mindestens passive Kenntnis des Niederländischen besessen hat.“ (S. 82) Harsdörffer schöpft Visschers Emblembuch offenbar gezielt nach einigen

Abgesehen vom Titelkupfer gibt es aber noch weitere, freilich weniger augenfällige Gemeinsamkeiten zwischen den *Zinne-beelden* und den beiden *HuD*-Bänden. Der theologische Hintergrund der drei Bände ist offensichtlich – Harsdörffer richtet die Epimythien seiner Erzählungen nach der Bibel aus, „Adams Appel" in der Titelei der *Zinne-beelden* verweist direkt auf die Erbsünde und ihre Folgen. Die moraldidaktische Instruktion steht im Mittelpunkt der Werke und organisiert sich nach einem eingängigen Lasterschema, das u.a. die Sieben Todsünden als Strukturierungsmodell nutzt.[29] Eine beliebte gemeinsame Referenz sind – mindestens in den Epimythien des ersten *HuD*-Bandes[30] – Zitate aus dem biblischen Sirachbuch und die Sprüche Salomos, die sich auch in den Begleittexten zu den Emblemen van der Veens in signifikanter Quantität auffinden lassen.[31]

2. Die Dedikation richtet sich an die Mutter der in *HuD* I adressierten Prinzenriege, Eleonore Dorothea von Anhalt-Dessau (1602-1664), die auch in der „Zuschrifft" (*HuD* II fol. iiij[r]) angesprochen wird. Harsdörffer begibt sich sofort auf die sichere Seite der *historia* in Form einer allerdings nicht verifizierten Episode aus der spanischen Geschichte. König „Petro" (*HuD* II fol. iiij[r]), in der weiteren Überlieferung vielmehr Ramiro II. von Aragón (um 1075-1157), kündigt die Herstellung einer riesigen Glocke an, die man im gesamten Königreich hören kann. Er versammelt seine Widersacher mit dem Vorwand um sich, ihren Rat zum Glockenguss einholen zu wollen. Er lässt stattdessen einen nach dem anderen enthaupten und schichtet die Leichen zu einem glockenar-

---

der Sieben Todsünden aus: „Vor diesem Hintergrund präsentieren die sechs Gesprächspartner demzufolge stets neue, überraschende Embleme, die sie in einen Zusammenhang mit der Freß- und Trunksucht, der fleischlichen Liebe bzw. Reichtum und Ehre stellen." (S. 89)

29 Vgl. Grootes: *Zinne-beelden* (wie Anm. 25), S. 243: „The *Zinne-beelden* have a decidedly moralistic character, comparable with, for example, those by Jacob Cats or Johan de Brune." S. 245: „The order of the criticized vices seems arbitrary, although labelling by means of deviant characters (the liar, the drunkard, the prostitute, the fornicator, the miser, etc.) is more dominant in the first half of the collection than in the second."

30 Vgl. zur Herkunft der epimythischen Bibelzitate Jakob: Schrifft (wie Anm. 3), S. 374f.

31 Vgl. Grootes: *Zinne-beelden* (wie Anm. 25), S. 248: „Van der Veen shows a preference for the Old Testament, which provides about two thirds of the approximately four hundred references. It is not surprising that the moral maxims from the Book of Proverbs and the Book of Jesus Sirach (with 78 and 74 quotations respectively) are the most popular."

tigen Gebilde auf, der letzte Abtrünnige dient nach seinem Ableben als „Schwengel" (*HuD* II fol. iiij^{v}). Der grausige Stoff sollte Ludwig Tieck zu seiner Novelle *Die Glocke von Aragon* (1839) inspirieren.[32]

Was zunächst als wenig geschmackssichere Horrorgeschichte erscheint, grob deplatziert zudem ausgerechnet in der „Zuschrifft" für die verehrte „Hertzogin", bildet den Kern von Harsdörffers Blick auf den aktuellen Zustand der Welt. In der folgenden allegorischen Auslegung betont der Kompilator die abschreckende Wirkung durch den „Glockenklang" (*HuD* II fol. v^{r}), der sowohl die Rachegelüste der Angehörigen der Getöteten als auch die Pläne aller weiteren (potentiellen) Widersacher des Königs im Keim erstickte. Auch die ernsten Exempel aus *HuD* II formieren sich allegorisch zu einem absolut unüberhörbaren Signal für alle den Sünden Verfallenen: „Eine solche Schreckenglocken / gestalten gleichsam alle traurige Geschichte", bei Ignorierung des Warnhinweises droht Gottes Einschreiten gegen den Sünder, „daß ihn [den Sünder] vielleicht der gerechte Gott zu einer Beylage / aufbehalte / und daß auch über ihn die Glocken gegossen seyn möchte / wann er nicht von bösen ablässet / und gutes thut." (*HuD* II fol. v^{r}) Heraklit kann die schwerhörige und lernresistente Menschheit nur beweinen, die seit Anbeginn den Klang der Glocke vernimmt und dennoch den Lastern huldigt. In der Gegenwart hat die Intensität der Sünden – im Vergleich zur Welt vor der Sintflut – nur noch weiter zugenommen „und scheinen die heutigen Frevelsünder / so viel ärger" (*HuD* II fol. v^{v}) zu sein. Aber nach 2. Petr 3, 1-8 wird mit Christi Wiederkunft das Feuer über die gottlose Menschheit richten, wie es in der Sintflut das Wasser getan hat, „und so viel schmertzlicher die Straffe diesen das Feuer seyn wird / als jenen das Wasser gewesen ist." (*HuD* II fol. v^{v}) Camus wird mit seinem unermüdlich produzierten moralischen Schrifttum geradezu zur Postfiguration Noahs stilisiert, nach 2. Petr 2, 5 zum „Prediger der Gerechtigkeit" (*HuD* II fol. v^{v} - [2] v^{r}).

Abschließend erweist Harsdörffer der „Hertzogin" nochmals seine Reverenz und preist sie als prominente Rezipientin von *HuD* I, welches Werk sie „der belesung gewürdiget / und mit gnädigen wolgefallen / über Verdienste beliebet", so haben ihre „Söhne" dem Kompilator „glaubwür-

---

32 Vgl. zur Entstehungsgeschichte der Novelle Ludwig Tieck: *Schriften in zwölf Bänden.* Bd. 12. *Schriften 1836-1852.* Hg. von Uwe Schweikert. Frankfurt a.M. 1986, Kommentar S. 1220-1230 (Bibliothek deutscher Klassiker 13), zur historischen Figur Ramiro II. von Aragón und der Legende der Glocke von Huesca bes. S. 1223-1226.

digst berichtet" (*HuD* II fol. [2] v[r]). Die „Zuschrifft" endet konventionskonform mit einer *captatio benevolentiae*. Insgesamt schließt sich Harsdörffers drastische Bildlichkeit an die Endzeitdrohungen aus der „Vorrede" von *HuD* I an.[33]

3. Die zwölfseitige unpaginierte „Vorrede" von *HuD* II befasst sich fast ausschließlich mit den Wirkungsmöglichkeiten des Exempels, das nun durch eine auf die Bibel und die Kirchenväter (Gregor von Nazianz) gestützte Anthropologie größte Dignität beanspruchen kann.[34] In seiner Lerntheorie des Exempels unterscheidet Harsdörffer kurzerhand den Lehrmeister, der z.B. ein Kunstwerk erschafft, und den Lehrling, der anhand dieses Beispiels die Kunstfertigkeit für die Herstellung weiterer Werkstücke erlernt.[35] Die Sittenlehre zeitigt vollen Erfolg, wenn das „Liecht / des richtigen Verstandes" (*HuD* II unpag.) aufscheint und damit beim Rezipienten die Verinnerlichung der Tugenden und den Abscheu vor den Lastern manifestiert. Adam als erster Mensch war noch nach dem Ebenbild Gottes erschaffen. Die Notwendigkeit einer Exemplarik des Guten und Bösen tritt erst mit dem Sündenfall in die Welt,[36] als Folge haben „meinsten theils blöde und schwache Menschen / der äusserlichen Exempel hoch vonnöhten" (*HuD* II unpag.). In Harsdörffers Anthropologie hat der Mensch den Charakter eines Chamäleons, der die Eigenschaften seiner Mitmenschen annimmt, leider bevorzugt die schlechten,[37] da die Nachahmung des Bösen viel einfacher sei als die des Guten. Nun könnte man auch argumentieren, dass Exempel von lasterhaftem Verhalten ihre Leser gleichsam dazu animieren, nun auch den Sünden zu verfal-

33 Jakob: Schrifft (wie Anm. 3), S. 367.

34 Vgl. zu den Vorreden von *HuD* Stefanie Stockhorst: *Reformpoetik. Kodifizierte Genustheorie des Barock und alternative Normenbildung in poetologischen Paratexten*. Tübingen 2008, S. 389-392 (Frühe Neuzeit 128), zu *HuD* II bündig S. 391: „Die Vorrede zum zweiten Teil von *Heraclitus und Democritus* widmet sich im Wesentlichen drei Aspekten: der möglichen Belehrung durch schlechte Beispiele, der Übersetzungsproblematik sowie schließlich und sehr knapp den Liebesgeschichten."

35 Vgl. Manns: *Grenzen* (wie Anm. 2), S. 121: „Im *Heraclitus und Democritus* wird der Zusammenhang von Exempel und Tugendlehre dann ausführlicher im Rahmen einer ‚Lerntheorie' dargestellt. Das Exempel wird in einen Zusammenhang von *inventio* und *imitatio* gestellt und mit innerlicher Vorstellung und äußerlicher Nachahmung verschränkt."

36 Mit Adam und dem Sündenfall ergeben sich weitere Bezüge zu Van der Veens *Zinne-beelden*.

37 Mit Verweis auf das von Harsdörffer gern genutzte Sirachbuch: „Wer Pech angreift / der besudelt sich damit / und wer sich gesellet zum Hoffärtigen / der lernet Hoffahrt. (sagt Sirach 13/ 1.)" (*HuD* II unpag.)

len. Deshalb müssen in den lehrhaften Texten die Bestrafung des Bösen und die poetische Gerechtigkeit stets gewährleistet sein – Gottes Strafe kann kein Sterblicher entgehen, wie das vorbildliche *exemplum* von Sodom und Gomorrha hinreichend illustrieren dürfte (2. Petr 2, 6). Darüber hinaus gibt es aber auch Exempel für nachahmenswerte Tugendhaftigkeit, die den Lesern zum Vorbild dienen können. Harsdörffer schätzt die Attraktivität derartiger Tugendbeispiele für seine Leserschaft wohl nicht gerade als überragend ein. So schlägt er den Bogen nach einer Reihe von Bibelzitaten doch wieder zum „Sündenexempel / und derselben Bestraffung“ (*HuD* II unpag.), die der italienische Theologe Luigi Novarini (1594-1650) überaus positiv bewertet hatte.[38]

In der Folge geht es um das stets brisante Verhältnis von *fabula* und *historia*.[39] Als Explikation für eine gelungene Erkenntnis der eigenen Laster präsentiert der Kompilator die Fabel vom Sünder und der Mücke. Eine Mücke verbrennt sich am Feuer die Flügel und wird dafür von einem Sünder verspottet. Die Mücke formuliert eine allegorische Auslegung der Situation und überträgt sie auf den Spötter, der aufgrund seiner begangenen Untaten zukünftig das göttliche Zornesfeuer zu spüren bekommen werde. Der Sünder begreift die Allegorie und führt daraufhin ein gottgefälliges Leben. Diese Fabel besitzt leider den unbestreitbaren Makel, erfunden zu sein:

> Hat nun das erdichte Beyspiel / oder Exempel / die Krafft / den Menschen von dem Irrwege der Laster / auf den TugendPfad zu geleiten / wie vielmehr wird solches die warhaffte Geschichte zu thun vermögen; welche gleichsam wesentliche Speisen sind / die den Verstand würklich ersättigen / da die andren (ich sage die Gedichte) nur für gemahlte und ausgekünstelte Schauessen zu achten. (*HuD* II unpag.)[40]

Hier schließt sich nun der Kreis zu den Historiensammlungen aus der Feder Camus’, die die Dignität der *res factae* beanspruchen. In seiner Übertragung hat der Kompilator – wie er später auch in der Quellenangabe zu den *Mémoriaux historiques* vermerken wird – Pro- und Epimythien in die Erzählungen eingefügt. Nun weisen die in *HuD* II versammelten Texte eine relativ hohe Anzahl an – in den *Mordgeschichten* inkriminier-

38 Im gleichen Jahr wie *HuD* II sollte Harsdörffer eine Übertragung von Novarinis *Deliciae divini amoris* (1641) unter dem Titel *Göttliche Liebes-Lust* publizieren. Vgl. Dünnhaupt: *Personalbibliographien*, Tl. 3 (wie Anm. 3), S. 2012, Nr. 84.1.

39 Vgl. dazu mit weiterführender Literatur Jakob: Schrifft (wie Anm. 3), S. 369, Anm. 57.

40 Vgl. zu dieser Stelle auch Stockhorst: *Reformpoetik* (wie Anm. 34), S. 391.

ten – Liebesgeschichten auf, die der Kompilator auf die wichtigste Sünde der noch heißblütigen „Jugend“ zurückführt und die dringende Notwendigkeit, „solches wilde Feuer / mit guten Erinnerungen / und zuträglichen Lehren / zu verhindern“ (*HuD* II unpag.). Die titelgebenden Philosophen von *HuD* II erhalten das letzte Wort. Diesmal findet sich im Demokrit-Part immerhin ein Hinweis zur Komik in den ‚fröhlichen‘ Geschichten. Bereits in *HuD* I ist komische *materia* kaum nachweisbar und auch in *HuD* II „ist zwar wenig lächerliches in diesem Buche / wie etwann bey Schertzdichtern zu finden“ (*HuD* II unpag.). Der fröhliche Charakter mancher Historien soll vielmehr aus dem Sieg der Tugenden resultieren. Diese Form der Komik „wird von Platone ein Gelächter des Gemütes genennet“ (*HuD* II unpag.).[41]

IV. Die „Zugabe“

In *HuD* I standen das Korpus der Erzählungen und sein „Anhang“ bestehend aus „X. Geschichtreden“ noch in einem eigenartigen Kontrastverhältnis.[42] Die aus Camus gezogenen Historien präsentieren die ‚Privatgeschichte‘ eines Figurenarsenals zumeist aus dem niederen Adel und dem wohlhabenden Bürgertum und sind im Idealfall *historia* und *veritas* verpflichtet. Die „Geschichtreden“ erheben den Anspruch des rhetorischen Meisterstücks und speisen sich aus erlesenen historischen Extremsituationen, vorgetragen von weltgeschichtlichen Persönlichkeiten am Wendepunkt ihres Lebens, wie z.B. Alexander, Cato oder Cleopatra. Hier hat der Dichter gewisse Lizenzen bei der Ausgestaltung dessen, was er qua Quelle nicht bezeugen kann, was aber möglicherweise doch passiert ist.

1. Der Zusammenhang zwischen dem Historienkorpus von *HuD* II und der „Zugabe: | Vorstellend | X. | Dreyständige Sinnbilder | Von den | Neigungen deß Gemütes. | mit angefügter Erklärung“ (*HuD* II [<1>: 576] - 641) erschließt sich in einer sinnbildlich-allegorischen Ausdeutungsdimension der vorangehenden Historien. Die „Zugabe“ steht damit

41 Und auch im letzten Paratext in Versen am Ende des Bandes bekommen Heraklit und Demokrit noch einmal das Wort. Im „Schertz-gedicht. An den Meister Klügling“ (*HuD* II [<1>: 641]) distanzieren sich beide prophylaktisch von den Anwürfen des bösen antiken Kritikers Momos.

42 Vgl. zum „Anhang“ von *HuD* I Jakob: Schrifft (wie Anm. 3), S. 361f.

in unmittelbarer Verbindung mit Harsdörffers in verschiedenen Werken ausgeführten Überlegungen zur Emblematik und Sinnbildkunst, die – beginnend und fortgeführt in den *Frauenzimmer Gesprächspielen*, flankiert vom *Stechbüchlein* (1645) – sich in den frühen 1650er Jahren verdichten.[43] So hat z.B. Jean-Daniel Krebs darauf hingewiesen, dass Harsdörffer in der Vorrede des zweiten Teils der emblematischen *Hertzbeweglichen Sonntagsandachten* (1652) den mehrfachen Schriftsinn als adäquates hermeneutisches Verfahren anpreist, mit dem sich die im Buch versammelten „Andachtsgemähle“ ausdeuten und entschlüsseln lassen.[44] Mara R. Wade betont Harsdörffers unermüdliche Experimente mit unterschiedlichen Text-Bild-Arrangements, die auch in den Erzählsammlungen zunächst vereinzelt aufzufinden sind, dann aber im *Geschichtspiegel* (1654) – ein Jahr nach der Publikation von *HuD* II – endgültig Emblem und Historie zu einer Einheit verschweißen.[45] Schließlich war Harsdörffer die Explikation emblematischer *materia* derartig wichtig, dass er die dritte Ausgabe der *Mordgeschichten* (1656) mit einem Anhang zur Sinnbildkunst versah, betitelt „Neue Zugabe: | Bestehend in | C. Sinnbildern | Welche | Auf Fahnen / Schaupfenninge / in | Stammbücher [...] gebrauchet werden können.“[46]

43 Vgl. aus der älteren Forschung Erich Kühne: *Emblematik und Allegorie in Georg Philipp Harsdörffers „Gesprächspielen“ 1644-49*. Diss. masch. Wien 1932. – Darüber hinaus existieren einige Beiträge aus der jüngeren Zeit. Eine kompakte Monographie zu Harsdörffers Emblemtheorie auf dem neuesten Stand der Sinnbildforschung, die *alle* einschlägigen Passagen aus dem Gesamtwerk berücksichtigen würde, ist ein Desiderat.

44 Jean-Daniel Krebs: Tradition und Wandel der Allegorese bei Georg Philipp Harsdörffer: die „zufällige Andacht“. In: *Mittelalterliche Denk- und Schreibmodelle in der deutschen Literatur der frühen Neuzeit.* Hg. von Wolfgang Harms und Jean-Marie Valentin. Amsterdam/Atlanta 1993, S. 219-238 (Chloe 16), hier S. 226: „Hier wird unmittelbar das exegetische Prinzip des mehrfachen Schriftsinnes mit den lateinischen Termini dargelegt. Neben dem eigentlichen Sinn unterscheidet Harsdörffer eine zweifache spirituelle Bedeutungsebene: den *sensus tropologicus et allegoricus* und den *sensus anagogicus et mysticus*.“

45 Vgl. Mara R. Wade: „Das Beste ligt verborgen“. Georg Philipp Harsdörffer als Theoretiker und Praktiker der Sinnbildkunst. In: *Georg Philipp Harsdörffer und die Künste* (wie Anm. 11), S. 188-204, hier S. 195-198 („Erzählkunst“). – Harsdörffer kündigt den *Geschichtspiegel*, seine 100 Historien und die dazugehörigen Sinnbilder auch in der „Vorrede“ von *HuD* II an: „Versprechen auch hierbey / wann ihm [dem ‚geehrte[n] Leser‘] diese unsre Arbeit anständig / ins künfftig noch ein hundert seltner Erzehlung / die mit vielen Sinnbildern / und sonderlichen darausgezognen Fragen / beziert seyn sollen zu sammlen [...].“ (*HuD* II unpag.)

46 Harsdörffer: *Schau-Platz* (wie Anm. 9), S. (1)-(36).

Im engeren Sinne ordnet sich die „Zugabe" von *HuD* II in Harsdörffers Auseinandersetzung mit dem dreiständigen Emblem ein, die Ingrid Höpel bereits nachgezeichnet hat.[47] Die einträchtige Struktur eines in *inscriptio*, *pictura* und *subscriptio* aufgeteilten (einständigen) Emblems steht bei Harsdörffer aber zur Disposition. Seine dreiständigen *emblemata* haben keine thematische *inscriptio*, dafür tragen die drei Bilder einzeilige *inscriptiones*. Die traditionelle *subscriptio* wird zur umfangreichen *explicatio* ausgeweitet: „Diese [*subscriptio*] ist vielmehr in den Prosatext eingearbeitet, der auch Beschreibungen der Picturae, Zitate der deutschen Beischriften und ihre lateinische Übersetzung enthält, so daß er zu einem ausführlichen Emblemkommentar anwächst."[48] Diese Kommentare präsentieren in ihren exegetischen Bildauslegungen mustergültig die ‚Einübung ins allegorische Verstehen'.

2. Doch nicht nur methodisch offeriert die „Zugabe" eine nachgestellte Interpretationsanleitung für die vorangegangenen 100 Historien, auch inhaltlich. Harsdörffers Sinnbilder über die „Neigungen deß Gemütes" formulieren eine Affektenlehre en miniature. Den herausgehobenen Status der „Zugabe" demonstriert bereits das separate zweigeteilte Titelbild (*HuD* II [<1>: 576], Abb. 1). Es allegorisiert im Siegeswagen, seinen geordnet voranschreitenden Pferden und ihrem souveränen Lenker oben und im antiken Phaethon mit dem führerlos gewordenen Sonnenwagen und den seitwärts davonstürmenden Zugtieren unten einerseits die domestizierten und andererseits die komplett außer Kontrolle geratenen Affekte.[49] Die „Erklärung des Titels" (*HuD* II [<4>: 576]) präzisiert nun affektstabilisierende Tugenden und affektfreisetzende Laster. Der Lenker des Siegeswagens zeichnet sich durch „Verstand" aus und weiß „Begierd / Haß / Freud' und Furcht / mit klu- | ger Faust" zu bezähmen. Er strahlt Ruhe aus, die Macht des Gespanns „zaumt | und legt" er. Der stürzende Phaethon hat den „Ziegelstrang" zu locker gehalten und muss untergehen. Die aus der Fahrbahn und mithin aus dem rechten Weg ausbrechenden Pferde werden nun zur *vanitas*-Allegorie im Anschluss an

47 Ingrid Höpel: Harsdörffers Theorie und Praxis des dreiständigen Emblems. In: *Georg Philipp Harsdörffer. Ein deutscher Dichter und europäischer Gelehrter*. Hg. von Italo Michele Battafarano. Bern u.a. 1991, S. 195-234 (IRIS 1), zur „Zugabe" in *HuD* II S. 219-221.

48 Höpel: Theorie (wie Anm. 47), S. 220.

49 Eine Zweiteilung, die z.B. auch in der allegorischen Darstellung der Affekte im Titelbild von Justus Georg Schottelius' *Ethica Die Sittenkunst oder Wollebenskunst* (1669) festzustellen ist.

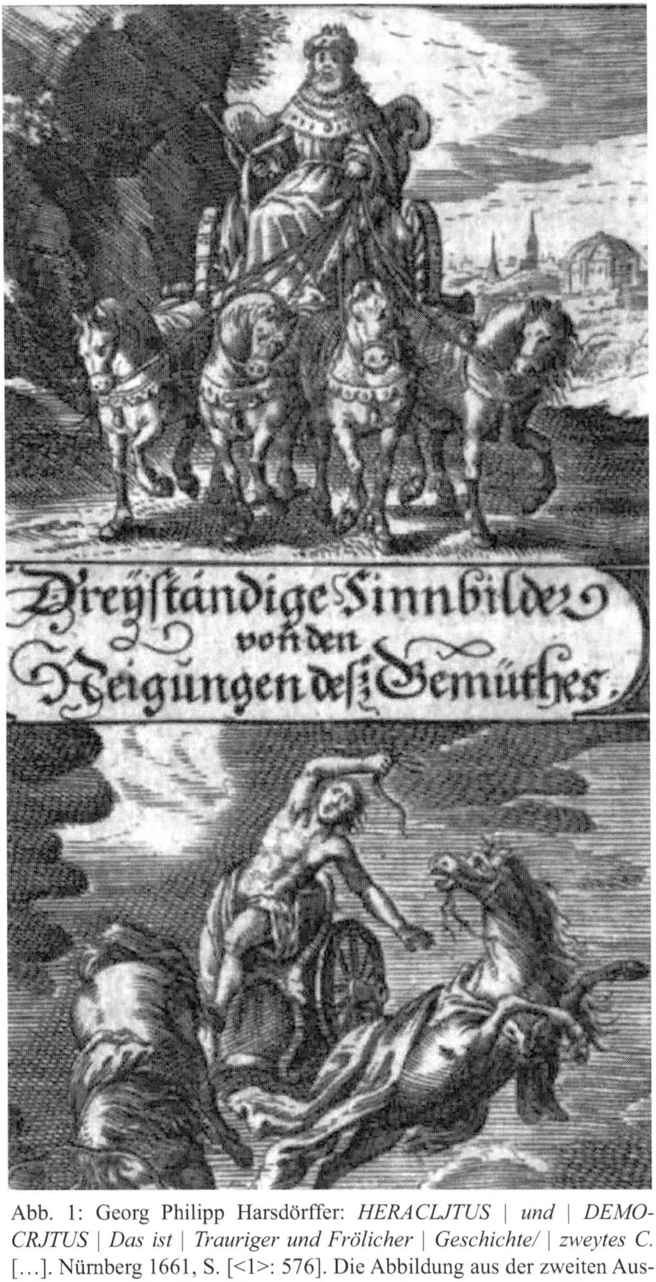

Abb. 1: Georg Philipp Harsdörffer: *HERACLJTUS | und | DEMOCRJTUS | Das ist | Trauriger und Frölicher | Geschichte/ | zweytes C.* [...]. Nürnberg 1661, S. [<1>: 576]. Die Abbildung aus der zweiten Ausgabe von 1661 ist identisch mit der aus der Erstausgabe von 1653.

das *HuD*-II-Titelkupfer: „Die Neigung des Gemüts zu allen Eitelkeiten | macht von dem Tugendweg abtretten auf die | Seiten". *Vanitas* lässt sich nun weiter ausdifferenzieren in einzelne der wohlbekannten Sieben Todsünden: „Wol dem / und aber wol / den nichts nicht | wendig macht / | der Geitz / Ehrsucht / Lust / Zorn / Furcht | und die Sorgen veracht". Dagegen stehen die christlichen Tugenden: „Wol dem / und über wol / der sich der Zucht er- | giebet / | im Glauben / Hoffnung / Lieb' und aller Tu- | gend übet!"[50] So merkt auch der knappe „Vorbericht" (*HuD* II 577-581) an, dass Tugenden und Laster häufig den gleichen begrifflichen Ursprung haben wie z.B. die Liebe – als Gottes-, Nächsten- und Eltern- respektive Kindesliebe die vornehmste Tugend des wahren Christen, als Wollust und Eigenliebe das schlimmste Laster.

3. Harsdörffer nennt seine Emblem-Auslegungen „Betrachtungen" und kapselt die Todsünden in Betrachtungen zur Gemütsruhe, zur angemessenen Lebensart, zur Sorgfältigkeit (ein ambivalenter Begriff) und zu den Tugenden ein.[51] Der Kompilator begnügt sich also keinesfalls mit der sensationsheischenden und bei seiner Leserschaft offenbar beliebten Ausmalung der Laster. Als Korrektiv stehen ihnen in den beiden ersten und der letzten Betrachtung Klugheitsregeln für ein maßvolles und gottgefälliges Leben gegenüber. Die Behandlung der Todsünden gestaltet sich in der Abfolge 1. *superbia* (aber auch mit dem Oberbegriff *vanitas*) – 2. *avaritia* einmal als Geiz, dann als „Ehrsucht" (mithin auch anteilig 3. *invidia*) – 4. *luxuria* – 5. *ira* – 6. *acedia*, wenn man die Furcht mit einiger Mühe der *acedia*-Merkmalsausprägung „Feigheit" zuordnet.[52] *Gula* bleibt also – auf den ersten Blick – als einzige Todsünde außen vor.

In Harsdörffers *interpretatio* der Todsünden geht es zunächst um die Schärfung der Erkenntnisorgane. Sehen, Hören und Sprechen als die wichtigsten drei Sinne finden sich im Bild der Waage symbolisiert, in deren „Waagbalken" (*HuD* II 594) zwei Augen enthalten sind und auf deren Waagschalen Ohren und Zungen zu liegen kommen (*HuD* II [<1>: 594], Abb. 2).[53] Die Waage allegorisiert zudem die Gemütsruhe und –

50 Alle Zitate *HuD* II [<4>: 576].

51 *HuD* II 582-587, 588-592, 628-633, 634-639.

52 *HuD* II 593-598 („Von Erkantniß der Eitelkeiten dieser Welte"), 599-603 („Von dem Geitz"), 604-609 („Von dem Ehrsucht"), 610-615 („Von der Wollust"), 616-621 („Von dem Zorn"), 622-627 („Von der Furcht").

53 Abb. 2 dient als Beispiel für den Bildaufbau der dreiständigen Embleme. Die Sinnbilder zum Geiz, zur Ehrsucht, zur Wollust, zum Zorn und zur Furcht sind analog aufgebaut.

buchstäblich – die Ausgeglichenheit, die zusammen mit den unbestechlichen Wahrnehmungswerkzeugen die Erkenntnis und sprachliche Geißelung der *superbia* und ihrer Ausprägungen erst ermöglicht, „daß die beeden Augen der Erkantniß / die Eitelkeiten der Welt recht ersehen / genau anhören / und darvon ein gründliches Urtheil fällen“ (*HuD* II 595). Von der Eitelkeit besessene Menschen erlangen keinen inneren Ausgleich, da sie ständig neuen Bestätigungen ihrer Selbstverliebtheit nachjagen. Als Kronzeuge für die Verurteilung der *vanitas* lässt sich vorzüglich der weise Salomo herbeizitieren (z.B. Pred 1, 2-4).[54]

Die Interpretation des Emblems zum Thema Geiz (*HuD* II [<1>: 600]) verläuft dagegen deutlich wendungsreicher. Ein Hund flieht mit abgerissener Kette, vergräbt einen Knochen und verliert – mit Äsop – sein Stück Fleisch, als er nach einem Schatten schnappt. So dient der Hund erstens als Allegorie desjenigen, der mit dem, was er (z.B. als Nahrung) hat, unvernünftigerweise nicht zufrieden ist und auf fettere Beute aus ist. Das Verscharren des Knochens steht zweitens als Bild für den Geizigen, der das, was er im Überfluss hat, keinem anderen gönnt und eifersüchtig wie einen Schatz vergräbt. Das herabgefallene Stück Fleisch verbildlicht drittens den unwiderstehlichen Zwang des Habgierigen, alles Greifbare sofort zusammenzuraffen und dabei das, was er vermeintlich schon in Sicherheit gebracht hatte, wieder zu verlieren. Gottes Gaben erfordern keinen „Schatzmeister“, sondern einen „Haushalter“ (*HuD* II 602). Übertriebene Vorratsanhäufung zeugt immer von einem mangelnden Vertrauen in die göttliche Vorsehung.[55] Der Habgierige übervorteilt seine Nächsten, wird für ein Stück Brot zum Mörder, ist undankbar und lässt die Bedürftigen verhungern und verdursten (*HuD* II 602f.).

Dem materiellen Geiz stellt Harsdörffer den Ehrgeiz zur Seite. Und auch die Erklärung des einschlägigen Emblems (*HuD* II [<1>: 604]) ist voraussetzungsreich. Es zeigt zunächst einen Sperber mit Haube in Ruheposition auf der Hand seines Falkners. Auf dem nächsten Bild befindet sich der nun freigelassene Vogel hoch in den Lüften im harten Kampf mit einem Artgenossen. Das letzte Bild zeigt den Sperber in fremder Umge-

54 Zusammen mit dem *HuD*-II-Titelkupfer, seinem Rückbezug zu den *Zinne-beelden* und der „Erklärung des Titelbildes“ der „Zugabe“ dürfte die dritte Betrachtung „Von Erkantniß der Eitelkeiten dieser Welte“ die prononcierteste Auseinandersetzung mit der *vanitas*-Bildlichkeit in beiden *HuD*-Bänden darstellen.

55 „Ein Geitziger / ist ein Abgöttischer Mensch / der sein Vertrauen setzet auf den ungerechten Mammon / der sol ihn ernehren / wann ihn GOtt gleich nicht für sein Kind und Hausgenossen haben wollte.“ (*HuD* II 602)

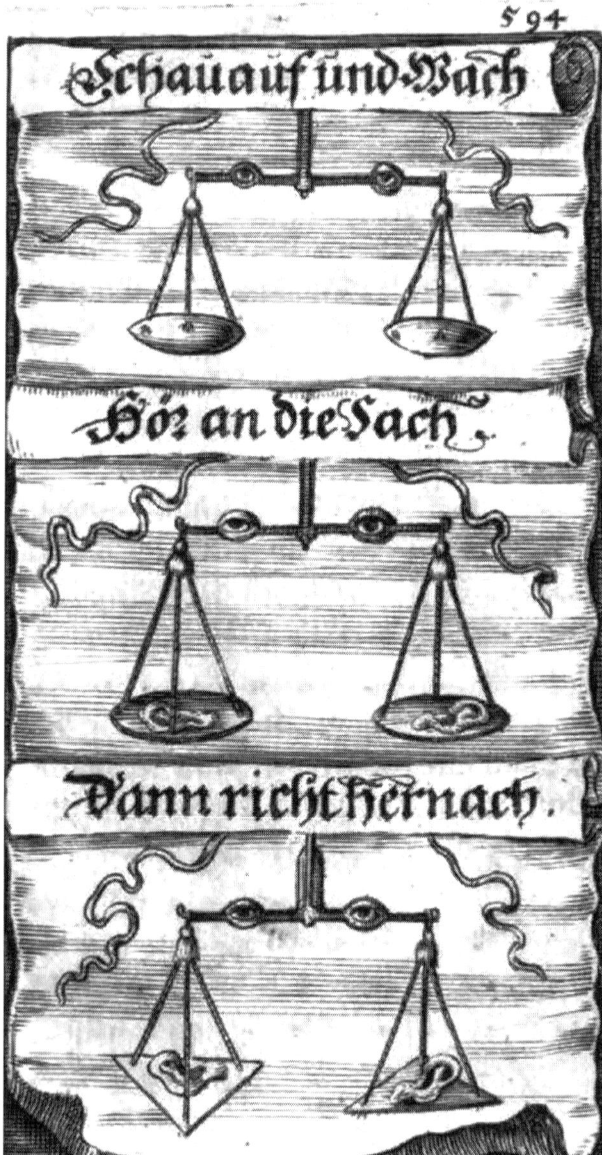
594
Schau auf und Wach
Hör an die Sach
Dann richt hernach.

Abb. 2: Georg Philipp Harsdörffer: *HERACLJTUS | und | DEMOCRJTUS | Das ist | Trauriger und Frölicher | Geschichte/ | zweytes C.* […]. Nürnberg 1661, S. [<1>: 594]. Die Abbildung aus der zweiten Ausgabe von 1661 ist identisch mit der aus der Erstausgabe von 1653.

bung tot auf dem Boden liegend. Der Ehrsüchtige ist ständig darauf aus, auch wenn er auf Händen getragen wird, sich hervorzutun, sich mit anderen zu messen und diese mit Gewalt zu bezwingen. Außerhalb seiner gewohnten Umgebung nutzen ihm seine vermeintlichen Großtaten gar nichts, „so fället er in ein andres Land / und wird gleich einem andern Aas / auf die Misten geworffen.“ (*HuD* II 606) Der Ehrsüchtige partizipiert in seinem steten Konkurrenzdenken an der Todsünde *invidia*, er kann „keinen andern ober sich / und keinen neben sich erdulden“ (*HuD* II 606). In Ermangelung wirklicher ehrenvoller Taten greift der Sünder zur Anmaßung von Ruhm und Ehre „aus aufgeblasnen Stoltz“ (*HuD* II 607) und verfällt somit der Todsünde *superbia*, „dann die Ehrsucht / kränket den Verstand / und lässet nicht zu / daß man Gottes Allmacht / und des Stoltzes Ohnmacht betrachte.“ (*HuD* II 607f.)[56] Der Ehrsüchtige verkennt die Mahnung *memento mori* und ist in seiner Selbstüberhebung weder zur „Demut“ (*HuD* II 608) noch zur „Reue und Busse“ (*HuD* II 609) in der Lage.

Kaum erfreulicher ist die Todsünde *luxuria*. Hier verdeutlicht das Emblem der knospenden Rosenstaude in der Morgensonne, des blühenden Rosenbuschs in der Mittagszeit und des blätterlosen Dornenstrauchs zur Zeit des Sonnenuntergangs die Vergänglichkeit von Attraktivität und Prosperität (*HuD* II [<1>: 610]). Wie bereits in der „Vorrede“ zu *HuD* II sieht Harsdörffer die Wollust in erster Linie als Sünde der Jugend, die sich durch ihren lasterhaften Lebenswandel schwere gesundheitliche Schäden zuzieht und später (zur Zeit von Abendsonne und Lebensabend) dafür büßen muss: „Nach dem gemeinen Sprichwort: auf ein wollustige Jugend / folgt ein unlustiges Alter.“ (*HuD* II 611) Dabei verdammt Harsdörffer keinesfalls jegliche Art von menschlichem Lustempfinden – die Lust an der Betrachtung von Gottes Schöpfung und der Genuss von Gottes Gaben ist ausdrücklich erlaubt. Seine Monita zielen zunächst nicht auf die *luxuria* im engeren Sinne, sondern auf die verwandte Todsünde *gula*, die Maßlosigkeit in Essen und Trinken, da „fressen und sauffen“ (*HuD* II 612) den Menschen dem Tier gleich machen. Besonders die Trunksucht kann letale Folgen nach sich ziehen, wie das Exempel des

---

56 Dabei verdeutlicht Harsdörffer sein Emblem mit exemplarischen Figuren aus der Bibel: „Der Ehrgeitzige ist ein Sperber / der seine Augen / wann er nur nicht gehindert wird / über die Wolken erhebet / und nachmals biß in die unterste Hölle / mit Core / Dathan / Abiran / Goliath / Absolon / Roboam / Robsack / und vielen andern / verstossen wird […].“ (*HuD* II 607)

Holofernes hinreichend belegt, auch geht Alkoholmissbrauch mit „der fleischlichen Wollust" (*HuD* II 614) häufig Hand in Hand. Sie verdirbt das Herz, schwächt den Organismus, schürt die Begierde, senkt die Lebenserwartung und verwirrt den Verstand.[57] Der Wollüstling entfernt sich von der Glaubensgemeinde, die ihn mit Ausgrenzung bestraft, er wird „als ein faules und unnützes Glied / von dem Leib der Christlichen Gemeinschafft abgesondert" (*HuD* II 615). „Faul" und „unnütz" fällt er somit einer weiteren Todsünde zum Opfer, der *acedia*.

Eine ausgesprochen aktivistische Komponente besitzt die Todsünde *ira*. Verblüffenderweise ist die Domestizierung dieses ungemein negativen Affekts diesmal in das Emblem aufgenommen (*HuD* II [<1>: 616]) – im Gegensatz zu dem beutelosen Hund, dem toten Sperber und dem verödeten Dornbusch. Eine Löwin (Harsdörffers Bezeichnung trotz der Mähne) wird von einer am Bildrand sichtbaren Hand mit einer Fackel abgewehrt und brüllt zornig. Im zweiten Bild hat die Löwin Zaumzeug um und wird mit diesem von der Hand von oben zurückgehalten, zerfleischt aber dennoch ein Beutetier. Im letzten Bild ist die Löwin wieder mit Zaumzeug ausgerüstet, diesmal aber von maulkorbartiger Qualität. Die Hand von oben führt die Raubkatze nun friedlich durch die Landschaft. Die Bändigung der Affekte setzt Harsdörffer unmittelbar mit einem Zitat in Verbindung, das angeblich aus den Sprüchen Salomos stammt: „Es ist besser einen Löwen begegnen / als einem zornigen Narrn" (*HuD* II 617).[58] Hass und Zorn verunstalten den Betroffenen innerlich wie äußerlich. Vernunft und Verstand sind außer Kraft gesetzt, der Blick ist getrübt, „der rasende Zorn" absorbiert „alle Gottseligkeit / alle Liebe / alle Billigkeit / alle Bescheidenheit / alle Demut / alle Gedult / alle Zufriedenheit / alle Großmütigkeit / alle Barmhertzigkeit / alles Ansehen und Hochhaltung" (*HuD* II 618). Die hassverzerrte Physiognomik des Zornigen beleidigt die Gottesebenbildlichkeit und erschafft stattdessen „ein unmenschliches und abscheuliches Greulbild" (*HuD* II 619). Als schlimmste Verfehlung stellt sich der Rachgierige in blasphemischer

57 Auch hierfür hat Harsdörffer ein prominentes biblisches Exempel zur Hand: „Die Wollust ist die betrügliche / und unvergnügliche Delila / welche den sonst unüberwindlichen Samson überwältiget / und in Schand und Spott setzet / ja den höllischen Philistern / zum ewigen tod [sic] überantwortet." (*HuD* II 614)

58 Hier gehen vielmehr mehrere Wortfelder aus den Sprüchen Salomos durcheinander. Die Begriffe „Löwe" und „Zorn" kommen zwar gelegentlich vor, aber nicht in dieser Verbindung. Syntaktisch und thematisch ähnlich ist Spr 17, 12: „Besser einer Bärin begegnen, der die Jungen geraubt sind, als einem Toren in seiner Torheit."

Weise mit Gott auf eine Stufe und trachtet danach, ihm das „Rachschwert“ (*HuD* II 620) zu entwinden und damit das zu tun, was einzig Gott zusteht.[59]

Im Gegensatz zum energieaufwendigen Zorn steht die eher passive Furcht. Harsdörffer visualisiert sie als Hasen, der sich ängstlich hinter einem Busch versteckt. Im zweiten Bild hat er das sichere Versteck verlassen und wird von einem Hund gejagt, der ihn im dritten Bild zur Strecke bringt (*HuD* II [<1>: 622]). Diese recht simple Bildfolge legt Harsdörffer als Allegorie des Verhältnisses von Teufel und Mensch aus: „Der Satan ist der höllische Jäger / welcher unsrer Seele nachstellet mit List / und wann er kann / mit Gewalt.“ (*HuD* II 623) Der Mensch wird ständig umgetrieben von Angst vor Ungemach in vielgestaltiger Form. Dabei lässt sich jede Form von Furcht durch schlichtes Gottvertrauen bekämpfen: die Angst vor Armut durch den Glauben an die Vorsehung; die Angst vor dem Verlust der weltlichen Ehre durch Demut; die Angst vor dem „Verlust der leiblichen Wollust“ (*HuD* II 624) durch das Gedenken an Christi Leib; die Angst vor dem Verlust der Freunde durch die Vorstellung von Gott als bestem Freund, den ein Mensch überhaupt haben kann; die Angst vor der Mühseligkeit des Lebens durch die Warnung vor dem Müßiggang als Anfang aller Laster; die Angst vor Krankheiten durch ihre Verweisfunktion als *memento mori* und Strafe für die begangenen Sünden; die Angst vor dem Alter durch die Erfahrenheit und Weisheit, die die große Zahl an Jahren mit sich bringt; schließlich die Angst vor dem Tod durch die Imagination des frommen Menschen, der nach einem gottgefälligen Leben das Himmelreich erlangt.[60]

So demonstriert Harsdörffer an seinen *emblemata moralia* die versierte Ausfaltung des *sensus tropologicus*, der als probate Auslegungsmethode für die emblematischen Bildmodelle dient.[61] Im Rahmen einer

59 5. Mose 32, 35.

60 Wohl kaum zufällig endet Harsdörffers Revue der Sieben Todsünden mit den notwendigen Gegenbegriffen von Glaube, Liebe und Hoffnung und ihrer sinnbildlichen Repräsentation: „BJßhero ist von den Gemütsneigungen zum bösen geredet worden / darzu uns unsre verderbte Natur anreitzet / und wann solche von den Lastern / zu der Tugend geneiget / oder gewendet werden / so erfolget die gesuchte Ruhe und Zufriedenheit / welche die Gottseligkeit / die zu allen Dingen nutz ist / in der Menschen Hertzen würket. Solche wird hier vorgestelt / in den dreyen Christlichen Haubttugenden.“ (*HuD* II 634)

61 Eine exemplarische Kurzfassung der moralischen Auslegungsmethode findet sich – wie bereits erwähnt – in den *Sonntagsandachten*. Vgl. Georg Philipp Harsdörffer: *Hertzbewegliche Sonntagsandachten (1649 und 1652).* […] Zweiter Teil. Hg. und

komprimierten Affektenlehre stellen die Todsünden-Embleme alles das dar, was die Ruhe des menschlichen Gemüts (das höchste Ideal) massiv beeinträchtigt und die Körpersäfte in gesundheitsschädliche Wallung bringt.

V. Fallstudien und Einzelaspekte

Die Kompilation von 100 Historien in *HuD* II nimmt bestimmte Präsentationsstrategien aus *HuD* I wieder auf, andere wandelt sie stark ab. Die thematischen Schwerpunkte von Camus' Geschichten in Harsdörffers Bearbeitung haben sich nicht signifikant verändert: prekäre und schwerlich standesgemäße Liebesgeschichten mit mehreren Beteiligten, Dreiecksbeziehungen, zu große Altersunterschiede zwischen Mann und Frau, tyrannische Eltern, unaussprechliche Begierden, falsche Zeugnisse, Betrug, Entführungen, verwickelte Intrigen, Zauberei, Flucht ins Kloster usw. Insgesamt ist das Historienkorpus von *HuD* II eher mit dem der *Lust- und Lehrreichen Geschichte* zu vergleichen und weit weniger mit dem der *Mordgeschichte*, das fast in jeder Geschichte den grausamen Tod einer oder mehrerer Figuren zu verzeichnen hat.

1. Todsündendidaktik. Wie kaum anders zu erwarten, hat der immense Erklärungsaufwand der „Zugabe“ seine Wurzeln im vorangehenden Erzählkorpus. Die Todsünde Wollust ist gut vertreten, aber auch Geiz/Habgier; etwas seltener Zorn, sporadisch Neid, Hochmut und gelegentlich auch Trägheit als Müßiggang oder Feigheit. Die Notwendigkeit der Herausarbeitung einer allegorischen Sinndimension aus den Historien durch den Leser wird gleichfalls besonders an einer Stelle zur Nachahmung empfohlen. Die Hauptfigur der Historie *Die überwundene Versuchung* (Nr. CXXXVIII, *HuD* II 233-239), die schöne Urania, will aus drei Freiern den geeigneten Ehemann auswählen. Es handelt sich um einen attraktiven Höfling, einen Ritter und Soldaten von edler Abkunft und einen begüterten Adligen. Urania fragt ihre Schwester, eine Nonne, um Rat und verwandelt dazu ihre Verehrer in Allegorien: „Ob die Schönheit / oder die Ehre / oder das Gelt für schetzbarer und wehrter zu halten?“

---

mit einem Nachwort versehen von Stefan Keppler. Hildesheim/Zürich/New York 2007, fol.):():():(2 („Vorrede | An den Gottliebenden Leser“).

(*HuD* II 236) Die Nonne identifiziert alle drei Allegorien als Ausprägungen der *vanitas*, „daß unter diesen nichtigen und flüchtigen Eitelkeiten und Zeitlichkeit keine zu wehlen / wann man nicht zugleich sich der Gefahr zu sündigen nachtheiligst unterziehen wolle.“ (*HuD* II 236) Schönheit reizt nur zur Wollust, Ehre zum Stolz und Geld zum Geiz. Dagegen stellt die Nonne nun eine geistliche *interpretatio* der Begriffe, „die schönste Schönheit ist bey Gottes und Maria Sohn zu finden“, bei „ihm ist der grösste und ewige Reichthum zu finden“, und auch die höchste Ehre: „Wer Gott ehret / den wil er wieder Ehren / und solche Ehre kan niemand von uns nehmen etc.“ (*HuD* II 237) Den Lastern stehen die Tugenden gegenüber, „die Keuschheit / die Armut und die Demut / welche uns Ruhe finden lehren / für unsre Seelen etc.“ (*HuD* II 237f.) Auch hier erscheint die Gemütsruhe als höchstes Ideal. Urania schwört der Welt ab und begibt sich in ein Kloster.

2. Lachen und Weinen, Tugenden statt Laster. Das alte Problem aus *HuD* I, das Überwiegen der ernsten Geschichten und der Mangel an komischen, muss Harsdörffer auch für *HuD* II feststellen. So konzediert der Kompilator am Beginn der Historie *Die Nachtmusica* (*HuD* II 182-185): „UNter so viel ernstliche und traurige Händel / welche auch den Democritum solten können weinen machen / wollen wir auch einen erfreulichen Schertz einflechten.“ (*HuD* II 182) Lustige und derbe Schwankerzählungen sind auch diesmal nicht zu erwarten. Dennoch: die Anzahl derjenigen Geschichten, die nach den durchaus gewaltsamen, widrigen und verwickelten Fährnissen der Figuren nicht nur ein ‚happy end‘ aufweisen, sondern einen auffälligen Jubelschluss, ist nicht gering. Als Exempel seien nur *Die wolthätigen Brüder* (Nr. CXLIV, *HuD* II 264-269), *Die keusche Hinterlist* (Nr. CLVI, *HuD* II 327-330), *Der Tugend Glück* (Nr. CLXIII, *HuD* II 358-362) oder *Das beglückte Unglück* (Nr. CLXIX, *HuD* II 390-395) genannt. Daneben gibt es die aus den *Mordgeschichten* bekannten *tragica* wie z.B. *Die Tyrannischen Väter* (Nr. CIII, *HuD* II 23-31), die grausige Geschichte zweier hartherziger Kriegsherrn, die als Kollateralschaden einer perfiden List schließlich Tod und Verstümmelung von Sohn und Tochter herbeiführen. In signifikanter Häufigkeit kommen in den Geschichten mit positivem Ausgang jedoch Tugenden wie Standhaftigkeit, Beharrlichkeit und immer wieder Gottvertrauen zur Sprache, den Lastern wird keinesfalls kampflos das Feld überlassen. Schon deshalb nicht, weil den negativ gezeichneten Figuren durchaus die Möglichkeit der inneren Einkehr, Bekehrung, Läuterung und Buße für

ihre Missetaten eingeräumt wird wie z.B. in *Die rechtmässige Entführung* (Nr. CI, *HuD* II 1-14), *Die Rechtsvergeltung* (Nr. CXVI, *HuD* II 111-118) oder *Die heilsame Furcht* (Nr. CL, *HuD* II 297-301).

3. Die Moral von der Geschicht'. Den erstaunlichsten Wandel in *HuD* II – im Vergleich zu *HuD* I – hat sicherlich das biblische Epimythion zu verzeichnen, im Vorgängerband noch Ausweis der Innovation, moraldidaktisches Kernsegment und höchste Form der Autorisierung durch seine Herkunft aus der Heiligen Schrift. Kontinuität gewährleistet allenfalls noch das Sirachbuch, das immerhin zwölf explizite Erwähnungen zu verzeichnen hat. Doch bereits an den Sirach-Zitationen lässt sich der Unterschied zu *HuD* I erkennen, gerade mal in einem Fall gibt es eine penible Verzeichnung von Buch, Kapitel und Vers, in *HuD* I noch das Standardverfahren. Das hat nun für den Großteil der Epimythien gerade nicht zu gelten – in denen hinter dem Zitat noch nicht einmal das dazugehörige biblische Buch angegeben ist. Die Lektüre der Abschlussmoral entwickelt sich so zum veritablen Bibelquiz für geistlich gebildete Leser. Andere Historien bedienen sich überhaupt nicht des biblischen Zitatfundus', in der Historie *Die förderliche Hinderung* (Nr. CXXXVI, *HuD* II 223-227) wird z.B. Teresa von Ávila als Referenz herangezogen. Endgültig boykottiert Harsdörffer sein Modell der Abschlussmoral, das er zuvor in der *HuD*-II-Vorrede ja festgelegt hatte, wenn er *überhaupt kein* Epimythion mehr anhängt – so wie in den Erzählungen *Der fröliche und traurige Zweykampf* (Nr. CXV, *HuD* II 108-111) und *Die listige Eiferrach* (Nr. CXXXVII, *HuD* II 227-233).

Die Verweigerung der finalen *moralisatio* korrespondiert mit der Auflösung der gesamten *narratio*. Derartige Erzählexperimente haben ihren traditionellen Ort – wie in *HuD* I – in den letzten zehn Geschichten. So präsentiert *Die Nutzbarkeit der Versuchung* (Nr. CXCII, *HuD* II 517-522) eine mit Bibelzitaten gesättigte Reflexion über das Wesen der Anfechtung; *Das besorgte Gedächtniß* (Nr. CXCIII, *HuD* II 523-531) schwenkt um in einen Lehrdialog zwischen Lehrer und Schüler über die Eigenschaften der *memoria*.[62]

62 Vgl. zu derartigen narrativen Auflösungserscheinungen in der *Lust- und Lehrreichen Geschichte* Manns: *Grenzen* (wie Anm. 2), S. 237-247.

Insgesamt bleibt festzuhalten, dass Harsdörffer der ‚Einübung ins allegorische Verstehen' in *HuD* II ungleich größeren Raum verschafft als in der Vorgängerpublikation. Beginnend mit der Vorlage für das Titelkupfer in der niederländischen Emblematik, fortgeführt mit dem drastischen Bild der aus Leichen zusammengesetzten Warnglocke für die sündige Menschheit in der „Zuschrifft", theoretisch legitimiert in der Theorie des biblischen Exempels in der „Vorrede", umgesetzt im Laster- und Tugenden-Schema der 100 Historien, nochmals exemplarisch verbildlicht und exegetisch vorgeführt in den *emblemata moralia* der „Zugabe" mit ihrem Todsünden-Schwerpunkt und dem Substrat der christlichen Tugenden. Die 100 Historien finden ihre Parallele zur Sinnbildkunst weniger in einer emblematischen Dreiteilung des Textaufbaus, sondern vielmehr in ihrer Auslegungsbedürftigkeit. 1652 erschien genau zwischen *HuD* I und *HuD* II, ebenfalls genommen aus dem reichen Werk Camus', Harsdörffers *Pentagone Histoirique*.[63] Hier ist der Rekurs auf die Todsünden nun in größtmöglicher Deutlichkeit bereits auf dem Titelblatt erkennbar: die weibliche Allegorie der Tugend hat soeben ein schlangenartiges siebenköpfiges Untier ähnlich einer Hydra mit einer Lanze durchbohrt.[64] Im Gegensatz zur – bei der Leserschaft immens erfolgreichen – eher einseitigen Lasterrevue der *Mordgeschichten* achtet Harsdörffer im *Pentagone* penibel auf die gleichgewichtige Behandlung von Lastern und Tugenden, der er zur weiteren Unterstützung die Übertragung des Werks *Characters of Virtues and Vices* (1608), verfasst von dem englischen Bischof Joseph Hall (1574-1656), anhängt.[65] Die Todsünden- und Tugenddidaktik des *Pentagone* scheint ihren Widerhall noch ein Jahr später in *HuD* II gefunden zu haben.

63 Vgl. zur genauen Titelaufnahme Dünnhaupt: *Personalbibliographien*, Tl. 3 (wie Anm. 3), S. 2010, Nr. 78.I.

64 Georg Philipp Harsdörffer: *Pentagone Histoirique | H. von Belley / | Historisches Fünffeck* [...]. Franckfurt am Mayn 1652, unpag. (Titelbild).

65 Ebd., S. [2] 1-[2] 157.

Rosmarie Zeller

Eine tragische Heirats-Geschichte am Sulzbacher Hof. Die Heirat von Hedwig Maria Augusta mit Sigmund Franz, Erzherzog von Österreich

Am 13. Juni 1665 wurde Maria Hedwig Augusta (1650-1681), Tochter von Pfalzgraf Christian August und seiner Frau Amalia Magdalena per Prokuration mit Sigmund Franz (1630-1665), Erzherzog von Österreich in Sulzbach verheiratet. Die Trauung wurde durch den Weihbischof von Regensburg Franz Weinhart vollzogen, an Stelle des abwesenden Erzherzogs amtete Graf Johann Georg von Königsegg. Noch bevor die Einholung der Prinzessin geregelt war, starb Sigmund Franz am 25. Juni 1665, nachdem er sich angeblich bei der Jagd erhitzt hatte.[1] *Braut und Bräutigam hatten sich nie gesehen, und die Braut war Witwe, bevor die Ehe vollzogen wurde. Ein Fall für die Regenbogenpresse! Aber auch im 17. Jahrhundert erregte der Fall einiges Aufsehen.*[2]

So schreibt Helmont in der Vorrede der Übersetzung von Pisanis Lycurgus, *dass „der überaus rare und in vielen seculis unerfolgte traurige fall [...] als eine nunmehr fast weltkündige sach unverborgen" sei. Er*

1 Siehe die Beschreibung im *Theatrum europaeum*: Der Kaiser habe sich auf einer Wallfahrt nach Mariazell befunden, als ihn die Nachricht vom Tod des Erzherzogs erreichte, was ihn veranlasste nach Wien zurückzukehren. „so kam ein Ertzhertzogl. Kammer-Diener von Inspruck dahin mit der traurigen Zeitung / daß Se. Hoch-Ertzfürstl. Durchl. Herr Ertz-Hertzog Sigismund Frantz / am 14. / 24. Junij vor Mittage / mit Todt abgangen/ nachdem er sich zuvorher etwas unpäßlich befunden / gejagt / gefischt/ dabey sich erhitzet und darüber einen Trunck kaltes Wasser gethan hätte / worauff er sich nach Hofe begeben/ und daselbst niederlegen auch gar den Geist auffgeben müssen." (Theatrum europaeum. 9. Teil, Frankfurt 1672, S. 1511).

2 Siehe dazu auch: Irmgard Scheitler: *Der Kilanische Gärtner*. Rätsel um ein Schauspiel zur Fürstenhochzeit in Sulzbach von 1668. Vgl. auch Hans Rall: Christian August von Pfalz-Sulzbach als regierender Herzog (1656-1708) und Familienvater. In: Land und Reich. Stamm und Nation. Probleme und Perspektiven bayerischer Geschichte. Festgabe für Max Spindler zum 90. Geburtstag. Hg. von Andreas Kraus, München 1984, S. 181-194.

erklärt dann, dass die Prinzessin teilweise von Philipp Wilhelm und dessen Gemahlin „in allen Fürstlichen tugenden löblich und wol erzogen" worden sei, dass sie auch „in denen Fürstl. weltlichen hohen Stifften Essen und Thoren recipiret / und nachmalen mit mehr höchstgedachter Ihr ErtzF. Durchl. hochsel. andenckens / ohne zweiffel aus Gottes schickung / mit gnädigstem wissen und gutbefinden der Röm. Kais. Majest. Ehelichen verlobet / solch matrimonium auch [...] solenniter vollzogen." Er spricht von einer „jämmerlich geschwinden metamorphosi, nemlich innerhalb zwölf tagen als eine Princessin Jungfrau / Ertzherzogliche Gemahlin / und betrübte Wittfrau / welches dann ein exempel ohne exempel / diesem allgemeinen theatro vorgestellet worden."[3]

Da diese Darstellung in der einschlägigen Forschung nicht bekannt ist, soll sie hier abgedruckt werden. In der Folge entfaltete der pfalzgräfliche Hof eine eigentliche Propagandaaktion, die zum Ziel hatte, der jungen Witwe Einkünfte und den Titel einer Erzherzogin zu sichern, während auf der kaiserlichen Seite versucht wurde, die Ehe mit der Sulzbacherin, die von vornherein umstritten war, für ungültig zu erklären. Zu dieser Propaganda-Aktion gehörte, dass man von Sulzbach aus den Nürnberger Autor Sigmund von Birken, der auch für den Kaiserhof tätig war, mit der Abfassung eines Epicediums für den verstorbenen Erzherzog beauftragte.[4] *Zugleich widmete Franciscus Mercurius van Helmont die Übersetzung von Ottavio Pisanis* Lycurgus *der Prinzessin und ihrem verstorbenen Mann und erzählte im Vorwort ausführlich die Geschichte, zudem druckte er einen Brief des Erzherzogs an seine Gemahlin ab, in dem es vor allem darum ging, zu belegen, dass der Erzherzog Hedwig Maria Augusta als seine Gemahlin und als Erzherzogin ansah, ein Dokument, das auch separat gedruckt erschien, ein weiterer Hinweis darauf,*

---

3 Ottavio Pisani: Lycurgus. Gesetze und Ordnungen Durch und nach welchen die Rechte und Schleunige Gerechtigkeit verfüget wird [...]. Sulzbach 1666. Vorrede an den Leser, unpag.

4 Sigmund von Birken: Abgebrochener Hoch-Fürstlich Oesterreichischer Regenten-Zweig / Der Durchleuchtigster Erzherzog HERR HERR *SIGISMUNDUS FRANCISCUS*. Der Durchleuchtigsten Erzherzoginn Frauen Frauen MARJEN HEDWJG AUGUSTEN Gebohrnen Pfalzgrävin bey Rhein / Herzoginn in Bayrn / Gülich / Cleve und Bergen / etc. Die Er heimführen wollen / durch den Tod entführet / und von den Lebenden beträhnet. Samt der Oesterreich- Bayr- und Pfälzischen Hochf. Stammverwandtschaft. Nürnberg 1665. Vgl. dazu: Rosmarie Zeller: Sigmund von Birken im Dienst des Sulzbacher Hofes. Erscheint in: Sigmund von Birken. Hg. von Klaus Garber und Hartmut Laufhütte.

wie wichtig den Sulzbachern der Titel Erzherzogin war, was auch aus dem Text von Gualdo Priorato hervorgeht.[5]

Der im Folgenden abgedruckte, aus dem Italienischen übersetzte Text des Historikers Conte Galeazzo Gualdo Priorato beschreibt die Episode sehr detailreich und zeitnah.[6]

Der Kontext des Auszugs aus der Historia di Leopoldo Cesare *von Galeazzo Gualdo Priorato*

Am 30. Dezember 1662 starb Ferdinand Karl von Österreich (1628-1662), Landesherr in Tirol, ohne männliche Erben zu hinterlassen. Sein einziger Bruder Sigmund Franz,[7] *welcher Bischof von Augsburg, Gurk und Trient war, jedoch ohne je Weihen erhalten zu haben, wurde sein Erbe und wollte heiraten, um Nachkommen zu haben und die Herrschaft in Tirol zu erhalten, die nach seinem Tod an Kaiser Leopold I. fiel.*

Seine Hoheit [Sigmund Franz] erbte eines der schönsten und wichtigsten Herzogtümer von Deutschland, welches aber mit großen Schulden, welche von den Erzherzögen, den Vorgängern des Bruders stammten, beladen war, welche vom Bruder selbst durch seine Großzügigkeit noch vergrößert wurden.[8] Er ergriff aber Maßnahmen, um die Ausgaben zu

5 Copey eigenhändigen Schreibens [...] Sigmundi Francisci [...] An Dero Frau Gemahlin itzo verWittibten Ertzherzogin, Ertzfürstliche Durchlaucht etc. o. O. o.J. (Scan: Bayerische Staatsbibliothek, München: urn:nbn:de:bvb:12-bsb10886363-4).

6 Historia di Leopoldo Cesare, descritta del Conte Galeazzo Gualdo Priorato. 2. Teil. Wien 1670, S. 627-649 und nicht paginierter Anhang. Die Darstellung ist in der neueren Forschung (z. B. bei Rall, wie Anm. 2) nicht bekannt, hingegen wird sie ausführlich zitiert von Heinrich Seel: Geschichte der gefürsteten Grafschaft Tirol 3. Band. München 1817, S.332-334. Galeazzo Gualdo Priorato (1606-1678) hat neben der Geschichte Leopolds I., auch eine Geschichte von Wallenstein (*Historia della vita d'Alberto Valstein duca di Fridlanda*. Lyon 1643), von Ferdinand III. (*Historia di Ferdinando terzo Imperatore*. Wien 1672) und eine Geschichte von Christina von Schweden (*Historia della sacra real Maiesta Cristina Alessandra di Svezia*. 1656) geschrieben. Letztere befand sich in der Sulzbacher Bibliothek (siehe Laura Balbiani: Werke aus Geschichte, Politik und Dichtung als Vermittler der italienischen Kultur in der Sulzbacher Hofbibliothek. In: Morgen-Glantz 2009, S. 19-36, hier S. 31.)

7 Ferdinand Karl von Österreich (1628-1662) und Sigmund Franz von Österreich (1630-1665) waren die Söhne von Erzherzog Leopold V. (1586-1632) und Claudia de Medici (1604-1648).

8 In der Tat waren die Besitzungen der Tiroler Herzöge, besonders unter der Regentschaft von Claudia de Medici wegen der teuren Hofhaltung und des Mäzenatentums verschuldet.

verkleinern und den Hof zu reformieren. Das machte er so gut, dass innerhalb von zweieinhalb Jahren die jährlichen Einnahmen etwa 800'000 florentische Gulden betrugen. Diese Einkünfte genügten für einen angemessenen Lebensunterhalt. Er hoffte, diese noch zu vergrößern durch einen bescheidenen Lebensstil und durch die Aufsicht, die Herrscher über diejenigen ausüben sollten, die das Geld verwalten, weil diese es oft ohne Gewissensbisse zu ihrem eigenen Vorteil verwenden, was zur Belastung für das Volk und zu großem Schaden für ihren Herrn selbst wird. Er hielt es für die erste Staatsmaxime, dem Herzogtum Nachfolger und Erben zu hinterlassen. Daher entschloss er sich dazu, einen Hausstand zu gründen sowohl zum eigenen Nutzen wie zum Nutzen des hochehrwürdigen Hauses, welches dringend Erben brauchte. Er war der Meinung, dass eine solche Absicht nicht länger hinausgezögert werden sollte, da er sich in männlichem Alter befand. Er unterrichtete den Kaiser mit dem erforderlichen Respekt von seiner Absicht. Ihre Majestät missbilligte es nicht, mehr noch, sie stimmte zu. Unterdessen erregte es Missfallen bei einigen, dass dieser Prinz sich zu einer Zeit verheiraten wollte, als der Kaiser selbst im Begriffe war, die Infantin Margerita aus Spanien kommen zu lassen, sie als Ehefrau bestimmend.[9] Sie dachten, es würde fast so aussehen, als ob man dem Kaiser das Vorrecht nähme, als erster Söhne zu bekommen. Dieses Gefühl wurde jedoch verschwiegen und das Vertrauen des Erzherzogs gegenüber Ihrer kaiserlichen Majestät gelobt, sodass dieser selbst darauf hin arbeiten wollte, ihm eine würdige Gattin zu finden.

Unterdessen schlug der kaiserliche Hof dem Erzherzog mehrere Partien vor, sowohl in Italien wie in Frankreich und Deutschland. In der Zwischenzeit hatte er aber in seinem Herzen die Prinzessin Maria Hedwig Augusta, die erstgeborene Tochter des Pfalzgrafen von Sulzbach, erkoren. Ein Jahr zuvor hatte er seinen Schatzmeister hingeschickt mit dem Auftrag, von ihr ein Porträt zu beschaffen. Dieser gab vor, dass es die verwitwete Kurfürstin von Bayern sei,[10] die es begehrte, welche sie mit mütterlicher Liebe liebte. Er sah es mit Behagen und war vollständig befriedigt von ihren nicht spärlichen um nicht zu sagen reichlichen natürlichen Gaben. Es schien ihm aber passend eine Weile lang dem Geschmack des Kaisers zu folgen, der sich exponiert hatte, um ihm eine

9 Leopold I. hat in erster Ehe 1666 Margarita Teresa von Spanien geheiratet.

10 Wahrscheinlich Maria Anna von Österreich (1610-1665), welche als Tochter Kaiser Ferdinands II. eine Cousine von Sigmund Franz war.

Gemahlin zu finden. Deswegen versteckte er seine wahre Neigung. Er durchschaute auch die Intrigen derer, die seine Heirat für ungünstig hielten, und die daran arbeiteten, ihm die Herrschaft über Flandern an Stelle einer Ehefrau anzubieten. Da erklärte er, dass jede ihm vorgeschlagene Partie sehr ehrenvoll sei, dass aber die genannte Prinzessin von Sulzbach die erste Stelle in seinem Herzen innehabe. Dies konnte von niemandem missbilligt werden weder wegen ihrer Herkunft noch wegen ihrer äußeren Gestalt, ihres Alters oder der Religion. Der Erzherzog schrieb folglich dem Kaiser mit einem gewissen Eifer, glaubend, dass der Handel erledigt sei. Die dem Hause Sulzbach nicht Wohlgesinnten waren neidisch, dass sich in dieser Verbindung die Verwandtschaft mit dem Kaiserlichen Haus erneuere.[11] Sie bemühten sich so, dass dem Wunsch des Erzherzogs dreimal in einem Jahr Hindernisse in den Weg gelegt wurden. Nach seiner Abreise aus Regensburg[12] im Jahre 1663 wurde er gezwungen über Neuburg zu fahren, um drei Prinzessinnen zu sehen, Töchter des Landgrafen von Hessen in Darmstadt und Schwestern der Herzogin, Ehefrau des Herzogs von Jülich, um eine von ihnen als Ehefrau auszuwählen.[13] Der Erzherzog ging nach Neuburg und wurde mit der üblichen Großzügigkeit dieses großherzigen Fürsten empfangen. Er sah die Prinzessinnen. Er wusste, dass in diesem Haus eine Ehe wohl

---

11 In seinem Epicedium: Abgebrochener Hoch- und Fürstlicher Regenten-Zweig [...] (wie Anm. 5) stellt Sigmund von Birken die Verbindung der Pfälzer mit den Habsburgern in einem Stammbaum dar. Letztlich leiten sich sowohl die Habsburger wie die Pfälzer über die Töchter von Kaiser Rudolf I. her. Zudem hätten Sigmund Franz und Hedwig Maria Augusta auch in Kaiser Ferdinand I. einen Stammvater, da sowohl Sigmund Franz wie auch Christian August über die Ehefrau von Ferdinand I. abstammen.

12 Vielleicht ist auch Augsburg gemeint. Sigismund Franz nahm 1663 die Erbhuldigung in Innsbruck entgegen.

13 In Neuburg wohnte Philipp Wilhelm von Pfalz-Neuburg, ein Vetter von Christian August, der seit 1653 mit Elisabeth Amalie von Hessen-Darmstadt (1635-1709) verheiratet war. In Frage kämen ihre Schwestern, die Töchter von Georg II. von Hessen-Darmstadt (1605-1661), die 1663 noch nicht verheiratet waren: Luise Christine (1636-1697), die 1665 Graf Christoph Ludwig I. zu Stolberg heiratete, Anna-Sophie (1638-1683), Henriette Dorothea (1641-1672), die 1667 den Grafen Johann II. von Waldeck-Pyrmont heiratete, Auguste Philippine (1643-1672), Marie Hedwig (1647-1680), die 1671 den Herzog Bernhard von Sachsen-Meiningen heiratete. (Becker, Wilhelm Martin, „Georg II.“ in: Neue Deutsche Biographie 6 (1964), S. 217.) In seiner Geschichte der gefürsteten Grafschaft Tirol (wie Anm. 4) behauptet Seel, jedoch ohne einen Beleg zu geben, Sigmund Franz habe ein Auge auf Marie Hedwig geworfen.

möglich sein würde. Einige Spitzfindigkeiten und die Skrupel, eine zu wählen, welche vielleicht nicht einwilligen würde, ihre Lutherische Religion abzulegen, nötigten den Erzherzog diese Partie aufzugeben. Die Zeit verging und die Lage wurde immer gefährlicher. Er sah, dass er sich ohne Erfolg um die Heirat bemühte. Er entschloss sich im Mai 1665 seinen Kämmerer Graf Johann Otto Fugger[14] inkognito nach Sulzbach zu entsenden, damit er von neuem die Erstgeborene des Hauses beobachte und ihm von ihren Eigenschaften berichte. Der Graf gab vor, zufällig und nicht beabsichtigt [in Sulzbach] auf der Durchreise zu sein. Er berichtete alles dem Erzherzog. Ihre Hoheit beschloss ohne Verzögerung die Hochzeit zu bewerkstelligen. Er schickte seinen ersten Kammerherrn und Premierminister des Staates, den Grafen Johann Georg von Königsegg[15] mit wenig Gefolge und wie inkognito mit Vollmacht zu verhandeln und alles Nötige festzulegen damit die Hochzeit gesichert sei. Er verhandelte mit dem Vater, dem Pfalzgrafen, erhielt seine Einwilligung sowie die der Mutter und der Tochter. Sie formulierten und unterschrieben die Ehe-Artikel,[16] und er heiratete sie im Namen seines Herrn. Bei allen diesen amtlichen Handlungen war der Graf von Wolfsegg,[17] Statthalter von Amberg und vertrauter Freund des pfälzischen Hauses, anwesend.

Am 13. Juni 1665 wurde in der Hofkapelle die feierliche Vermählung sowohl nach den Regeln der Kirche wie den weltlichen Regeln gefeiert durch den Weihbischof von Regensburg, indem alle Akte durch den anwesenden Notar festgehalten wurden.[18]

Als das Amt in der Kirche beendet war, ging man zum großzügigen Mal über. Die Braut saß am Kopf des Tisches. Zu ihrer Rechten saß der

---

14 Johann Otto, Graf Fugger (1631-1687) war Kaiserlicher Geheimer Rat in Innsbruck und später am Neuburgischen Hof in Düsseldorf. (http://gw.geneanet.org/hwember1?lang=de&p=johann&n=fugger&oc=28, abgerufen 2.3.2017).

15 Johann Georg Graf Königsegg war Präsident des Geheimen Rates und erzherzoglicher Oberstkämmerer, er starb 1666. Siehe Mark Hengerer: Kaiserhof und Adel in der Mitte des 17. Jahrhunderts. Konstanz 2004 (Historische Kulturwissenschaft, 3), hier S. 402 und 410. Gualdo Priorato schreibt Königseck.

16 Siehe den im Anhang abgedruckten Vertrag.

17 Es könnte sich um Maximilian Willibald, Graf zu Wolfsegg handeln, der ab 1650 Statthalter zu Amberg war. (Johann Kaspar Wiltmaister: Churpfälzische Kronik oder Beschreibung des jetzigen Nordgau und oberen Pfalz [...]. Sulzbach 1783, S. 192.

18 Das Dokument über die kirchliche Trauung ist vom Weihbischof unterzeichnet und wird im Geheimen Hausarchiv der Wittelsbacher im Bayerischen Hauptstaatsarchiv aufbewahrt.

genannte Graf von Königsegg, Vertreter des Erzherzogs. Der Vater und die Mutter gaben ihm in allem den Vortritt. Sie wurde als Erzherzogin bedient. Am andern Morgen schickte der Graf den Schatzmeister Christian Zech[19] mit der Nachricht nach Innsbruck, dass die Hochzeit gefeiert sei und dass er [Graf von Königsegg] am nächsten Tag abreisen werde, um wie vereinbart alles zu berichten und Befehle zu erhalten, um den Hof der Erzherzogin zu bilden und über den Zeitpunkt zu beraten, zu dem sie aus dem elterlichen Haus abgeholt werden soll. Wenige Stunden später wurde vom Pfalzgrafen der Rat Carlo Tarachia[20] in seiner Eigenschaft als Gesandter hingeschickt, um dem Erzherzog zu gratulieren und ihm einen Brief von der Hand seiner Braut / Ehefrau zu überbringen.[21] Als diese Nachrichten in Innsbruck anlangten, wurde dem Kaiser, den Kurfürsten und den andern Fürsten sofort Bescheid gesagt. Seine kaiserliche Majestät willigte ein und gratulierte dem Erzherzog herzlich. Dieser zeigte außergewöhnliche Zeichen der Freude, indem er sich aus einem Labyrinth gerettet sah, dessen verwickelte Wege ihn fast die Gesundheit gekostet hätten und seinen ungeduldigen Geist gequält hatten. Er dankte Gott. Er behandelte Tarachia ehrenvoll und großzügig. Er schickte ihn zurück nach Sulzbach mit Briefen an seinen Schwiegervater und dessen Gemahlin, deren Inhalt man hier lesen kann.[22]

Die Karossen und Livreen von reicher Arbeit waren schon fabriziert. Die Zimmer waren hergerichtet und geschmückt, Pferde und Kutschen bereit, die Damen und Kavaliere für den Dienst der Erzherzogin-Braut engagiert. Der Erzherzog wartete nur auf die Rückkehr des Grafen Königsegg, um dann sofort den Grafen Harrach als Majordom der Gemahlin zu schicken, um sie abzuholen, so ungeduldig war er von ihr entfernt zu sein.[23] Während Königsegg die Reise über Augsburg nach Tirol fortsetzte, wurde der Erzherzog krank, weil er einen Schluck kalten

19 Christian Zech von Deybach, Freiherr von Sulz, Geheimer Rat und Hof-Kammer-Präsident in Innsbruck, gest. 1693.

20 Carlo Tarachia war später der Hofmeister von Theodor. Siehe Laura Balbiani: Sulzbacher Hofbibliothek (wie Anm. 4), S. 24.

21 Dieser Brief wird im unten abgedruckten Brief des Erzherzogs erwähnt.

22 Hengerer: Kaiserhof (wie Anm. 15, S. 407, Anm. 1448); verweist auf einen Brief datiert Sulzbach, 27. Juni 1665 von Tarachia an Harrach wegen der Abholung der Braut. Die Briefe an die Ehefrau und deren Vater sind bei Gualdo Priorato im Anhang abgedruckt. Siehe unten.

23 Es handelt sich um Franz Albrecht von Harrach (1614-1666), der am Hof in Innsbruck hohe Ämter bekleidete und 1665 erzherzoglicher geheimer Rat wurde. (Siehe Mark Hengerer wie Anm. 15, S. 376-377, S. 398ff.).

Wassers getrunken hatte, nachdem er sich auf der Jagd am 22. Juni 1665 erhitzt hatte. Er begab sich nach der Stadt, wo sich das Übel so verschlimmerte, dass er nach zwei Tagen einen Schlaganfall erlitt und nicht mehr sprechen konnte. Zurückgekehrt fand ihn der genannte Graf von Königsegg sterbend, gefühllos und bewusstlos, während die Geistlichen ihn auf den Weg zum Himmel vorbereiteten. Er kehrte zwei Stunden nach Mitternacht am 25. Juni 1665 zu seinem Schöpfer zurück. Er hinterließ den Hof in einem Meer von Tränen und Seufzern, welcher wenige Stunden vorher zum Schauplatz von Fröhlichkeit und Vergnügen bestimmt war. Unverzüglich wurden zwei Kammer-Adjutanten mit der traurigen Nachricht an den kaiserlichen und an den Hof von Sulzbach geschickt, welche mit den Briefen des Staatsrates von Innsbruck die fatale Nachricht der Herrin überbrachten. Die Bestürzung dieser unglücklich gewordenen Witwe war des Mitleids würdig. Durch ein seltenes Ereignis, ja wahrscheinlich eines ohne Beispiel durchlief sie innerhalb von zwölf Tagen den Status einer Verheirateten und einer Witwe, blieb dabei aber Jungfrau. Ein untrügliches Argument dafür, dass die Welt ein Meer ist, dessen Stabilität in der Instabilität besteht, so dass sich niemand auf seine Ruhe verlassen kann. Reiche, Junge, Fürsten, von welchem Stand auch immer, Gesunde, Starke, wenn sie es am wenigsten erwarten, trifft sie die Sichel desjenigen, der sie alle gleich macht.

Der Vater, mit Klugheit und Unerschrockenheit begabt, unterließ es nicht, ihr [Hedwig Maria Augusta] bei diesem Vorfall allen erforderlichen Beistand zu leisten: Er überzeugte sie, dass man sich nicht gegen Gottes Willen auflehnen soll, der ihr den Ehegemahl geraubt habe, aber gleichzeitig den Kaiser als Beschützer ihres Schmerzes bestimmt habe, der aus Gerechtigkeit und natürlicher Milde ein Opfer, welches sich mit solcher Bereitwilligkeit dem kaiserlichen Haus zur Verfügung gestellt hatte, bestimmt nicht fallen lasse.

Diese Reden gaben ihr einigen Trost in ihrem Schmerz über das Unglück, das übrigens von drei Vorfällen ankündigt wurde, welche nach den Hochzeitsfeierlichkeiten vorfielen. Der erste war ein Traum, in welchem das ganze Haus und der Hof verbrannten, ohne dass jemand sie vor dieser bevorstehenden Lebensgefahr retten konnte. Der zweite Vorfall bestand darin, dass ihr am Mittag ein Diamant in die Augen sprang, welcher mit andern als Verzierung für das Porträt des Erzherzogs diente, das sie zu seiner Ehre auf der Brust trug, ohne dass man ihn, wie fleißig man auch suchte, wieder finden konnte. Beim dritten Vorfall zerbrach der kostbare Stein des Eherings. Sie verwandelte die Tränen in fromme Fürbitten für die Seele des Verstorbenen. Unterdessen wandte sie sich an ihre Kaiserliche Majestät. Sie unterrichtete ihn über ihren bedauernswerten Zustand und wartete, was er über sie, die sie nun unter seiner milden Schutz gestellt war, verfügen würde. Der oben genannte Tarachia wurde mit Briefen an den Kaiser, an die Kaiserin[24] und an die Minister nach Wien gesandt mit dem Auftrag, alles Weitere, das sich auf diesen Fall bezog, mündlich vorzubringen.[25] Sie teilte ihr Unglück auch den Fürsten, ihren Verwandten mit, die ihr als Erzherzogin mit außergewöhnlichem Mitgefühl ihr Beileid ausdrückten. Tarachia bekam die Gunst einer Audienz bei ihrer Majestät. Er informierte die Minister, stellte aber keine weitergehenden Forderungen und Ansprüche. Zur selben Zeit teilte der Graf von Königsegg dem Kaiser die Abmachungen die Mitgift betreffend mit.[26] Es war der Bericht, den er eigentlich dem verstorbenen Erzherzog machen wollte. Es wurden Theologen und Juristen beigezogen, um ihre Meinung zu hören. Die ersteren waren der Meinung, dass der Vertrag gemäß den üblichen Formalitäten der Kirche nach den Vorschriften des Heiligen Konzils von Trient gültig sei, und da die Anwesenden das Jawort gegeben hatten, stellten sie fest, dass das gegenseitige Einverständnis schon von sich allein die Ehe ausmache. Die letzeren folgten der Staatsräson und behaupteten, da die Ehe nicht vollzogen wurde, sei der Vertrag ungültig. Ihre Majestät könne mehr aus Anstand als aus Verpflichtung gegenüber der Prinzessin großzügig sein als Entschädigung ihres guten Sinns, den sie gegenüber dem Erzherzog gezeigt habe. Sofort nach dem Tod schickte der Kaiser den Grafen Karl von Wallstein[27] nach Innsbruck, um der Erzherzogin Anna[28] aufzuwarten und um Befehl zu erteilen, was mit dieser Herrschaft zu machen sei, bis der Kaiser ankomme. Dieser bereitete sich in der Zwischenzeit zur Reise vor, er wollte sich persönlich dahin begeben, und das tat er am 10. September 1665, indem

24 Mit der Kaiserin ist wahrscheinlich die noch lebende Gattin Ferdinands III. Eleonore Magdalena Gonzaga gemeint, da Leopold I. erst 1666 zum ersten Mal heiratete.

25 Hengerer: Kaiserhof (wie Anm. 13, S. 407, Anm. 1448) nennt einen Brief von Hedwig Maria Augusta (die er fälschlich Maria Theresia Augusta nennt), aus dem hervorgeht, dass sie Tarachia nach Wien entsandte (Sulzbach, 25. Juli 1665).

26 Wahrscheinlich handelt es sich dabei um das zweite in Sulzbach von ihm, dem Pfalzgrafen und der Pfalzgräfin unterzeichnete Dokument. Siehe unten

27 Es dürfte sich um Karl Ferdinand Graf von Waldstein handeln.

28 Erzherzogin Anna war die Gattin des verstorbenen Bruders von Sigmund Franz.

er abreiste, um die Huldigung der Bevölkerung entgegenzunehmen. Nachdem Ihre Majestät verreist war, wurde Tarachia vom Hofkammerpräsidenten Graf von Sinzendorf empfangen.[29] Er gab ihm einen Brief für den Pfalzgrafen und ein kaiserliches Dekret, gemäß dem der Kaiser aus Respekt für das pfalzgräfliche Haus aus Großzügigkeit und Freigebigkeit seiner Tochter eine Rente von 12 Tausend Gulden pro Jahr aussetzte. Er sagte, dass er zurzeit nicht mehr machen könne. Zu einem späteren Zeitpunkt würde man vielleicht die Gunst seiner Majestät weiter beweisen. Obwohl der erzherzoglichen Titel der Prinzessin suspendiert wurde, war er ihr nicht abgesprochen, und nichts verhindere, dass andere sie als solche anerkennen und sie schriftlich oder mündlich so nennen dürfen. Es sei nicht möglich, meinte er, einer, die ihren Mann nicht gekannt habe und der er im selben Moment vom Himmel geraubt wurde, als sie noch nicht verheiratet war, den Witwenstand zuzugestehen und dass zahlreiche erwachsene Erzherzoginnen in Wien und Innsbruck ohne eigenen Hof lebten. Wenn die Prinzessin sich darum bemühe, sich wieder zu verheiraten und sich nur einen kurzen Witwenstatus zu erwählen, würde ihr der Kaiser nicht nur den Titel geben, sondern auch eine gute Mitgift und würde sie mit allem Nötigen versehen, um ihr den Weg zur größten Prosperität und Zufriedenheit zu erleichtern.

Tarachia nahm den Brief und das Dekret des Kaisers, um sie seinem Herrn zu überbringen. Mündlich gab er aber ausführlichen Bericht von den Vorstellungen des kaiserlichen Hofes. Er sagte, der Hof sei abgeneigt, die Prinzessin als Erzherzogliche Witwe anzuerkennen, obwohl man dem Erzherzog offiziell gratuliert hatte, obwohl die Katholische Majestät in diese Partie eingewilligt hatte und die Ehe vom Hof genauso anerkannt worden war wie die andere, welche in Spanien abgeschlossen wurde; und obwohl man mit eigenen Augen die eigenhändigen Briefe des Erzherzogs an seinen Schwiegervater und seine Gemahlin gelesen hatte, in denen er seine Braut Erzherzogin von Österreich nennt.[30]

Aufgrund dieser Nachrichten entschloss sich der Pfalzgraf, sich nach Innsbruck zu begeben, um ihrer Majestät die Reverenz zu erweisen und gleichzeitig die Rechte seiner Tochter zu befördern, wie man berichten wird; vorher wird aber die Reise des Kaisers nach Innsbruck erzählt. [...][31]

29 Es handelt sich um Georg Ludwig Graf Sinzendorf

30 Siehe den im Anhang abgedruckten Brief.

31 Die Reise des Kaisers wird auf den Seiten 633-646 erzählt.

Auch der Pfalzgraf von Sulzbach begab sich nach Innsbruck, um dem Kaiser die Reverenz zu erweisen und die Rechte seiner Tochter zu vertreten. Dort angekommen, traf er auf ein wohlwollendes Ohr beim Kaiser, aber auf ein umso misstrauischeres Auge einiger Minister, die, wie es immer an den Höfen geschieht, seine Unersättlichkeit fürchteten, und sich daher im Widerstand gegen die Freigebigkeit vereinigten. Das Motiv des Widerstands war der Geiz, wobei sie nicht bedachten, welche Nachteile dies für den Ruf ihres Herrn, dessen Glanz und Ruhm so verdunkelt würde, habe. Infolgedessen wurden die großzügigen Absichten des Kaisers zurückgebunden, während der Pfalzgraf die Ansprüche seiner Tochter zu aller Zufriedenheit angepasst hatte. Als der Kaiser nach Wien abreiste, überließ er also dem Pfalzgrafen nichts anderes als ein Dekret mit denselben Bedingungen wie das erste, in welchem aber die jährliche Pension von 12‘000 auf 18‘000 Florin / Gulden erhöht wurde. Man argwöhnte, dass der Pfalzgraf diese Zusprache dem Kaiser bei der Verabschiedung zu Füssen legen würde, [d. h. ablehnen würde], weil sie nicht dem Versprechen entsprach, das der Erzherzog im Heiratsvertrag im Falle sie Witwe würde, gegeben hatte.[32] Doch der Geist des Fürsten ließ solche Zweifel verschwinden, indem er die Beschlüsse des Kaisers ehrte. Es ist zwar wahr, dass er, als er dem Kaiser gute Reise wünschte, das Ergebnis bedauerte; seine Majestät antwortete ihm, dass er zurück in Wien an einen weiteren Vorteil denken würde, und das tat er wirklich, wie wir gleich erklären werden, indem wir drei Jahre überspringen, um nicht ein weiteres Mal von dieser Prinzessin sprechen zu müssen.

Es waren drei Jahre nach diesem seltenen Ereignis vergangen, als der Prinz Julius Franz von Sachsen-Lauenburg[33] auf der Durchreise nach Nürnberg in Sulzbach vorbeikam und sich Gelegenheit verschaffte, die erwähnte Prinzessin zu sehen. Er hatte schon vorher, als sein Vater Julius Heinrich[34] noch lebte, durch höfliche Besuche seine Neigung zu ihr kundgetan. Das war wenige Wochen vor dem Abschluss ihrer Heirat mit dem Erzherzog. Nun besuchte er sie und fand sie durch die erlittenen Leiden wegen der Kraft ihrer unverzagten Seele schöner als je. Nach

32 Siehe den im Anhang abgedruckten Ehevertrag.

33 Julius Franz von Sachsen-Lauenburg (1641-1689) heiratete am 9. April 1668 Hedwig Maria Augusta. Gualdo Priorato schreibt: Giulio Francesco di Sasse Lunemburg.

34 Julius Heinrich von Sachsen-Lauenburg (1586-1665). Diese Bemerkung zeigt, dass Hedwig Maria Augusta offensichtlich auch noch andere Bewerber hatte als Sigismund Franz.

zwei Tagen reiste dieser Fürst ab, ohne seine Wünsche mit der Sprache zu offenbaren. Die Augen hingegen zeigten die Gefühle seines Herzens genügend. Das geschah am 16. Januar 1667, und als er auf der Rückreise von Mainz war, lud ihn das Haus Sulzbach erneut ein, da er am nächsten Tag nach Schlackenwerth,[35] seiner Residenz in Böhmen, weiterreisen wollte, wo er viele Güter besaß. Nach diesen zwei Besuchen entschied er sich im Monat März, Herrn Otto Arnold Bischof von Steffania[36] nach Sulzbach zu entsenden, um herauszufinden, ob die Prinzessin geneigt sei, sich ein zweites Mal zu verheiraten. Er übermittelte diese Angelegenheit dem Pfalzgrafen, der ihm für den guten Willen dankte und ihm erklärte, dass die Prinzessin von den Dispositionen des Kaisers abhänge.

Der Bischof hatte weder Beglaubigungsschreiben noch die Autorität, um zu verhandeln. Er wollte aber nicht zurückkehren, ohne etwas erreicht zu haben und schlug dem Pfalzgrafen den Auftrag von Seiten des genannten Herzogs von Sachsen vor. Dieser wurde nicht zurückgewiesen. Am 16. April 1667 langte der Graf Julius Albert von Kollewrat[37] an. Er wies seine Beglaubigungsschreiben vor, stellte seine Aufträge vor und bezeugte dem Pfalzgrafen die Absicht des Herzogs von Sachsen, die Verwandtschaft zwischen den beiden Häusern durch eine Ehe zu verstärken. Er sagte, dass sie auf diese Weise ihre beiden Häuser in Übereinstimmung und Zuneigung vereinigen könnten. Der Pfalzgraf verfehlte nicht, zu versichern, dass er das Haus und den Herzog von Sachsen sehr schätze und dass er nicht unterlassen werde, alles zu tun, um seine Absicht zu erleichtern. Zuerst müsse man aber die Sache mit dem Kaiserhof regeln, da die Tochter keinen neuen Schritt unternehmen dürfe ohne die gütige Einwilligung des Kaisers, dessen Schutz sie unterstellt sei. Nach zwei Tagen reiste der Graf ab, zufrieden mit den Freundlichkeiten, die er vom Pfalzgrafen erhalten hatte; aber wenig zufrieden, den Hof mit so wenigen Ergebnissen seiner Verhandlungen verlassen zu müssen. Einige Wochen später ging der Herzog von Sachsen in privaten Angelegenheiten nach Wien, und er war begierig, von Ihrer kaiserlichen Majestät die Einwilligung zur Ehe zu erhalten. Er vermutete, dass dies wohlwollend aufge-

35 Schloss Schlackenwerth, das dem Vater Julius Heinrich von Sachsen-Lauenburg vom Kaiser geschenkt wurde, wurde von diesem zu seiner Residenz ausgebaut.

36 Nicht ermittelt.

37 Gualdo Priorato schreibt: Kolevvrat, gemeint ist wahrscheinlich das böhmisch-österreichsiche Adelsgeschlecht Kolowrat oder Kolovrat. Der Vater des Herzogs war mit der Witwe eines Kolowrat-Nowohradsky verheiratet.

nommen würde. Im folgenden Monat November wurde vom Kaiser der Graf von Nostitz,[38] Kanzler des böhmischen Reiches und Verwandter des genannten Herzogs, beauftragt, die genannte Ehe zu verhandeln und zu beschließen. Der Kaiser erklärte gleichzeitig die Witwe als Erzherzogin von Österreich. Er gab ihr eine gute Mitgift und behandelte sie wirklich kaiserlich. Der genannte Graf von Nostitz begab sich von seinen Gütern in Böhmen nach Sulzbach, eingeladen von ihrer Majestät, um den Hochzeitsfeierlichkeiten beizuwohnen, welche schließlich mit gebührendem Pomp am 10. März 1668 gefeiert wurden.[39] An dieser nahmen verschiedene Prinzen und Prinzessinnen und Adlige aus beiden Häusern teil, unter anderem die Herzogin von Sagan[40] und der Prinz Philipp[41]: die erste war die Schwester und der zweite der Bruder des Pfalzgrafen. Die Braut wurde nach Schlackenwerth geführt, dem Sitz des Herzogs von Sachsen in Böhmen.[42] Dort fanden stattliche Begegnungen, pompöse Empfänge, üppige Gastmähler statt, sowie andere Veranstaltungen, durch die ein Brautpaar normalerweise seine Zufriedenheit zeigt.[43]

Es folgt der Ehevertrag zwischen Sigmund Franz und den Eltern von Hedwig Maria Augusta, der hier aus dem Original transkribiert wird. Dieser ist im Wittelsbachischen Hausarchiv wegen Kriegsverlust nicht mehr vorhanden, jedoch ist das zweite Exemplar im Österreichischen Haus- Hof- und Staatsarchiv Wien erhalten.[44] *Da der Ehevertrag die Un-*

38 Johann Hartwig von Nostitz-Rieneck (1610-1683), von 1653-1683 Kanzler Böhmens. Er war mit Eleonore Maria Popel von Lobkowitz verheiratet, welche wahrscheinlich eine Schwester der Anna Magdalena Popel von Lobkowitz war, der Mutter von Julius Franz.

39 Unter anderem wurde auch das Schauspiel *Der Kilanische Gärtner* aufgeführt, dessen Verfasser ev. Christian Knorr von Rosenroth ist . Vgl. I. Scheitler: Der Kilanische Gärtner (wie Anm.2).

40 Gemeint ist Auguste Sophie (1624-1682), Schwester des Pfalzgrafen, die mit Wenzel Eusebius von Lobkowitz (1609-1677) verheiratet war, welchem das Herzogtum Sagan gehörte.

41 Philipp (1630-1703), Bruder des Pfalzgrafen, welcher Kaiserlicher Generalfeldmarschall war.

42 Zum Einzug des Paares in Schlackenwerth gibt es eine Darstellung in: *Diarii Europæi* [...] oder teglicher Geschichts-Erzehlung Neunzehnder Theil [...] Zusammen getragen durch Martin Meyern [...]. Appendix, oder Anhang. Frankfurt am Main 1669, S.100-103 mit einer Tafel des Feuerwerks.

43 Ich danke Laura Balbiani für ihre Unterstützung bei der Übersetzung.

44 Signatur FUK 1732.

terschrift von Sigmund Franz enthält, ist anzunehmen, dass ihn Graf Königsegg mitgebracht hat, während der zweite Vertrag, der auf Wunsch des Pfalzgrafen abgeschlossen wurde, wohl vor Ort erstellt wurde, denn er ist von Graf Königsegg unterschrieben. Beide Verträge sind auf den Vortag der Hochzeit, 12. Juni 1665, datiert.

Wie immer bei Handschriften des 17. Jahrhunderts ist die Gross- und Kleinschreibung nicht immer sicher zu unterscheiden. Kursive Schrift bedeutet wie üblich, dass das Wort in lateinischen Buchstaben geschrieben ist.

Transkription Ehevertrag

Im Nahmen der Heyl. hochgelobten Dreyfaltigkeit

Wir *Sigmund Franz* von *Gottes* Gnaden, Erzherzog zu Osterreich, Herzog zu Burgund, Steÿer, Kärndten, Krain und Wirttemberg, Fürst zu Schwaben, Marggraf des Heÿl. Röm: Reichs zu Burgau, gefürsteter Graf zu Habspurg, Tyrol, Kyburg und Görz, Herr auf der Windischen Marck zu Porttnau und Salins etc. Und von Derselben Gnaden Wir *Christianus Augustus* Pfalzgraf bey Rheyn, in Bayern, zu Gülich, Cleve und Berg, Herzog Grafe zu Veldenz, Spanheimb, der Marck Ravensberg und Mörs, Herr zu Ravenstein etc. Sodann von Derselben Gnaden, Wir, *Amalia Magdalena* Pfalzgräfin bey Rheÿn, in Bayern, zu Gülich, Cleve und Berg, Herzogin Gräfin zu Veldenz, Spanheimb, der Marck Ravensberg und Mörs, Frau zu Ravenstein, geborene Fürstin zu Naßau und Gräfin Cazen-Elenbogen, Vianden und Diez etc. Thuen kund und bekennen hiemit offentlich, daß Wir zuvorderist mit der Röm. Kaÿsl. Maÿs. gdstren wissen, willen und gutbefinden; Sodann *respectivè* mit gehabtem Raht und Vorbericht unserer hohen Herren Angewandten, unß einer Freundschafft und Vermählung der Heÿl. Ehe, zwischen Unß *Sigmund Franzen* Erzherzogen zu Österreich etc. an einem: Sodann Unser *Christiani Augusti* Pfalzgrafens und *Amaliæ Magdalenæ* Pfalzgräfin freundlichen Geliebten Tochter der Durchleuchtigen Fürstin, Fräulein *Maria Hedwig Augusta* Pfalzgräfin bey Rheÿn, in Bayern, zu Gülich, Cleve und Berg, Herzogin, Gräfin zu Veldenz, Spanheimb, der Mark Ravensperg und Mörs, Fräulein zu Ravenstein etc. am andren theil dergestalt vereinbahret und verglichen, wie hernach folget. Anfänglich wollen wir *Sigmund Franz*, Erzherzog zu Osterreich etc. Hochvermeldte Fräulein *Maria Hedwig Augusta* Pfalzgräfin und Sie Fräulein *Maria Hedwig Augusta* hinwiederumb Uns *Sigmund Franzen*, Erzherzog zu Osterreich etc. und also wir Beide einander zu Ehelichen Ehegemahlen nehmen, haben und behalten und mit beÿstand und Seegen des Allerhöchsten Beiderseits einander alle Eheliche Treue, Libes und Gutes wie Christlichen Eheleuten gebühret, bis in unseren Todt erzeigen und erweisen.

Diesem nach sollen und wollen wir Pfalzgraf *Christianus Augustus* obgedachter unserer freundlichen, geliebten Fräulein Tochter *Maria Hedwigen Augusta* gleich nach Vefließung einer Jahresfrist, nach gehaltenem Ehelichen Beylager *zwölfftausend gülden*, jeden zu dreÿßig Alben oder Sechzigkreuzer gerechnet, an guter grober ReichsMünz zu Ihrer *legitima*, Heyratgut, Aussteuer, und gänzlicher Abfertigung, gegen unsern Erzherzogs *Sigmund Franzen* quittung bezahlen und gutmachen, dieselbe auch daneben mit Fürstl. Geschmuck an Kleidern, Ketten, Kleinodien, Silbergeschirre und andrem Dergestalt abfertigen, wie beÿm Fürstl. Pfalzgräfl. Hause Sulzbach Herkommens und einer Fürstin gebühret, Mit den übrigen aber, so über die gemeldte *Summ*en der Zwölfftausend gülden Heyratgut, Wir aus Vätter- und Mütterlicher Liebe und *affection* unserer geliebten Tochter mitgeben, und in eine sonderbare Verzeichnus bracht oder Ihre Ld. noch künfftig erbsweise und in ander Wegen überkommen wird, was deßen sein möchte, soll sie als dann als mit derselben zugebrachten *Paraphernalien*[45] und aigenthumblichen gut, Dero Willkühr und gefallen nach, ohne unsere, derselben Herrens und Ehegemahls *Sigmund Franzens* Erzherzogs zu Osterreich etc. oder iemands anders hinderung, Irrung oder Eintrag, mit freÿer Verwaltung machtiglich zuschaffen und zusamblen haben, und ob Sie beÿ Ihrem leben keine *disposition* oder letzten willen aufrichten würde, alßdann sollen solche *Paraphernalia* auf Ihrer Ld. nechste Erben *ab intestato* kommen und fallen: inmaßen wann solches als in sonderheit ausbedinget, abgeredt und beschloßen worden. Und dieweilen wolhergebrachtem gebrauch nach, alle Fürsten und Ständte im Heÿl. Reich, sonderlich aber vermög der in dem Pfalzgräfl. Hause etc. aufgerichteten

45 Ausdruck der Rechtssprache: die Güter, die eine Frau neben dem Heiratsgut in die Ehe einbringt.

*compactat*en und Verordnungen, sich gebühret, daß unsere Tochter *Maria Hedwig Augusta*, vor Sich und Ihre Erben, gegen solche Ihre Abfertigung und empfahung Ihrer *legitimae* gebührlichen Verzicht thun; So sollen Ihre Ld. mit Ihres Herrns und Ehegemahls, unser *Sigmund Franzen* Erzherzogens zu Osterreich etc. Vorwissen und Verwilligung, vor dem Ehelichen Beylager, sich aller Zusprüche und Gerechtigkeit, an Vätter, Mütter, Brüder- und Schwester- und Vetterlichem Erb- und Erbschafft, liegenden oder fahrenden Güttern, gänzlich und *in meliora forma* bey Fürstl. wertten und Ehren. vermög des derowegen verglichenen Verzichtbeweises, vor sich und Ihre Erben, wie beÿ unserem Pfalzgräflichen Hause etc., herkommen verzinsen.

Da sich auch begebe (welches der getreue Gott gnädiglich verhüten wolt) daß der ganze Mannliche Stamm der Fürsten und Pfalzgrafen mit Todt abginge, so soll Fräulein *Maria Hedwigen Augusta* und Dero Erben ohnbenommen seÿn, alles das zuerben, was einer Fürstl. Erbtochter nach gewohnheit Dero Hause etc. billich erben soll.

Dagegen und zumal aus guter Zuneigung haben Wir Erzherzog *Sigmund Franz* zu Osterreich etc. unserer künfftigen Gemahlin Fräulein *Maria Hedwig Augusta zwölfftausent* gülden, jeder zu fünffzehen bazen oder sonstig Krz. gerechnet, alß mein *sponsalitiam largitatem* versprochen, versprechen auch dieselbe sodann ferners hiemit, daß solche *sponsalitia largitas* oder Morgengab innerhalb Jahresfrist von Dato des Ehelichen beÿlagers, entweder baar abgestattet oder mit sechs hundert gülden gleicher Wehrung alle und Jede Jahre verpensionieret werden sollen. Und da Sie Fräulein *Maria Hedwig Augusta* dieselbe an Ihre Erben und Kinder nicht bringen würde, daß Sie sich dann solicher Morgengab sonsten zugebrauchen macht haben soll. Die zu verschaffen, zubegeben, wofür Ihr beliebet, nach Morgengab freÿheit, Macht und gewohnheit, Ungestalt, da Sie sich auf allen unverhofften fall, anderwärtig Ehelich bestallen und Verheÿrathen würde, daß auf solchen fall Ihro die Zeit Ihres lebens, von ob bemeldten Zwölftausent gülden verprochener Morgengab, sechshundert gülden gereichet, und solche Sechshundert gülden im fall dieselbe von Ihr verschaffet waren, es wär gleich solcher Vermächtnus in Jhren Wittibenstand oder Zweÿten Ehe geschehen, unseren Erzherzog *Sigmund Franzen* zu Österreich etc. Erben und Nachkommen mit Zwölfftausent gülden abzulegen freÿ und bevorstehen soll.

Zum fall aber Sie Fräulein *Maria Hedwig Augusta*, solcher Morgengab unverschafft und unvereußert mit Tod abgienge, und nicht LeibesErben verließe; alßdann soll solche Morgengab an unserer Erzherzog *Sigmund Franzens* zu Osterreich etc. Erben fallen.

Wir Erzherzog *Sigmund Franz* zu Osterreich etc. behalten unß selbst auch bevor, daß unsere Erben, Erbnehmung und Nachkommen solche Morgengab, denen Sie, wie obstehet, gebühren, mit Zwölfftausend gülden, darvor Sie vermacht ist, abzulegen erlaubet und zugelassen sein soll. Damit auch wir Erzherzog *Sigmund Franz* zu Osterreich etc. in der that zuerkennen geben, daß Wir diese *Alliance* und Freundschafft bevor heben, auf daß auch unser gut gemüth und liebe gegen unsere künfftige Gemahlin desto mehr darob erscheinen möge; So thun Wir besagtes Heÿratgut dergestalt wieder legen, daß Wir Ihr Ld. auf den fall, wann Sie nach Gottes willen in den Wittibenstand gerathen solte und solang Sie dero Wittibenstuhl unverruckt behalten wird, nicht allein Ihren Wittiben Siz und Wohnung in unserer Erzherzoglichen *Residenz* zu Ynsbruck oder zu Hall, welches unter solchen Beiden Ihrer Ld. ieder Zeit am Liebsten und bequemsten sein wird, mit aller nohtdurfft, an allerleÿ nöhtigem *Mobilien*, Tapeten und Silbergeschirr, genugsamblich versehen, hiemit verschaffen: Sonders Wir versprechen auch ferner hiemit, daß wir Ihrer Ld. zu Dero Wittwenlichen unterhalt, neben *restitu*ierung Ihres eingebrachten Heÿratguts der Zwölfftausent gülden, alß welche Ihrer Ld ohne das Erblich Verbliebene, oder bis zu Derselben ablag deren Jährliche Ver*pensioni*erung mit Sechshundert gülden, Sodann über die 600. gülden, so Ihrer Ld. von den Zwölfftausent gülden Morgengab von Unß versprochen seind, wie ingleichen auch, nebens nöhtiger beholzung und was etwa sonst an Fisch und wildpret freÿwillig geliefert zu werden pfleget, alle Monat noch *Eintausent Reichsthaler* aus unseren Kammergefällen ohnfehlbar gerichtet und entrichtet werden sollen; Allermaßen Wir Ihrer Ld. hiermit, zu Dero desto mehrerer Versicherung formal obgedachtes Heyratguts und deßen *restitution* alß auch der Morgengab und wiederlag und Wittumbs halber unsere Ober und Vorder Österreichische Lande, auch sonsten gegenwärtige und Zukünfftige Güter, neben allen *Intraden* und gefällen, und dann nachenhafft die SalzPfannen zu *Hall*, alß ein *special* unterpfand, hiemit zu wahren *general* und *special* unterpfand dergestalt, daß weder die *specialis generali* noch *generalis speciali derogi*ren soll, würcklich einstellen, auch aller Erstgedacht Ihrer Kayserl. Maÿst. *consens*, vor sich und Dero *Successores*, Erzherzogen zu Osterreich etc. auf allen fall der *devolution* einbringen und aushändigen wollen. Wir der Erzherzog erklären Unß auch hiemit, daß Wir Ihrer

Ld. zur Kleidung und vor Dero Hof*Damen* die nothdurfft, Sodann zu Ihrer Ld. täglichem HandPfenning, aus Unserer Kammergefällen beysteuren laßen wollen, und soll es mit aussteuerung Ihrer Ld. Kammer- und Hof*Damen* und anderer Dienerinnen wie am Erzherzoglichen Hofe gewöhnlich gehalten werden. Wir und unsere Erben sollen und wollen auch viel bemeldte Unsere künfftige Ehegemahl beÿ solchen Ihrer Ld. Wittumb und Nuzungen, auch der Morgengab, gegen Menniglich nach Unserem besten Vermögen handhaben, schüzen und schirmen.

Und damit man auch künfftiger fälle halber, wie es damit zuhalten, nun gewißheit haben möge. Begeben es sich dann, daß Wir Erzherzog *Sigmund Franz* zu Osterreich etc. vor Unserer künfftigen Gemahlin Fräulein *Maria Hedwig Augusta* mit Todt abgehen, und Leibes Erben mit Ihr erzeuget, hinterlaßen würden, die unter Ihren Jahren wären; So sollen dieselben wie in dem Erzherzogthumb Herkommen, bevormundet, |: iedoch daß unsere künfftige Gemahlin Fräulein *Maria Hedwig Augusta* als *legitima Contutrix*, solang dieselbe im Wittumbstand verbleibet, davon nicht *excludi*ret werden. Und soll Ihrer Ld. über diesen wittumb ferner bleiben, alles, was Sie iezo ererbet, oder künfftiglich ererben oder erwerben möchte, wie obgemeldt, deßgleichen Ihrer Ld. Kleider, Kleinodt und geschmuck zu Dero Leib gehörig und dann Ihr geld und Silbergeschirr, so wir Pfalzgraf *Christianus Augustus* und *Amalia Magdalena* Ihrer Ld. mitgegeben, Sie erzeuget, vor sich bracht, Ihr geschenket oder sonsten an Sie erstorbenen und vererbet wären, und zwar wann Ihre Ld. im Wittiben Stand verbleiben und *ad secunda vota* nicht schreitten werden; So soll unserem Erzherzog *Sigmund Franzen* zu Österreich etc. und Ihrer Ld Kindern, nach Dero tödlichem Hintritt, die Mutterliche Verlaßenschafft, weÿlen Ihre Ld. dißfalls nichts *disponi*ren, verbleiben. Würde aber Fräulein *Maria Hedwig Augusta* nach unseres Erzherzogs *Sigmund Franzen* Tod, welcher in dem Willen Gottes steht, beÿ hinterlaßung Ehelicher Leibes Erben, aus dieser unserer Ehe Ihren Wittibenstuhl verändern und sich anderwärts verheyrathen, alßdann sollen unsere Erzherzog *Sigmund Franzen* zu Österreich etc. Erben Ihrer Ld. die Zwölfftausent gülden zugebrachten Heyratsgeldes alßbalden und ehe Sie den Wittumbs-Siz räumet, baar wieder erlegen; Was aber die zur Wiederlag versprochene Jährliche *Achtzehentausent* gülden anlanget, Dieselbe sollen Ihrer Ld. wie Zeit Ihres Lebens, alle und Jede Jahre in Ihr sicher gewarsam geliefert, und Sie dessen vor Ihrem Abzug gnugsam gesichert werden.

Und da Ihre Ld. mit Ihrem andern Ehegemahl auch Kinder gewönnen, die nach Ihrem Todt am Leben wären; So soll das gemeldte zugebrachte Heÿrat- und *Paraphernal* gut, und was Sie sonsten verlaßen, auf die Kinder erster und anderer Ehe zugleich *in capita* fallen; Solten aber in solcher Zweÿter Ehe keine Kinder sich befinden, so soll alßdann unserer künfftigen Gemahlin Ld. Heÿrathgut und anderer Verlassenschafft auf unsere mit Ihrer Ld. erziehend Kinder allein zurückfallen. Im Fall aber Ihre Ld. mit unß Erzherzog *Sigmund Franzen* |: welches Gott gnädiglich verhüten wolle :| keine hingegen aber Ihre Ld. in der Zweÿten Ehe Kinder gewönnen; So soll alßdann Unser Heÿratsgut und andere Verlassenschafft auf solche Zweÿter Ehe Kinder allein fallen; Wann aber Ihre Ld. auch in der Zweÿten Ehe keine kinder gewönnen, oder doch gar ohne Ehliche LeibesErben, diese welt segnen würden, auf solchen fall soll das Heÿratgut und andere Ihrer Ld. Verlaßenschafft auf uns Pfalzgrafens *Christiani Augusti* unserer Söhne oder sonst unserer Nechste Erben falls nemblich Ihrer Ld. beÿ Ihrem Leben nichts anders *disponi*ren wieder zurückfallen. In allen obbenanndten fällen aber sollen unsere Ober und Vorder Osterreichische Land und *in specie* die SalzPfannen zu Hall solang unterpfändlich hafften, bis das Heÿratgut an die Jenige, welche es nach beschaffenheit obberührten falls, gebühret, wie auch, was Ihrer Ld. weiter, zeit Ihres tödlichen abgangs, nach sich verlaßen wird, so Ihr eigen war, würcklich wieder erstattet und herausgegeben ist.

Würde sich aber, nach dem Willen Gottes des Allmächtigen zutragen, daß Fräulein *Maria Hedwig Augusta* vorauß Erzherzog *Sigmund Franzen* verstürbe, und keine Kinder, von uns erzeuget, hinterließe; So sollen die Zwölfftausent gülden zugebrachten Heÿratguts bey Uns Erzherzog *Sigmund Franzen* die Zeit unseres Lebens bleiben, und, nach unserem absterben wieder zurück an Unß Pfalzgrafen *Christian August* und unserer Erben fallen.

Ihre Ld. soll auch gut fuge und Macht haben obgedachte Morgengab oder Schenckung auf Ihre Kinder oder wohin Sie sonsten will, zu vermachen und zuverschaffen, und sich derer nach Morgengabs Freÿheit und Recht zugebrauchen ohngefehrd.

Im fall aber ermeldt Fräulein *Maria Hedwig Augusta* unsere künfftige Gemahlin ohne Leibes-Erben, oder ohne Vermacht, oder unverschafft Derselben abgehen, oder sonsten Dieselbe unververäussert hinter sich laßen würd; Alßdann soll Dieselbe Morgengab an unsere

Erzherzog *Sigmund Franzens* Erben und Nachkommen in der Regierung und sonsten Niemand fallen. Doch da auch ermeldt Fräulein *Maria Hedwig Augusta* berührte Morgengab beÿ Ihrem leben verschaffen oder sonsten vermachen würd, welches dann in Ihr des Fräuleins willkühr stehen soll, daß alßdann unserm Erzherzogs *Sigmund Franzen* Erben und Nachkommen in der Regierung freÿstehe, solche Morgengab, wohin Sie gewendt wird, umb die *Summa* der Zwölfftausent gülden zu lösen, und auf den fall solle solche Lösung auf ein Viertheil Jahr zuvor verkündiget werden, ohne Versicherung Menniglichs.

Also auch, was des Fräuleins Geschmuck, als Ketten, Kleinodien, Silbergeschirr, und was Ihr von Unß Pfalzgrafen *Christiano Augusto* und Pfalzgräfin *Amelia Magdalena* mitgegeben, auf dem Beÿlager oder in ander Weys geschenckt, oder Sie sonsten an sich gebracht, ererbt und Ihr zuständig, betrifft, ist, wie auch zum theil obgemeldt, abgeredt und verglichen, daß das Fräulein damit |:iedoch außer denen beÿ dem Erzherzoglichen hause von Alters her in der Zeit verbleibenden Haus-Kleinodien, darüber auch derentwegen ein *Inventarium* gemachet werden soll:| nach Ihrem Willen soll zuschaffen und zu ver*testi*ren haben.

Da sie aber nach dem Willen Gottes Kinder aus erster oder andrer Ehe verliße, was dann dessen noch vorhanden und Sie nicht selbst ordnung darinnen gegeben hätte, solches alles soll gemeldten ihren Kindern erblich zu kommen und *in capita* vertheilet werden.

Was aber das Silbergeschirr anlanget, so zur Zeit des hochzeitlichen beÿlagers sowohl auf unser Erzherzog *Sigmund Franzens* als auch auf unserer künfftigen Gemahlin seiten von befreundten Landständten, oder sonsten verehret, oder geschenket wird, über dasselbe soll alßbalden nach dem beÿlager ein richtig *Inventarium* zu Verhütung aller Irrung aufgerichtet, und Jedem Theil eines davon zugestellet werden; Kleider, geschmuck und Kleinodien, aber zu umserer künfftigen Ehegemahlin Fräulein *Maria Hedwig Augustæ* Ld. Leib gehörig, soviel Sie auß deßen zubringen wird soll alsobalden nach Ihrem des Fräuleins tödlichem abgang, dafern dieselben darüber nichts anders *disponi*ren wird, Unß Pfalzgrafen oder unseren Erben wieder anfallen und abgefolget werden auch für solches alles, was des Fräuleins Ld. gebühret, unser Vorder und Ober Österreichische Land wie auch *in specie* unsere SalzPfannen zu Hall unterpfändlich hafften, auch Unß Pfalzgrafen und unseren Nachkommen vollkommene Macht und Gewalt gegeben sein, im fall nicht erfolgen der abstattung Unß zu erholen.

Lezlichen ist auch abgeredt und verglichen, da aus obgemeldte zusammen Verlobten Ehegemahlen eines oder das ander, ehe und zuvor Ehelich Beylager geschihet mit Todt abgehen würde, welches der Liebe Gott gnädig verhüten wolt, daß alßdann dise vorgeschriebene Heÿrathsabred kein theil binden, sondern Dieselbe allerdings dadurch *cassi*rt und aufgehoben sein soll.

Und Wir *Sigmund Franz* Erzherzog zu Osterreich etc. sodann Wir Pfalzgraf *Christianus Augustus* und Wir *Amalia Magdalena*, Pfalzgräfin, vor unß und unsere *respectivè* geliebte Tochter *Maria Hedwig Augusta* haben einander beÿ unseren Fürstl. Würden wahren worttes, treung und glauben, vor Unß und Unsere Erben, versprochen und zugesaget, versprechen auch hiemit und kraft dises Briefes, daß Wir vorgeschriebenen Heyratsabred in allen und iedem ihren inhaltenden *Punct*en und *Articul*en getreulich nachkommen und dieselbe vollenziehen wollen. Und dessen zu Urkund haben Wir *Sigmund Franz*, Erzherzog zu Osterreich etc. auch *Christianus Augustus*, Pfalzgrafe und Wir *Amalia Magdalena* Pfalzgräfin unß mit eignen Händen unterschrieben, und unser fürstliche *Secreten* auf diesem Brief so *in duplo* verfertiget, wissentlich aufdrucken laßen, der geben ist zu Sulzbach den zwölfften *tag Monat*es *Juny* im Jahr Christi unsers Erlösers und Seeligmachers *Eintausent, Sechshundert Sechzig und Fünffe*.

Es folgen die Unterschriften von Sigmundt Franz Christianus Augustus Amalia Magdalena sowie die zwei Sigel des Erherzogs und des Pfalzgrafen

Die zweite Urkunde, die auf Betreiben des Pfalzgrafen erstellt wurde, ist ebenfalls erhalten, Sie enthält sehr viele Abkürzungen und ist schwierig zu entziffern, weshalb sie hier in der Version von Gualdo Priorato wiedergegeben wird.[46]

Als der Erzherzog Sigmund Franz den geehrten Grafen von Königsegg, Vorsitzenden des Geheimen Rates und Großen Kämmerer mit der Eheschließung der Prinzessin Maria Hedwig Augusta beauftragte,

46 Das folgende Dokument befindet sich ebenfalls im Haus- Hof- und Staatsarchiv Wien unter der Signatur FUK 1733.

haben sie zuerst gegenseitig die Eheverträge unterzeichnet und dann auf Betreiben ihrer gnädigen Hoheit, des Pfalzgrafen, hat der genannte Graf Königsegg, als erzherzoglicher Gesandter und Beauftragter folgende Artikel vereinbart und beschlossen.

Erstens wenn es in den Eheverträgen heißt, dass ihre Hoheit Christian August, Pfalzgraf ein Jahr nach der Eheschließung die vereinbarte Summe übergeben wolle und sie versorgen mit Kleidern, Ketten, Juwelen, Silberzeug und Ähnlichem, wie es sich für eine Prinzessin aus dem pfalzgräflichen Haus gebühre, dürfe ihre erzherzogliche Hoheit den Pfalzgrafen und Vater der Prinzessin in keiner Weise belästigen, falls er die Aussteuer nicht genau zur festgelegten Zeit übergebe sollte.

In Bezug auf die Juwelen ist heute abgemacht worden, dass der edle Pfalzgraf statt ihrer in bar oder in anderer Form 5000 Gulden bezahlen müsse.

Und da ihre Hoheit, der Erzherzog sich verpflichtet hat gemäß dem Ehevertrag die Zustimmung ihrer gnadenreichen kaiserlichen Majestät zu den Artikeln für sich und seine Erben als Erzherzöge von Österreich zu erhalten, ist zweifelsfrei, dass ihre Hoheit dies binnen eines Jahres erhalten wird.

Dementsprechend wünscht ihre Hoheit der Erzherzog, dass ohne sein vorheriges Wissen und seine Einwilligung der Prinz und die Prinzessin, volljährige Kinder des Pfalzgrafen,[47] sich nicht verheiraten. Der edle Herr Pfalzgraf erklärt gleichermaßen, dass er es nicht übel nimmt, sondern ausdrücklich erklärt, dass er weder Prinz noch Prinzessin verheiratet ohne vorhergehende Einwilligung des edlen Erzherzogs. Er fügte dies im aufrichtigen gegenseitigen Vertrauen hinzu, dass der Erzherzog, wenn er sterben sollte, die Vormundschaft der Prinzen, seiner Kinder übernehmen solle.

Schließlich obwohl sie vereinbart haben, dass wenn der eine oder die andere vor dem Vollzug der Ehe sterben sollte (was Gott verhüten möge) die Verträge ungültig und ohne jede Verpflichtung seien, sind sie übereingekommen, dass die Prinzessin nach der Verheiratung (die dadurch Erzherzogin von Österreich wird) urteilsfähig ist und für sie die Eheverträge gelten, wie sie abgemacht wurden.

In vollem Vertrauen wurden zwei Kopien der Verträge vorbereitet,

---

47 Es handelt sich um Amalia Sophia Maria Therese (1651-1721) und Theodor Eustach (1659-1732).

unterschrieben und mit Siegel versehen von ihrer Hoheit dem Herrn Pfalzgrafen und anstelle ihrer Hoheit des Erzherzogs von Herrn Grafen von Königsegg zusammen unterzeichnet, so dass jede Partei ein Exemplar im Original hat: Sulzbach, den 12. Juny 1665.

Als weiterer Anhang folgt der Brief des Erzherzogs Sigmund Franz an den Pfalzgrafen von Sulzbach und an Hedwig Maria Augusta, wobei letzterer in einer deutschen Fassung sowohl in Helmonts Pisani-Übersetzung wie auch separat gedruckt überliefert ist.

Durchlauchtiger Fürst, Herr und Ehrenwerter Freund[48]

Der Rat Carlo Tarachia hat mir den höflichen Brief Ihrer Hoheit, geschrieben am 13. des laufenden, mit der Anlage von eigener Hand der Frau Tochter und jetzt meiner sehr geliebten Ehefrau treulich übergeben, und ich habe darin die Fortsetzung ihrer bewundernswerten Zuneigung gesehen. Und weil ich mich in der Pflicht befinde, ihrer Hoheit und der Frau, ihrer Ehefrau zu danken, dass Sie mir so schnell ihre Frau Tochter zugestanden haben, möchte ich Sie versichern, dass ich nicht fehlen werde, zu allem beizutragen, was für ihr Wohl und die eheliche Liebe vorteilhaft ist, die ich ihr immer bezeugen werde und indem ich sie versichere meiner Zuneigung und des Wunsches ihr zu dienen, versichere, verbleibe ich Ihrer Hoheit Diener und immer treuer Verwandter

Sigismund Franz.

P.S. Hier angehängt der Brief mit offenem Sigel, den ich meiner Ehefrau geschrieben habe, mit der Bitte, ihn ihr zu übergeben.

COPEY Eigenhändigen Schreibens Des weiland Durchleuchtigsten Fürsten und Herrn / Herrn SIGMUNDI FRANCISCI Ertzhertzogens zu Oesterreich / Hertzogens zu Burgund / Gravens zu Tyrol und Görtz / etc. An Dero Gemahlin itzo verWittibten Ertzherzogin Ertzfürstliche Duchlaucht etc.[49]

48 Der Brief, der nicht erhalten zu sein scheint, wird hier aus dem Italienichen übersetzt in der Version von Gualdo Guazzo Priorato abgedruckt.

49 Dieser Brief wird nach dem Druck (siehe Anm. 6) wiedergegeben.

Durchleuchtige Fürstin Freundtliche Hertzgeliebste Frauw und Gemahlin.

Es hatt E: L: höflichtes undt voller *Affection* und Liebe an mich von dero Hand eignes abgangnes Schreiben Mich allso von Newen wiederum verbunden / das ich nit genugsame wort habe / gegen E: L: Mit schuldigster treuw Mich zu bedancken / anders weis ich entgegen nicht zu *offeriren*, alss mein bestendige undt von grundt Meines hertzens herrührende Eheliche treuw und liebe / so lang ich lebe / benebens sage E: L: auch höchsten danck von wegen so wilferiger und so geschwinder Erklerung[50] / gegen Meinem Obristkammerherren / dießelbe versicherendt / das wiewol ich nicht ehender die gelegenheit gehabt habe / dieße Mein gegen deroßelben tragendte *affection* in werck zu erweißen / jedoch allezeit in hertzen und gedancken E: L: *Person* und hohe tugendten eingedruckt gehabt habe; Gott dem Allmechtigen / sage ich vor dießes glück schuldigsten und demüetigsten danck / nicht höhers wünschent alls auf das baldist die gelegenheit zu haben / E: L: Mein *Person* zu *offeri*eren / wie ich dann auf Meiner seit gewis kein zeit sparen werde zu der befürderung der abhollung / weilen Mir alle Minuten / gleichsam gantze Jahr vorkommen; Hiemit Ende und befilche in E: L: hertz Mein getreues hertz. Jnßpruck den 19 Junij 1665.

E: L:

verpflichter bestendiger Ehegemahel und diener so lang ich lebe

Sigmund Frantz

Der Durchleuchtigsten Fürstin und Frauen / Mariæ Hedwig Augustæ Ertzherzogin zu Oesterreich / Hertzogin zu Burgund / Grävin zu Tyrol und Görtz / geborner Pfaltzgräfin bey Rhein / in Bayrn / zu Gülch / Cleve und Berg Hertzogin / Gräfin zu Veldentz / Sponheim der Marckh / Rauensperg und Mörs / etc. Vnnserer Frl. geliebten Frauen Gemahlin.[51]

Pst. den 22. Junij 1665.

---

50 Das Heiratsverfahren ging in der Tat schnell über die Bühne: im Mais 1665 schickte Sigmund Franz seinen Kammerherrn Fugger nach Sulzbach und im Juni fand bereits die Hochzeit statt.

51 Diese Adressierung war den Sulzbacher vor allem wichtig, um zu beweisen, dass Maria Hedwig Augusta tatsächlich Erzherzogin von Österreich sei. Der Brief von Sigmund Franz an seine Gemahlin wurde von Franciscus Mercurius van Helmont in seiner Übersetzung von Pisanis *Licurgus* (wie Anm. 3) abgedruckt, erschien aber auch separat (s. Anm. 5).

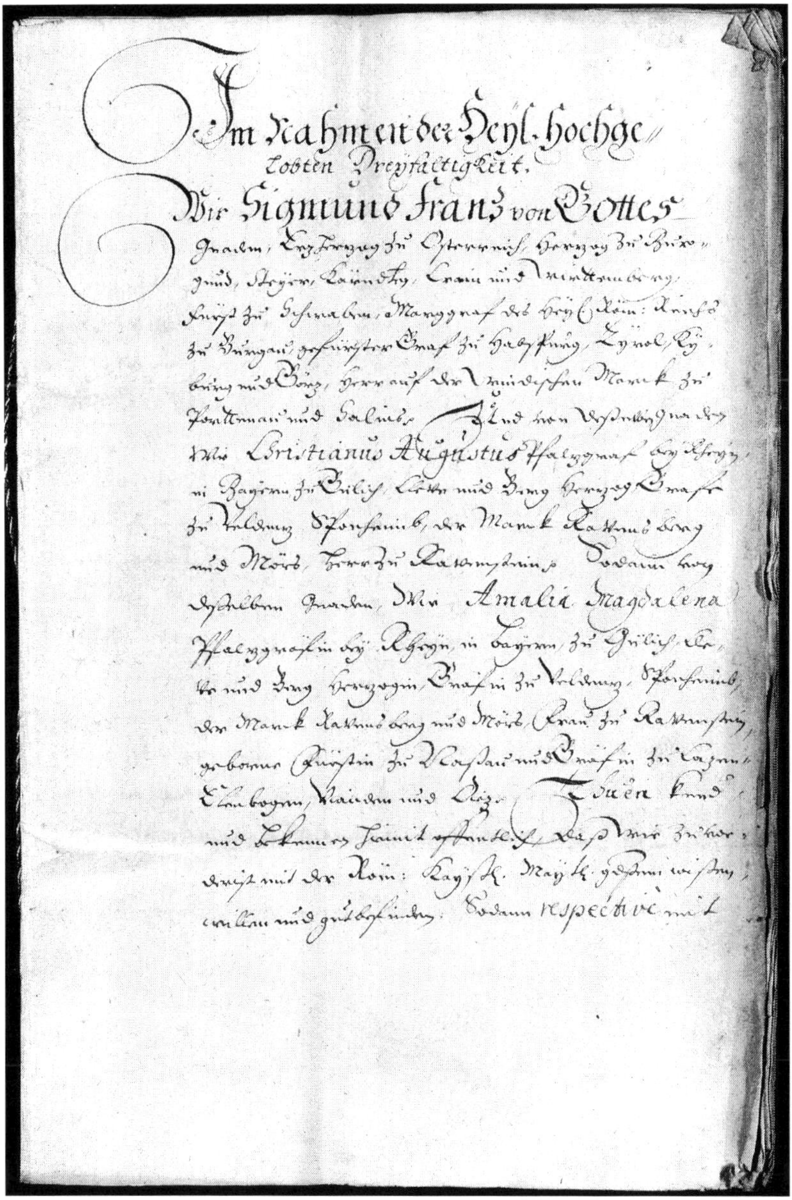

Im Nahmen der Heyl. hochge
lobten Dreyfaltigkeit.
Wir Sigmund Franz von Gottes

Erste und letzte Seite (mit Unterschriften und Siegeln) des Heiratsvertrags zwischen Sigmund und Christian August;
Österreichischen Haus- Hof- und Staatsarchiv Wien, Sign. FUK 1732

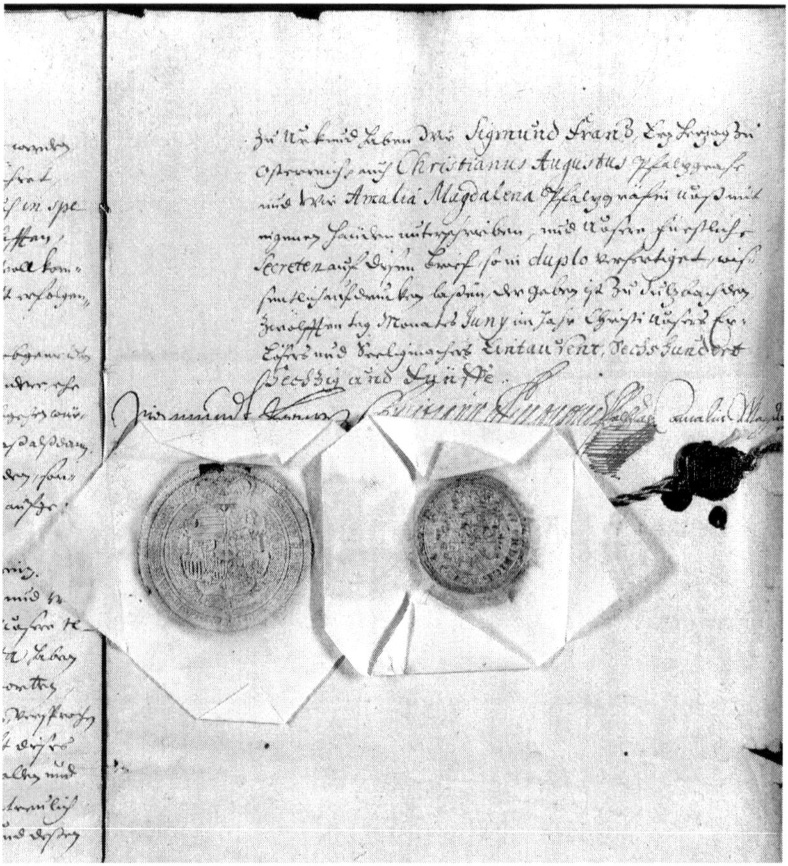

Rezensionen

Achim GEISENHANSLÜKE: Trauer-Spiele. Walter Benjamin und das europäische Barockdrama. Paderborn: Fink 2 Österreichischen Haus-Hof- und Staatsarchiv Wien 016, 167 S., ISBN: 9783770561339, 19,90 €

Walter Benjamins *Ursprung des deutschen Trauerspiels* aus dem Jahr 1928 ist von den germanistischen Fachvertretern zurückhaltend und mit Skepsis rezipiert worden. Erst in jüngerer Zeit und unter Aufarbeitung der Geschichte des Faches setzt eine erneute Lektüre und Prüfung der in der Schrift gegebenen Anregungen ein. So begründet auch Achim Geisenhanslüke seine mit dem Titel der Benjaminschen Schrift spielende Darstellung *Trauer-Spiele. Walter Benjamin und das europäische Barockdrama* nicht zuletzt mit dem Hinweis auf Klaus Garber, der Benjamins besonderen Rang für die internationale Barockforschung hervorgehoben habe. Geisenhanslükes Darstellung hat folglich auch ein doppeltes Darstellungsziel. Zum einen will sie Benjamins Barockvorstellung konturieren, zum anderen durch Benjamin angeregt die Entstehung des barocken deutschen Trauerspiels im Zusammenhang mit dem „europäischen Barockdrama" betrachten.

Daraus ergibt sich für die Gliederung eine Zweiteilung. Der erste Teil gibt auf etwa 40 Seiten eine Einführung in das Barock, wie es Benjamin in seiner Schrift entwirft. Im umfangreicheren zweiten Teil wird auf knapp 100 Seiten der „Ursprung des [...] europäischen Trauerspiels" (S. 13) in Dramen Calderóns, Gryphius', Lohensteins und Racines gesucht, so dass am Ende eine „Idee des Trauerspiels" vor allem gegründet auf Benjamins „Erkenntniskritische Vorrede" im *Ursprung des deutschen Trauerspiels* stehen kann, die vor allem aus Benjamins Konzept von „Wahrheit" und „Symbol" hergeleitet wird. Angeregt durch und gestützt auf Benjamin wird die Differenz zwischen der Tragödie der Antike und dem Trauerspiel des Barock (über das deutschsprachige Drama hinaus) darin gesehen, dass die Tragödie den Mythos verhandle, der als Macht wirke, während das Trauerspiel das Gefühl der Trauer zur Darstellung bringe und sich dafür der Geschichte bediene (S. 26f). Grundlegend ist hierfür der von Benjamin beschriebene Zusammenhang von Natur, Sprache und Geschichte.

Im zweiten Teil stellt Geisenhanslüke ausgehend von Calderóns *Das Leben ist Traum* als Modell für die Vergänglichkeitstopik des Barock dann Gryphius' *Leo Armenius* und *Catharina von Georgien* in Inhaltsreferaten vor, deren Anliegen es ist, die Benjaminsche These, dass sich in diesen Stücken Märtyrer und Tyrann in einer Person vereinten, zu belegen. Mit dem Abschnitt zu Lohensteins *Sophonisbe* und *Cleopatra* schließt Geisenhanslüke zudem eine Lücke, die er für Benjamins Trauerspielbuch konstatiert. Hier geht es ihm vor allem darum, Bezüge zu Corneilles *Sophonisbe* einerseits, zu Racines *Bérénice* andererseits herzustellen. Die Befassung mit einzelnen Stücken endet mit Racines *Phèdre*, das Roland Barthes folgend weniger im Hinblick auf seine Klassizität gelesen wird, sondern als ein im Kern barockes Stück aufgefasst wird. Die immer wieder betonte Bedeutung Shakespeares für das Drama des 17. Jahrhunderts schlägt sich im Unterschied zu den spanischen und französischen Mustern in der Darstellung nicht mit einem eigenen Abschnitt nieder.

Das Schlusskapitel zur „Idee des Trauerspiels" rekapituliert noch einmal den verfolgten Ansatz und greift dabei nicht nur auf Benjamin zurück, sondern positioniert vor allem den Verfasser als Vertreter einer Kritischen Literaturwissenschaft, die mit ihrem vergleichenden Ansatz die nationalen Beschränkungen der Germanistik hinter sich lässt. Zusammenfassend wird festgestellt:

> Die Idee des Trauerspiels liegt dementsprechend in einer Wahrheit, die diesem selbst verborgen bleibt. Aufgabe der Kritik, so Benjamins Prämisse, ist es, dieses Verborgene sichtbar zu machen. Möglich ist dies allerdings nur in einer Rettung der Werke, die zugleich deren Zerstörung ist. Die Schwierigkeiten, die die Barockforschung mit Benjamins Trauerspielbuch bis heute hat, verdankt sich nicht zuletzt dieser komplexen Ausgangskonstellation. Benjamin ist nicht an Bewahrung oder Rettung des Barock gelegen, sondern an einer Idee der Wahrheit, die sich nur in Abgrenzung von der Darstellung des barocken Trauerspiels festmachen lässt. Nicht anders als im Wahlverwandtschaften-Aufsatz greift Benjamin so bewusst gewaltsam in die Texte ein, um ihnen eine Wahrheit zu entlocken, die sich allein der Kritik öffnet. (S. 150)

Anders als die Germanistik gehe es Benjamin – und wohl auch Geisenhanslüke – nicht um die „Apotheose einer scheinbar vergessenen Literaturepoche, wie sie die Literaturgeschichtsschreibung oft und stets zu unrecht fordert" (S. 157). Bezogen auf die thematisierten Stücke gelte es, den „Unterschied [zwischen deutschem und französischem Trauerspiel] als geschichtlich begründeten herauszuarbeiten." Dass das mit Benjamin und Barthes als ‚Kritik' verstanden wird, die sich von der Philologie abhebt, weil sie „mehr sein will als die Erfüllungsgehilfin der Werke" (S. 158), ist der abschließende Satz in Geisenhanslükes Ausführungen.

Der Satz ist eine kalkulierte und über die gesamte Darstellung hinweg vorbereitete Provokation des Literarhistorikers. Er muss sich deshalb auf seine Prämissen hin befragen lassen: Welche Barockforschung meint der Autor denn eigentlich? Es mag ja für Benjamin durchaus zutreffen, dass die zeitgenössische und eben erst im Entstehen begriffene Barockforschung der Epoche einen Glanz verleihen wollte, den man als Apotheose verstehen kann. Auch die zeitweilige Konzentration auf den deutschen Literaturbarock und vielleicht spezieller noch den schlesischen Barock kann man mit seinem Interesse für das Nationale kritisch sehen. Dass das heute (und wohl spätestens seit den 80er Jahren) nicht mehr die deutschsprachige Barockforschung kennzeichnet, kann man mit einem Blick auf Einführungen wie die von Dirk Niefanger[1] oder literaturgeschichtliche Darstellungen wie die von Volker Meid[2] schnell verifizieren. Hier wird man dann auch unschwer feststellen können, dass die von Geisenhanslüke so sehr geschmähte Frage nach der Intention den Fragenden noch lange nicht zum Erfüllungsgehilfen macht, auch wenn sicher nicht auszuschließen ist, dass Leser barocker Texte vom Neostoizismus ebenso affiziert werden können wie Benjamin und seine Schüler von Hamann und Nietzsche.

Da, wo der ‚kritische Leser' von Calderóns Drama mit Hesiod, Goethe, Benjamin und Blumenberg über den Traum philosophiert, läge eine für den Gegenstand des Buches einschlägige Untersuchung von Henry W. Sullivan vor.[3] Aber auch an anderer Stelle zeigt sich, dass die regelmäßig gescholtene Literaturgeschichtsschreibung nur in Ausschnitten zur Kenntnis genommen worden ist, so dass es zu Fehleinschätzungen kommen muss. So kann man mit Sicherheit nicht mehr behaupten, Opitz knüpfe mit seiner Definition der Tragödie unmittelbar an Aristoteles an (S. 39). Das gesamteuropäische Fundament der Poetik, das Opitz in der Rezeption italienischer und französischer Humanisten zur Verfü-

1 Dirk Niefanger: Barock. Lehrbuch Germanistik. Stuttgart [3]2012.

2 Volker Meid: Die deutsche Literatur im Zeitalter des Barock. Vom Späthumanismus zur Frühaufklärung 1570 – 1740. München 2009 (Geschichte der deutschen Literatur von den Anfängen bis zur Gegenwart 5); nicht im Literaturverzeichnis.

3 Henry W. Sullivan: Calderón in the German Lands and Low Countries. His Reception and Influence, 1654 – 1980. Cambridge 1983; für 2017 in deutscher Übersetzung angekündigt).

gung stand, steht heute außer Frage.[4] Und die Opposition zwischen einem katholischen und einem protestantischen Drama, wie sie Benjamin noch selbstverständlich erschien, ist angesichts der inzwischen hinlänglich erforschten Wirkung des Jesuitentheaters gerade auch auf protestantische Autoren seit der Jahrhundertmitte so revidiert, dass man das im Hinblick auf das ‚europäische Drama' nicht übergehen darf. Das gilt auch für die Rolle der Affekte in den barocken Stücken. Hier wird man nicht umhin kommen, Publikationen von Erika Fischer-Lichte[5] oder den von Johann Anselm Steiger herausgegebenen Sammelband *Passion, Affekt und Leidenschaft in der Frühen Neuzeit*[6] zu Rate zu ziehen. Phänomene wie die Grausamkeit kann man nicht nur mit dem Hinweis auf Schings[7] und die Wirkungsgeschichte bis Kleist einordnen, um dann im Hinblick auf Lohensteins *Sophonisbe* modernisierend von einer „Durchkreuzung traditioneller Muster von Geschlecht und Kultur" (S. 99) zu sprechen. Die Barockphilologie hat sich seit Reinhart Meyer-Kalkus[8] immer wieder mit diesem Problem befasst. Und es ist schlichtweg nicht nachzuvollziehen, wenn im Hinblick auf die postulierte Rolle der Geschichte für das barocke Drama die einschlägige Arbeit von Dirk Niefanger[9] nicht zur Kenntnis genommen wird. Oder hätte Walter Benjamin tatsächlich schon alles Notwendige dazu gesagt?

Es ist die proklamierte ‚Wahrheit' der Idee, die Geisenhanslükes Buch zum Ärgernis macht: Natürlich kann man einen Höhenkamm von den antiken Klassikern über Shakespeare, Racine bis hin zu Hölderlin ziehen und mit Nietzsche, Benjamin und Barthes dem Barock und dem

---

4 Vgl. z.B. Stefanie Stockhorst: Reformpoetik. Kodifizierte Genustheorie des Barock und alternative Normenbildung in poetologischen Paratexten. Berlin, New York 2008 (Frühe Neuzeit 128); nicht im Literaturverzeichnis.

5 Erika Fischer-Lichte: Semiotik des Theaters. Vom ‚künstlichen' zum ‚natürlichen' Zeichen. Theater des Barock und der Aufklärung. 3 Bde. Tübingen 1983.

6 Passion, Affekt und Leidenschaft in der Frühen Neuzeit. Hrsg. v. Johann Anselm Steiger. 2 Bde. Wiesbaden 2005 (Wolfenbütteler Arbeiten zur Barockforschung 43).

7 Hans-Jürgen Schings: Consola|tio Tragoediae. Zur Theorie des barocken Trauerspiels. In: Deutsche Dramentheorien. Beiträge zu einer historischen Poetik des Dramas in Deutschland. Hrsg. v. Reinhold Grimm. Bd. 1. Frankfurt am Main 1971, S. 1-43.

8 Reinhart Meyer-Kalkus: Wollust und Grausamkeit. Affektenlehre und Affektdarstellung in Lohensteins Dramatik am Beispiel von ‚Agrippina'. Göttingen 1986 (Palaestra 279).

9 Dirk Niefanger: Geschichtsdrama der Frühen Neuzeit 1495 – 1773. Tübingen 2005 (Studien zur deutschen Literatur 174).

Expressionismus als Epochen des Kunst-Wollens die Klassik als vollendete Kunst gegenüberstellen. Solche Bewertungen sind aber inzwischen selbst historisch und verdienten eine eigene Betrachtung, wie sie ja von der Benjamin-Forschung auch teilweise geleistet wird. Sie können in keinem Fall die Basis abgeben für die Charakterisierung des „europäischen Barockdramas“, das sich im ‚Trauer-Spiel’ realisiere. In europäischer Perspektive ist es nur eine von vielen Spielarten des barocken Dramas, die eine international vernetzte Literaturgeschichtsschreibung kennt, in historische und systematische Kontexte einordnet und kritisch analysiert.

Ernst Rohmer

Christian KNORR VON ROSENROTH: Neuer Helicon mit seinen Neun Musen. Herausgegeben von Rosmarie Zeller und Wolfgang Hirschmann. Beeskow: ortus musikverlag 2016, 233 S. ISBN: 978-3-937788-48-7; 48,00 Euro.

Der *Neue Helicon mit seinen Neun Musen* gehört zu den zentralen Werken von Christian Knorr von Rosenroth (auch wenn der Sulzbacher Hofrat in der Nachschrift zum Erstdruck 1684 damit kokettierte, er habe seine Gedichte bloß „im Spatzirengehen“ verfasst). Größere Bekanntheit hat der umfangreiche Sammeldruck aus Liedern und einem Schauspiel nicht zuletzt deshalb erlangt, weil sich darin mit „Morgen-Glantz der Ewigkeit“ der einzige Text Knorrs findet, der im kollektiven Gedächtnis erhalten geblieben ist. Allerdings wird dem Gedicht in den heutigen Kirchengesangbüchern eine andere Melodie unterlegt als damals – was sich nun auch ganz bequem anhand einer kritischen Neuausgabe des *Helicon* überprüfen lässt, für die Rosmarie Zeller und Wolfgang Hirschmann verantwortlich zeichnen. Mit ihrer Edition machen die Basler Germanistin und der in Halle lehrende Musikwissenschaftler nicht nur einen wichtigen Baustein von Knorrs *Œuvre* zugänglich, sondern liefern zugleich ein beeindruckendes Beispiel für eine vorbildliche interdisziplinäre Zusammenarbeit.

Denn Knorrs *Neuer Helicon* ist zunächst einmal eben keine Gedicht-, sondern eine Liedersammlung. Diese 70 Lieder lehren, planvoll in vier Abteilungen disponiert, den Weg zur Vervollkommnung des Menschen: von der anfänglichen Erkenntnis der Glückseligkeit über die Abwertung der irdischen Güter und die Beherrschung der Affekte bis hin zu den Mitteln, um zur wahren Glückseligkeit zu gelangen und sich in dieser auch zu erhalten. Das Programm, das Knorr von Rosenroth hier „singend und spielend" (wie er es in der Nachschrift formuliert) vermittelt, ist stark von Boethius beeinflusst; so entpuppen sich 15 der Liedtexte als Übertragungen aus dessen *Consolatio philosophiae*. Diese und weitere Vorlagen (z.B. lateinische Hymnen oder einen Text des Cambridger Neuplatonikers Henry More) listen die Herausgeber im Anhang der Edition sorgfältig auf. Am Ende des Aufstiegs zum neuen Helikon steht dann die Vereinigung der Seele mit Gott, und so wartet auf dem Gipfel nicht Apollo, sondern Christus, wie es das Titelkupfer zeigt, das in der Edition in Originalgröße wiedergegeben wird.

Dennoch ist Knorrs *Helicon* bekanntermaßen kein barockes Kirchengesangbuch; schon die mit komplexen Metaphern, Symbolen und stellenweise kabbalistischen Vorstellungen aufgeladenen Texte stehen dem entgegen, wie Rosmarie Zeller in ihrem den aktuellen Forschungsstand zusammenfassenden Nachwort darlegt. Auch die Melodien – und das ist vielleicht die eigentliche Überraschung dieser Edition, die sowohl die Liedtexte als auch die Noten umfasst – sind in den meisten Fällen viel zu artifiziell gestaltet, um als Gemeindegesang zu taugen. Ein Großteil der Lieder weist eine höchst eigenwillige, unregelmäßige Periodik auf, der Generalbass wird bis hin zu kurzen Zwischenspielen verselbständigt, und selbst ein schlichter und eingängiger Liedsatz wie die „Weyhnachts-Andacht" (Nr. 63) im 6/8-Takt überrascht mit einer hemiolischen Schlusswendung. Es gibt eine Aria mit Echoeffekten (Nr. 5 – aber nicht in jeder Strophe), es gibt sogar eine Miniatur-Kantate (Nr. 38), bei der praktisch jede Textstrophe mit einer eigenen Melodie versehen wurde. Und es gibt eine Reihe von Liedern, bei denen semantische oder syntaktische Eigenheiten der ersten Strophe mit Mitteln der musikalischen Rhetorik nachgestaltet werden – ein Verfahren, das in den Folgestrophen dann aber naturgemäß rasch an seine Grenzen stößt (wie im Lied Nr. 19, in dem das deklamatorische Modell aber zumindest in vier der sieben Strophen einen Sinn ergibt). Wer all diese vielfältigen Generalbasslieder komponiert hat, bleibt eine offene Frage; Wolfgang Hirschmann legt in seinem instruktiven Nachwort nahe, dass es sich in einigen Fällen um Parodien handeln dürfte. Aber auch jenseits der ungeklärten Frage nach der Urheberschaft eröffnet sich hier ein weites Feld für die zukünftige Forschung.

Während die 70 Lieder (und auch der Anhang mit fünf zusätzlichen Gesängen, darunter die erstaunliche, 90strophige Übersetzung von Nicolas Fouquets Verstraktat *Le Chrestien desabusé*) vermutlich im Bereich der privaten Andacht zu verorten sind, ist der Anlass für das *geistliche Lust-Spiel / Von der Vermählung Christi mit der Seelen*, das Knorr von Rosenroth als Nachschrift in den *Neuen Helicon* eingefügt hat, genau dokumentiert: Es wurde am 27. Januar 1685 von Schülern des Coburger Gymnasiums zu Ehren des Geburtstags von Herzogin Maria Elisabeth aufgeführt. Die Aufnahme des Schauspiels in den *Neuen Helicon* legitimiert Knorr durch die verwandte Thematik, nämlich den Weg der Seele zur Glückseligkeit und zur Vereinigung mit Gott. Irmgard Scheitler hat zudem gezeigt, dass sich die Gesänge des Schauspiels auf Melodien aus dem Liedteil des *Neuen Helicon* singen lassen.[10] Das allegorische Stück selbst wirkt dramaturgisch ein wenig holprig, bezieht seinen Reiz aber u.a. aus der ungewöhnlichen Konstellation, dass Knorr die Handlung auf Mallorca ansiedelt und den Figuren arabische Namen gibt (so tritt beispielsweise Gott als König von Mallorca auf; sein Name Almelic ist vom arabischen Wort für König, الملك abgeleitet). Überliefert ist das Schauspiel nicht nur innerhalb des *Neuen Helicon*, sondern darüber hinaus in einem Szenar zur Coburger Aufführung sowie in einer Handschrift, die in der Wolfenbütteler Herzog-August-Bibliothek aufbewahrt wird. Die kritische Neuedition druckt luxuriöserweise alle drei Versionen separat nacheinander ab und eröffnet so bequeme Vergleichsmöglichkeiten. Auch dadurch dürfte die Forschung einen wichtigen Impuls bekommen.

Abgesehen davon spielte die Fassungsproblematik bei der kritischen Neuedition von Knorrs *Helicon* eine vernachlässigbare Rolle, da das Werk nach dem Erstdruck nur eine weitere neue Titelauflage erfuhr und es keine handschriftliche Überlieferung der Lieder gibt. Die Edition selbst ist durch große Sorgfalt geprägt und lässt kaum Wünsche offen. Nach einem kurzen Vorwort der Herausgeber wird zunächst der Erstdruck als Leittext (Quelle A) wiedergegeben, danach die handschriftliche Überlieferung des Schauspiels (Quelle B) und schließlich das Coburger Szenar (Quelle C). Es schließen sich der kritische Bericht und das Nachwort an; sehr hilfreich sind zudem die abschließenden Verzeichnisse der Liedvorlagen und der Liedanfänge sowie die Auswahlbibliographie, die

10 Vgl. Irmgard Scheitler: Ein Schauspiel von Christian Knorr von Rosenroth für den Coburger Hof. In: Morgen-Glantz 19 (2009), S. 507-521.

alle wesentlichen neueren Publikationen bis ins Jahr 2016 aufführt. Damit ist ein hervorragender Ausgangspunkt für künftige Arbeiten geschaffen. Der Aufbau der Edition ist weitgehend schlüssig und übersichtlich; etwas unschön erscheint mir lediglich, dass die Anmerkungen zur handschriftlichen Quelle B nicht wie bei den übrigen Quellen im kritischen Bericht des Anhangs abgedruckt, sondern als Fußnotenapparat in den Text integriert sind. Auch die Bemerkungen zur Transkription wären m. E. besser im Anhang als, wie hier geschehen, am Ende des Quellentextes platziert worden. Das tut der praktischen Verwendbarkeit allerdings keinen Abbruch. Minimale editorische Eingriffe sind genau gekennzeichnet und wohl begründet, die ursprünglichen Seitenumbrüche jeweils präzise angegeben; wo Unsicherheiten bei der Lesart bestehen, sind diese vermerkt. So ergibt sich eine außerordentlich verlässliche Arbeitsgrundlage für weitere Forschungen.

Die eigentliche editorische Herausforderung jedoch bildete offenbar vor allem die Transkribierung des Notentextes, der im Original sehr klein und undeutlich gedruckt und damit schwer leserlich war. Die Neuedition geht pragmatisch vor, modernisiert beispielsweise die Schlüsselung und die Vorzeichensetzung und verbalkt kleinere Notenwerte nach heutigem Usus, verzichtet aber richtigerweise darauf, z.B. fehlende Schlussakkorde oder die teilweise unvollständige historische Bezifferung zu ergänzen. In der Tat gehören solche Entscheidungen in den Spielraum eines Interpreten. Dieser befindet sich nun dank dieser Edition in einer wesentlich komfortableren Situation als ein Interpret des 17. Jahrhunderts: Musste jener sich zum eigenen Gebrauch aufgrund der drucktechnischen Unzulänglichkeiten und der platzsparenden Anordnung im Duodezformat erst einmal Abschriften der Noten erstellen, liegt nun eine großformatige gebundene Ausgabe vor, aus der ein versierter Interpret direkt vom Blatt singen bzw. begleiten kann. Zu den Annehmlichkeiten gehört, dass der Text der jeweils ersten Strophe einer Arie unterhalb des Notentextes nochmals abgedruckt wurde und – wo im Original eine lateinische Quelle zwischen den Strophen eingeschoben war – Textvorlage und Übersetzung nun nebeneinander angeordnet sind. Der *ortus musikverlag* hat den Druck nicht nur großzügig und sorgfältig gestaltet, sondern als besondere Zugabe auch noch Faksimiles von Titelkupfer und Titelblatt sowie Abbildungen ausgewählter Buchdoppelseiten beigefügt. So ist eine kritische Ausgabe entstanden, die man gern zur Hand nimmt und der man eine weite Verbreitung nicht nur zu Forschungszwecken, sondern auch zum praktischen Gebrauch und für Wiederaufführungen dieses in der Musikwelt weitgehend unbekannten Liedrepertoires wünscht.

Thorsten Preuß

Andrea VOSS: Reisen erzählen. Erzählrhetorik, Intertextualität und Gebrauchsfunktionen des adligen Bildungsreiseberichts in der Frühen Neuzeit. Heidelberg: Winter 2016 (Neue Bremer Beiträge 20); XII, 349 S.; ISBN 978-3-8253-6591-2; 45,00 €.

Die Forschung, die sich mit frühneuzeitlichen Reiseberichten beschäftigt, hat sich bisher fast ausschließlich auf gedruckte Berichte konzentriert. Das ist insofern problematisch, weil der adlige Reisebericht primär handgeschrieben und für den engeren Familien- und Bekanntenkreis, nicht für ein öffentliches Lesepublikum bestimmt war. Äußerst selten wurden solche ‚privaten' Texte überarbeitet und (manchmal sogar viele Jahre später) auf den Markt gebracht; deswegen darf die kleine Anzahl der gedruckten Reiseberichte kaum als repräsentativ für die Textsorte betrachtet werden. In der leicht überarbeiteten Fassung ihrer Greifswalder Dissertation setzt sich die Verfasserin das Ziel, eine Gattungsbeschreibung für den adligen Bildungsreisebericht der frühen Neuzeit zu leisten, die zum ersten Mal ein größeres Textkorpus von handschriftlichen Berichten berücksichtigt. Viele davon waren der Forschung bisher kaum oder gar nicht bekannt und darin besteht schon ein erstes Verdienst der vorliegenden Studie.

Das Referenzkorpus stützt sich auf autoptische Erhebungen, die in über 20 deutschen Archiven und Bibliotheken durchgeführt wurden. Aus der Zeit von 1536 bis 1716 wurden insgesamt 39 Handschriften mit adligen Reiseberichten ermittelt, die mit kodikologischen Angaben im Quellenverzeichnis chronologisch aufgelistet sind. Aus dem Gesamtkorpus wurden dann elf Texte aus den Jahren 1536 bis 1632 für detaillierte Einzelanalysen ausgewählt, deren Ergebnisse in den Kapiteln 4 und 5 dargelegt werden. Sinnvoll ist die zeitliche Eingrenzung auf die Anfangszeit des Berichtaufkommens, nicht nur weil dadurch eine Forschungslücke gefüllt wird, sondern auch weil in dieser Zeit „die Konstituierung und Ausdifferenzierung gattungsspezifischer Darstellungs- und Vertextungsmodi zu beobachten ist" (S. 41). Die frühen Zeugnisse sind durch ihre

Variationsbreite und subjektive Gestaltung tatsächlich aufschlussreich und zeigen, wie sich bestimmte Formulierungen und Beschreibungstopoi schnell herauskristallisierten und zu konstitutiven Merkmalen dieser Textsorte wurden.

Die zeitliche Verteilung der aufgespürten Berichte zeigt, dass man in der gefährlichen und wirtschaftlich schwierigen Zeit des Dreißigjährigen Krieges auf kostspielige Reiseunternehmen fast völlig verzichtete: Aus der Zeit von 1618 bis 1648 stammen lediglich drei Reiseberichte.[11] In dieser Zeit fand übrigens die Bildungsreise von Christian August und Johann Ludwig von Sulzbach statt, deren *Raisbeschreibung* das hier untersuchte Textkorpus wohl ergänzen würde;[12] sie liefert auch ein gutes Beispiel der nicht zuletzt finanziellen Schwierigkeiten, die die Durchführung eines solchen Unternehmens zu Kriegszeiten erschwerten.[13] Der Höhepunkt der adligen Bildungsreise liegt hingegen – wie man dem Quellenverzeichnis entnimmt – in der zweiten Hälfte des 17. Jahrhunderts, und zwar in den 1660er-Jahren.[14] In der Forschung ist weiterhin die

11 In seiner Studie über das Passwesen hob Norbert Conrads überzeugend hervor, wie sehr die Reiseaktivität des Adels „vom politischen Klima der besuchten Länder und der Sicherheit des Reisens abhängig“ war. So machte man sich in Kriegszeiten nur zögernd auf den Weg, besonders dann, wenn es sich um politisch exponierte Persönlichkeiten handelte. Vgl. Norbert Conrads: Politische und staatsrechtliche Probleme der Kavalierstour. In: *Reiseberichte als Quellen europäischer Kulturgeschichte. Aufgaben und Möglichkeiten der historischen Forschung*. Hg. von Hans Jürgen Teuteberg und Antoni Maczak. Wolfenbüttel 1982 (Wolfenbütteler Forschungen 21), S. 45-64, Zitat auf S. 47.

12 Die handschriftliche Reisebeschreibung befindet sich im Staatsarchiv Amberg (Pfalz-Sulzbach, Geheime Registratur 2/71): „Raisbeschreibung des Pfalzgrafen Christian August zu Sulzbach nach Italien, Franckreich, Pohlen, Holnstein“. Dokumentiert ist diese Reise zudem durch eine Instruktion (Landesarchiv Schleswig-Holstein, Abt. 7, Nr. 1364), durch Reiserechnungen und Reisekorrespondenz (Bayerisches Hauptsaatsarchiv, Geheimes Hausarchiv München).

13 Die Reise der Sulzbacher Brüder musste aus unterschiedlichen, mit den Kriegswirren zusammenhängenden Gründen mehrmals verschoben werden, bis sie 1642-1644 schließlich stattfand. Darüber Laura Balbiani: Die „Instruction“ zur Kavaliersreise von Christian August und Johann Ludwig von Sulzbach (April 1642 – Juni 1644) [mit Textedition]. In: *Morgen-Glantz* 25 (2015), S. 279-310.

14 Dieser Befund ist an sich nicht überraschend und stimmt mit den Ergebnissen anderer Untersuchungen überein; die Verfasserin übernimmt aber die These von Holger Kürbis, der die quantitative Hochphase der Touren zwischen 1621 und 1630 ansetzt, und bemüht sich infolgedessen, ihren diese Angabe widersprechenden Befund zu erklären. So stellt sie die Hypothese einer späteren Einsetzung der Verschriftlichungspraxis auf oder vermutet Verluste der Archivalien. Vgl. Holger Kürbis: Kavalierstouren des brandenburgisch-preußischen Adels (1550-1750). Quantitative

These verbreitet, solche Berichte seien in der Regel von Hofmeistern und Aufwärtern verfasst, nicht von den jungen Adligen selbst: Der Befund korrigiert diese Annahme, denn von 39 Texte stammen 17 (also 44%) aus der Hand der jungen Reisenden.

In der historisch-typologischen Definition der Textsorte ‚adliger Bildungsreisebericht' spielt der mit der Handschriftlichkeit verbundene Charakter eine wichtige Rolle und zu Recht behandelt die Verfasserin diese Handschriften nicht als Notizen oder bloße Vorstufen zur Buchpublikation sondern als selbständige und offizielle Textzeugnisse und untersucht sie dementsprechend. Im Kapitel 3 definiert Andrea Voss die „Parameter des Erzählens und Schreibens" (Sprecherrollen, Perspektivierung, markierte und unmarkierte Zitate, Gebrauch von Anekdoten u.a.m.), dann werden die rhetorischen, narrativen und intertextuellen Verfahren erfasst, die in den einzelnen Berichten vorkommen, indem das Individuelle und Besondere des jeweiligen Falls durch die historische Textanalyse herausgestellt wird. Die im Kapitel 4 und 5 analysierten Handschriften bieten ein breites Spektrum verschiedener Schreibumstände und Verfasserschaften; sie werden zuerst in ihren kommunikativen und institutionellen Produktions- und Rezeptionskontexten vorgestellt, dann folgt eine mikrostrukturelle Textanalyse, wobei sich Ansätze aus der Narratologie und Intertextualitätsforschung als besonders ertragreich erweisen. Da die Schreiber um 1600 auf ein Repertoire konventioneller Textmuster und Formulierungen zugreifen konnten, werden Abweichungen in den deskriptiven und narrativen Darstellungsmodi auffälliger, wie die Einzelanalysen nachweisen. Es zeigt sich auch, dass die einzelnen Verfasser mit ihren Quellen sehr kreativ umgingen, seien es geographische und historische Nachschlagewerke oder die gängigen Reisehandbücher, die zur Reisevorbereitung benutzt wurden. So wird die gängige These, dass Reisende bloß kompiliert hätten, zurückgewiesen.

Die Ergebnisse der bibliographischen Bestandsaufnahme weisen auf eine große Heterogenität des Textkorpus hin, was den Umfang der einzelnen Berichte, die Redaktionsstufen und Verfasserkonstellationen anbelangt. Besonders groß ist in den frühesten Handschriften die Varianz von Textkonzeptionen und Erscheinungsweisen; relativ schnell übernehmen aber adlige Reiseberichte spezifische Gebrauchsfunktionen, so dass

Überlegungen. In: *Jahrbuch für brandenburgische Landesgeschichte* 61 (2010), S. 60-82.

sie um 1600 als stabile Textsorte anerkannt werden können, die „auch eigene erzählrhetorische und intertextuelle Muster und Strategien" herausgebildet hat. Durch die Einzelanalysen konnten auch Nähe und Distanz zu anderen Formen pragmatischer Schriftlichkeit aufgezeigt werden, wie Reisebrief, Tagebuch, Lebensbeschreibung und Rechnungsbuch, die oft den Reisebericht ergänzten.

Als zentrale Konstituenten der Gattungsbeschreibung werden zum einen verschiedene Verfasserschaften anerkannt: „je nach Verfasserschaft prägen sich im Text andere Sprecherrollen heraus, potenzieren sich gegebenenfalls Wissens-, Erfahrungs- und Bildungsnachweise und erweitern sich die Adressierungen im höfischen Rezeptionskontext der Manuskripte" (S. 278). Das zweite grundlegende Merkmal ist die Handschriftlichkeit der Berichte, die auf ihre situative, höfisch-familiäre Gebrauchsfunktion hinweist. Der Vergleich mit später in den Druck beförderten Reiseberichten zeigt, wie stark der Text ver- und überarbeitet wurde, wobei u.a. der pädagogisch-institutionelle Charakter der Tour völlig getilgt wird; mit dem Medienwechsel verliert der Text auch seine ursprüngliche Funktion und seinen Gebrauchswert. Um so wertvoller erscheint also die vorliegende Studie, die sich auf handschriftliche Träger stützt – es schätzt sie am besten, wer aus eigener Erfahrung weiß, wie mühsam und zeitaufwendig das Sicheinlesen in frühneuzeitliche handschriftliche Gebrauchstexte ist. Drei davon werden im Anhang transkribiert: der Reisebericht des Michael von der Leyen (1536), der des Heinrich Dietrich von Grünrath (um 1623, auszugsweise) und der Bericht des Friedrich List (1632) – es fehlt aber leider jegliche Angabe über Transkriptionskriterien.

Die Studie von Andrea Voss, die sich auf die Anfangszeit der Berichtpraxis im 16. und frühen 17. Jahrhundert konzentriert, beleuchtet die Anfänge einer Textsorte, die in den folgenden Jahrzehnten einen großen Erfolg erleben wird; aus ihr erwuchs dann eine der wichtigsten und beliebtesten Gattungen des frühneuzeitlichen Buchmarkts. Die Bestandsaufnahme der Archivalien bietet eine solide Datenbasis, die es nun ermöglicht, manche Forschungsthesen als nicht haltbar zu erklären, andere wiederum zu bestätigen. Die Detailanalysen heben einzelne, charakteristische Eigenschaften der Texte hervor und bieten zahlreiche Anknüpfungspunkte, um Kontinuitäten und Brüchen in der weiteren Entwicklung der Textsorte nach der Jahrhundertmitte nachzugehen.

Laura Balbiani

Medizin und kulturgeschichtliche Konnexe des Pietismus. Heilkunst und Ethik, arkane Traditionen, Musik, Literatur und Sprache. Hg. von Irmtraut Sahmland und Hans-Jürgen Schrader. (Arbeiten zur Geschichte des Pietismus, 61) Göttingen 2016. ISBN 978-3-647-55844-8

Der grösste Teil dieses Bandes ist dem Thema Pietismus und Heilkunst gewidmet. In der Tat zeigt der Pietismus ein grosses Interesse an Heilmethoden, die im weitesten Sinn in der Tradition des Paracelsismus stehen, welche einerseits iatrochemische Verfahren zur Heilung anwenden, andererseits die Krankheiten aber auch im Zusammenhang mit der Seele bzw. mit magnetischen Wirkungen sehen, eine Konzeption die in Johann Baptista van Helmonts *Artzney-Kunst* an zahlreichen Stellen thematisiert wird.[15] Diesem Aspekt soll im Folgenden besondere Aufmerksamkeit geschenkt werden. Der pietistische Arzt sah sich wie Helmont als einer, der unter der Leitung Gottes arbeitet. Schon der erste Aufsatz von Irmtraud Sahmland über medizinethische Anleitungen zeigt die Ähnlichkeit der Argumentation in Bernhard Valentinis *Animadversiones* (1711) und Johann Samuel Carls *Decorum medici* (1719/1723) mit der Haltung Helmonts, nämlich die Betonung der ärztlichen Ethik, die auf der Religion und nicht zuletzt auf der Nächstenliebe beruht. Demnach soll der Arzt zugunsten des Kranken und nicht im Hinblick auf seine Einkünfte handeln.[16] Worin sich allerdings Carls Auffassung von derjenigen Helmonts sehr stark unterscheidet, ist die religiöse Haltung des pietistischen Arztes, der mit seinem Patienten betet, damit der Patient die Seelenruhe erreicht und sich in Gottes Ratschluss ergibt. Für Helmont hingegen gibt Gott dem Arzt die Einsicht in das Wesen der Krankheit und damit auch die Mittel, wie sie zu heilen sei. Bei Helmont tritt der Arzt nie an die Stelle des Geistlichen. Er versteht sich als Wissenschaftler, der sein Wissen und seine Einsichten von Gott erhalten hat. Vera Faßhauer, die am Projekt der Transkription der Tagebücher des Arztes und radikalen Pietisten Johann Christian Senckenberg beteiligt ist, untersucht die frühen Aufzeichnungen Senckenbergs, in denen er mit seinem Schicksal hadert

15 Johann Baptista van Helmont: Aufgang der Artzney-Kunst / Das ist: nie erhörte Grund-Lehren von der Natur/ zu einer neuen Beförderung der Artzney-Sachen [...]. [Übersetzt von Knorr von Rosenroth]. Sulzbach 1683. Das lateinische Original, das weniger Schriften enthält als die deutsche Übersetzung, ist unter dem Titel: Ortus medicinae. [...] Amsterdam 1648 erschienen.

16 Umso erstaunlicher, dass Valentini offenbar gegen Helmont polemisiert (S. 41, Anm. 94), den er wahrscheinlich nicht verstanden oder vielleicht auch nicht gelesen hat.

und Schwierigkeiten hat, seine medizinische Dissertation abzuschliessen, stattdessen beschäftigt er sich sehr ausführlich mit seinem eigenen körperlichen Befinden. Dies einerseits als Ausdruck eines hypochondrischen Temperaments, anderseits aber auch aus Interesse am Wirken der Natur ausserhalb und innerhalb des Körpers als „Demonstration ihrer vollkommen zweckmässigen Einrichtung“ (S. 52). Senckenbergs Tagebuchaufzeichnungen zeugen aber auch von der pietistischen Auffassung, die Krankheit als mangelnde Beherrschung des Körpers durch die Seele (S. 57) oder als Strafe Gottes zu betrachten (S. 63). Der Beitrag von Veronika Marschall über Senckenbergs Wirkung als Arzt und seine Stiftung beschäftigt sich mit dem auf die Promotion folgenden Lebensabschnitt Senckenbergs. Sie stellt zunächst den schriftlichen Nachlass Senckenbergs vor und beschäftigt sich dann mit dem Arztbild, wie es in Senckenbergs Schriften erscheint. Der wahrhaft gute Arzt ist der, dessen Lebensführung, Worte und Taten allein der Ehre Gottes dienen (S. 87). Annemarie Kinzelbach und Marion Maria Ruisinger wenden sich dem Nürnberger Arzt Johann Christoph Götz (1688-1733) zu, der sich ausführlich mit Alchemie auseinandersetzte, Heilmittel an sich selbst erprobte und genaue Aufzeichnungen dazu machte. Götz hat eine Schrift von George Starkey (1628-1665) übersetzt, in welcher dieser die medizinischen Theorien des älteren Helmont verteidigt. Die beiden Autorinnen kennen allerdings diese Tradition nicht genügend, wenn sie die Begriffe „Spiritus vitales und animales“ als pietistisch bezeichnen. Es wäre wohl nützlich, die Herkunft der pietistischen Medizin aus der paracelsisch-helmontischen Tradition einmal genauer zu untersuchen. Zwar ist diese Tradition gemäß Schrader (S. 179) in Umrissen in der Pietismusforschung bekannt,[17] wird aber bei der Interpretation einzelner Ärzte im vorliegenden Fall nicht immer differenziert genug berücksichtigt.[18] Götz wird als ein Arzt dargestellt, welcher seinen Pietismus im Versteckten leben musste, weil dieser in Nürnberg nicht geduldet wurde. Die Autorinnen versuchen verschiedene Spuren, die seinen Pietismus zeigen, aufzudecken, wobei man sich besonders bei denen, die Götz’ medizinischen In-

17 Schrader verweist insbesondere auf den Sammelband *Glaubenswelt und Lebenswelt*. Hg. von Hartmut Lehmann. Göttingen 2004 hin.

18 Dass Götz „des Cartesii und der Neueren Wahn“ kritisiert, ist durchaus typisch für die Helmontianer, die eine mechanizistische Auffassung des Körpers ablehnen. Die Bemerkung, dass sich die Vorliebe des Aderlasses durch die iatrochemische Schule erklären lasse, ist nicht richtig, denn diese Schule lehnte den Aderlass ab. Siehe den Beitrag von Clericuzio in diesem Band.

terpretation von Krankheiten betreffen, fragen kann, ob sie wirklich als pietistisch zu interpretieren sind. Auffällig scheint mir, dass Götz eine Erkältung völlig rational auf unvorsichtiges Verhalten (Entblössung der Körperteile) zurückführt (S. 101) und nicht, wie etwa Senckenberg und andere pietistische Ärzte auf gottloses Verhalten. Ein Pietist, der zu seiner Auffassung deutlich stand, war hingegen der Mediziner Johann Philipp Kämpf, dessen Spezialität die Behandlung von Verstopfungen aller Art durch das Klistier war, wie Konstanze Grutschnig-Kieser darlegt. Wegen seiner Abhaltung von Konventikeln wurde er als Spitalarzt entlassen und kam nach Homburg, begleitete den Kronprinzen Ludwig Gruno nach St. Petersburg, wo er „mit Hilfe Gottes Menschen heilen konnte“ (S. 128). Da er kein ausgebildeter Mediziner war und seine medizinischen Kenntnisse allein durch das Wirken des Heiligen Geistes erhalten hatte,[19] wurde er auch immer wieder als Kurpfuscher wahrgenommen. Mit dem Arzt Johann Friedrich Struensee (1737-1772), der als Stadtphysikus von Altona amtete, wird von Rita Wöbkemeier ein Arzt beschrieben, der trotz seiner pietistischen Herkunft eine „moderne“ Medizin vertritt, so impfte er die Kinder im Waisenhaus gegen Pocken, empfahl hygienische Massnahmen, behandelte die Krätze mit gewissen Salben und lehnte die Säftelehre ab.

Anne Lagny analysiert in ihrem Beitrag die interessante Position Adam Bernds in seiner *Eigene[n] Lebensbeschreibung* (1738) zwischen der Leibes- und Gemütsplagen als religiöser Anfechtung und einer modernen naturgesetzlichen Auffassung der Krankheit. Sieht er zu Beginn seine Krankheit vor allem als Folge seiner religiösen Zweifel, so kommt er im späteren Verlauf seiner Darstellung eher zur Einsicht, dass der Leib tatsächlich krank sei, was die Verfasserin als „Anpassung an einen neuen Wissensstand“ interpretiert. In dieser Hinsicht war Bernd moderner als manche pietistischen Ärzte des 18. Jahrhunderts. Jürgen Schrader stellt am Beispiel der immer wieder aufgegriffenen Geschichte des 1633 geborenen Bauernsohns Hemme Hayen die bisher kaum erforschte Beziehung zwischen Romantik und Pietismus dar. Hemme Hayen als Kind behindert, liest Thomas a Kempis und Böhme und hat Gesichte. Gotthilf

19 Auch hier wäre es wieder interessant einen Vergleich mit dem älteren Helmont anzustellen. Dieser ist ebenfalls der Meinung, dass er seine Kenntnisse von Gott erlangt hat. Er hat aber nicht spezifisch medizinische Kenntnisse erlangt, sondern allgemeine Einsichten in die Natur, die ihm erlauben, das Wesen der Krankheit zu erfassen und sie dann auch zu heilen.

Heinrich Schubert interessierte sich für die Geschichte, die er aus Reitz' *Historie der Wiedergebohrnen* kannte als Beispiel einer „Höheren Clairvoyance" (S. 187), und erklärt sie als magnetisches Phänomen. Dagegen lehnt Johann Arnold Kanne, der eine Sammlung von Biographien und Selbstzeugnissen Erweckter mit der Geschichte von Hemme Hayen herausgegeben hat, diese Deutung ab. Schrader zeigt in einem eigenen Abschnitt, dass die magnetische Deutung der Gesichte von Lavater bis Kleist über Gotthilf Heinrich Schubert immer auch als dichterische Eingebung und höhere Einsicht verstanden wurde, als Ausdruck des „versteckten Poeten" in uns. Jeff Bach widmet schliesslich seinen Beitrag der Heilkunst in der von einem Schwaben gegründeten Ephrata-Gesellschaft in Pennsylvania. Die interessanteste Figur, die sich da betätigt hat, ist wohl Jacob Martin (gest. 1790), der offensichtlich Kenntnisse von Böhme hatte und sich in der Alchemie auskannte. Ulf Lückel stellt das Erbe von Friedrich Christoph Oetinger dar; dieser verwendete alchemistische Vorstellung zur Beschreibung seines Gottesbegriffs und interessierte sich aber auch für Kabbala und Apokalypse. Er ist wahrscheinlich von den bekannteren Pietisten derjenige, der mit seinen pansophischen Vorstellungen dem Sulzbacher Projekt am nächsten ist. Johann Friedrich Metz, der Arzt der Susanna von Klettenberg und später der Familie Goethe habe die Arbeiten Oetingers aufgenommen. Als Arzt hat er den jungen Goethe mit seinem Universalsalz geheilt, was wiederum Goethes Interesse an der Alchemie geweckt hat. Der letzte Beitrag zum Thema Medizin und Pietismus behandelt den Pfarrer Johann Christoph Blumenhardt (1805-1880), welcher die Fähigkeit besass durch das Gebet zu heilen bzw. den Satan auszutreiben.

Die Aufsätze zeigen eine grosse Bandbreite von medizinischen Verfahren, die von alchemistisch zubereiteten Heilmitteln über magnetische Wirkungen bis zur Teufelsaustreibung reichen. Es zeigt sich, dass im Pietismus eine Art von Medizin fortgelebt hat, die immer auch eine spirituelle Dimension hatte, wie sie im 17. Jahrhundert am deutlichsten von den Paracelsisten und hier wiederum von deren bedeutendstem Vertreter Johann Baptista von Helmont vertreten wurde. Auf der andern Seite scheinen aber viele pietistische Ärzte noch die Säftelehre vertreten zu haben. In dieser Beziehung möchte man sich bei einigen Aufsätzen wünschen, dass sie die zeitgenössische medizinische Diskussion etwas mehr einbezogen hätten. Es wäre auch wünschenswert, Kriterien zu haben, um die pietistische Medizin, so es eine solche denn gibt, von der iatrochemischen, paracelsistisch-helmontschen Medizin abzugrenzen. Mit dem Band liegt viel Material vor, man müsste es jetzt noch auf solche Kontexte hin befragen.

Die restlichen Beiträge des Bandes, die sich verschiedenen Themen widmen, sollen hier nicht besprochen werden. Es soll nur noch auf Wolfgang Miersemanns Aufsatz zur orthodoxen Kritik an sprachlichen Neuerungen in den Liedern des Pietismus hingewiesen werden, der auch die Knorr-Forschung interessieren könnte, sind doch Knorrs Lieder fast ausschliesslich in pietistischen Kreisen rezipiert worden. Miersemann untersucht die Kriterien der lutherischen Kritik, die sowohl sprachliche Eigentümlichkeiten wie die Melodien der Lieder betraf. Er zeigt sodann, wie sich die Dichter des „geist-reichen" Gesangs als Propheten stilisierten, die ihrer ausserordentlichen religiösen Erfahrungen Ausdruck gaben. Auch wenn der pietistische Gesang die Kunst der Affekterregung nicht erfunden hat, so sieht Miersemann das spezifisch Pietistische in diesen Liedern im Konzept der Wiedergeburt, welche bekanntlich auch bei Knorr von Rosenroth eine wichtige Rolle spielt. Erst die wiedergeborenen, aufs äusserste geschärften Sinne können die göttliche Heilsbotschaft vernehmen und sie im Lied umsetzen.

Rosmarie Zeller

Adressen der Autoren

Prof. Dr. Laura Balbiani, Mailand / Aosta
l.balbiani@univda.it

Prof. Dr. Saverio Campanini, Bologna
saverio.campanini@unibo.it

Prof. Dr. Jossy Chajes, Haifa
chajes11@gmail.com

Prof. Dr. Antonio Clericuzio, Rom
antonio.clericuzio@uniroma3.it

Dr. Sietske Fransen, Cambridge
sietskefransen@gmail.com

Dr. Guido Giglioni, London
guido.giglioni@sas.ac.uk

PD Dr. Hans-Joachim Jakob, Siegen
hajo_jakob@web.de

Dr. Patrick Benjamin Koch, PhD
patrick.benjamin.koch@uni-hamburg.de

Dr. Elke Morlok, Frankfurt
morlok@em.uni-frankfurt.de

apl. Prof. Dr. Gerold Necker, Halle
gerold.necker@judaistik.uni-halle.de

Kathrin Pfister, M.A., Heidelberg
serpenta@t-online.de

Dr. Thorsten Preuß, Nürnberg
thorsten.preuss@br.de

Prof. Dr. Ernst Rohmer, Regensburg
ernst.rohmer@ur.de

Prof. Dr. Rosmarie Zeller, Basel
rosmarie.zeller@unibas.ch

Bisher erschienen:

Für das Heft 1/1991 wenden Sie sich bitte an die Christian Knorr von Rosenroth-Gesellschaft

Heft 2/1992	121 Seiten	ISBN 3-261-04568-X
Heft 3/1993	266 Seiten	ISBN 3-906752-13-5
Heft 4/1994	280 Seiten	ISBN 3-906752-91-7
Heft 5/1995	271 Seiten	ISBN 3-906755-46-0
Heft 6/1996	408 Seiten	ISBN 3-906756-36-X
Heft 7/1997	396 Seiten	ISBN 3-906757-92-7
Heft 8/1998	432 Seiten.	ISBN 3-906760-71-5
Heft 9/1999	312 Seiten	ISBN 3-906763-23-4
Heft 10/2000	392 Seiten	ISBN 3-906765-41-5
Heft 11/2001	394 Seiten	ISBN 3-906767-41-8
Heft 12/2002	600 Seiten	ISBN 3-906769-89-5
Heft 13/2003	464 Seiten	ISBN 3-03910-048-3
Heft 14/2004	457 Seiten	ISBN 3-03910-391-1
Heft 15/2005	389 Seiten	ISBN 3-03910-755-0
Heft 16/2006	480 Seiten	ISBN 3-03911-163-9
Heft 17/2007	274 Seiten	ISBN 978-3-03911-457-3
Heft 18/2008	247 Seiten	ISBN 978-3-03911-686-7
Heft 19/2009	540 Seiten	ISBN 978-3-0343-0085-8
Heft 20/2010	361 Seiten	ISBN 978-3-0343-0497-9
Heft 21/2011	337 Seiten	ISBN 978-3-0343-1034-5
Heft 22/2012	223 Seiten	ISBN 978-3-0343-1226-4
Heft 23/2013	366 Seiten	ISBN 978-3-0343-1305-6
Heft 24/2014	190 Seiten	ISBN 978-3-0343-1574-6
Heft 25/2015	410 Seiten	ISBN 978-3-0343-2015-3
Heft 26/2016	352 Seiten	ISBN 978-3-0343-2134-1
Heft 27/2017	366 Seiten	ISBN 978-3-0343-3065-7

Zu beziehen durch jede Buchhandlung oder direkt bei:

Peter Lang AG · Internationaler Verlag der Wissenschaften
Moosstrasse 1 · Postfach 350 · CH-2542 Pieterlen · Schweiz
Telefon +41 (0)32 376 17 17 · Fax +41 (0)32 376 17 27
info@peterlang.com · www.peterlang.com

Hiermit beantrage ich die Aufnahme und erkläre meinen Beitritt zur

Knorr-von-Rosenroth-Gesellschaft e.V.

Postfach 1254 · D-92230 Sulzbach-Rosenberg

Name ______________________

Strasse ______________________

Wohnort ______________________

Telefon ______________________

E-Mail ______________________

Geb. am ______________________

Beruf/ Tätigkeit ______________________

jährlicher Beitrag:

Studierende	15.– €
Privatperson	25.– €
juristische Personen	35.– €

☐ Ich bin damit einverstanden, dass der Jahresbeitrag von meinem Konto

Nr. ______________ bei ______________

BLZ ______________ abgebucht wird.

☐ Den Jahresbeitrag werde ich auf das Konto der Gesellschaft Nr. 380 106 021 bei der Sparkasse Amberg-Sulzbach, BLZ 752 500 00, überweisen.
IBAN: DE34 7525 0000 0380 1060 21 / BIC: BYLA DE M 1ABG

(zutreffendes ankreuzen!)

______________________, den ______________________

____
(Unterschrift)